JN262363

# 糖尿病の分子標的と治療薬事典

糖尿病・代謝疾患治療薬の
ターゲット分子と作用機序，薬効のすべて

監修 **春日雅人**
国立国際医療研究センター総長

編集 **綿田裕孝**
順天堂大学内科学・代謝内分泌学

**松本道宏**
国立国際医療研究センター研究所

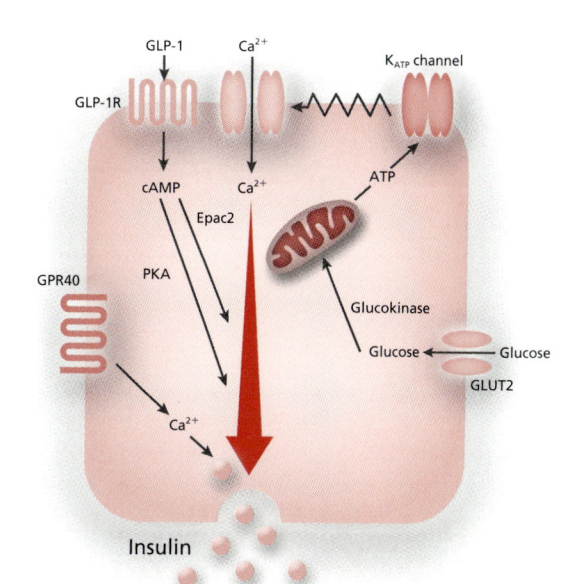

羊土社
YODOSHA

**謹告**

　本書に記載されている診断法・治療法に関しては，発行時点における最新の情報に基づき，正確を期するよう，著者ならびに出版社はそれぞれ最善の努力を払っております．しかし，医学，医療の進歩により，記載された内容が正確かつ完全ではなくなる場合もございます．

　したがって，実際の診断法・治療法で，熟知していない，あるいは汎用されていない新薬をはじめとする医薬品の使用，検査の実施および判読にあたっては，まず医薬品添付文書や機器および試薬の説明書で確認され，また診療技術に関しては十分考慮されたうえで，常に細心の注意を払われるようお願いいたします．

　本書記載の診断法・治療法・医薬品・検査法・疾患への適応などが，その後の医学研究ならびに医療の進歩により本書発行後に変更された場合，その診断法・治療法・医薬品・検査法・疾患への適応などによる不測の事故に対して，著者ならびに出版社はその責を負いかねますのでご了承ください．

# 序

　近年の医学研究の進歩は，糖尿病を取り巻く環境を大きく変容させた．次世代シーケンサーの普及により可能となった全ゲノム解析から数多くの糖尿病の疾患感受性遺伝子が同定され，遺伝子改変技術の進歩により糖尿病の分子メカニズムの詳細が明らかにされつつある．治療薬に関しても，その多くで分子標的を含めた作用機序の詳細が明らかになり，これまでの研究の成果として登場したインクレチン関連薬の使用が，低血糖・体重増加のリスクを回避した血糖コントロールを可能とするなど，治療のパラダイムシフトが起こっている．一方，糖尿病診療の現場では，今なお増え続ける患者さんと選択の幅が広がった多様な治療法を前に多忙を極め，疾患の病態あるいは薬剤の作用の分子機構の理解に時間を割けないというのが現状である．

　このような背景を踏まえて編集された本書は，糖尿病と関連代謝性疾患の病因・病態研究と治療薬への理解を深めることを目的とした用語集であり，わが国における当該分野を代表する先生方に執筆いただいた．第1部では，治療薬に関連した用語を臓器別に厳選し，基礎的な研究で得られた最新の知見をご紹介いただいた．第2部では重要な治療薬の分子標的とその病態への関与，作用の分子メカニズムを中心に解説いただいた．また，治療薬から関連する研究の用語を容易に参照できるように検索性を高めるよう配慮した．本書がこれらの疾患の研究に携わる方々はもちろん，多忙な臨床現場の方々にとってもお役に立てれば幸甚である．

　今日の糖尿病学の進歩を考えると，本書は今後の加筆修正が必須であり，最新の情報をお届けできるよう適宜行いたいと考えている．また，本書の読者がひとりでも糖尿病研究に興味をもち，参入いただけることを願って止まない．

　今なお増加する糖尿病とその合併症への根本対策は，これらの発症の分子メカニズムの解明から生まれるからである．

　最後に，貴重な時間を割いて執筆にあたられたすべての先生方，根気強く編集いただいた羊土社の蜂須賀修司さん，林　理香さんに心より感謝申し上げる．

2013年3月

監修者・編者を代表して
松本　道宏
綿田　裕孝

# 本書の構成

本書は「総論・序論」「第1部 糖尿病・代謝疾患の分子標的用語」「第2部 分子標的治療薬／阻害薬ライブラリー」から構成されています．

糖尿病・代謝疾患治療の標的となる分子および分子標的治療薬について，分子の生理作用や疾患とのかかわりなどの基礎的な知見から，効果や適応など臨床での最新の情報まで網羅しています．なぜターゲットとして注目されているかを調べることはもちろん，治療薬・阻害薬名からその標的となる分子を引くこともできます．

第1部と第2部を相互に参照しながら活用することによって，糖尿病・代謝疾患研究と分子標的治療の全貌を多方面から理解できます．

## 第1部 糖尿病・代謝疾患の分子標的用語

第1部では糖尿病・代謝疾患治療の分子標的に関する用語（主に標的となる分子）についてカテゴリーごとに整理し，解説しています．

**各章の用語一覧**　　**概略図**

### ● 概論
各章のカテゴリーごとに，研究の進展状況，用語同士の関係性や治療薬の作用，開発への展望などを，概略図を交え解説しています．

### ● 用語
研究の歴史から，機能や疾患との関連性まで，用語ごとに見開きページでコンパクトにまとめました．

- 本分子の研究の経緯
- 分子構造
- 機能・役割
- 糖尿病・代謝疾患との関連性・臨床的意義

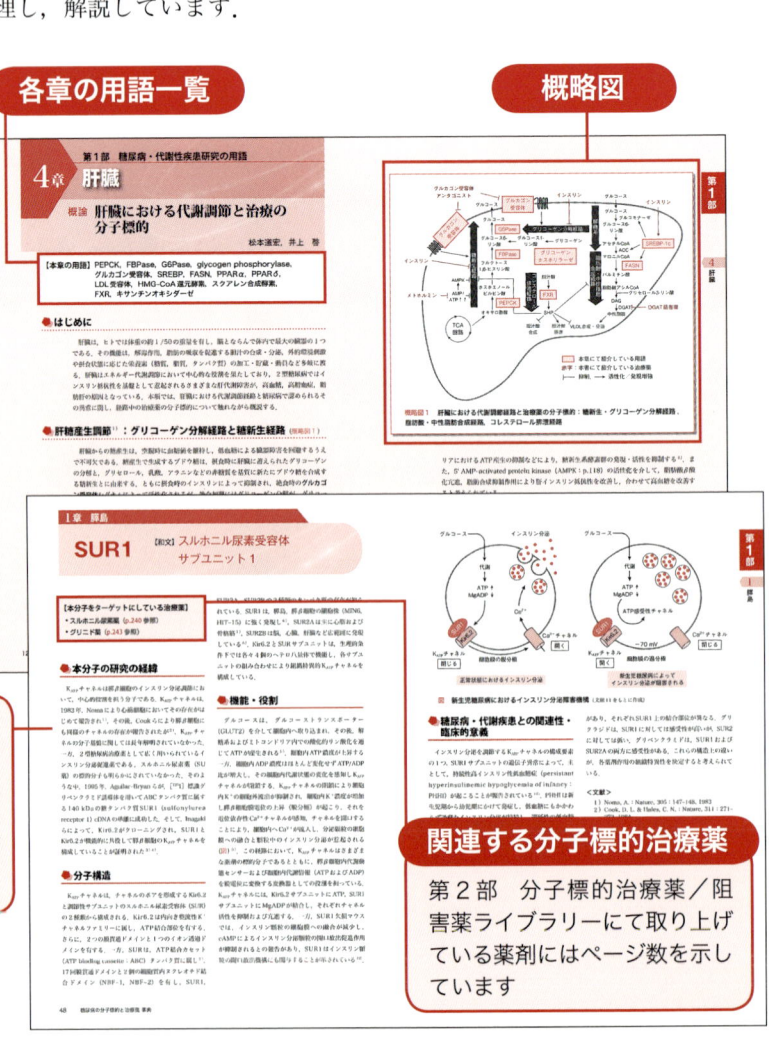

**関連する分子標的治療薬**

第2部 分子標的治療薬／阻害薬ライブラリーにて取り上げている薬剤にはページ数を示しています

# 第2部 分子標的治療薬／阻害薬ライブラリー

　国内承認薬から臨床試験中の分子標的治療薬までを標的や症状ごとに分類し，特徴と主な作用機序を解説しています．またそれぞれのカテゴリーごとに代表的な薬剤を挙げ，各薬剤の標的分子・適応・使用法・治験情報などをまとめています．薬剤名には製品名・開発コード・別名も併記しています（14〜16ページの「治療薬/阻害薬 索引」にて，薬剤名・製品名・開発コードから検索することができます）．

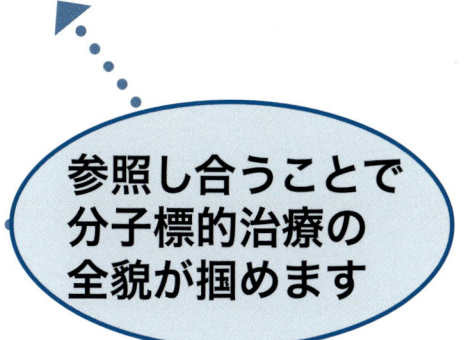

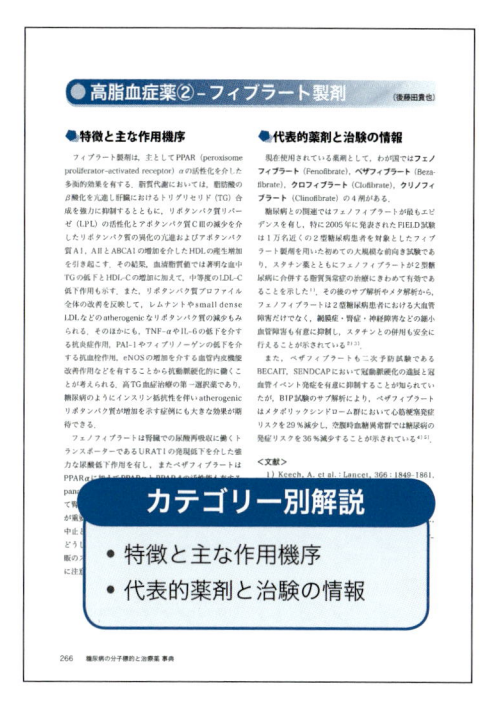

**参照し合うことで分子標的治療の全貌が掴めます**

## カテゴリー別解説

- 特徴と主な作用機序
- 代表的薬剤と治験の情報

## 各薬剤の情報

- 治療薬名（英語表記）
- 製品名，開発コードなど
- 分子量（MW）
- 標的分子
  第1部にて取り上げている標的は参照ページを明記しています
- 構造式
- 適応状況
  未承認薬の場合，臨床試験の最新状況を収録しています．開発が中止された薬剤の場合，その経緯や理由を記載しています
- 薬剤の種類
  目的や剤形を記載しています
- 特徴
  作用機序や効果などの特徴を記載しています

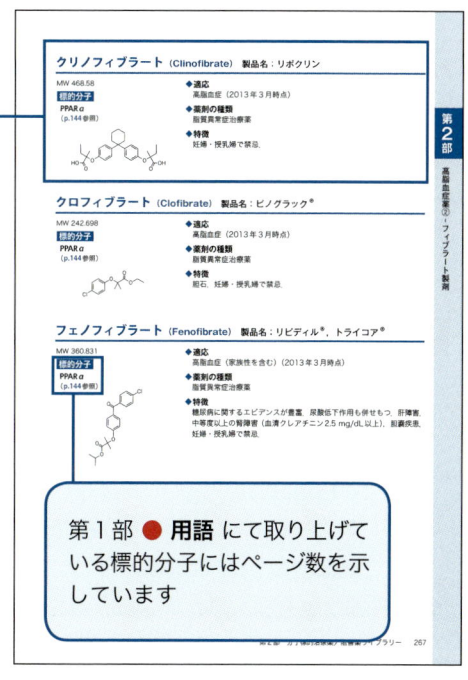

第1部 ●用語 にて取り上げている標的分子にはページ数を示しています

# 糖尿病の分子標的と治療薬事典

糖尿病・代謝疾患治療薬のターゲット分子と作用機序,薬効のすべて

| | | |
|---|---|---|
| 序 | 松本道宏,綿田裕孝 | 3 |
| 本書の構成 | | 4 |
| 治療薬/阻害薬 索引 | | 14 |

| | | | |
|---|---|---|---|
| **総論** | 糖尿病の薬物療法－その歴史と展望－ | 春日雅人 | 20 |
| **序論1** | インスリン分泌 | 藤本新平 | 27 |
| **序論2** | インスリンシグナル | 植木浩二郎 | 32 |

## 第1部 糖尿病・代謝疾患の分子標的用語

### 1章 膵島

【概論】綿田裕孝 【グルコキナーゼ～GLP-1受容体】原 朱美,綿田裕孝
【IL-1受容体～CTLA-4】馬場谷 成,池上博司

**概論** 膵島におけるインスリン分泌調節,膵β細胞容積維持と治療の標的 ……… 40

**用語**
- グルコキナーゼ …… 44
- $K_{ATP}$ チャネル …… 46
- SUR1 …… 48
- SNAREタンパク質複合体 …… 50
- Epac2 …… 52
- Pdx1 …… 54
- MafA …… 56
- アミリン …… 58
- GPR40 …… 60
- WFS1 …… 62
- GLP-1受容体 …… 64
- IL-1受容体 …… 66
- CD3 …… 68
- CD20 …… 70
- GAD65 …… 72
- CTLA-4 …… 74

# Contents

## 2章　脂肪
【概論，PPARγ〜IL-6】福原淳範，下村伊一郎

### 概論　肥満脂肪組織の病態 …… 76

### 用語
- PPARγ …… 80
- レジスチン …… 82
- アディポネクチン …… 84
- レプチン …… 86
- RBP4 …… 90
- PAI-1 …… 92
- TNF-α …… 94
- IL-6 …… 96
- 11β-HSD1 …………… 杉山　徹，小川佳宏　98
- β3-AR …… 三原正朋，小川佳宏　100
- MCP-1 …… 菅波孝祥，小川佳宏　102
- HSL …… 杉山　徹，小川佳宏　104
- SCD1 …… 亀井康富，小川佳宏　106
- FATP-1，CD36 …………… 菅波孝祥，小川佳宏　108
- LPL …… 三原正朋，小川佳宏　110
- ATGL …… 亀井康富，小川佳宏　112

## 3章　筋肉
【概論】藤井宣晴　眞鍋康子
【用語】眞鍋康子，藤井宣晴

### 概論　インスリンと筋収縮の細胞内情報伝達 …… 114

### 用語
- AMPK …… 118
- GLUT4 …… 120
- PGC-1α …… 122
- NRFs …… 124
- Sirt1 …… 127

## 4章　肝臓
【概論】松本道宏，井上　啓
【PEPCK〜glycogen phosphorylase】井上　啓
【SREBP，FASN，LDL受容体，HMG-CoA還元酵素】松本道宏

### 概論　肝臓における代謝調節と治療の分子標的 …… 130

### 用語
- PEPCK …… 136
- FBPase …… 138
- G6Pase …… 140
- glycogen phosphorylase …… 142
- グルカゴン受容体 …………… 木村久美，井上　啓　144
- SREBP …… 146
- FASN …… 148
- PPARα …… 酒井真志人，松本道宏　150
- PPARδ …… 酒井真志人，松本道宏　152
- LDL受容体 …… 154
- HMG-CoA還元酵素 …… 156
- スクアレン合成酵素 …………… 酒井真志人，松本道宏　158
- FXR …… 稲葉有香，井上　啓　160
- キサンチンオキシダーゼ …………… 酒井真志人，松本道宏　162

# 5章　中枢神経系

【概論，AgRP〜α-MSH，CART】箕越靖彦
【セロトニン2c受容体〜カンナビノイド受容体】中田正範，矢田俊彦

**概論** 中枢性摂食・代謝調節機構の標的分子 ……… *164*

**用語**
- AgRP …………………… *170*
- NPY ……………………… *172*
- MCH ……………………… *174*
- オレキシン ……………… *176*
- α-MSH …………………… *178*
- MC4R …… 前島裕子，矢田俊彦 *180*
- CART ……………………… *182*
- Nesfatin-1
  …………… 前島裕子，矢田俊彦 *184*
- モノアミントランスポーター
  ……………… 倉持素樹，矢田俊彦 *186*
- セロトニン2c受容体 …… *188*
- ドーパミンD2受容体 …… *190*
- カンナビノイド受容体 … *192*

# 6章　消化管

山田祐一郎

**概論** インクレチンなどによる代謝・摂食調節機構 ……… *194*

**用語**
- GLP-1 …………………… *198*
- GIP ……………………… *200*
- DPP-4 …………………… *202*
- PYY ……………………… *204*
- オキシントモジュリン … *205*
- CCK ……………………… *206*
- グレリン ………………… *207*
- α-グルコシダーゼ ……… *208*
- NPC1L1 ………………… *210*
- ACAT …………………… *211*
- MTP ……………………… *212*
- DGAT …………………… *213*
- GPR119 ………………… *214*

# 7章　合併症

山本靖彦

**概論** 糖尿病細小血管症の発症にかかわる要因と
治療の分子標的 ……………………………………… *216*

**用語**
- アルドース還元酵素 …… *220*
- PKC ……………………… *222*
- AGE ……………………… *224*
- RAGE …………………… *226*

# Contents

## 8章 その他

**用語**
- SGLT2 …… 志鎌明人，矢作直也 *228*
- URAT1 …… 大崎芳典，矢作直也 *230*
- リパーゼ …… 泉田欣彦，矢作直也 *232*
- GPR120 …… 煙山紀子，矢作直也 *234*
- CETP …… 久芳素子，矢作直也 *236*

# 第2部　分子標的治療薬／阻害薬ライブラリー

**概論** さまざまなタイプの治療薬とその効果，開発の現状　　　加来浩平 *240*

## 【スルホニル尿素薬】
長嶋一昭，稲垣暢也 *246*
- アセトヘキサミド（Acetohexamide）…… *247*
- グリクラジド（Gliclazide）…… *247*
- グリクロピラミド（Glyclopyramide）…… *247*
- グリベンクラミド（Glibenclamide）…… *248*
- グリメピリド（Glimepiride）…… *248*
- クロルプロパミド（Chlorpropamide）…… *248*
- トルブタミド（Tolbutamide）…… *249*

## 【グリニド薬】
坂口一彦 *249*
- ナテグリニド（Nateglinide）…… *250*
- ミチグリニド（Mitiglinide）…… *250*
- レパグリニド（Repaglinide）…… *251*

## 【DPP-4阻害薬】
矢部大介 *251*
- アナグリプチン（Anagliptin）…… *252*
- アログリプチン（Alogliptin）…… *253*
- オマリグリプチン（Omarigliptin）…… *253*
- サキサグリプチン（Saxagliptin）…… *253*
- シタグリプチン（Sitagliptin）…… *254*
- テネリグリプチン（Teneligliptin）…… *254*
- トレラグリプチン（Trelagliptin）…… *255*
- ビルダグリプチン（Vildagliptin）…… *255*
- リナグリプチン（Linagliptin）…… *255*

## 【GLP-1受容体作動薬】
山根俊介，稲垣暢也 *256*
- アルビグルチド（Albiglutide）…… *257*
- エキセナチド（Exenatide）…… *257*
- エキセナチドLAR（Exenatide LAR）…… *257*
- リキシセナチド（Lixisenatide）…… *258*
- リラグルチド（Liraglutide）…… *258*

## 【α-グルコシダーゼ阻害薬】
柱本　満 *259*
- アカルボース（Acarbose）…… *260*
- ボグリボース（Voglibose）…… *260*
- ミグリトール（Miglitol）…… *261*

## 【ビグアナイド薬】　野村和弘, 小川　渉 261

- フェンホルミン (Phenformin) …… 262
- ブホルミン塩酸塩 (Buformin hydrochloride) …… 262
- メトホルミン塩酸塩 (Metformin hydrochloride) …… 263

## 【チアゾリジン薬】　窪田直人, 門脇　孝 263

- トログリタゾン (Troglitazone) …… 264
- ピオグリタゾン (Pioglitazone) …… 265
- ロシグリタゾン (Rosiglitazone) …… 265

## 【SGLT2阻害薬】　柏木厚典 265

- カナグリフロジン (Canagliflozin) …… 266
- トフォグリフロジン (Tofogliflozin) …… 266
- エンパグリフロジン (Empagliflozin) …… 266
- ルセオグリフロジン (Luseogliflozin) …… 266
- イプラグリフロジン (Ipragliflozin) …… 267
- ダパグリフロジン (Dapagliflozin) …… 267

## 【高脂血症薬①-スタチン】　出口亜希子, 石橋　俊 268

- アトルバスタチン (Atorvastatin) …… 269
- シンバスタチン (Simvastatin) …… 269
- ピタバスタチン (Pitavastatin) …… 270
- プラバスタチン (Pravastatin) …… 270
- フルバスタチン (Fluvastatin) …… 271
- ロスバスタチン (Rosuvastatin) …… 271

## 【高脂血症薬②-フィブラート製剤】　後藤田貴也 272

- クリノフィブラート (Clinofibrate) …… 273
- クロフィブラート (Clofibrate) …… 273
- フェノフィブラート (Fenofibrate) …… 273
- ベザフィブラート (Bezafibrate) …… 274

## 【高脂血症薬③-陰イオン交換樹脂】　藍　真澄, 吉田雅幸 274

- コレスチミド (Colestimide) …… 275
- コレスチラミン (Cholestyramine) …… 275

## 【高脂血症薬④-その他】　藍　真澄, 吉田雅幸 276

- エゼチミブ (Ezetimibe) …… 277
- プロブコール (Probucol) …… 277

## 【痛風・高尿酸血症①-尿酸排泄促進薬】　山﨑知行, 丸川聡子, 中島　弘 278

- ブコローム (Bucolome) …… 279
- プロベネシド (Probenecid) …… 279
- ベンズブロマロン (Benzbromarone) …… 279

## 【痛風・高尿酸血症②-尿酸生成抑制薬】　山﨑知行, 丸川聡子, 中島　弘 280

- アロプリノール (Allopurinol) …… 281
- フェブキソスタット (Febuxostat) …… 281

# Contents

## 【痛風・高尿酸血症③ – 尿酸分解促進薬】　　　　　　　　山﨑知行, 丸川聡子, 中島　弘 *281*
- ラスブリカーゼ（Rasburicase）……… *282*

## 【インスリン製剤】　　　　　　　　　　　　　　　　　　　　浜口朋也, 難波光義 *282*
- インスリンアスパルト（Insulin aspart）… *283*
- インスリングラルギン（Insulin glargine）… *285*
- インスリングルリジン（Insulin glulisine）… *284*
- インスリンデテミル（Insulin detemir）… *285*
- インスリンリスプロ（Insulin lispro）…… *284*
- インスリンデグルデク（Insulin degludec）… *286*

## 【糖尿病神経障害治療薬】　　　　　　　　　　　　　　　　佐々木秀行, 島田　健 *286*
- エパルレスタット（Epalrestat）……… *287*
- プレガバリン（Pregabalin）…………… *288*
- デュロキセチン（Duloxetine）………… *287*

## 【糖尿病腎症治療薬】　　　　　　　　　　　　　　　　　　北田宗弘, 古家大祐 *288*
- イミダプリル塩酸塩
  （Imidapril hydrochloride）…………… *289*
- バルドキソロンメチル
  （Bardoxolone methyl）………………… *290*
- ロサルタンカリウム
  （Losartan potassium）………………… *289*

## 【抗肥満症薬①】　　　　　　　　　　　　　　　　　　　　　　　　　　宮崎　滋 *290*

## 【抗肥満症薬② – 中枢性食欲抑制薬】　　　　　　　　　　　上野浩晶, 中里雅光 *292*
- コントレイブ（Contrave）
  …………………… 上野浩晶, 中里雅光 *294*
- リモナバン（Rimonabant）
  …………………… 上野浩晶, 中里雅光 *295*
- シブトラミン（Sibutramine）
  …………………… 上野浩晶, 中里雅光 *294*
- ロルカセリン（Lorcaserin）
  …………………… 上野浩晶, 中里雅光 *295*
- ベルネペリット（Velneperit）…宮崎　滋 *294*
- Qsymia® ………… 上野浩晶, 中里雅光 *295*
- マジンドール（Mazindol）………宮崎　滋 *294*

## 【抗肥満症薬③ – リパーゼ阻害薬】　　　　　　　　　　　　上野浩晶, 中里雅光 *296*
- オルリスタット（Orlistat）…………… *296*
- セチリスタット（Cetilistat）…………… *297*

## 【その他の治療薬】　　　　　　　　　　　　　　　　　　　　　　　　　　　　*297*
- アミノグアニジン（Aminoguanidine）
  …………………… 高原充佳, 金藤秀明 *297*
- ジアゾキシド（Diazoxide）
  …………………… 高原充佳, 金藤秀明 *298*
- カナキヌマブ（Canakinumab）…笹岡利安 *298*
- メカセルミン（Mecasermin）
  …………………… 高原充佳, 金藤秀明 *299*

## 【GK activator】 中村昭伸, 寺内康夫 299
- ピラグリアチン (Piragliatin) ……… 300
- MK-0941 ……… 300

## 【DAPD】 青山倫久, 脇 裕典, 山内敏正 301

## 【GPR40アゴニスト】 冨田 努, 藤倉純二, 中尾一和, 細田公則 302
- TAK-875 ……… 302
- LY288183 ……… 303
- JTT-851 ……… 303

## 【GPR119アゴニスト】 冨田 努, 小鳥真司, 藤倉純二, 中尾一和, 細田公則 303
- MBX-2982 (SAR-260093) ……… 304
- APD-597 (JNJ-38431055) ……… 305
- PSN-821 (Prosidion) ……… 304
- ZYG-19 ……… 305
- GSK-1292263 ……… 305

## 【GPR120アゴニスト】 原 貴史 305

## 【PPARα/γデュアルアゴニスト】 青山倫久, 脇 裕典, 山内敏正 307
- アレグリタザル (Aleglitazar) ……… 308

## 【PPARδアゴニスト】 青山倫久, 脇 裕典, 山内敏正 308
- GW501516 ……… 309

## 【11β-HSD1阻害薬】 益崎裕章 309

## 【グルカゴン受容体アンタゴニスト】 河盛 段 311
- MK-0893 ……… 312
- LY-2409021 ……… 312

## 【β3アドレナリン受容体アゴニスト】 浅原(佐藤)哲子, 小川佳宏 312

## 【インスリン作用促進薬（インスリン類似薬）】 折目和基, 寺内康夫 314
- D-410639 ……… 316
- TLK16998 ……… 317
- L-783,281 ……… 316

## 【MTP阻害薬】 太田嗣人 317
- JTT-130 ……… 318
- SLx-4090 ……… 318

# Contents

## 【ACAT阻害薬】 大城太一，野牛宏晃，大須賀淳一，石橋 俊 *319*
- アバシミブ（Avasimibe） *320*
- パクチミブ（Pactimibe） *320*
- ピリピロペン A（Pyripyropene A） *320*
- K-604 *321*

## 【CETP阻害薬】 山下静也 *321*
- アナセトラピブ（Anacetrapib） *324*
- エバセトラピブ（Evacetrapib） *324*
- ダルセトラピブ（Dalcetrapib） *324*
- トルセトラピブ（Torcetrapib） *325*

## 【DGAT-1阻害薬】 石川 耕，横手幸太郎 *325*
- LCQ908 *326*

## 【スクアレン合成酵素阻害薬】 河村治清，横手幸太郎 *326*
- ラパキスタット酢酸塩（Lapaquistat acetate） *327*

## 【生物学的製剤・ワクチン】 能宗伸輔，池上博司 *328*
- アナキンラ（Anakinra） *329*
- アバタセプト（Abatacept） *329*
- オテリキシツマブ（Otelixizumab） *329*
- テプリツマブ（Teplizumab） *330*
- リツキシマブ（Rituximab） *330*
- GAD-Alum *330*

## 【PKCβ阻害薬】 北田宗弘，古家大祐 *331*
- ルボキシスタウリンメシレート（Ruboxistaurin mesylate：RBX） *332*

## 【ドーパミンD2受容体作動薬】 高橋 裕 *332*
- カベルゴリン（Cabergoline） *333*
- ブロモクリプチン（Bromocriptine） *333*

## 【その他の薬剤】 笹岡利安 *334*
- アロキサン（Alloxan） *334*
- ストレプトゾトシン（Streptozotocin） *334*
- ワートマニン（Wortmannin） *334*

## 索 引 *335*

# 治療薬 / 阻害薬 索引

## 欧 文

### A
Abatacept ······································ 329
Acarbose ······································· 260
Acetohexamide ······························ 247
Albiglutide ····································· 257
Aleglitazar ····································· 308
Alli® ············································· 296
Allopurinol ···································· 281
Alloxan ········································· 334
Alogliptin ······································ 253
Aminoguanidine ····························· 297
Anacetrapib ··································· 324
Anagliptin ····································· 252
Anakinra ······································· 329
APD-597 ······································· 305
ASP1941 ······································· 267
Atorvastatin ··································· 269
Avandia® ······································· 265
Avasimibe ····································· 320

### B
Bardoxolone methyl ······················· 290
Belviq® ········································· 295
Benzbromarone ······························ 279
Bezafibrate ···································· 274
Bromocriptine ································ 333
Bucolome ······································ 279
Buformin hydrochloride ················· 262

### C
Cabergoline ··································· 333
Canagliflozin ································· 266
Canakinumab ································· 298
Cetilistat ······································· 297
Chlorpropamide ····························· 248
Cholestyramine ······························ 275
Clinofibrate ··································· 273
Clofibrate ······································ 273
Colestimide ··································· 275
Contrave ······································· 294

### D
D-410639 ······································ 316
Dalcetrapib ···································· 324
Dapagliflozin ································· 267
Diamyd® ······································· 330
Diazoxide ······································ 298
Duloxetine ···································· 287

### E
Empagliflozin ································ 266
Epalrestat ······································ 287
Evacetrapib ··································· 324
Exenatide ······································ 257
Exenatide LAR ······························· 257
Ezetimibe ······································ 277

### F
Febuxostat ···································· 281
Fenofibrate ···································· 273
Fluvastatin ···································· 271
Forxiga® ······································· 267

### G
GAD-Alum ···································· 330
Glibenclamide ································ 248
Gliclazide ······································ 247
Glimepiride ··································· 248
Glyclopyramide ······························ 247
GSK-1292263 ································· 305
GW501516 ···································· 309

### I
Imidapril hydrochloride ·················· 289
Insulin aspart ································ 283
Insulin degludec ···························· 286
Insulin detemir ······························ 285
Insulin glargine ······························ 285
Insulin glulisine ····························· 284
Insulin lispro ································· 284
Ipragliflozin ··································· 267

### J
JNJ-38431055 ································ 305
JTT-130 ········································ 318
JTT-705 ········································ 324
JTT-851 ········································ 303

### K
K-604 ··········································· 321
Kineret® ······································· 329

### L
L-783,281 ····································· 316
Lapaquistat acetate ························· 327
LCQ908 ········································· 326
Linagliptin ···································· 255
Liraglutide ···································· 258
Lixisenatide ·································· 258
Lorcaserin ····································· 295
Losartan potassium ························ 289
Luseogliflozin ································ 266
LY-2409021 ··································· 312
LY288183 ······································ 303

### M
Mazindol ······································· 294
MBX-2982 ····································· 304
Mecasermin ··································· 299
Metformin hydrochloride ················ 263
Miglitol ········································· 261
Mitiglinide ···································· 250
MK-0893 ······································· 312
MK-0941 ······································· 300
MK-3102 ······································· 253

### N
Nateglinide ···································· 250

## O

| | |
|---|---|
| Omarigliptin | 253 |
| Orencia® | 329 |
| Orlistat | 296 |
| Otelixizumab | 329 |

## P

| | |
|---|---|
| Pactimibe | 320 |
| Phenformin | 262 |
| Pioglitazone | 265 |
| Piragliatin | 300 |
| Pitavastatin | 270 |
| Pravastatin | 270 |
| Pregabalin | 288 |
| Probenecid | 279 |
| Probucol | 277 |
| Prosidion | 304 |
| PSN-821 | 304 |
| Pyripyropene A | 320 |

## Q

| | |
|---|---|
| Qsymia® | 295 |

## R

| | |
|---|---|
| Rasuricase | 282 |
| Repaglinide | 251 |
| Rimonabant | 295 |
| Rituxan® | 330 |
| Rituximab | 330 |
| RO-4389620 | 300 |
| Rosiglitazone | 265 |
| Rosuvastatin | 271 |
| Ruboxistaurin mesylate (RBX) | 332 |

## S

| | |
|---|---|
| SAR-260093 | 304 |
| Saxagliptin | 253 |
| Sibutramine | 294 |
| Simvastatin | 269 |
| Sitagliptin | 254 |
| SLx-4090 | 318 |
| Streptozotocin | 334 |
| SYR-472 | 255 |

## T

| | |
|---|---|
| TAK-475 | 327 |
| TAK-875 | 302 |
| Tenegliptin | 254 |
| Teplizumab | 330 |
| TLK16998 | 317 |
| Tofogliflozin | 266 |
| Tolbutamide | 249 |
| Torcetrapib | 325 |
| Trelagliptin | 255 |
| Troglitazone | 264 |

## V

| | |
|---|---|
| Velneperit | 294 |
| Vildagliptin | 255 |
| Voglibose | 260 |

## W

| | |
|---|---|
| Wortmannin | 334 |

## X

| | |
|---|---|
| Xenical® | 296 |

## Z

| | |
|---|---|
| ZYG-19 | 305 |

## 和文

### あ行

| | |
|---|---|
| アカルボース | 260 |
| アクトス® | 265 |
| アセトヘキサミド | 247 |
| アトルバスタチン | 269 |
| アナキンラ | 329 |
| アナグリプチン | 252 |
| アナセトラピブ | 324 |
| アバシミブ | 320 |
| アバタセプト | 329 |
| アピドラ注® | 284 |
| アベマイド® | 248 |
| アマリール® | 248 |
| アミノグアニジン | 297 |
| アルビグルチド | 257 |
| アレグリタザル | 308 |
| アロキサン | 334 |
| アログリプチン | 253 |
| アロプリノール | 281 |
| イプラグリフロジン | 267 |
| イミダプリル塩酸塩 | 289 |
| インスリンアスパルト | 283 |
| インスリングラルギン | 285 |
| インスリングルリジン | 284 |
| インスリンデグルデク | 286 |
| インスリンデテミル | 285 |
| インスリンリスプロ | 284 |
| エキセナチド | 257 |
| エキセナチド LAR | 257 |
| エクア® | 255 |
| エゼチミブ | 277 |
| エバセトラピブ | 324 |
| エパルレスタット | 287 |
| エンパグリフロジン | 266 |
| オイグルコン® | 248 |
| オテリキシツマブ | 329 |
| オマリグリプチン | 253 |
| オルリスタット | 296 |

### か行

| | |
|---|---|
| カナキヌマブ | 298 |
| カナグリフロジン | 266 |
| カバサール® | 333 |
| カベルゴリン | 333 |
| キネダック® | 287 |
| クエストラン™ | 275 |
| グラクティブ® | 254 |
| グリクラジド | 247 |
| グリクロピラミド | 247 |
| グリコラン® | 263 |
| クリノフィブラート | 273 |
| グリベンクラミド | 248 |
| グリミクロン® | 247 |
| グリミクロンHA® | 247 |
| グリメピリド | 248 |
| グルコバイ® | 260 |
| グルファスト® | 250 |
| クレストール® | 271 |
| クロフィブラート | 273 |
| クロルプロパミド | 248 |
| コレスチミド | 275 |
| コレスチラミン | 275 |
| コレバイン™ | 275 |
| コントレイブ | 294 |

### さ行

| | |
|---|---|
| ザイロリック® | 281 |

# 治療薬/阻害薬 索引

## さ行

| | |
|---|---|
| サインバルタ® | 287 |
| サキサグリプチン | 253 |
| サノレックス® | 294 |
| ジアゾキシド | 298 |
| ジアゾキシド® | 298 |
| シタグリプチン | 254 |
| シブトラミン | 294 |
| ジベトス® | 262 |
| ジメリン® | 247 |
| ジャヌビア® | 254 |
| シュアポスト® | 251 |
| シンバスタチン | 269 |
| シンレスタール® | 277 |
| スイニー® | 252 |
| スターシス® | 250 |
| ストレプトゾシン | 334 |
| セイブル® | 261 |
| ゼチーア® | 277 |
| セチリスタット | 297 |
| ソマゾン® | 299 |

## た行

| | |
|---|---|
| ダオニール® | 248 |
| タナトリル® | 289 |
| ダパグリフロジン | 267 |
| ダルセトラピブ | 324 |
| デアメリンS® | 247 |
| テネリア® | 254 |
| テネリグリプチン | 254 |
| テプリツマブ | 330 |
| デュロキセチン | 287 |
| トフォグリフロジン | 266 |
| トライコア® | 273 |
| トラゼンタ® | 255 |
| トルセトラピブ | 325 |
| トルブタミド | 249 |
| トレシーバ® | 286 |
| トレラグリプチン | 255 |
| トログリタゾン | 264 |

## な行

| | |
|---|---|
| ナテグリニド | 250 |
| ニューロタン® | 289 |
| ネシーナ® | 253 |
| ノボラピッド注® | 283 |

## は行

| | |
|---|---|
| パーロデル® | 333 |
| バイエッタ® | 257 |
| パクチミブ | 320 |
| パラミヂン® | 279 |
| バルドキソロンメチル | 290 |
| ピオグリタゾン | 265 |
| ビクトーザ® | 258 |
| ピタバスタチン | 270 |
| ビデュリオン® | 257 |
| ビノグラック® | 273 |
| ヒューマログ注® | 284 |
| ピラグリアチン | 300 |
| ピリピロペンA | 320 |
| ビルダグリプチン | 255 |
| ファイティック® | 250 |
| フェノフィブラート | 273 |
| フェブキソスタット | 281 |
| フェブリク® | 281 |
| フェンホルミン | 262 |
| ブコローム | 279 |
| ブホルミン塩酸塩 | 262 |
| プラバスタチン | 270 |
| フルバスタチン | 271 |
| プレガバリン | 288 |
| プロブコール | 277 |
| プロベネシド | 279 |
| ブロモクリプチン | 333 |
| ベイスン® | 260 |
| ヘキストラスチノン® | 249 |
| ベザトールSR® | 274 |
| ベザフィブラート | 274 |
| ベザリップ® | 274 |
| ベネシッド® | 279 |
| ベルネペリット | 294 |
| ベンズブロマロン | 279 |
| ボグリボース | 260 |

## ま行

| | |
|---|---|
| マジンドール | 294 |
| ミグリトール | 261 |
| ミチグリニド | 250 |
| メカセルミン | 299 |
| メトグルコ® | 263 |
| メトホルミン塩酸塩 | 263 |
| メバロチン® | 270 |

## や行

| | |
|---|---|
| ユリノーム® | 279 |

## ら行

| | |
|---|---|
| ラスブリカーゼ | 282 |
| ラスリテック® | 282 |
| ラパキスタット酢酸塩 | 327 |
| ランタス注® | 285 |
| リキシセナチド | 258 |
| リツキシマブ | 330 |
| リナグリプチン | 255 |
| リバロ® | 270 |
| リピディル® | 273 |
| リピトール® | 269 |
| リポクリン | 273 |
| リポバス® | 269 |
| リモナバン | 295 |
| リラグルチド | 258 |
| リリカ® | 288 |
| ルセオグリフロジン | 266 |
| ルボキシスタウリンメシレート | 332 |
| レパグリニド | 251 |
| レベミル注® | 285 |
| ローコール® | 271 |
| ロサルタンカリウム | 289 |
| ロシグリタゾン | 265 |
| ロスバスタチン | 271 |
| ロルカセリン | 295 |

## わ行

| | |
|---|---|
| ワートマニン | 334 |

## 執筆者一覧

● 監　修

春日雅人　国立国際医療研究センター総長

● 編　集

綿田裕孝　順天堂大学大学院代謝内分泌内科学
松本道宏　国立国際医療研究センター研究所糖尿病研究センター分子代謝制御研究部

● 執　筆（五十音順）

| | | | |
|---|---|---|---|
| 藍　真澄 | 東京医科歯科大学生命倫理研究センター/大学院医歯学総合研究科先進倫理医科学分野/医学部附属病院老年病内科/遺伝子診療外来 | 折目和基 | 横浜市立大学大学院医学研究科分子内分泌・糖尿病内科学 |
| 青山倫久 | 東京大学大学院医学系研究科糖尿病・代謝内科 | 加来浩平 | 川崎医科大学糖尿病・代謝・内分泌内科学教室 |
| 浅原（佐藤）哲子 | 京都医療センター臨床研究センター糖尿病研究部臨床代謝栄養研究室 | 柏木厚典 | 滋賀医科大学医学部附属病院 |
| 池上博司 | 近畿大学医学部内分泌・代謝・糖尿病内科 | 春日雅人 | 国立国際医療研究センター総長 |
| 石川　耕 | 千葉大学医学部附属病院糖尿病・代謝・内分泌内科 | 門脇　孝 | 東京大学大学院医学系研究科糖尿病・代謝内科 |
| 石橋　俊 | 自治医科大学内科学講座内分泌代謝学部門 | 金藤秀明 | 大阪大学大学院医学系研究科内分泌・代謝内科学 |
| 泉田欣彦 | 筑波大学医学医療系内分泌代謝・糖尿病内科 | 亀井康富 | 東京医科歯科大学臓器代謝ネットワーク講座 |
| 稲垣暢也 | 京都大学大学院医学研究科糖尿病・栄養内科学 | 河村治清 | 千葉大学医学部附属病院糖尿病・代謝・内分泌内科 |
| 稲葉有香 | 金沢大学脳・肝インターフェースメディシン研究センター生体統御学部門 | 河盛　段 | 大阪大学大学院医学系研究科内分泌・代謝内科学 |
| 井上　啓 | 金沢大学脳・肝インターフェースメディシン研究センター生体統御学部門 | 北田宗弘 | 金沢医科大学糖尿病・内分泌内科学 |
| 植木浩二郎 | 東京大学大学院医学系研究科糖尿病・代謝内科 | 木村久美 | 金沢大学脳・肝インターフェースメディシン研究センター生体統御学部門 |
| 上野浩晶 | 宮崎大学医学部内科学講座神経呼吸内分泌代謝学分野 | 久芳素子 | 筑波大学医学医療系内分泌代謝・糖尿病内科 |
| 大崎芳典 | 筑波大学医学医療系内分泌代謝・糖尿病内科 | 窪田直人 | 東京大学大学院医学系研究科糖尿病・代謝内科 |
| 大城太一 | 自治医科大学内科学講座内分泌代謝学部門 | 倉持素樹 | 自治医科大学医学部精神医学教室/佐野厚生総合病院精神神経科 |
| 大須賀淳一 | 自治医科大学内科学講座内分泌代謝学部門 | 煙山紀子 | 筑波大学医学医療系内分泌代謝・糖尿病内科 |
| 太田嗣人 | 金沢大学脳・肝インターフェースメディシン研究センター環境応答学部門 | 後藤田貴也 | 東京大学医学部附属病院22世紀医療センター臨床分子疫学講座 |
| 小川佳宏 | 東京医科歯科大学糖尿病・内分泌・代謝内科 | 古家大祐 | 金沢医科大学糖尿病・内分泌内科学 |
| 小川　渉 | 神戸大学大学院医学研究科糖尿病・内分泌内科学 | 酒井真志人 | 国立国際医療研究センター研究所糖尿病研究センター分子代謝制御研究部 |
| 小鳥真司 | 国立病院機構京都医療センター糖尿病センター/京都大学大学院医学研究科内分泌代謝内科 | 坂口一彦 | 神戸大学大学院医学研究科糖尿病・内分泌内科学 |
| | | 笹岡利安 | 富山大学大学院医学薬学研究部病態制御薬理学 |
| | | 佐々木秀行 | 和歌山県立医科大学内科学第1 |

（次ページにつづきます）

## 執筆者一覧　つづき

|  |  |
|---|---|
| 志鎌明人 | 筑波大学医学医療系内分泌代謝・糖尿病内科 |
| 島田　健 | 和歌山県立医科大学内科学第1 |
| 下村伊一郎 | 大阪大学大学院医学系研究科内分泌代謝内科学 |
| 菅波孝祥 | 東京医科歯科大学臓器代謝ネットワーク講座 |
| 杉山　徹 | 東京医科歯科大学糖尿病・内分泌・代謝内科 |
| 高橋　裕 | 神戸大学大学院医学研究科糖尿病・内分泌内科学 |
| 髙原充佳 | 大阪大学大学院医学系研究科内分泌・代謝内科学 |
| 出口亜希子 | 自治医科大学内科学講座内分泌代謝学部門 |
| 寺内康夫 | 横浜市立大学大学院医学研究科分子内分泌・糖尿病内科学 |
| 冨田　努 | 京都大学大学院医学研究科内分泌代謝内科 |
| 中尾一和 | 京都大学大学院医学研究科内分泌代謝内科 |
| 中里雅光 | 宮崎大学医学部内科学講座神経呼吸内分泌代謝学分野 |
| 長嶋一昭 | 京都大学大学院医学研究科糖尿病・栄養内科学 |
| 中島　弘 | 大阪府立成人病センター内分泌代謝内科 |
| 中田正範 | 自治医科大学医学部生理学講座統合生理学部門 |
| 中村昭伸 | 横浜市立大学大学院医学研究科分子内分泌・糖尿病内科学 |
| 難波光義 | 兵庫医科大学内科学糖尿病科 |
| 能宗伸輔 | 近畿大学医学部内分泌・代謝・糖尿病内科 |
| 野村和弘 | 神戸大学大学院医学研究科糖尿病・内分泌内科学 |
| 柱本　満 | 川崎医科大学糖尿病・代謝・内分泌内科学教室 |
| 馬場谷　成 | 近畿大学医学部内分泌・代謝・糖尿病内科 |
| 浜口朋也 | 兵庫医科大学先進糖尿病治療学 |
| 原　朱美 | 順天堂大学大学院代謝内分泌内科学 |
| 原　貴史 | 京都大学大学院薬学研究科最先端創薬研究センター |
| 福原淳範 | 大阪大学大学院医学系研究科内分泌代謝内科学 |
| 藤井宣晴 | 首都大学東京人間健康科学研究科ヘルスプロモーションサイエンス学域 |
| 藤倉純二 | 京都大学大学院医学研究科内分泌代謝内科 |
| 藤本新平 | 高知大学医学部内分泌代謝・腎臓内科 |
| 細田公則 | 京都大学大学院医学研究科人間健康科学系/内分泌代謝内科 |
| 前島裕子 | 自治医科大学医学部生理学講座統合生理学部門 |
| 益崎裕章 | 琉球大学大学院医学研究科内分泌代謝・血液・膠原病内科学講座（第二内科） |
| 松本道宏 | 国立国際医療研究センター研究所糖尿病研究センター分子代謝制御研究部 |
| 眞鍋康子 | 首都大学東京人間健康科学研究科ヘルスプロモーションサイエンス学域 |
| 丸川聡子 | 大阪府立成人病センター内分泌代謝内科 |
| 箕越靖彦 | 自然科学研究機構生理学研究所発達生理学研究系生殖・内分泌系発達機構研究部門/総合研究大学院大学生命科学研究科生理科学専攻 |
| 三原正朋 | 東京医科歯科大学糖尿病・内分泌・代謝内科 |
| 宮崎　滋 | 公益財団法人結核予防会新山手病院生活習慣病センター |
| 野牛宏晃 | 自治医科大学内科学講座内分泌代謝学部門 |
| 矢田俊彦 | 自治医科大学医学部生理学講座統合生理学部門 |
| 矢作直也 | 筑波大学医学医療系内分泌代謝・糖尿病内科 |
| 矢部大介 | 関東電力病院糖尿病・栄養・内分泌内科 |
| 山内敏正 | 東京大学大学院医学系研究科糖尿病・代謝内科 |
| 山﨑知行 | 大阪府立成人病センター内分泌代謝内科 |
| 山下静也 | 大阪大学大学院医学系研究科総合地域医療学寄附講座/循環器内科学講座 |
| 山田祐一郎 | 秋田大学大学院医学系研究科内分泌・代謝・老年内科学 |
| 山根俊介 | 京都大学大学院医学研究科糖尿病・栄養内科学 |
| 山本靖彦 | 金沢大学医薬保健研究域医学系血管分子生物学 |
| 横手幸太郎 | 千葉大学医学部附属病院糖尿病・代謝・内分泌内科 |
| 吉田雅幸 | 東京医科歯科大学大学院医歯学総合研究科先進倫理医科学分野 |
| 脇　裕典 | 東京大学大学院医学系研究科糖尿病・代謝内科脂肪細胞機能制御学 |
| 綿田裕孝 | 順天堂大学大学院代謝内分泌内科学 |

# 総論・序論

**総論**　糖尿病の薬物療法－その歴史と展望－ ……… 20
**序論1**　インスリン分泌 ……… 27
**序論2**　インスリンシグナル ……… 32

# 総論 糖尿病の薬物療法
## ーその歴史と展望ー

春日雅人

### ◆ 糖尿病とはいかなる病気か？

　糖尿病の定義あるいは疾患概念は時代とともに変遷してきた．変遷してきたのは，医学の進歩に伴い糖尿病に関する理解が深まったためである．現在においても，糖尿病を正確に定義することは困難であり，糖尿病の研究者や専門医の間で完全に一致しているとは考えにくい．そして今後もまた，医学の進歩に伴い糖尿病の疾患概念は変化していくと考えられる．

　われわれが現在「糖尿病」とよんでいる病気に関する最も古い記載は，エジプトのPapyrus Ebers（紀元前1,500年頃の古代エジプトの処方集）にあるとされているが，最初に正確に記述したのは，現在のトルコ領であるカッパドキアに住んでいたAretaeusとされている．彼は糖尿病について「人間にはそれほど多くないが，不思議な病気で，肉や手足が尿の中に溶け出してしまう．経過はどの患者でも一様で，腎臓や膀胱がおかされる．患者は尿をつくることを寸時もやめず，水道の口から流れ出るごとく絶え間ない．病気は慢性で一定の形をとるまでに長い時間がかかるが，いったん完成されてしまうと短命である」と記した．そして彼はこの病気に，ギリシャ語のサイフォンに由来するdiabetes（流れ出る，多尿）という言葉を当てたとされている．わが国においても，平安時代に摂政関白となって栄華をきわめた藤原道長が糖尿病を患っていたことが，『御堂関白記』に記載されている．また，このころから「消渇」という名称で糖尿病についての記載がみられ，症状として，口渇，多尿，化膿症が記載されている．

　いずれにしろ，糖尿病は古くから存在する病気で，多尿がその最大の特徴と考えられていた．その後，17〜18世紀に，この病気の人の尿が甘いことに気づかれ，それが糖によることが明らかにされてからは，mellitus（蜂蜜様）という語を以前の多尿を意味する病名diabetesに加え，diabetes mellitus（甘い多尿）とよぶようになった．その後，19世紀になり，diabetes mellitusの尿中に排泄される糖がグルコースであることが明らかにされ，diabetes mellitusは「持続的に尿中にグルコースを排泄する疾患」と考えられていた．

　この不思議な病気であるdiabetes mellitusの成因については，長い間不明であったが，1889年にMeringとMinkowskiが，膵臓の摘出によってイヌが糖尿病になることを報告し，その情況は一変した．そして1921年にBantingとBestにより，イヌの膵臓から，膵摘糖尿病イヌの血糖を低下させる活性物質が抽出され，これがインスリンと命名された．

　日本糖尿病学会の「糖尿病の分類と診断基準に関する委員会」はその報告のなかで，「糖尿病はインスリン作用の不足に基づく慢性の高血糖を主徴とする代謝疾患群である」[1]と述べている．また米国糖尿病学会（ADA）は糖尿病の定義として「Diabetes is a group of metabolic diseases characterized by hyperglycemia resulting from defects in insulin secretion, insulin action, or both」と述べている[2]．すなわち，今日では，糖尿病において慢性の高血糖を引き起こす成因は非常に不均一であることが明らかになってきている．

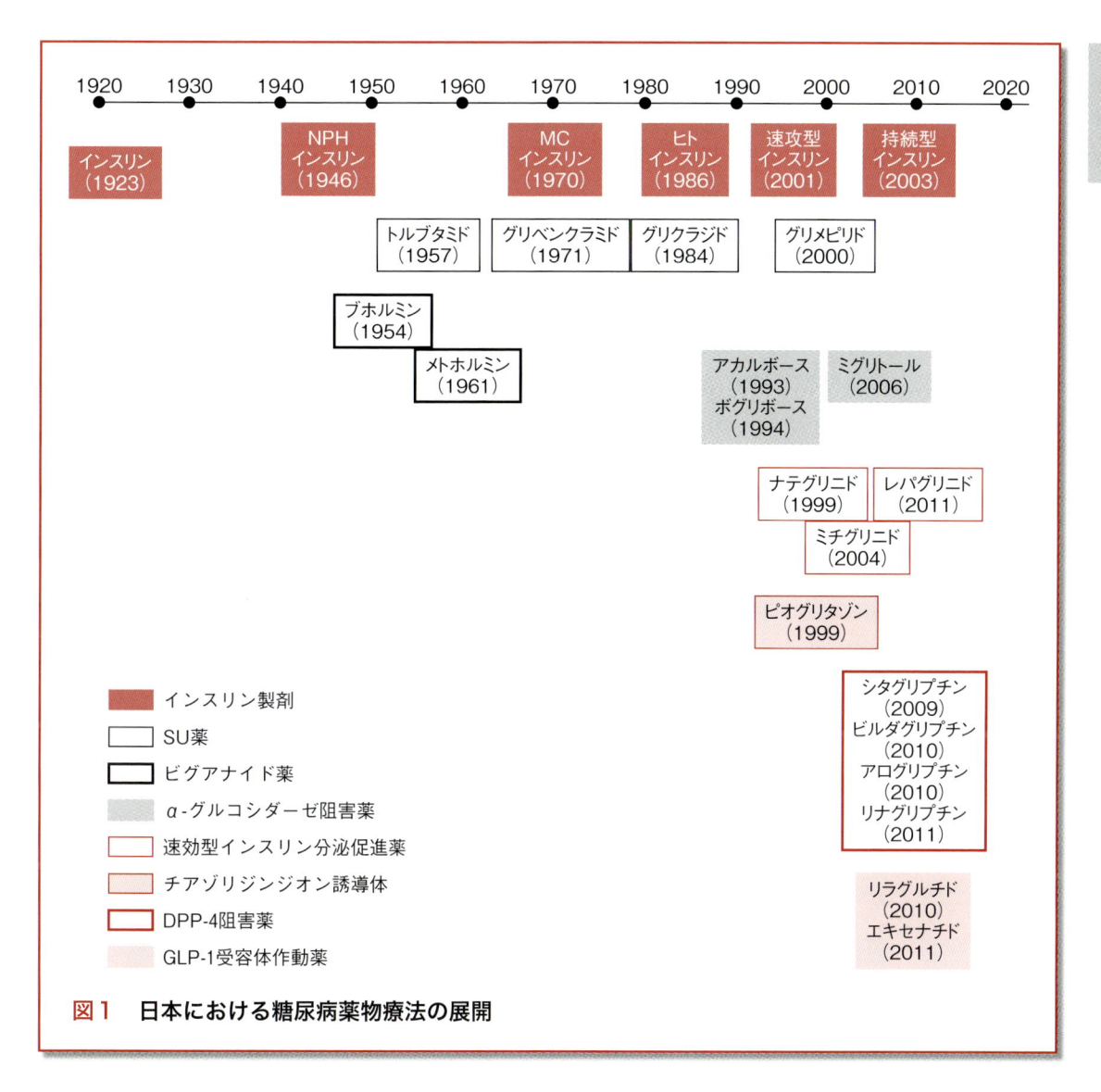

**図1 日本における糖尿病薬物療法の展開**

- インスリン（1923）
- NPHインスリン（1946）
- MCインスリン（1970）
- ヒトインスリン（1986）
- 速攻型インスリン（2001）
- 持続型インスリン（2003）
- トルブタミド（1957）
- グリベンクラミド（1971）
- グリクラジド（1984）
- グリメピリド（2000）
- ブホルミン（1954）
- メトホルミン（1961）
- アカルボース（1993）
- ボグリボース（1994）
- ミグリトール（2006）
- ナテグリニド（1999）
- レパグリニド（2011）
- ミチグリニド（2004）
- ピオグリタゾン（1999）
- シタグリプチン（2009）
- ビルダグリプチン（2010）
- アログリプチン（2010）
- リナグリプチン（2011）
- リラグルチド（2010）
- エキセナチド（2011）

凡例：
- インスリン製剤
- SU薬
- ビグアナイド薬
- α-グルコシダーゼ阻害薬
- 速効型インスリン分泌促進薬
- チアゾリジンジオン誘導体
- DPP-4阻害薬
- GLP-1受容体作動薬

糖尿病は1つの疾患ではなく「代謝疾患群」あるいは「a group of metabolic disorders」としてとらえられているのである．それではなぜ，このように成因が非常に不均一な疾患群に糖尿病という名前をつけて1つの病気としてまとめる必要があるのであろうか？それは，いかなる成因による高血糖であっても，それにもとづく急性ならびに慢性の合併症は同様に発症し進行するからである．すなわちここに糖尿病という総括的疾患概念が存在する理由がある．

## 糖尿病治療薬の開発

わが国における糖尿病治療薬の上市について図1にまとめてみた．

## 1）インスリン製剤

1921年に膵摘糖尿病イヌの血糖低下物質として膵臓から摘出されたインスリンは1922年には臨床応用されヒトの糖尿病でも劇的に血糖を低下させることが確認された．1923年には東京大学医学部稲田内科をはじめ日本の数カ所でこのインスリンによる治療が行われ，その効果が確認されている．インスリンが血糖を低下させ，アシドーシスを改善し糖尿病の予後も著しく改善することは明らかであったが，食前に3回あるいは4回/日注射する必要があり，血糖の動揺も少なくなく問題点も多かった．その後，1936年にプロタミンインスリンが開発され，それに続いて諸種の持続型インスリン製剤が次々と開発された．わが国でも1946年にはNPHインスリンが上市された．その後，1980年代には遺伝子工学の技法を用いてヒトインスリン製剤が大量に生産されるようになり，さらにはこのヒトインスリン分子に各種修飾を加えることにより超速効型から持効型までのインスリンアナログ製剤が開発され今日に至っている．

## 2）スルホニル尿素薬（SU薬）

わが国でインスリン製剤の次に糖尿病治療薬として上市されたのはスルホニル尿素薬とビグアナイド薬である．前者としては，1957年にトルブタミド（Tolbutamide）が発売されている．スルホニル尿素薬は1939〜1942年に抗感染症薬として相次いで合成されたスルファミン剤のなかに，低血糖を生じるものがあることが契機となり開発された．すなわち，スルファミン剤の構造と低血糖作用の関係を追及することにより，第1世代のスルホニル尿素薬が開発され，さらに第2世代，第3世代の開発に至っている．現在ではこれらのスルホニル尿素薬はすべて膵$\beta$細胞上に存在する$K^+_{ATP}$チャネルのSUR1サブユニットに結合してインスリン分泌を促進することで血糖低下作用を発現することが明らかにされている．

## 3）ビグアナイド薬

ヨーロッパにおいて中世より多年草マメ科の植物であるガレガソウ（別名：フレンチライラック）には多尿や口渇などの糖尿病症状を緩和する作用があることが知られていた．1910年代の研究によりこのガレガソウの抽出物であるグアニジンに血糖低下作用があることが明らかにされたが毒性が強く薬とはならなかった．1950年代に入り，グアニジン環を2つ結合させたbi-guanideが合成され，抗糖尿病薬として販売されるようになった．すなわち，フェンホルミン（Phenformin），ブホルミン（Buformin），メトホルミン（Metformin）の3つのビグアナイド薬が相次いで開発され，わが国でも1954年にブホルミンが1961年にメトホルミンが発売された．しかしながら1977年に米国でフェンホルミンによる重篤な乳酸アシドーシスの症例が報告され世界的に販売が中止され，以後ビグアナイド薬の使用が敬遠される傾向にあったが，1990年以降メトホルミンが肥満を伴う2型糖尿病患者において有用であるという大規模臨床試験の成績が発表され，世界中で再評価されてきている．現在においても，その作用機序については不明の点があるが，AMPキナーゼ（AMPK）を活性化することが関係していると考える研究者が多い．

以上のように1950年代に上市されたスルホニル尿素薬，ビグアナイド薬は"分子標的薬"ではなく"血糖を下げる作用をもつ物質"として開発されたものであり，後からその作用機序がある程度解明されたものであった．

### 4）α-グルコシダーゼ阻害薬

次にわが国で上市されたのはα-グルコシダーゼ阻害薬であり，アカルボース（Acarbose）が1993年にボグリボース（Voglibose）が1994年に発売された．すなわちこれらの薬剤は糖質消化の最終段階に作用する二糖類水酸化酵素（α-グルコシダーゼ）活性に対し競合的に作用し，二糖類から単糖類への分解を阻害する．この結果，糖質の分解，消化，吸収が遅延し，食後高血糖が是正される．したがって，本剤が糖尿病領域における最初の"分子標的薬"と言えるかもしれない．

### 5）速効型インスリン分泌促進薬

次に上市されたのは，速効型インスリン分泌促進薬である．最初に発売されたナテグリニド（Nateglinide）は味の素によって開発されたが，これは経口投与されたインスリンの吸収を促進させる化合物の探索研究を行っていた際に，その副産物として見出された化合物である[3]．すなわち，これも血糖を低下させる物質の in vivo スクリーニングにより見出されたものであり，分子標的薬として開発されたものではない．その後，その作用機序は膵β細胞のSU受容体（$K^+_{ATP}$チャネルSUR1サブユニット）に結合してインスリン分泌を促進することによることが明らかとなった．ナテグリニド分子内にSU骨格を有しないにもかかわらずSU薬と類似のコンフォメーションをとり，SU受容体を共有することが報告されている．

### 6）チアゾリジンジオン誘導体

インスリン抵抗性改善薬であるチアゾリジンジオン誘導体として，わが国ではトログリタゾン（Troglitazone）が1997年の3月から販売されたが，重大な副作用として重篤な肝障害が認められ，2000年3月にその販売を中止した．類似の薬剤であるピオグリタゾン（Pioglitazone）は1999年に上市され，幸いなことに重篤な肝障害は認められず，現在まで販売されている．このピオグリタゾンの開発の経緯は，高脂血症改善薬として見出したチアゾリジンジオン誘導体を各種合成して投与したところ，そのうちの1つに肥満マウスで血糖低下作用を見出したことが発端であった[4]．また，トログリタゾンに関しても，発売当時はその作用機序が不明であった．すなわち，これらのチアゾリジンジオン誘導体は分子標的薬として開発されたのではなかったと考えられる．現在ではこれらのチアゾリジンジオン誘導体は核内受容体PPARγに結合して，それを活性化することによってその薬理作用を生じていると考えられている．

### 7）DPP-4阻害薬とGLP-1受容体作動薬

小腸粘膜に局在する細胞から栄養素の刺激によって分泌され，膵β細胞からのインスリン分泌を促進するホルモンをインクレチンと称するが，このインクレチンにはGLP-1とGIPがある．インクレチンは分泌後，DPP-4によって速やかに分解・不活化されるが，このDPP-4を阻害することによりインクレチンの血中濃度を高め，血糖を降下させようというのがDPP-4阻害薬であり，わが国では2009年に発売された．その開発の経緯からこれは"分子標的薬"と考えられる．また，GLP-1受容体作動薬，すなわちGLP-1受容体に結合するが，DPP-4による分解・不活化を受けにくいよう修飾されたGLP-1アナログも2010年にわが国でも発売された．

**図2** 2型糖尿病の発症

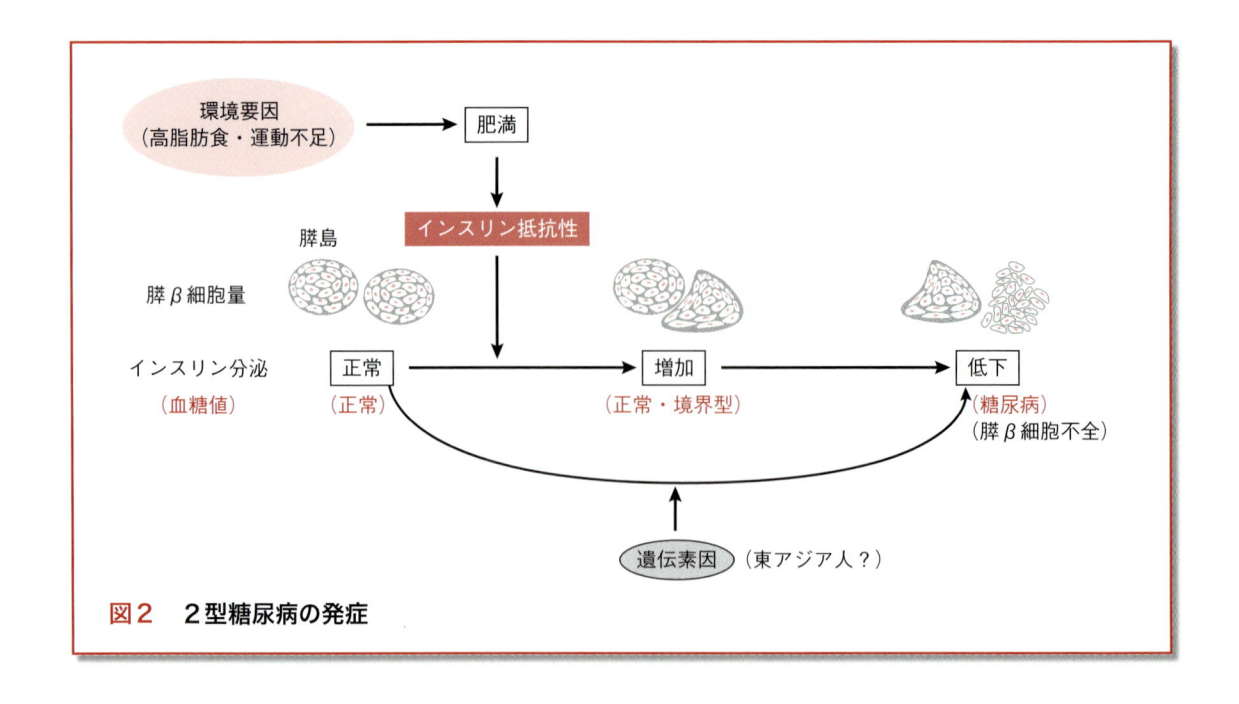

以上，概観したように，わが国で上市されている糖尿病治療薬の中にも分子標的薬はすでに存在し，α-グルコシダーゼ阻害薬ならびにDPP-4阻害薬がその範疇に入ると考えられる．また今後，わが国でも発売予定のS-GLUT2（SGLT2）阻害薬もS-GLUT2という分子が腎尿細管におけるグルコースの再吸収に関与する糖輸送担体であるという認識をもとに開発された分子標的薬と考えられる．

## ◆ 糖尿病の分子病態と分子標的薬の開発

すでに述べたように，糖尿病はその成因が不均一な慢性の高血糖を呈する代謝疾患群である．したがってその発症メカニズムは個々のケースで異なると想定されるが，糖尿病の95％以上を占める2型糖尿病ではまず肥満に伴うインスリン抵抗性が生じ，一定期間はそれを代償すべく膵β細胞が活発にインスリンを分泌するが徐々に膵β細胞が疲弊しインスリン分泌が低下し（膵β細胞不全）高血糖をきたすという粗筋が半数以上の症例であてはまるのではないかと考えられている（図2）．したがって，2型糖尿病では①肥満に伴うインスリン抵抗性と②インスリン抵抗性に伴う膵β細胞不全の分子基盤を明らかにして，分子標的薬の標的分子を同定することが重要である．その分子基盤の詳細については他章で述べられているので，ここでは省略する．

近年，多くの全身あるいは組織特異的遺伝子欠損マウスが作製され，これらのなかにはその遺伝子欠損により肥満に伴うインスリン抵抗性やインスリン抵抗性に伴う膵β細胞不全を生じないマウスも数多く報告されている．したがって，これらの遺伝子欠損マウスの成績からは，糖尿病発症予防あるいは血糖コントロールのための標的分子は多数存在することになる．しかしながら，遺伝子欠損マウスの成績を分子標的薬の開発につなげるには乗り越えなければならない障害がいくつも存在するのは明らかである．

われわれはインスリン抵抗性と高血糖を呈するIRS-2欠損マウスや*db/db*マウスの膵β

### 図3 糖尿病の分子標的の探索

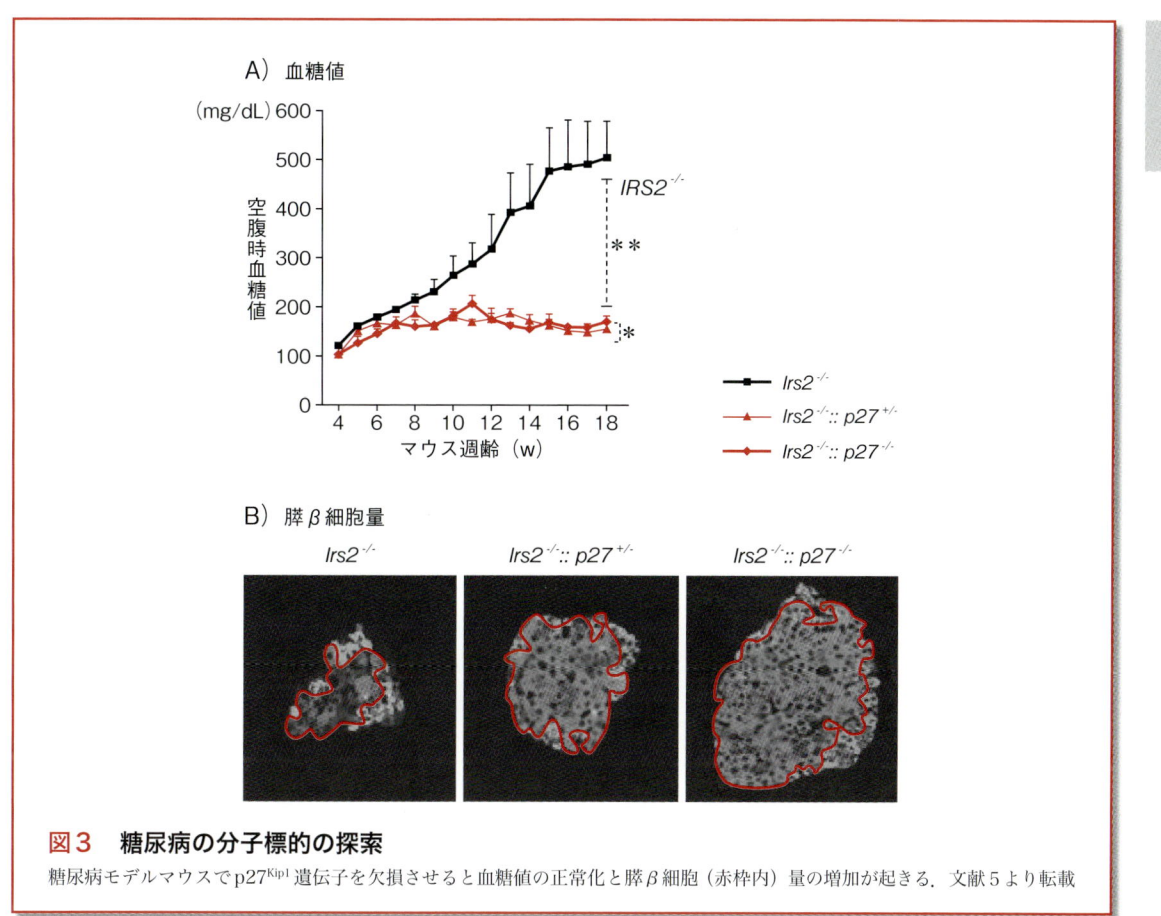

A) 血糖値

B) 膵β細胞量

糖尿病モデルマウスでp27$^{Kip1}$遺伝子を欠損させると血糖値の正常化と膵β細胞（赤枠内）量の増加が起きる．文献5より転載

細胞でCDKインヒビターであるp27$^{Kip1}$の発現が増加していることを見出した[5]．p27$^{Kip1}$は細胞周期の進行を阻害するのでこの分子の発現増加が膵β細胞不全の一因ではないかと考え，p27$^{Kip1}$欠損マウスとかけ合わせて膵β細胞のp27$^{Kip1}$の発現を低下させると膵β細胞量の増加とともに血糖値の正常化を認めた（図3）．したがってマウスではインスリン抵抗性に伴う膵β細胞不全の一因としてp27$^{Kip1}$の増加が考えられ，この分子は糖尿病の分子標的薬の候補と考えられる．

しかしながら，まずは，ヒトの2型糖尿病の膵β細胞でも同様にp27$^{Kip1}$の発現が増加しているかが問題である．この点についてはわれわれもヒトのサンプルを入手すべく試みたが，結局は十分量のサンプルは入手できず，結論は得られなかった．たとえ2型糖尿病患者の膵β細胞でp27$^{Kip1}$の発現上昇を示すことができp27$^{Kip1}$阻害薬を開発できても，次にいかにして膵β細胞だけに阻害薬をデリバーするかという問題が残る．すなわち組織あるいは細胞特異的遺伝子欠損マウスで病態を是正できたとしても薬剤を組織あるいは細胞特異的にデリバーする方法は現在ではいまだ開発されていないので，すぐにはその分子が分子標的薬とはならないのである．また，IRS-2欠損マウスや*db/db*マウスでp27$^{Kip1}$の発現を低下させると，膵β細胞量が増加し高血糖は正常化できても，高インスリン血症は続き肥満は助長されると考えられる．したがって短期的な効果のみでなく長期的にみた場合，このような"治療"によるベネフィットがあるかどうかは今後詳細に検討されねばなら

ない．

## 🔶 糖尿病・代謝疾患における分子標的薬の展望

　上に述べたように，糖尿病領域においても分子標的薬が開発され実際の臨床の場においても使用されるようになっている．したがって糖尿病の分子レベルでの病態が解明されるにつれ，分子標的薬の候補分子は今後も続々と同定されることが期待される．基本的にはすでに上市されている分子標的薬がそうであるように，血液中あるいは腸管など細胞外で働く標的薬の方が開発しやすいと考えられる．細胞表面の受容体あるいは輸送担体を標的とする薬剤も同様に開発しやすいと考えられるが，細胞内で働く薬剤についてはその開発はより複雑で予測が難しい状況になると一般的には考えられる．しかしながら，薬剤は開発してヒトに投与してみないとわからない点があるのは事実であり，現在発売されている薬剤の中には開発時に懸念されていた副作用がなぜか出現しないですんでいる薬剤もある．現時点では糖尿病の血糖降下を目的とした薬剤は数多く開発され市販されている．一方，合併症予防のための薬剤は非常に少なく，今後は高血糖による細小血管症の発症メカニズムが解明され，それに基づき分子標的薬が開発されることが強く望まれる．最近，腎臓の構造や機能の維持に重要な役割を果たしているKeap1-Nrf2系路を活性化し，抗酸化・抗炎症作用をもつBardoxolone methylが2型糖尿病者のeGFRを改善することが報告され注目されている[6]．この成績は糖尿病合併症の領域においても有望な分子標的薬が今後開発されることを期待させる．個々人の病態に応じたオーダーメイド治療が一日も早く現実のものとなることを期待したい．

### 文献

1) 糖尿病診断基準に関する調査検討委員会報告：糖尿病，53：450-467, 2010
2) American Diabetes Association：Diabetes care, 33：S62-69, 2010
3) 近藤信雄：Pham. Tech. Japan, 28：35-38, 2012
4) 杉山康雄，他：The Experiment & Therapy, 658：62-66, 2000
5) Uchida, T. et al.：Nat. Med., 11：175-182, 2005
6) Pergola, P. E. et al.：N. Engl. J. Med., 365：327-336, 2011

# 序論 1 インスリン分泌

藤本新平

## ◆ グルコースによるインスリン分泌機構の概要

　　グルコースは生理的に最も重要なインスリン分泌刺激物質である．膵β細胞におけるグルコースによるインスリン分泌機構の概略を図1に示す[1]．グルコースによるインスリン分泌の機序には，惹起経路と代謝による増幅経路が存在する．惹起経路としては以下の一連の段階があげられる．すなわち，①細胞内へのグルコースの取り込みとグルコース代謝によるATP産生，②ATP感受性$K^+$チャネル（$K_{ATP}$チャネル）の閉鎖による細胞膜$K^+$透過性の減少と細胞膜の脱分極，③電位依存性$Ca^{2+}$チャネル（voltage-dependent $Ca^{2+}$ channel：VDCC）の活性化と細胞内への$Ca^{2+}$流入，④細胞内$Ca^{2+}$濃度（$[Ca^{2+}]_i$）の上昇を契機とする開口放出機構の作動である．さらに代謝による増幅経路として，細胞内グルコース代謝産物は，上記で惹起されたインスリン分泌において開口放出機構における$Ca^{2+}$有効性を高めインスリン分泌を促進する．このように膵β細胞においては，細胞内グルコース代謝がインスリン分泌を制御する固有の代謝—分泌連関が存在する．

## ◆ グルコースの取り込みとその代謝

　　膵β細胞は，細胞外グルコース濃度を速やかに感知するグルコースセンサーをもち，濃度依存性にインスリン分泌をきたす〔閾値約5 mM（90 mg/dL），約20 mM（360 mg/dL）で最大に達しそれ以上はプラトー〕．センサー機構については，取り込まれたグルコースが細胞内で代謝を受け，その代謝産物がインスリン分泌機構におけるシグナルを形成するとする代謝説が広く受け入れられている．β細胞膜上に存在する糖輸送担体（GLUT）はきわめて容量が大きく，Km値も生理的変動の範囲内にあり，β細胞は迅速に細胞外グルコース濃度の変動に応じて，グルコースを細胞内に取り込み，細胞内外でのグルコース濃度の差は生じない．細胞内のグルコースは，最初に解糖系の律速酵素であるグルコキナーゼによりglucose 6-phosphate（G6P）へと代謝される．この酵素のKm値が10 mM前後と血糖値の生理的な変動域にあること，またグルコース，マンノースのみに作用し，α-アノマーよりβ-アノマーを優位にリン酸化するというヘキソース特異性，アノマー優位性がインスリン分泌の特性と一致していることからも，グルコキナーゼはセンサー機構において中心的役割を果たしていると考えられる[2]．この酵素の遺伝子異常による活性低下はインスリン分泌障害により糖尿病（MODY2）をきたすことは重要である．また膵β細胞では他の組織とは異なり，解糖系の近位部でATP産生を優先させる独自の代謝増強機構を有し，細胞内外のグルコース濃度の増加が細胞内代謝量の増大・細胞内ATP濃度の上昇に直結するという特徴がある．グルコキナーゼは一般の組織に存在するヘキソキナーゼと異なり，代謝産物であるG6Pによる活性の抑制を受けないためグルコース濃度に応じて解糖系の代謝速度が増強される．解糖系で生じたピルビン酸はミトコンドリアに取り込まれ

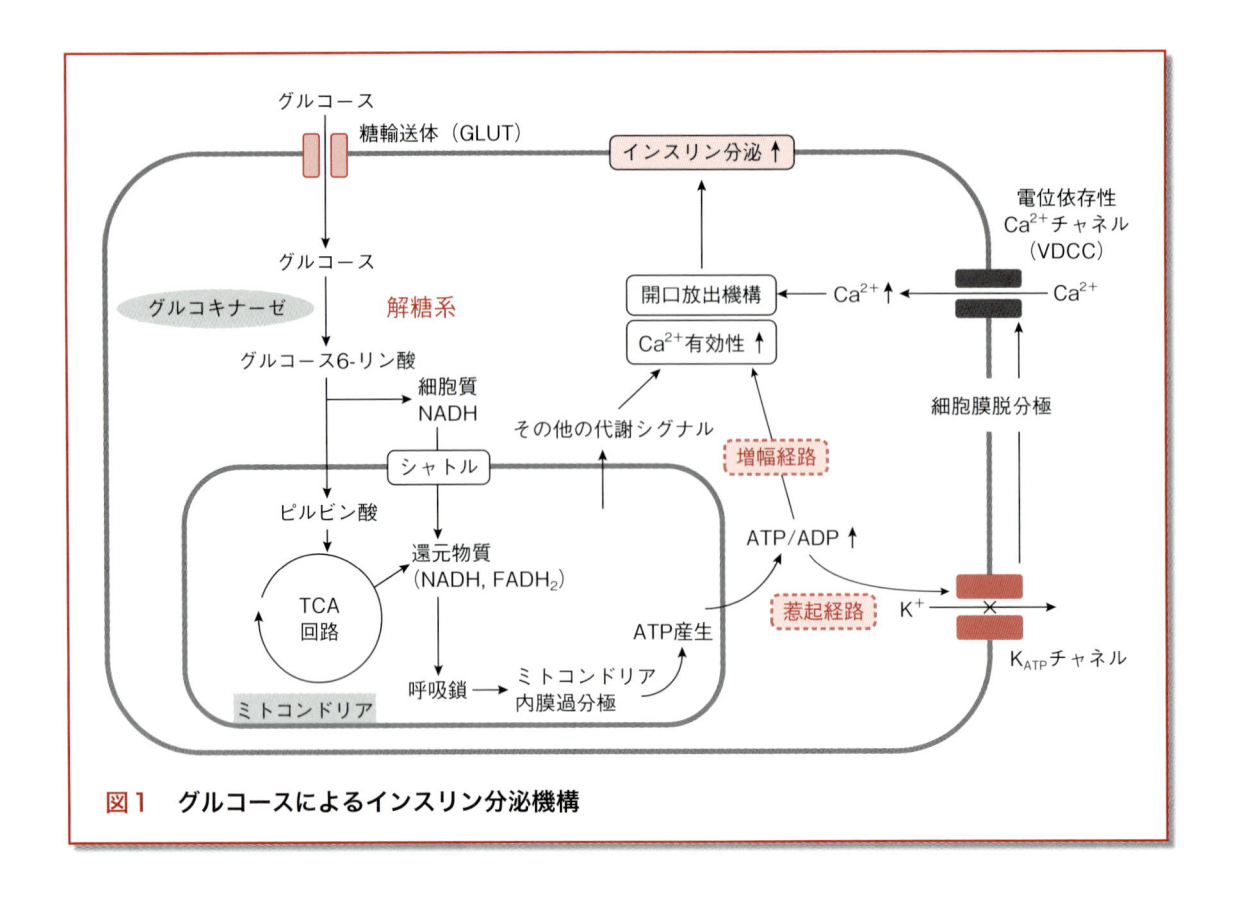

**図1　グルコースによるインスリン分泌機構**

TCA回路でNADH，FADH$_2$などの還元物質に代謝され電子伝達系を経てATP産生をきたすのみならず，解糖系で生じたNADHはグリセロールリン酸シャトル，リンゴ酸/アスパラギン酸シャトルなどを経て，ミトコンドリア内にNADH，FADH$_2$の形で輸送される．これにより細胞質のNADH濃度は低く保たれるのでピルビン酸から乳酸への転換が抑制されピルビン酸のミトコンドリアへの受け渡しが効率化されるとともに，ピルビン酸キャリアーの輸送速度を超えてより大量の還元物がミトコンドリアに供給される．最近では，ピルビン酸/リンゴ酸シャトル，ピルビン酸/クエン酸シャトルのインスリン分泌への関与が示唆されている[3]．

## ◆惹起経路

K$_{ATP}$チャネルは，上述のようにグルコースが代謝された結果生じる細胞内ATPの増大（ATP/ADP比の増大）を，細胞膜の脱分極という電気的刺激に変換する機構において中心的な役割を担う[4]．経口血糖降下剤であるスルホニル尿素（SU）薬はK$_{ATP}$チャネルを特異的に抑制し，その抑制作用は薬剤に対して高親和性を有するSU受容体（SUR）を介する．SURは，2つのnucleotide binding fold（NBF）を有するATP binding cassette（ABC）protein superfamilyの一員である[5]．一方，主に膵β細胞に発現している内向き整流性K$^+$チャネルとして単離されたKir6.2は，単独ではK$^+$電流を得ることができないが，SURと共発現させると，従来より報告されていたK$_{ATP}$チャネルの特質であるATPやSU薬によって抑制されるK$^+$電流が再現される[6]．したがって，K$_{ATP}$チャネルは，Kir6.2とSURとい

う少なくとも2つのサブユニットからなる複合体を形成していると考えられる．

膵β細胞膜の静止膜電位は，約−70 mVで主としてK$^+$の膜透過性で維持されている．グルコース代謝によるK$_{ATP}$チャネルの閉鎖は，K$^+$の膜透過性を減少させ，膜電位は上昇（脱分極）する．膜電位が約−50 mVまで上昇するとVDCCが活性化され，細胞内外の急峻なCa$^{2+}$濃度勾配に沿って，細胞内へCa$^{2+}$が流入する．このようにVDCCの活性はK$_{ATP}$チャネルの閉鎖による膜電位の上昇に依存する．

[Ca$^{2+}$]$_i$の上昇は，細胞膜の脱分極なしでも，それ自体で開口放出機構に作用し濃度依存性にインスリン分泌をきたす．近年，開口放出機構の分子機構については，膵β細胞においても検討が進んでおり，インスリン顆粒側のVAMP-2，細胞膜側のsyntaxin-1，SNAP-25などのタンパク質の複合体形成が開口放出に重要であり，これらの分子イメージングによる開口放出の可視化もなされている[7]．

## ◆ 代謝，液性因子による増幅経路

以上，グルコース代謝がK$_{ATP}$チャネルに作用し，[Ca$^{2+}$]$_i$上昇をきたし，インスリン分泌をきたす惹起経路について述べてきたが，開口放出機構に作用し，上昇した[Ca$^{2+}$]$_i$の有効性を高めインスリン分泌を増強する増幅経路が存在している．膵β細胞インスリン分泌機構において上昇した[Ca$^{2+}$]$_i$の有効性を高める作用は，グルカゴン，GLP-1，GIPなどのホルモンが各々の細胞膜上の受容体（Gタンパク質共役型受容体：GPCR）を介し細胞内cAMPの上昇をきたす場合，またアセチルコリンなどの神経液性因子がGPCRを介しPLC，PKCの活性化をきたす場合にもみられ，これらは液性因子による増幅経路とよばれている（図2）．cAMPは以前より知られていたprotein kinase A（PKA）を介する経路以外にもcAMP結合部位をもつEpac2A，低分子量Gタンパク質であるRap1を介する経路を介して作動することが近年明らかになった[8]．一方グルコースにも細胞内代謝シグナルを介して上昇した[Ca$^{2+}$]$_i$の有効性を高める作用があり，代謝による増幅経路とよばれる．この経路はdiazoxide（K$_{ATP}$チャネルオープナー）によって，グルコース代謝によるK$_{ATP}$チャネルの閉鎖を阻止し，さらに細胞外に加えた一定濃度のK$^+$により細胞膜脱分極による細胞内へCa$^{2+}$の流入をきたした条件下，すなわちグルコース代謝の大小にかかわらず，一定の[Ca$^{2+}$]$_i$上昇がきたされる条件下においても，グルコースは用量依存性にインスリン分泌の増強をきたすことから証明される[9)10]．

代謝による増幅経路をもたらす代謝シグナルの1つとしてATPがあげられる．細胞内のCa$^{2+}$濃度，ATP濃度を一定に固定した条件下での単一β細胞での開口放出に伴う膜用量の変化の検討，膜透過性を高めた膵島からのインスリン分泌の検討では，Ca$^{2+}$濃度上昇によるこれらの増加をATPは用量依存性にさらに増幅する[11)12]．また長鎖アシル脂肪酸CoA（long chain acyl CoA：LC CoA）も代謝シグナルの候補である．Prentkiらは，細胞内グルコース代謝と脂肪酸代謝をスイッチするmalonyl CoAに注目した．すなわち，低濃度グルコースの条件下では，長鎖脂肪酸は，LC CoAを介してミトコンドリア内でβ酸化を受けるため，LC CoAの細胞質内のプールは小さい．しかし，高濃度グルコースの条件下では，グルコース代謝の増加，ミトコンドリアからのクエン酸の細胞質への流入の増加により，細胞質でのmalonyl CoAが増加し，LC CoAをミトコンドリア内へ導くトランスポーターであるcarnitine palmitoyl-transferase I（CPT I）の活性を抑制するため脂肪酸のβ酸化は減少し，LC CoAの細胞質内のプールが拡大することによって，最終的にプロテ

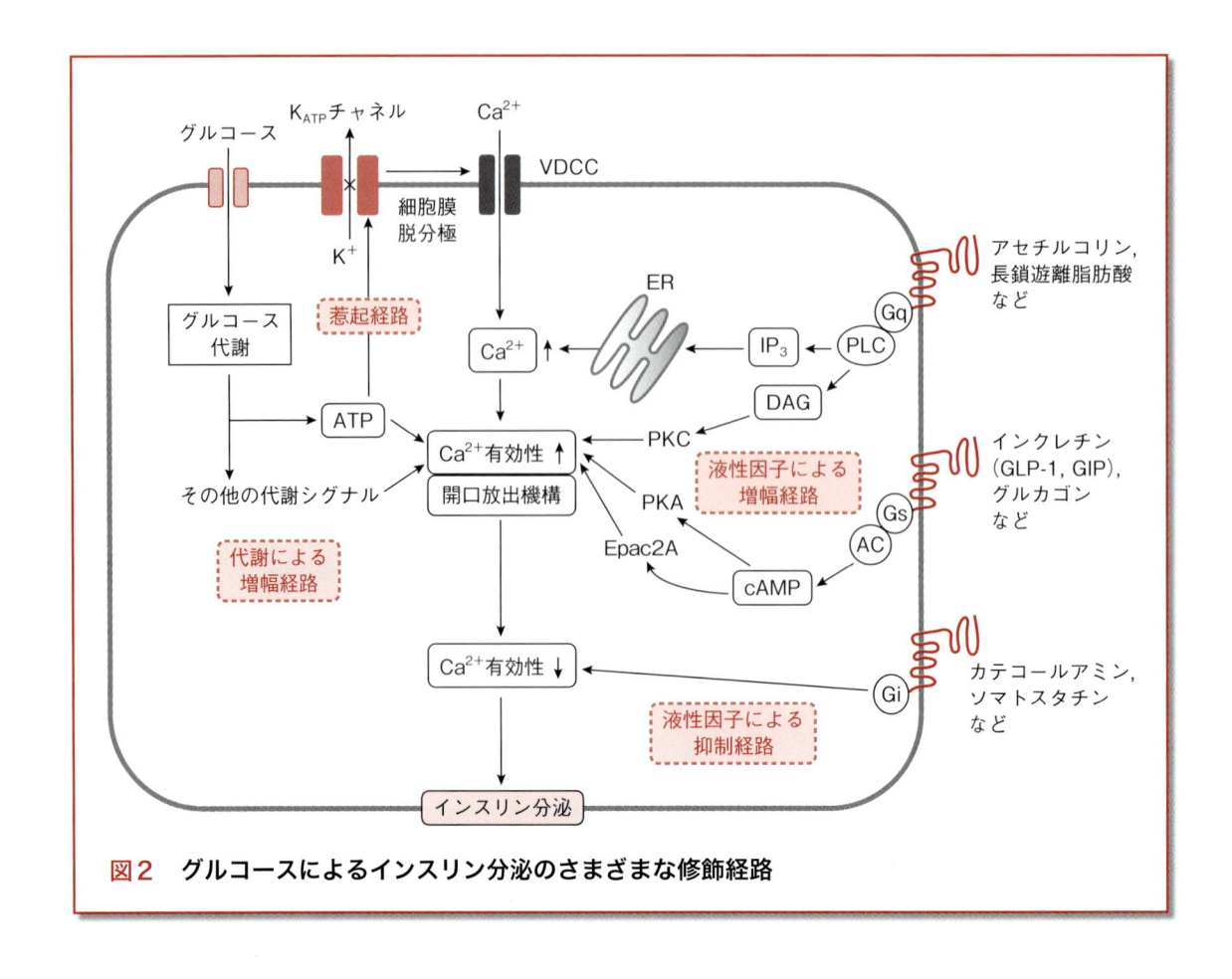

**図2　グルコースによるインスリン分泌のさまざまな修飾経路**

インキナーゼCの活性化，タンパク質のアシル化をきたし，インスリン分泌を増強するという仮説である[13]．そのほか，近年では，NADPH[14]，グルコース代謝とリンクしたcAMP[15]も代謝シグナルである可能性が報告されている．

## ◆惹起経路と代謝による増幅経路の位置付け

　惹起経路には，先述のようにグルコース濃度5 mMという閾値が存在し，インスリン分泌のon-offにおいて重要な役割を担っており，低血糖時におけるインスリン分泌を遮断し，低血糖による生体全体の障害を防御するのに必須の機構である．代謝による増幅経路は，惹起経路によってonとなったインスリン分泌を細胞内$Ca^{2+}$濃度に応じてさらに増強し，血糖上昇に対して濃度依存的に効率的に増加させるのに役立つ．以前は惹起経路を$K_{ATP}$チャネル依存性経路，代謝による増幅経路を$K_{ATP}$チャネル非依存性経路とよんでいたが，代謝による増幅経路は，惹起経路が作動する範囲内で作動するというヒエラルキーが存在し，その点では$K_{ATP}$チャネルに依存しており，現在では誤解を与えるためこれらの用語は用いない[1]．

## ◆ 外因性アミノ酸，脂肪酸によるインスリン分泌増強機構

　ロイシンにはアロステリックに作用し，glutamate dehydrogenase（GDH）活性を増強する作用がある．ロイシンによるGDH活性増強は内因性の細胞内グルタミン酸量が十分である場合は，グルタミン酸代謝を亢進させTCA回路にαケトグルタル酸を供給し，ATP産生が増強されるためインスリン分泌を増強する．血中に最も多いアミノ酸はグルタミンであり，グルタミンはβ細胞内に取り込まれグルタミン酸となるので生理的条件下では，β細胞内に一定量のグルタミン酸プールが存在する．glutamate dehydrogenaseの遺伝子変異による活性増強は，ロイシン過敏性低血糖をきたすことが知られている[16]．長鎖脂肪酸は急性効果としては，上述の細胞内LC CoAプール増大による増幅効果のみならず，細胞膜におけるGPCRであるGPR40に作動し，PLCの活性化，細胞内ERからの$Ca^{2+}$の細胞質への移行による細胞内$Ca^{2+}$増加を介してインスリン分泌を増強する（図2）[17]．

## ◆ インスリン分泌抑制の機序

　生理的にはカテコールアミン，ソマトスタチンは，各々GPCRであるα2アドレナリン作動性受容体，ソマトスタチン受容体を介し，開口放出機構の遠位部に直接作用しインスリン分泌を抑制する．その作用点は，ほぼすべての生理学的インスリン分泌増強物質の作用点より遠位に存在すると考えられる（図2）．病態生理学的には，さまざまな条件下，薬剤によるグルコースによるインスリン分泌障害は，細胞内グルコース代謝障害に起因することが多い[18]．2型糖尿病においてはグルコース選択的インスリン分泌障害が特徴的であるが，その機序として内因性活性酸素種産生の増強やUCP-2過剰発現によるミトコンドリアATP産生障害が重要である[19][20]．

### 文献

1) Henquin, J. C. : Diabetologia, 52 : 739-751, 2009
2) Malaisse, W. J. : Diabetes Rev., 4 : 145-159, 1996
3) Jitrapakdee, S. et al. : Diabetologia, 53 : 1019-1032, 2010
4) Ashcroft, F. M. et al. : Nature, 312 : 446-448, 1984
5) Aguilar-Bryan, L. et al. : Science, 268 : 423-426, 1995
6) Inagaki, N. et al. : Science, 270 : 1166-1170, 1995
7) Takahashi, N. et al. : Cell Metab., 12 : 19-29, 2010
8) Seino, S. : Diabetologia, 55 : 2096-2108, 2012
9) Gembal, M. et al. : J. Clin. Invest., 89 : 1288-1295, 1992
10) Aizawa, T. et al. : Am. J. Physiol., 266 : C622-C627, 1994
11) Rorsman, P. : Diabetologia, 40 : 487-495, 1997
12) Fujimoto, S. et al. : Endocrinology, 143 : 213-221, 2002
13) Prentki, M. et al. : Diabetologia, 40 Suppl 2 : S32-S41, 1997
14) Ivarsson, R. et al. : Diabetes, 54 : 2132-2142, 2005
15) Dyachok, O. et al. : Cell Metab., 8 : 26-37, 2008
16) Yang, J. et al. : Nutr. Rev., 68 : 270-279, 2010
17) Itoh, Y. et al. : Nature, 422 : 173-176, 2003
18) Fujimoto, S. et al. : Diabetes Res. Clin. Pract., 77 Suppl 1 : S2-10, 2007
19) Fujimoto, S. et al. : Prog. Biophys. Mol. Biol., 107 : 304-310, 2011
20) Fujimoto, S. : Diabetol. Int., 2 : 122-126, 2011

# 序論 2 インスリンシグナル

植木浩二郎

## はじめに

インスリンシグナルについては，1980年代の初めに春日らがその受容体がチロシンキナーゼ活性をもつことを発見して以来[1]，受容体基質IRS（insulin receptor substrate）タンパク質に結合する分子が，Class 1A PI3K（phosphoinositide 3 kinase）などのキナーゼ群を活性化し，種々の代謝作用を発揮することなど，その詳細が明らかとなってきた[2]．インスリンの作用は，臓器によって異なるが，それはインスリン受容体の発現の多寡や，インスリンのシグナル伝達分子に複数のアイソフォームが存在し，その発現が臓器ごとに異なっていることが関係すると考えられる．また，インスリンシグナルを抑制する機構もインスリンシグナルの各段階で備わっており，これにも臓器特異性が存在する．肥満や糖尿病では，インスリンシグナル伝達分子の発現が低下したり，抑制機構が過剰に働いたりすることで，インスリン作用の低下が生じている．糖尿病の治療法を考えるうえでは，インスリンシグナルとその抑制機構の理解と，肥満や糖尿病における抑制過剰のメカニズムの解明が重要である．

## インスリン受容体とその基質

インスリンは，細胞表面のインスリン受容体IR（insulin receptor）に結合し，そのチロシンキナーゼ活性を亢進させ，受容体自身のリン酸化を増加させるとともに，基質であるインスリン受容体基質タンパク質（IRS-1〜4）をリン酸化する．チロシンリン酸化されたIRSタンパク質にSH2（src homology-2）ドメインをもった分子が結合してシグナルを伝達する[2]．IRSタンパク質のうち，IRS-1とIRS-2が全身の臓器に発現している主要なIRSタンパク質であり，IRS-3はヒトでは偽遺伝子であり，IRS-4は主に脳などに発現しているといわれている（図1）．またそのほかに，ShcやGab-1（Grb2-associated binder-1）などのアダプタータンパク質もインスリン受容体によってリン酸化され，SH2タンパク質を結合してシグナルを伝達するが，IRS-1やIRS-2のノックアウトマウスの解析結果などを勘案すると，その貢献はインスリン作用全体から見ると小さいものと考えられる．インスリン作用の主要なメディエーターであるIRS-1とIRS-2は，その構造がきわめて類似しており，媒介する作用についてもある程度重複あるいは代替可能であると考えられている．各臓器における発現の多寡や発現の調節の違いにより，主に媒介する作用がやや異なるといわれている[2]．例えば，骨格筋では主にIRS-1が糖代謝作用を媒介しており，視床下部や膵β細胞では，IRS-2が各々食欲調節と抗アポトーシス作用を担っていると考えられている．さらに，肝臓では，絶食・摂食によるIRS-1とIRS-2の発現量の違いなどから，IRS-1がSREBP-1c（sterol regulatory element binding protein-1c）の発現調節などにより主に脂肪酸合成を，IRS-2がPEPCK（phosphoenolpyruvate carboxyki-

**図1 インスリンシグナルと作用**

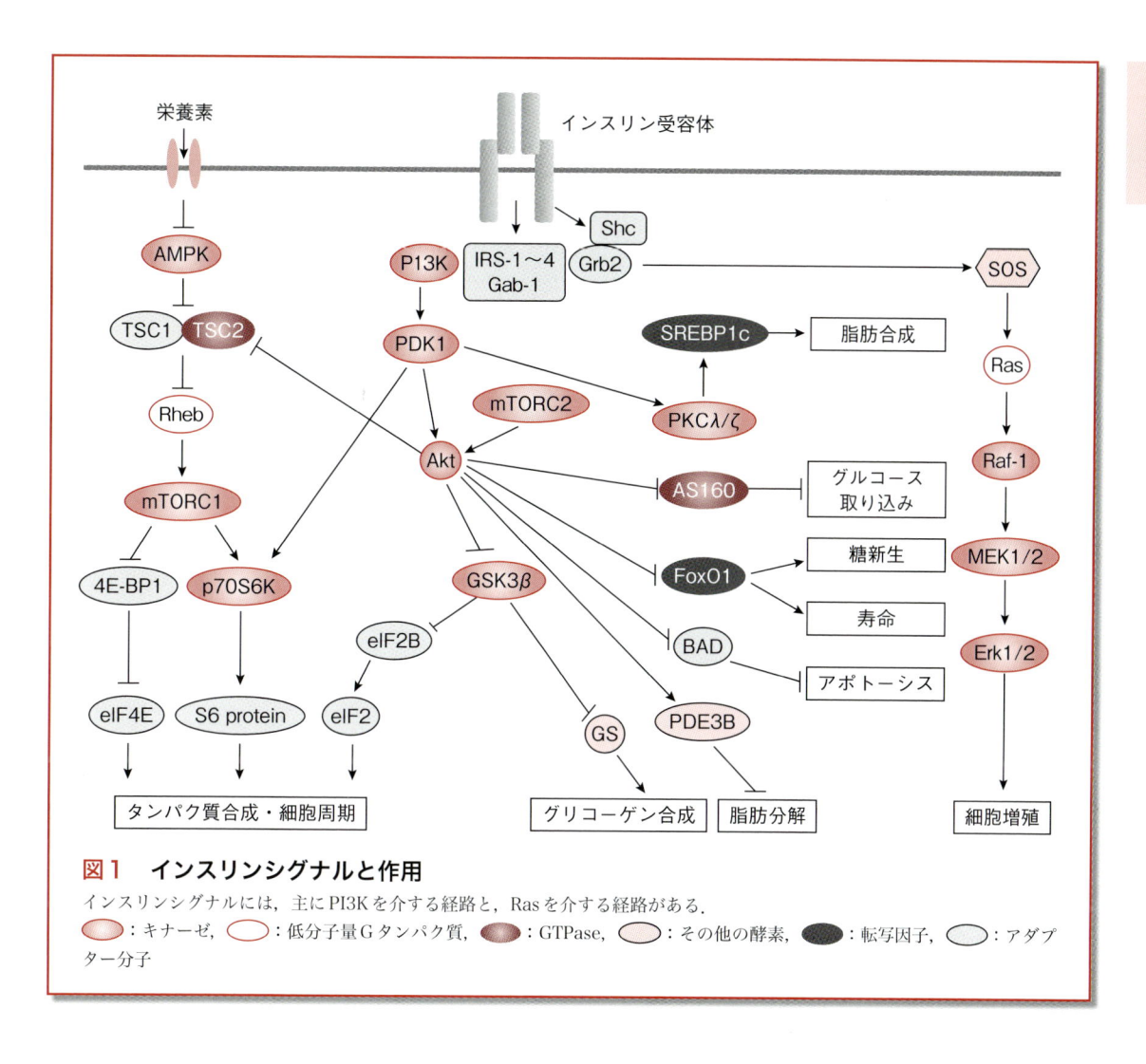

インスリンシグナルには，主にPI3Kを介する経路と，Rasを介する経路がある．
○：キナーゼ，○：低分子量Gタンパク質，○：GTPase，○：その他の酵素，●：転写因子，○：アダプター分子

nase）やG6Pase（glucose-6 phosphatase）の発現抑制などを介して主に糖新生を調節するといわれている[3]．

## ◆ IRSタンパク質に結合するSH2タンパク質とその下流シグナル

### 1）PI3Kのサブユニットとその機能

上記のように，インスリンの作用はIRSタンパク質に結合するSH2タンパク質によって媒介される．IRSタンパク質には，さまざまなSH2タンパク質が結合することが知られているが，インスリンの主な作用を媒介するものとして，Class 1A PI3Kの調節サブユニットを介するシグナルとGrb2（growth factor receptor bound-2）を介するシグナルがある（図1）[2]．

Class 1A PI3Kは，SH2ドメインをもつp85などの調節サブユニットとp110触媒サブユニットとのヘテロ二量体であるが，調節サブユニットには，p85α，p85β，p55α，p50αなどのアイソフォームがありp85αが最も主要なアイソフォームであるのに対して，p110にはp110α，p110β，p110δのアイソフォームがあり，p110δは血球系細胞のみで発現

**図2 インスリンシグナルの多様性を構成する因子**
IRSタンパク質，それに結合するPI3K調節サブユニット，調節サブユニットと二量体を形成するPI3K触媒サブユニット，PI3Kによって活性化されるAktには，それぞれ複数のアイソフォームが存在する．その組み合わせにより，インスリンシグナルの強弱や長さ，局在などが異なると考えられ，インスリンシグナルの多様性を形成しているものと考えられる

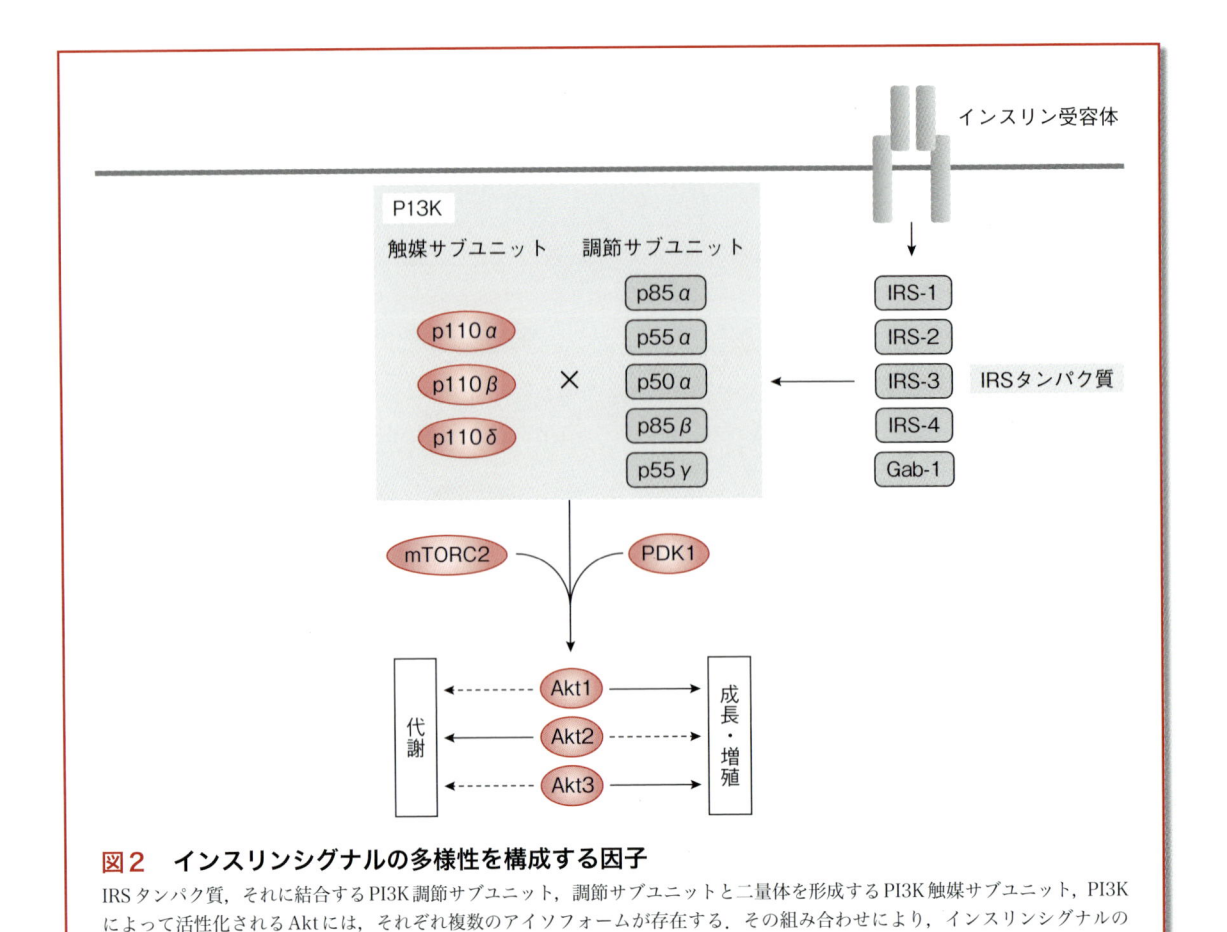

しており，p110α，p110βは全身の臓器で発現していて，p110βが基底状態の，p110αがリガンド依存性のPI3Kシグナルを担っているといわれている（図2）[4)5)]．

## 2）Aktの活性化

インスリン刺激によりチロシンリン酸化したIRSタンパク質にSH2ドメインをもったp85などの調節サブユニットが結合すると，複合体を形成しているp110触媒サブユニットのリピッドキナーゼ活性が上昇し，$PIP_3$（phosphatidylinositol-3,4,5-triphosphate）が産生される．産生された$PIP_3$はPH（plekstrin homology）ドメインをもつセリン・スレオニンキナーゼPDK1（3-phosphoinositide dependent kinase 1）とAkt（またはPKB：protein kinase B）を細胞膜近傍に引きよせ，AktがPDK1によりリン酸化されて活性化される．またAktの活性化には，mTOR（mammalian target of rapamycin），rapamycin-insensitive companion of mTOR（Rictor），GβL（G-protein β-subunit like protein），mammalian stress-activated protein kinase interacting protein 1（mSIN1）からなる複合体mTORC2（mTOR complex 2）によるAktのリン酸化も必須であると言われている[6)]．Aktには，Akt1，Akt2，Akt3（PKBα，PKBβ，PKBγ）の3つのアイソフォームが存在し，Akt1とAkt2が全身の臓器に発現している主要なアイソフォームであ

り，Akt1 が成長などの作用を，Akt2 が代謝作用を主に媒介していると考えられている（図2）[2]．

## 3）mTORC1 を介するシグナル伝達

PDK1 によって活性化されるセリン・スレオニンキナーゼには，PKCλ（protein kinase Cλ）や PKCζ などの atypical PKC や，S6K1（p70 S6 kinase-1）があり，前者はグルコース取り込みや脂肪酸合成に関与しており，後者は mTOR，regulatory-associated protein of mTOR（Raptor），GβL，PRAS40（proline-rich Akt substrate of 40 kDa）からなるmTORC1 によってもリン酸化され，タンパク質合成や細胞周期を調節する．mTORC1 は，低分子量 G タンパク質 Rheb によって活性化されるが，Rheb の活性は，Rheb-GTPase activating protein である TSC2（tuberous sclerosis 2）と TSC1 の複合体によって抑制される．インスリンによって活性化された Akt は，TSC2 をリン酸化し抑制することにより，mTORC1 を活性化する．一方，低栄養状態で活性化される AMPK（5' AMP-activated protein kinase）は，TSC2 の別の残基をリン酸化して活性化させる．栄養素は，AMPK を抑制して，mTORC1 を活性化する．活性化された mTORC1 は，上述の S6K1 のほかに 4E-BP1（eukaryotic initiation factor 4-binding protein 1）をリン酸化することによってタンパク質合成を促進している[6]．

## 4）Akt を介する他のシグナル伝達

また，Akt は種々のインスリン作用の起点となっていることも知られている．骨格筋や脂肪細胞では，Rab-GTPase activating protein である AS160（Akt substrate of 160 kDa）をリン酸化して抑制し，低分子量 G タンパク質 Rab を活性化して GLUT4（glucose transporter 4）を細胞膜に移動させることによってグルコース取り込みを促進する．また，骨格筋では GSK3（glycogen synthase kinase 3）をリン酸化して抑制し，グリコーゲン合成を増加させ，脂肪細胞では，PDE3B（phosphodiesterase 3B）をリン酸化・活性化して PKA（protein kinase A）を抑制し，HSL（hormone sensitive lipase）活性を低下させることによって，脂肪酸分解を抑制する．さらに，肝臓においては，FoxO1（forkhead box containing protein O-1）をリン酸化し核外に移動させることによって，PEPCK や G6Pase などの発現を低下させ糖新生を抑制する（図1）．また，血管内皮では，eNOS（endothelial nitric oxide synthase）をリン酸化し活性化して血管拡張を促す．さらに，種々の臓器で抗アポトーシスタンパク質 Bcl-2 と結合してその活性を抑制している BAD をリン酸化して，結合を乖離させ Bcl-2 の抗アポトーシス作用を活性化させる[2]．

## 5）Erk カスケードの活性化

一方，グアニンヌクレオチド交換因子 SOS（son of sevenless）と複合体をつくっている SH2 ドメインをもったアダプター分子 Grb2 は，IRS タンパク質や Shc と結合して低分子量 G タンパク質 Ras を活性化して，Raf，MEK1（mitogen-activated protein kinase kinase 1），Erk（extracellular signal-regulated kinase）のカスケードを活性化させる[7]．また，メカニズムは不明であるがホスホチロシンホスファターゼ SHP2（src homology 2-containing protein phosphatase 2）も IRS タンパク質のリン酸化チロシン残基に結合して活性化され，Erk の活性化に貢献しているといわれている（図1）．インスリン受容体と IGF-1（insulin like growth factor-1）受容体を介するシグナル伝達分子は，ほとんど

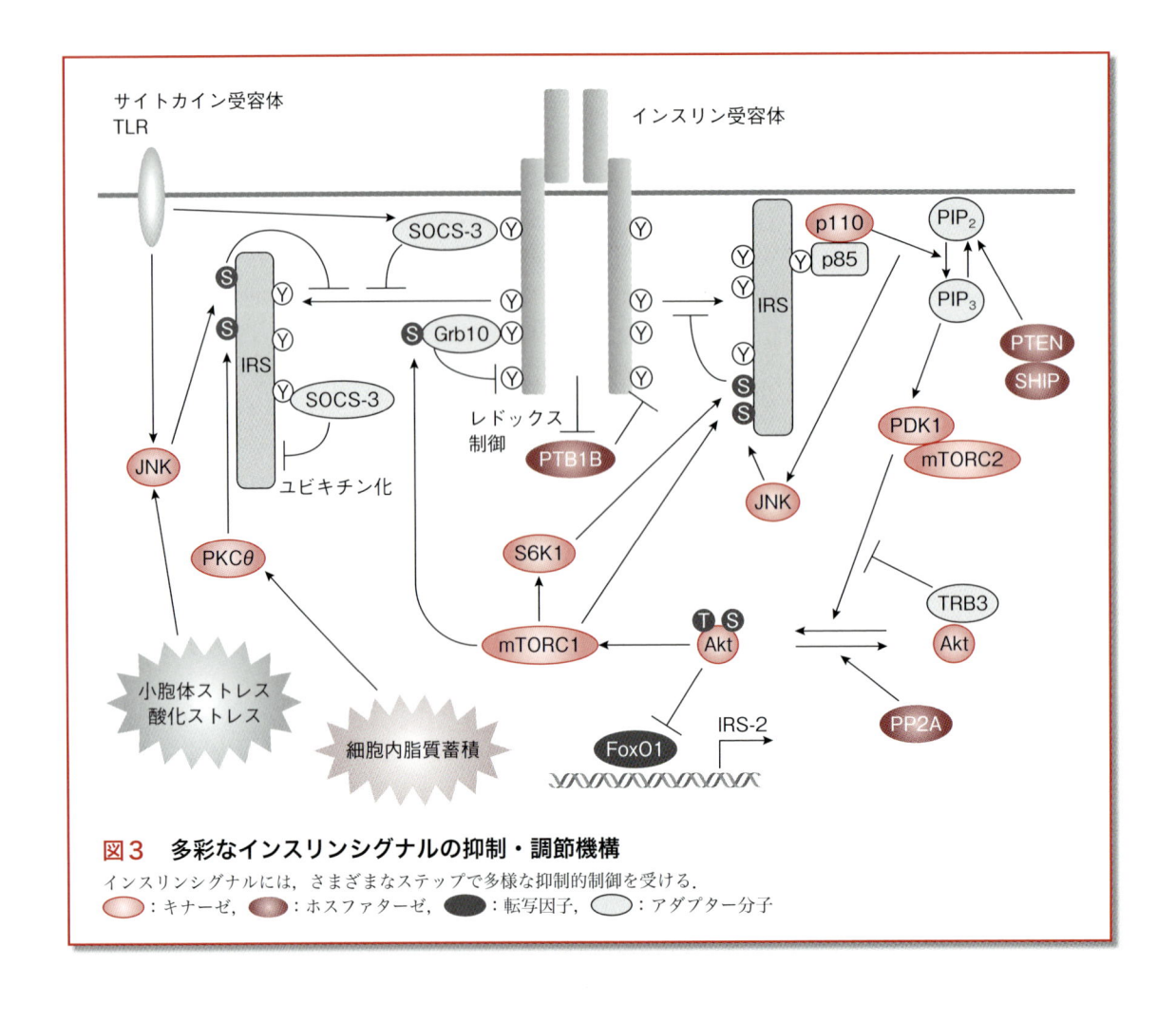

**図3 多彩なインスリンシグナルの抑制・調節機構**
インスリンシグナルには、さまざまなステップで多様な抑制的制御を受ける.
●:キナーゼ, ●:ホスファターゼ, ●:転写因子, ○:アダプター分子

共通しているが，インスリンが代謝作用をより強く媒介するのに対して，IGF-1は主に増殖作用を媒介する．また，インスリンも組織によっては抗アポトーシス作用や増殖作用を主に媒介する場合もあるが，このような違いは，ShcやIRSタンパク質アイソフォームの発現の違いやその下流のシグナル伝達分子の発現の相違などによって規定されているものと考えられている[2]．

## ◆インスリンシグナルの抑制・修飾機構

チロシンリン酸化したIRは，ホスホチロシンホスファターゼ（phosphotyrosine phosphatase 1B：PTP1B）により脱リン酸化され，活性が低下する．一方，PTP1Bは，活性中心のシステイン残基が酸化されることによりホスファターゼ活性が抑制される[8]．興味深いことに，インスリンは一過性に$H_2O_2$の産生を促し，PTP1Bを酸化し活性を抑制してシグナルを増強・遷延化していることが明らかとなっている．また，IRSタンパク質と同様にIRにもSH2ドメインをもつタンパク質が結合する．これらの分子はIRSタンパク質に結合するPI3K調節サブユニットやGrb2と異なり，下流にシグナルを伝達するのではなくIRの活性やIRSタンパク質に対するリン酸化能を調節している．炎症性サイトカインの刺

激により発現が誘導されるSOCS-1（suppressor of cytokine signaling-1）やSOCS-3は，IRのIRSタンパク質の認識に重要なチロシンリン酸化部位に結合してIRによるIRSタンパク質の認識を阻害してリン酸化を抑制する（図3）[9]．また，SOCSはユビキチンリガーゼとしても機能しており，IRSタンパク質に結合してそのタンパク質量を減少させるともいわれている．肥満状態では，肝臓や骨格筋などでSOCSタンパク質の発現が上昇し，インスリン感受性を低下させると考えられている．また，Grb10（growth factor receptor bound protein-10）は，IRに結合しキナーゼ活性を抑制することが知られているが，最近mTORC1によるリン酸化によりIRの抑制活性が高まるという一種のネガティブフィードバック機構を構成していることが明らかにされた（図3）[10]．

　上記のようなネガティブフィードバックの機構は，IRS-1のレベルにも存在する．インスリンや栄養素によって活性化されるmTORC1やS6K1は，IRS-1のセリンリン酸化を亢進させることによって立体構造を変化させ，IRによる認識を抑制してIRS-1のチロシンリン酸化とそれ以降のシグナルを低下させる．また，リン酸化されるセリン残基は異なるが，TNF-αなどのサイトカイン受容体シグナルや遊離脂肪酸によって活性化されるTLR（toll like receptor）シグナルあるいは小胞体ストレスなどによって活性化されるJNK1（Jun N-terminal kinase-1）もIRS-1をリン酸化し，そのチロシンリン酸化を抑制する．また，JNK1の活性化は，インスリンによっても生じ，ネガティブフィードバック機構をなしている．また，同様のセリンリン酸化による抑制は，脂肪酸などによって活性化されるPKCθ（protein kinase Cθ）などによっても生じるといわれている（図3）[2]．

　PI3K活性化により生じたPIP$_3$は，リピッドホスファターゼであるPTEN（phosphatase and tensin homolog deleted from chromosome 10）によって3位のリン酸基が脱リン酸化され，SHIP（src-homology 2-containing inositol 5' phosphatase）などにより5位のリン酸基が脱リン酸化される．いずれもインスリン作用を低下させるが，PTENの作用の方が強力であると考えられている．PIP$_3$の産生に引き続いて，PDK1，mTORC2によってリン酸化・活性化されたAktはPP2A（protein phosphatase 2A）によって脱リン酸化され，活性が低下する．また，Aktに結合するTRB3（tribbles homolog 3）は，AktのPDK1，mTORC2によるリン酸化を阻害することによって活性化を抑制するといわれている（図3）[2]．

　また，Aktは前述のように転写因子FoxO1を核外に排出し転写を阻害するが，肝臓などの臓器ではFoxO1によってIRS-2の転写が正に制御されており，mRNAの回転が速いため，インスリン刺激後速やかにIRS-2タンパク質レベルが減少するというネガティブフィードバック機構が存在する[11]．

## 🔶 おわりに

　この30年近くの間に，インスリンのシグナル伝達機構はかなり明らかになってきたが，その調節機構の全容は解明されたとは言えない．特に，インスリンシグナルと炎症やストレスシグナルのクロストークなどについては，まだまだ不明な点も多い．これまでの研究では，肥満や糖尿病状態では，もともと生理的に過剰なインスリンシグナルを抑制するために備わっていると考えられる調節シグナル経路が恒常的に活性化するなどによって，インスリン作用の低下・インスリン抵抗性が生じていることがわかってきた．今後は，なぜ調節シグナル経路の「暴走」が生じるのかを解明していく必要がある．また，すでに知ら

れている分子が，全く予想されなかった機能をもっていることも明らかになってきている．例えば，PI3Kの調節サブユニットp85には，PI3K活性の調節機能とは独立に，JNKやPTENの活性調節や，XBP-1（x-box bindingprotein-1）との結合を介して，インスリン依存性に小胞体ストレス反応を抑制する機能があることも最近報告されている[12]．このような，既知の分子の新たな機能の発見や未同定の分子の役割などを明らかにしていくことで，糖尿病の病態理解と新たな治療法の開発につながるものと期待される．

### 文献

1) Kasuga, M. et al. : Science, 215 : 185-187, 1982
2) Taniguchi, C. M. et al. : Nat. Rev. Mol. Cell Biol., 7 : 85-96, 2006
3) Kubota, N. et al. : Cell Metab., 8 : 49-64, 2008
4) Engelman, J. A. et al. : Nat. Rev. Genet., 7 : 606-619, 2006
5) Shaywitz, A. J. et al. : Cell Metab., 8 : 179-181, 2008
6) Zoncu, R. et al. : Nat. Rev. Mol. Cell Biol., 12 : 21-35, 2011
7) Gehart, H. et al. : EMBO Rep., 11 : 834-840, 2010
8) Salmeen, A. et al. : Nature, 423 : 769-773, 2003
9) Ueki, K. et al. : Mol. Cell. Biol., 24 : 5434-5446, 2004
10) Yea, S. S. & Fruman, D. A. : Science, 332 : 1270-1271, 2011
11) Ide, T. et al. : Nat. Cell Biol., 6 : 351-357, 2004
12) Park, S. W. et al. : Nat. Med., 16 : 429-437, 2010

# 第1部
# 糖尿病・代謝疾患の分子標的用語

# 第1部　糖尿病・代謝疾患の分子標的用語

## 1章　膵島

### 概論　膵島におけるインスリン分泌調節，膵β細胞容積維持と治療の標的

綿田裕孝

【本章の用語】グルコキナーゼ，$K_{ATP}$チャネル，SUR1，SNAREタンパク質複合体，Epac2，Pdx1，MafA，アミリン，GPR40，WFS1，GLP-1受容体，IL-1受容体，CD3，CD20，GAD65，CTLA-4

## はじめに

　膵島は，膵臓の中でグルカゴンを分泌するα細胞（A細胞），インスリンを分泌するβ細胞（B細胞），ソマトスタチンを分泌するδ細胞（D細胞）および膵ポリペプチドを分泌するPP細胞の少なくとも4種の細胞からなる細胞塊である．この中で膵β細胞は，全身の栄養同化作用を担うインスリンの分泌を一手に担っている細胞である．糖尿病においては，膵β細胞の質的，量的異常により，絶対的あるいは相対的なインスリン分泌不全に陥る．本項では，膵β細胞におけるインスリン分泌機構，膵β細胞容積維持機構と糖尿病で認められるその機構の異常に関し，その分子標的にふれながら概説する．

## 膵β細胞の発生分化機構

　膵臓は内分泌細胞も外分泌細胞も内胚葉に由来する．内胚葉は，もともとは，一層の上皮細胞であり，将来，口から肛門までの消化管とその近傍に位置する臓器へと分化する．膵臓は，背側膵芽・腹側膵芽とよばれる2つの膵原基が発育・癒合することにより形成される．この2つの膵芽は胎生9.5日頃（ヒトでは胎生5～7週）に，前腸（胎生期原始腸管の一部）の背側壁および腹側壁に存在する内胚葉上皮細胞が外重積（evagination）することにより形成される．この時期の前腸上皮細胞には転写因子**Pdx1**が発現し，Pdx1がこの時期の発生過程に不可欠であることが知られている．さらに，lineage-tracingを用いた手法により，Ptf1a陽性かつPdx1陽性細胞が膵臓前駆細胞であることが明らかになっている．Pdx1陽性/Ptf1a陽性の膵臓前駆細胞は，その後内分泌細胞，外分泌細胞，膵管細胞の3つのlineageに分かれて分化する．膵臓前駆細胞から内分泌細胞への分化を規定する転写因子の1つがNeurogenin3（Ngn3）である．Gain of function, Loss of Functionの実験により，Ngn3は膵臓前駆細胞から膵内分泌細胞のlineageへの分化を誘導するための必要かつ十分な転写因子であることが証明されている（概略図1）[1]．

　Ngn3ノックアウトマウスおよびNgn3過剰発現マウスを用いた解析から，NeuroD, Nkx2.2, Nkx6.1, Pax4, Pax6などの膵β細胞分化に関与する転写因子はすべてNgn3の下流に位置すると考えられるが，特に，その後の膵α細胞とβ細胞の運命を決定する因子はPax4およびArxである．Arxノックアウトマウスではα細胞が完全に消失し，代わりにβ細胞，δ細胞数が増加するがこの際，Arxを欠損した細胞がα細胞からβ細胞またはδ細胞へとcell fateを変えていることが明らかにされている．反対にPax4ノックアウトマウ

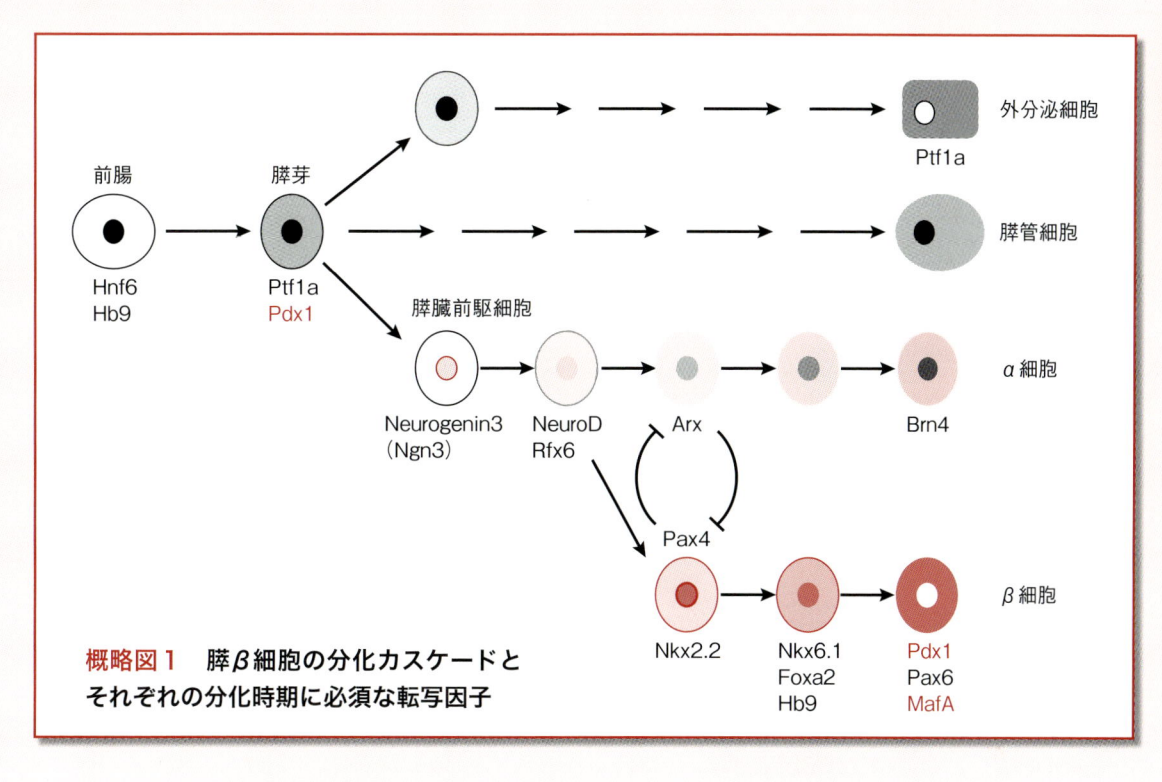

**概略図1 膵β細胞の分化カスケードとそれぞれの分化時期に必須な転写因子**

スではArxの発現が増加し，膵β細胞数が低下，α細胞数が増加している[2]．

**MafA**は現在までに同定された転写因子の中で，β細胞の分化におけるヒエラルキーの最下流に位置する．一方，Pdx1は膵臓の初期発生に不可欠であるばかりではなく，後期発生過程においても広範な役割を果たしている．Pdx1はインスリンのほかにも**グルコキナーゼ**，IAPP，Glut2，Nkx6.1，HB-EGFといった膵β細胞特徴的遺伝子の転写を活性化することが報告されている．これらの膵発生に重要な転写因子のうち，Pdx1，Ngn3，MafAを膵外分泌細胞に強制発現させると膵β細胞へ分化転換できることがわかっている[3]．また，最近では，2型糖尿病モデルマウスでは，膵β細胞への分化後に脱分化と再分化が起こることが示されている[4]．

## ◆インスリン分泌機構

生理的に最も重要なインスリン分泌刺激因子はグルコース（ブドウ糖）である．血中のグルコース濃度の増加に従って，グルコースは速やかに膵β細胞に取り込まれ，代謝を受ける．まず，グルコキナーゼにより，細胞内のひいては，血中のグルコース濃度に応じてグルコース6-リン酸に変換される．その後，解糖系酵素のはたらきでピルビン酸に変換される．膵β細胞の大きな特徴の1つは，産生されたピルビン酸のほとんどが乳酸にならず，TCA回路に流入することである．ピルビン酸がミトコンドリア内のTCA回路へ入ると，高いエネルギーをもつNADHやFADH$_2$が産生され，電子伝達系に電子が供給される．すると，H$^+$をミトコンドリアの外側に汲み出し，それによって内膜に電位が形成される．そのエネルギーを用いてミトコンドリア内膜のATP合成酵素がH$^+$のミトコンドリア内再流入と共役してミトコンドリア内でADPからATPを産生する．その結果細胞質のATP/ADP比が上昇しKir6.2と**SUR1**から構成されるATP感受性カリウム（K$^+$）チャネル（**K$_{ATP}$チャネル**）の活性が抑制され，K$^+$の流出が低下する．K$^+$流出の低下は，細胞膜の脱分極

**概略図2　インスリン分泌調節機構**

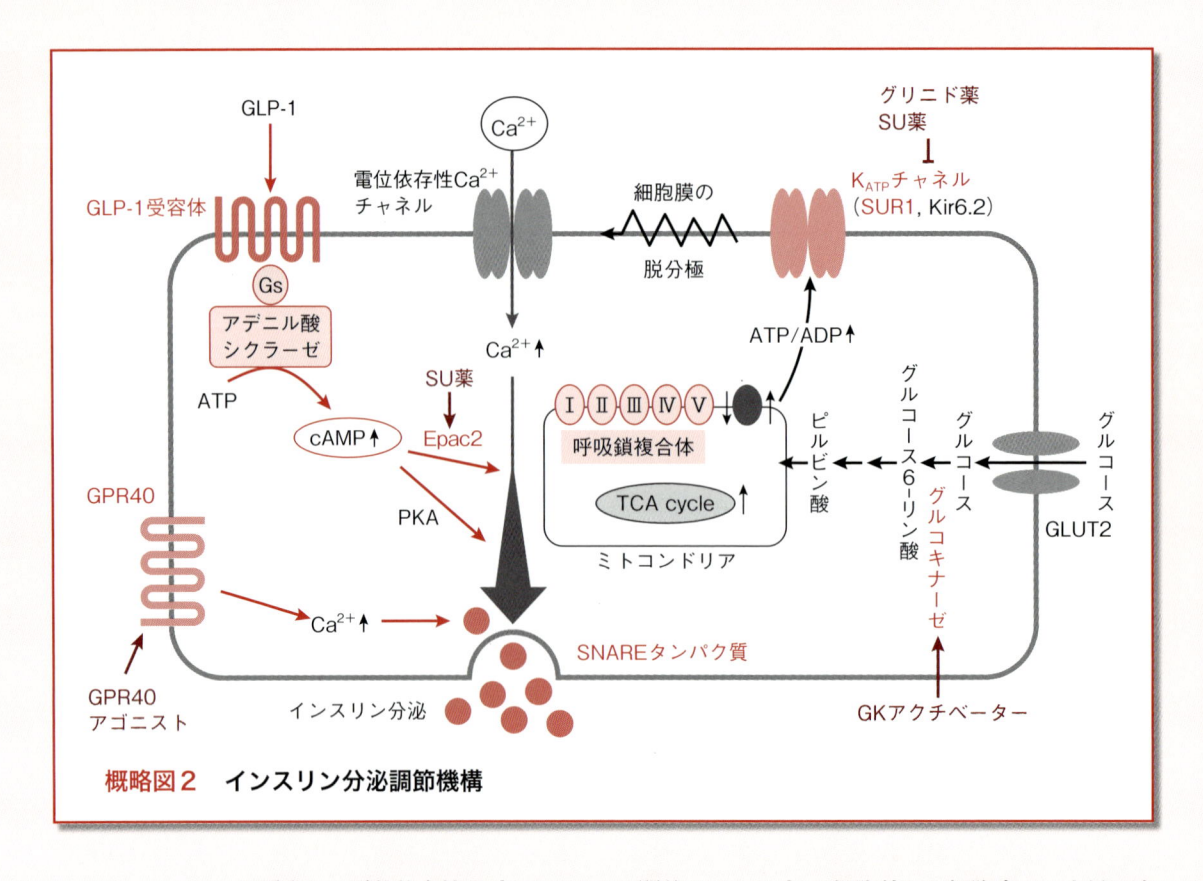

を誘発し，電位依存性Ca²⁺チャネルを開放させ，Ca²⁺が細胞外から細胞内へ，大量に流入する．すると細胞内Ca²⁺上昇刺激によりインスリン分泌顆粒の開口放出が起きる（概略図2）．この開口分泌機構にはSNAP-25，Syntaxin-1A，VAMP-2などの**SNAREタンパク質**が複合体を形成する過程が必須であると考えられている．このグルコース応答性インスリン分泌機構に関して，SU（スルホニル尿素）薬や，グリニド薬はK$_{ATP}$チャネルの活性抑制を介して，膜電位を増加させることでインスリン分泌を促進させる．また，GKアクチベーターは解糖系に流入する基質を増加させることにより，結果として脱分極を促進させる．

　生理的にはこの機構は他の因子に修飾され，さらにインスリン分泌が促進される．食事により腸管から分泌されるインクレチンの1つであるGLP-1は膵β細胞に存在する**GLP-1受容体**に作用し，cAMP増加を介してPKAおよび**Epac2**を活性化し，グルコース応答性インスリン分泌を増強する．最近，ある種のSU薬はEpac2を活性化する作用があることも明らかになってきた．またある種の遊離脂肪酸をリガンドとする受容体**GPR40**は膵β細胞に強く発現を認め，小胞体内Ca²⁺の増加を介してグルコース応答性インスリン分泌を促進させる．他のGPRも膵β細胞での発現が認められており，その活性化による新規治療薬の開発が行われており，GPR40アゴニストはその一つである[5]．

## 膵β細胞容積維持機構

　生理的にはインスリン抵抗性状態では，それを代償するために膵β細胞容積が増加することが知られている．膵β細胞容積増加機序として，①既存の膵β細胞の増殖亢進，②非膵β細胞からβ細胞への分化促進が関与することが考えられるが，インスリン抵抗性を代

**概略図3　膵β細胞容積増加機構**

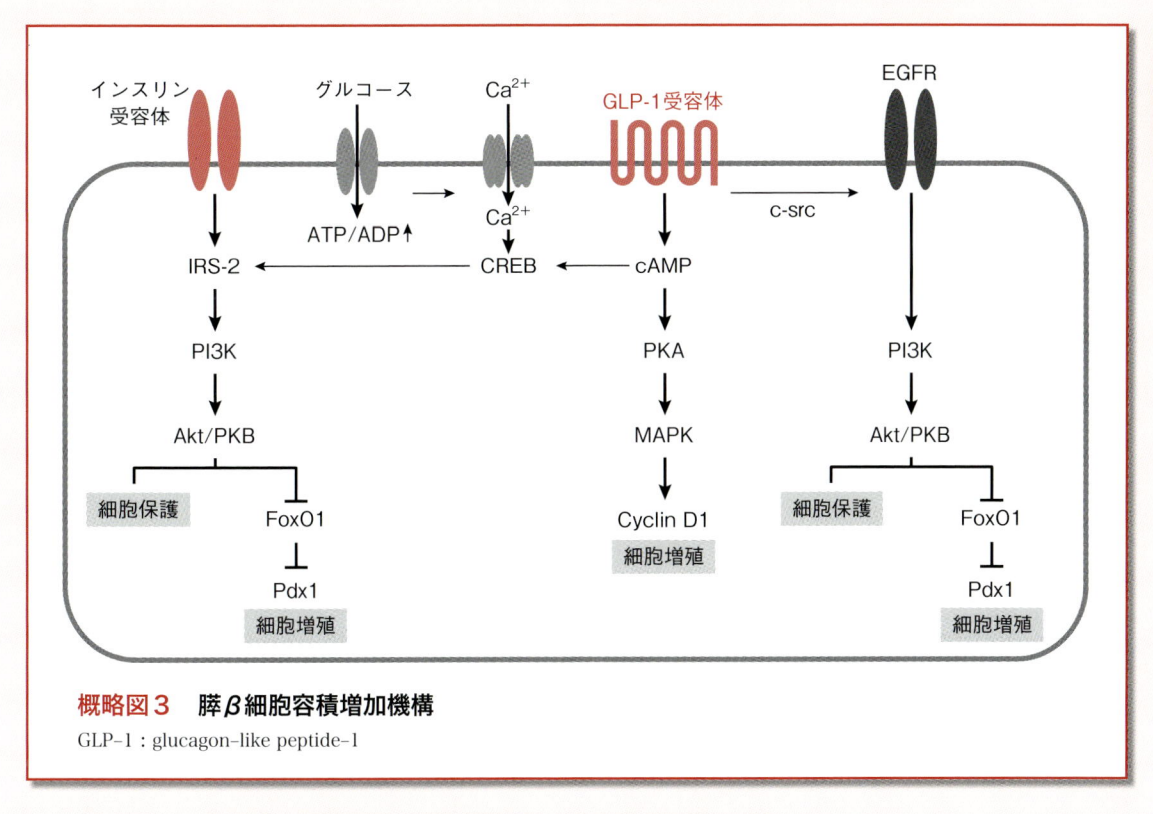

GLP-1：glucagon-like peptide-1

　償するための膵β細胞容積増加には膵β細胞の増殖亢進が大きく関与し，インスリン分泌亢進を介したインスリン受容体シグナルの活性化が関与していることが想定されている（概略図3）．GLP-1受容体の活性化は，EGF受容体（EGFR）の活性化を引き起こすとともに，細胞内cAMPの増加による細胞内CREBの活性化を介して，IRS-2の発現を増加させ，結果として，インスリンシグナルを増強させることにより，膵β細胞容積を増加させる．また，膵β細胞におけるグルコースシグナルも細胞容積増加に重要な役割をもつことが明らかになっている．一方で，高血糖，酸化ストレス，ERストレス，オートファジー活性の低下，局所の炎症は結果として膵β細胞傷害を介して膵β細胞容積低下につながる．2型糖尿病では，徐々に膵β細胞容積の低下が認められることが知られているが，これは，膵β細胞容積維持機構の破綻によるもので，膵β細胞容積増加作用の低下および膵β細胞障害作用の亢進がかかわっているものと推定されている[6]．

　1型糖尿病は主に自己免疫を基盤とした膵β細胞の破壊病変によりインスリンの欠乏が生じて発症する糖尿病である．1型糖尿病は，発症初期に**GAD65**などの膵島抗原に対する自己抗体が証明できる例が多いが，自己抗体が膵β細胞の破壊をもたらすことは証明されておらず，T細胞による膵β細胞破壊がその病態の主である．したがって，主には，T細胞を介し，細胞性免疫機構への修飾が，病勢の制御に重要であると考えられている[7]．

＜文献＞
1) Watada, H. : Endocr. J., 51 : 255-264, 2004
2) Collombat, P. et al. : Genes Dev., 17 : 2591-2603, 2003
3) Zhou, Q. et al. : Nature, 455 : 627-632, 2008
4) Talchai, C. : Cell, 150 : 1223-1234, 2012
5) Seino, S. : Diabetologia, 55 : 2096-2108, 2012
6) Ogihara, T. & Mirmira, R. G. : J. Diabetes Investigation, 1 : 123-133, 2010
7) Ikegami, H. : J. Diabetes Investigation, 2 : 415-420, 2011

# 1章 膵島

# グルコキナーゼ

【本分子をターゲットにしている治療薬】
- GKアクチベーター（p.299参照）

## 本分子の研究の経緯

　グルコキナーゼ（glucokinase：GK）は，1960年代にラット肝臓の酵素として同定され，その後，膵β細胞のグルコースセンサー，そして肝臓でのグルコースからグリコーゲンへの変換のペースメーカーという2つの機能が報告され，血糖値の恒常性に重要な役割を有することが明らかとなった[1]．また，1992年，GK遺伝子はMODY（maturity-onset diabetes of the young：若年発症成人型糖尿病）2の原因遺伝子であることが報告された[2][3]．

　GKは，ヘキソキナーゼファミリーの1つであり，ヘキソキナーゼIVともよばれる[4]．哺乳類のGCKは，グルコースのほかにマンノースやフルクトースのようなヘキソースをリン酸化する．その機能は，ヒト，ラット，マウスの組織に存在する3種類の他のヘキソキナーゼと共通である．ただし，他のヘキソキナーゼアイソフォームと異なり，GKは，グルコースに対するKm値が生理的な血糖レベルの4〜15 mMであり，酵素反応産物であるグルコース6-リン酸によるフィードバック阻害を受けない[5]．そのため，生理的ブドウ糖濃度に応じてグルコース6-リン酸を合成することができ，膵β細胞内でグルコースセンサーとして機能しうる．また，GKは，2型糖尿病治療薬の標的分子となっており，GK活性化薬は，2型糖尿病モデル動物や糖尿病患者において血糖降下作用を示すことが明らかとなっている[1]．

## 分子構造

　GK遺伝子は，ヒトでは第7番染色体，マウスでは第11番染色体に位置する[6]．膵β細胞と肝細胞とでは，組織特異的な2つの異なるプロモーターにより発現が調節されており，465アミノ酸残基から構成される[5][6]．GKは単量体として機能し，グルコース結合に伴い，構造変化が起こり，グルコース感知に必須のkinetic cooperativityを発揮することができる．

## 機能・役割

　膵β細胞におけるグルコースからインスリン分泌へのシグナルの流れは，解糖系およびミトコンドリア内の代謝によってグルコースからATPが生成されることから始まる[7]．ATP生成によって，細胞内ATP/ADP比が上昇し，細胞膜でのATP感受性$K^+$チャネル（$K_{ATP}$チャネル，p.46参照）を抑制することによって，細胞膜を脱分極させ，電位感受性$Ca^{2+}$チャネルを開口させる．そして，$Ca^{2+}$の細胞内への流入が起こり，インスリン分泌が惹起される．この過程の中で，GKは，解糖系の最初のステップであるグルコースをグルコース6-リン酸に変換する律速酵素であり，膵β細胞ではグルコースセンサーとして作用する（図）．つまり，GKが司るグルコースリン酸化過程がインスリン分泌を制御している．

　生体レベルでは，膵β細胞でのGKホモ欠損マウスは，重度の糖尿病を発症し，生後7日で死亡する[8]．ホモ欠損マウスの新生仔の膵島では，ブドウ糖応答性インスリン分泌が完全に欠如する．ヘテロ欠損マウスでは，GK活性は，野生型より約50％低下し，緩やかな高血糖，耐糖能異常，ブドウ糖応答性のインスリン分泌の低下を示す．Terauchiらは，このヘテロ欠損マウスを用いて高脂肪食負荷実験を行った結果，インスリン抵抗性を呈するにもかかわらず，代償性の高インスリン血症が欠如し，耐糖能が悪化することを報告している．また，高脂肪食負荷により，野生型マウスでは膵β細胞の代償性過形成が認められるのに対し，ヘテロ欠損マウスではそれが認められないことも明らか

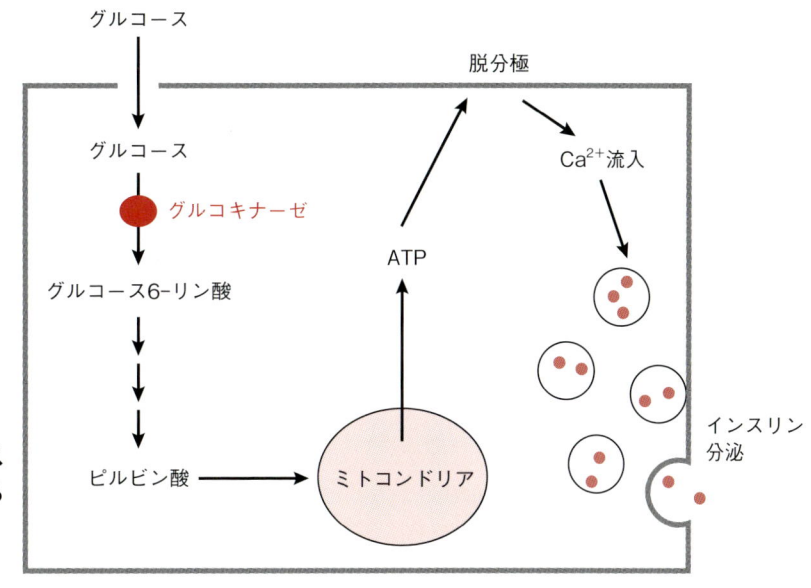

**図** グルコース代謝とインスリン分泌の関係におけるグルコキナーゼの役割

文献11をもとに作成

にしている．この件に関してTerauchiらは，GKヘテロ欠損マウスでは，グルコース代謝によるCREBのリン酸化が障害され膵β細胞の代償性過形成に必須な分子であるIRS-2の発現増加が不十分となったために，膵β細胞の代償性過形成が障害されたことを示している．したがって，GKは，インスリン分泌のみならず，インスリン抵抗性によって誘導される膵β細胞の代償性過形成にも必須なタンパク質である．

## 糖尿病・代謝疾患との関連性・臨床的意義

ヒトGK遺伝子の変異は，missense，non-sense，スプライシング領域の変異など約200の変異が報告されている．通常は，GK遺伝子のヘテロの変異により，膵β細胞のブドウ糖感受性が低下しており，GKのヘテロ変異は，MODY2の原因遺伝子として知られている．MODY2は，空腹時血糖値の増加を伴う軽度の糖尿病を示し，長期にわたり高血糖が持続するものの，糖尿病性合併症の頻度は低い．また，ホモ接合体あるいは複合ヘテロ接合体GK異常症の症例では，血中基礎Cペプチド値が検出限界値以下あるいは低値を示し，継続的なインスリン治療が必須となる[9]．また，このようなケースの一部は，胎児期，新生児期の未診断死亡の中に含まれる可能性も指摘されている．さらに，GK遺伝子の異常の結果，ドミナントポジティブ的に作用する場合には新生児から反復性あるいは永続性の低血糖を主徴とする疾患である新生児持続性高インスリン性低血糖症（persistent hyperinsulinemic hypoglycemia in infancy：PHHI）を示す場合もある[1][10]．

<文献>

1) Matschinsky, F. M.：Nat. Rev. Drug Discov., 8：399-416, 2009
2) Velho, G. et al.：Diabetologia, 40：217-224, 1997
3) Hattersley, A.T. et al.：Lancet, 339：1307-1310, 1992
4) Kawai, S. et al.：J. Biosci. Bioeng., 99：320-330, 2005
5) Matschinsky, F. M. et al.：Diabetes, 55：1-12, 2006
6) Iynedjian, P. B.：Biochem, J. 293：1-13, 1993
7) Iynedjian, P. B.：Cell. Mol. Life Sci., 66：27-42, 2009
8) Terauchi, Y. et al.：J. Biol. Chem., 270：30253-30256, 1995
9) Njølstad, P. R. et al.：Diabetes, 52：2854-2860, 2003
10) Glaser, B. N. et al.：Engl. J. Med., 338：226-230, 1998
11) 門脇 孝, 小川佳宏, 下村伊一郎／編：「別冊 医学のあゆみ 糖尿病・代謝症候群-state of arts 2004-2006」, pp.88-90, 2004

（原　朱美，綿田裕孝）

# 1章 膵島

# K$_{ATP}$チャネル

【和文】ATP感受性K$^+$チャネル

【本分子をターゲットにしている治療薬】
- スルホニル尿素薬（p.246 参照）
- グリニド薬（p.249 参照）

## 本分子の研究の経緯

グルコースは，膵β細胞からのインスリン分泌の最も生理的な刺激物質であり，K$_{ATP}$チャネルは，膵β細胞のインスリン分泌調節において中心的役割を担う分子である．1960年代に，膵β細胞がグルコース刺激を受けると細胞膜が脱分極し，引き続き活動電位や持続的なバーストが観察されることが報告されている．その後，ラット膵島を用いてK$^+$イオンの流出（efflux）を測定した実験により，高濃度グルコースによってインスリン分泌を刺激したとき，膵島細胞からのK$^+$イオンのeffluxが抑制されることが明らかとなった[1]．その後，パッチクランプ法が開発されることによりイオンチャネルの研究は飛躍的に進展し，1983年，細胞内のATP濃度によって開閉が調節されるチャネルが，心筋細胞に存在することが初めて報告された[2]．さらに，Cookらにより膵β細胞でも同様のチャネルの存在が報告された[3]．1995年，Inagakiらにより膵β細胞特異的に発現する内向き整流性K$^+$チャネル，Kir6.2がクローニングされ[4)5]，詳細な解析により，グルコース刺激によるK$^+$イオンのeffluxの抑制は，SURサブユニットとKirサブユニットから構成されるK$_{ATP}$チャネルにより司られていることが解明された．グルコース刺激によるインスリンの分泌機構には代謝説と受容体説とがあったが，このK$_{ATP}$チャネルの発見により，代謝説の実体が明らかとなり，代謝説が広く受け入れられるようになった．

## 分子構造

膵ランゲルハンス島に発現するK$_{ATP}$チャネルは，K$^+$イオンを透過するチャネルポアを形成するKir6.2のサブユニットが四量体を形成し，その周囲を4つの調節性サブユニットのスルホニル尿素受容体（SUR）が取り囲むヘテロ八量体構造である（図）[6]．K$_{ATP}$チャネルを構成する，Kir6.2は内向き整流性K$^+$チャネルファミリーに属し，2つの膜貫通ドメインと1つのイオン透過ドメインを有する．一方，SURは，17回膜貫通ドメインと2個の細胞質内ヌクレオチド結合ドメイン（NBF-1，NBF-2）を有する，ATP結合カセット輸送体の1つである（SUR1，p.48参照）．

## 機能・役割

膵β細胞におけるK$_{ATP}$チャネルの役割は，インスリン分泌調節[7]である．K$_{ATP}$チャネルの構成要素であるKir6.2は，膵島，膵β細胞株，心筋，骨格筋，視床下部などで発現している．一方，Kirのもう1つのサブユニットであるKir6.1は，血管平滑筋，脳などで発現する．膵β細胞においてグルコースはグルコーストランスポーター（GLUT2）を介して，濃度依存的に細胞外から細胞内へ取り込まれ，その後，代謝され，ミトコンドリア内でのATP/ADP比が上昇するとK$_{ATP}$チャネルが閉鎖する．その結果，細胞膜はK$^+$の透過性を維持できなくなり，膜電位が徐々に脱分極する．膜電位が電位依存性Ca$^{2+}$チャネル（VDCC）の活性化閾値（約−50 mV）に達すると電位依存性Ca$^{2+}$チャネルは活性化され，細胞外からCa$^{2+}$が流入する．流入したCa$^{2+}$により分泌顆粒が細胞膜に融合し，インスリンの開口放出が起こる．すなわち，この経路において，K$_{ATP}$チャネルは，膵β細胞内代謝動態センサーおよび細胞内代謝情報（ATPおよびADP）を膜電位に変換する変換器としての役割を担っている．K$_{ATP}$チャネルのKir6.2サブユニットにATPが，SUR1サブユニットにMgADP

が結合し、それぞれチャネル活性を抑制および亢進する。グルコースが代謝されるとβ細胞内でATP産生が進む一方、細胞内ADP濃度はほとんど変化せず、結果としてATP/ADP比が増大する。この細胞内代謝状況を$K_{ATP}$チャネルは感知し、チャネル活性が変化することにより細胞内から細胞外への$K^+$流出が抑制されβ細胞膜電位が変化して、VDCC活性を調節し、結果的にインスリン分泌を調節している。

## 糖尿病・代謝疾患との関連性・臨床的意義

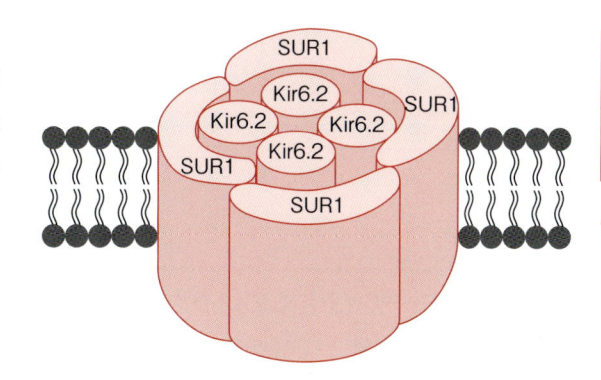

$K_{ATP}$チャネルの変異によって、チャネルが常に閉鎖している状態では、血糖値とは無関係にインスリン分泌が亢進した状態となる。これが、持続性高インスリン性低血糖症（PHHI）を引き起こす。現在までに、Kir6.2遺伝子がPHHIの主な原因遺伝子であることが明らかとなっている[8)9)]。臨床的には、PHHIは、新生児期より持続性、遷延性の低血糖をきたす稀な疾患で、低血糖にもかかわらず高インスリン血症を呈する[10)]。さらに、ある種のKir6.2遺伝子異常によって永続型新生児糖尿病が引き起こされることも明らかとなっている[11)]。この報告では、Kir6.2サブユニットの点変異によって、グルコースおよびグルカゴンに対するインスリン分泌応答性が低下することが示されている。$K_{ATP}$チャネルに結合する薬理作用を示す薬剤には、インスリン分泌促進薬、$K^+$チャネル開口薬、class1a群抗不整脈薬、ニューキノロン系抗菌薬などがある。各薬剤で$K_{ATP}$チャネル上の結合部位は異なり、大きく分けてSUR1サブユニットに結合する薬剤（インスリン分泌促進薬、$K^+$チャネル開口薬など）とKir6.2サブユニットに結合する薬剤（class1a群抗不整脈薬、ニューキノロン系抗菌薬など）に分類される。このうちKir6.2サブユニットに結合する薬剤は、予期せぬ低血糖を引き起こす薬剤の代表的なものであるが、一般的にはインスリン分泌に与える影響はきわめて低い。したがって糖尿病治療薬としては用いられていない。

**図 $K_{ATP}$チャネルの構造**
文献11をもとに作成

### ＜文献＞

1) Henquin, J. C. : Nature, 271 : 271-273, 1978
2) Noma, A. : Nature, 305 : 147-148, 1983
3) Cook, D. L. & Hales, C. N. : Nature, 311 : 271-273, 1984
4) Inagaki, N. et al. : Genomics, 30 : 102-104, 1995
5) Inagaki, N. et al. : Science, 270 : 1166-1170, 1995
6) Seino, S. et al. : Diabetes, 49 : 311-318, 2000
7) McTaggart, J. S. et al. : J. Physiol., 588 : 3201-3209, 2010
8) Sharma, N. et al. : Kidney Int., 57 : 803-808, 2000
9) Otonkoski, T. et al. : Diabetes, 48 : 408-415, 1999
10) Thomas, P. M. : Curr. Opin. Endocrinol. Diabetes, 4 : 272-276, 1997
11) Gloyn, A. L. et al. : N. Engl. J. Med., 350 : 1838-1849, 2004

（原　朱美，綿田裕孝）

*memo*

## 1章 膵島

# SUR1 【和文】スルホニル尿素受容体サブユニット1

【本分子をターゲットにしている治療薬】
- スルホニル尿素薬（p.246参照）
- グリニド薬（p.249参照）

## 本分子の研究の経緯

$K_{ATP}$チャネルは膵β細胞のインスリン分泌調節において，中心的役割を担う分子である．$K_{ATP}$チャネルは，1983年，Nomaにより心筋細胞においてその存在がはじめて報告され[1]，その後，Cookらにより膵β細胞にも同様のチャネルの存在が報告されたが[2]，$K_{ATP}$チャネルの分子基盤に関しては長年解明されていなかった．一方，2型糖尿病治療薬として広く用いられているインスリン分泌促進薬である，スルホニル尿素薬（SU薬）の標的分子も明らかにされていなかった．そのような中，1995年，Aguilar-Bryanらが，$[^{125}I]$標識グリベンクラミド誘導体を用いてABCタンパク質に属する140 kDaの糖タンパク質SUR1（sulfonylurea receptor 1）cDNAの単離に成功した．そして，Inagakiらによって，Kir6.2がクローニングされ，SUR1とKir6.2が機能的に共役して膵β細胞の$K_{ATP}$チャネルを構成していることが証明された[3)4]．

## 分子構造

$K_{ATP}$チャネルは，チャネルのポアを形成するKir6.2と調節性サブユニットのスルホニル尿素受容体（SUR）の2種類から構成される．Kir6.2は内向き整流性$K^+$チャネルファミリーに属し，ATP結合部位を有する．さらに，2つの膜貫通ドメインと1つのイオン透過ドメインを有する．一方，SURは，ATP結合カセット（ATP binding cassette：ABC）タンパク質に属し[5]，17回膜貫通ドメインと2個の細胞質内ヌクレオチド結合ドメイン（NBF-1，NBF-2）を有し，SUR1，SUR2A，SUR2Bの3種類のタンパク質の存在が知られている．SUR1は，膵島，膵β細胞の細胞株（MIN6，HIT-15）に強く発現し[6]，SUR2Aは主に心筋および骨格筋[7]，SUR2Bは脳，心臓，肝臓など広範囲に発現している[8]．Kir6.2とSURサブユニットは，生理的条件下では各々4個のヘテロ八量体で機能し，各サブユニットの組み合わせにより組織特異的$K_{ATP}$チャネルを構成している．

## 機能・役割

グルコースは，グルコーストランスポーター（GLUT2）を介して細胞内へ取り込まれ，その後，解糖系およびミトコンドリア内での酸化的リン酸化を通じてATPが産生される[5]．細胞内ATP濃度が上昇する一方，細胞内ADP濃度はほとんど変化せずATP/ADP比が増大し，その細胞内代謝状態の変化を感知し$K_{ATP}$チャネルが閉鎖する．$K_{ATP}$チャネルの閉鎖により細胞内$K^+$の細胞外流出が抑制され，細胞内$K^+$濃度が増加し膵β細胞膜電位の上昇（脱分極）が起こり，それを電位依存性$Ca^{2+}$チャネルが感知，チャネルを開口することにより，細胞内へ$Ca^{2+}$が流入し，分泌顆粒の細胞膜への融合と顆粒中のインスリン分泌が惹起される（図）[9]．この経路において，$K_{ATP}$チャネルはさまざまな薬剤の標的分子であるとともに，膵β細胞内代謝動態センサーおよび細胞内代謝情報（ATPおよびADP）を膜電位に変換する変換器としての役割を担っている．$K_{ATP}$チャネルには，Kir6.2サブユニットにATP，SUR1サブユニットにMgADPが結合し，それぞれチャネル活性を抑制および亢進する．一方，SUR1欠損マウスでは，インスリン顆粒の細胞膜への融合が減少し，cAMPによるインスリン分泌顆粒の開口放出促進作用が抑制されるとの報告があり，SUR1はインスリン顆粒の開口放出機構にも関与することが示されている[10]．

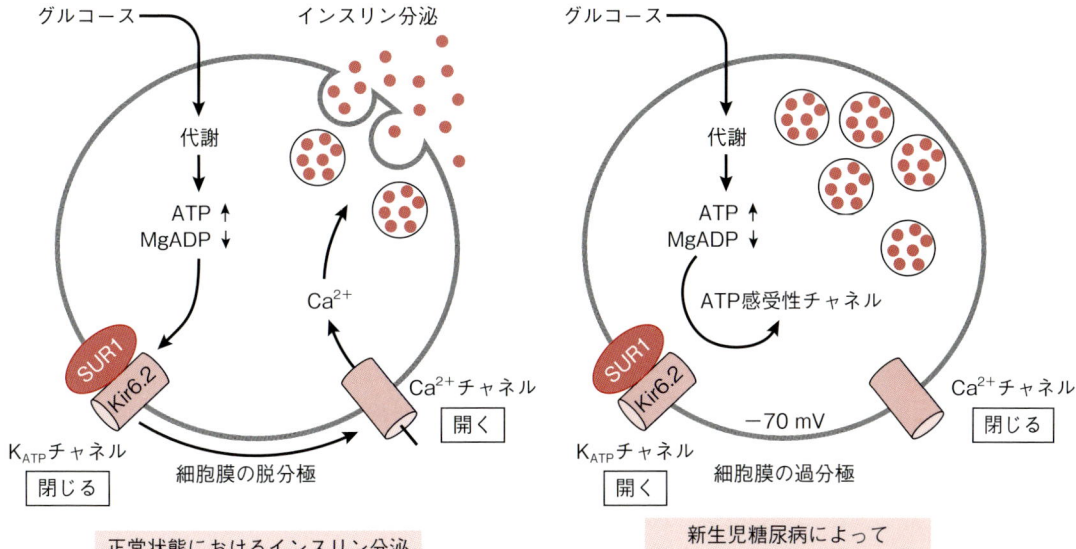

**図　新生児糖尿病におけるインスリン分泌障害機構**（文献11をもとに作成）

## 糖尿病・代謝疾患との関連性・臨床的意義

　インスリン分泌を調節する$K_{ATP}$チャネルの構成要素の1つ，SUR1サブユニットの遺伝子異常によって，主として，持続性高インスリン性低血糖症（persistant hyperinsulinemic hypoglycemia of infancy：PHHI）が起こることが報告されている[11]．PHHIは新生児期から幼児期にかけて発症し，低血糖にもかかわらず過剰なインスリン分泌が持続し，遷延性の低血糖症をきたす代謝疾患である．さらに，2006年，SUR1の遺伝子異常による新生児糖尿病の症例が報告された[12]．SUR1遺伝子異常による新生児糖尿病は，一過性および永続型の両タイプともに報告されており，その糖尿病発症メカニズムは，Mg-ヌクレオチドによるSUR1を介した$K_{ATP}$チャネルの活性が亢進し，ATPによるチャネル閉鎖が起こりにくく，結果としてインスリン分泌が低下する（図）．

　2型糖尿病治療のための経口血糖降下薬として現在世界で最も広く用いられているスルホニル尿素薬（SU薬）は，直接$K_{ATP}$チャネルのSUR1サブユニットに結合し，チャネル活性を抑制してインスリン分泌を惹起する．SU薬には，SU骨格を有しベンズアミド骨格をもたないもの（グリクラジドなど）と，SU骨格とベンズアミド骨格を併せもつもの（グリベンクラミドなど）があり，それぞれSUR1上の結合部位が異なる．グリクラジドは，SUR1に対しては感受性が高いが，SUR2に対しては低い．グリベンクラミドは，SUR1およびSUR2Aの両方に感受性がある．これらの構造上の違いが，各薬剤作用の組織特異性を決定すると考えられている．

＜文献＞
1) Noma, A.：Nature, 305：147-148, 1983
2) Cook, D. L. & Hales, C. N.：Nature, 311：271-273, 1984
3) Inagaki, N. et al.：Genomics, 30：102-104, 1995
4) Inagaki, N. et al.：Science, 270：1166-1170, 1995
5) McTaggart, J. S. et al.：J. Physiol., 588：3201-3209, 2010
6) Aguilar-Bryan, L. et al.：Science, 268：423-425, 1995
7) Isomoto, S. et al.：J. Biol. Chem., 271：24321-24324, 1996
8) Inagaki, N. et al.：Neuron, 16：1011-1017, 1996
9) Seino, S. & Miki, T.：Prog. Biophys. Mol. Biol., 81：133-176, 2003
10) Pocai, A. et al.：Nature, 434：1026-1031, 2005
11) Aittoniemi, J. et al.：Philos. Trans. R. Soc. Lond. B. Biol. Sci., 364：257-267, 2009
12) Babenko, A. P. et al.：N. Engl. J. Med., 355：456-466, 2006

（原　朱美，綿田裕孝）

# 1章 膵島

# SNAREタンパク質複合体

## ◆ 本分子の研究の経緯

1957年，インスリン分泌過程における，細胞膜とインスリン顆粒の融合のイメージが初めて報告された[1]．その後，1993年にようやく「小胞の開口放出」という小胞の融合と分泌の分子基盤が，神経系細胞のSNAREタンパク質の発見によって明らかとなった[2,3]．典型的には，小胞の開口放出のためには，小胞に存在するv-SNAREの一つであるvesicle-associated membrane protein (VAMP) が，形質膜に存在するt-SNAREsであるSNAP-25やSNAP-23および，syntaxinタンパク質とヘテロ三量体SNAREタンパク質複合体を形成することが必要である[4]．SNAREタンパク質複合体はインスリン分泌においても必須であり，syntaxin-1Aヘテロノックアウトマウスでは，血糖増加に対するインスリン分泌反応が低下していることが明らかになっている[5]．また，インスリン抵抗性や糖尿病の動物モデルの中には，SNAREタンパク質の発現が低下しているモデルも存在し，ある種の膵β細胞のインスリン分泌障害には，SNAREタンパク質やSNAREタンパク質関連分子の発現低下が関与する可能性がある．

## ◆ 分子構造

膵β細胞におけるSNAREタンパク質複合体は，主に，小胞膜に存在するVAMP-2，細胞膜に存在するsyntaxin-1AとSNAP-25によって構成されると考えられている．SNAREタンパク質複合体の構造を図に示した．各SNARE分子には，約60アミノ酸残基からなるSNAREモチーフがあり，その全長は約12 nmである（図）[6]．各SNARE分子に含まれるSNAREモチーフの個数は，SNAP-25に2つ，syntaxin-1Aに1つ，VAMP-2には1つである．3種類のSNAREsの間には，4つのコイルドコイルドメインのジッパー構造があり，開口分泌へと続く小胞と細胞膜の融合を促す．これら3つのタンパク質による4つのαヘリックスが，N末端からコイルドコイル状にねじり合わされることによって，ヘリックス構造の束として非常に強固な複合体（SNAREタンパク質複合体）が形成され，小胞膜と細胞膜という2種類の膜が接近すると考えられている[6]．SNAREモチーフの複合体は，疎水性の強固なシールを形成し，エネルギー的に安定である．

## ◆ 機能・役割

グルコース応答性の膵β細胞からのインスリン分泌過程は，GLUT2を介した細胞外からのグルコースの流入，細胞内ATP量の変化，細胞膜の脱分極，細胞内$Ca^{2+}$濃度の上昇，そして$Ca^{2+}$依存的なインスリン顆粒の開口放出に至る非常に複雑な一連の反応を経る．この過程の中で，SNAREタンパク質が重要な役割を担うのは，インスリン顆粒の開口放出である．開口放出の過程は，まず細胞内$Ca^{2+}$濃度が上昇すると，インスリン分泌小胞が細胞膜近傍へと輸送される．輸送された分泌小胞は，SNAREタンパク質などによって細胞膜上にドッキングする．そして，ATPなどに依存的なプライミングという過程を経て，$Ca^{2+}$感受性を獲得する．最終的には，細胞内$Ca^{2+}$濃度の上昇依存的に分泌小胞膜と細胞膜が融合することによって，小胞内の内容物が細胞外へと放出されると推測されている．

インスリンの開口放出の過程において，syntaxin-1AとSNAP-25は標的細胞膜に局在し，t (target membrane) -SNAREとして，VAMP-2は分泌小胞膜に局在し，v (vesicle membrane) -SNAREとして機能する[3]．さらに，細胞膜直下には，filamentous actin (F-actin) という高密度の線維網が存在し，分泌小胞が細胞膜近傍に移動するのを妨げていると考えられている．膵β細胞に，グルコース刺激が入ると，インスリン分泌小胞が細胞膜へと向かい，細胞膜でF-actinとsyntaxin-4の相互作用が一時的に破壊されることによって，小胞体膜のv-SNAREであるVAMP-2と，

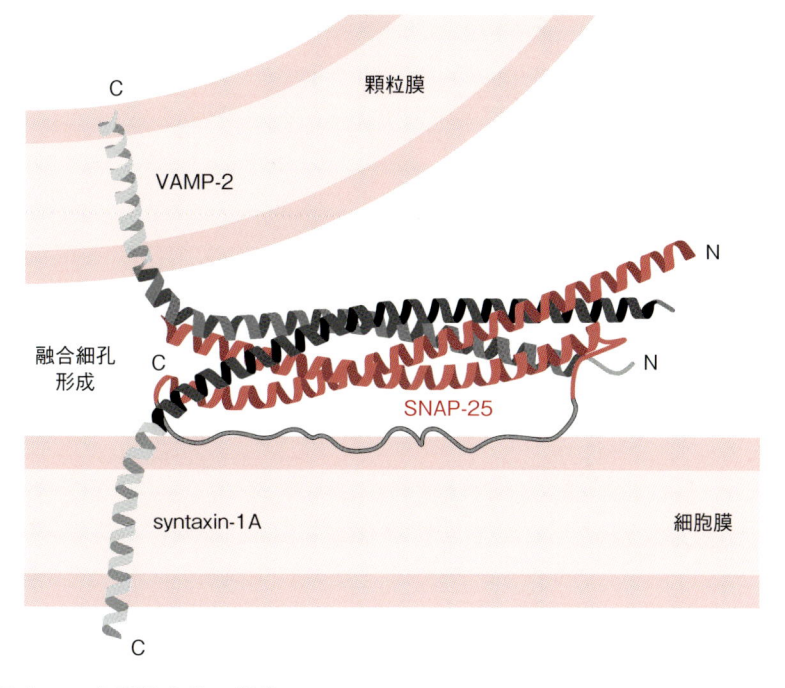

**図　SNAREタンパク質複合体の構造**
色の濃い領域がSNAREモチーフ．
文献6をもとに作成

SNAP-25とともに細胞膜に局在するt-SNAREのsyntaxin-1AがSNAREタンパク質複合体を形成し，インスリン分泌小胞が細胞膜にドッキングし，融合する．そして，細胞膜での分泌小胞の蓄積が増加し，ブドウ糖応答性インスリン分泌が促進されると考えられている[4]．

## 糖尿病・代謝疾患との関連性・臨床的意義

2型糖尿病における，ブドウ糖応答性インスリン分泌の障害と膵島のSNARE複合体ならびにSNARE調節タンパク質の発現低下の関連性についての報告がある．その報告によると，検討例数は少ないものの糖尿病患者では，SNAREタンパク質複合体の構成要素であるv-SNAREs（synaptotagmin, VAMP-2），t-SNAREs（syntaxin-1A, SNAP-25），そしてSNAREタンパク質複合体調節タンパク質であるMunc-18, Munc13-1のmRNAおよびタンパク質発現量が低下することが報告されている[7]．したがって，膵島の開口分泌SNAREタンパク質のタンパク質およびmRNAの発現低下が，2型糖尿病患者におけるインスリン分泌障害の原因の1つである可能性もある．

<文献>
1) Lacy, P. E. & Davies, J. : Diabetes, 6 : 354-357, 1957
2) Söllner, T. et al. : Cell, 75 : 409-418, 1993
3) Söllner, T. et al. : Nature, 362 : 318-324, 1993
4) Wang, Z. & Thurmond, D. C. : J. Cell Sci., 122 : 893-903, 2009
5) Ohara-Imaizumi, M. et al. : J. Cell Biol., 177 : 695-705, 2007
6) Sutton, R. B. et al. : Nature, 395 : 347-353, 1998
7) Ostenson, C. G. et al. : Diabetes, 55 : 435-440, 2006

（原　朱美，綿田裕孝）

# 1章 膵島

# Epac2

【本分子をターゲットにしている治療薬】
- トルブタミド（p.249参照）
- グリベンクラミド（p.248参照）
- グリメピリド（p.248参照）

## 本分子の研究の経緯

Exchange protein activated by cAMP（Epac）はcAMP-GEFともよばれる．cAMPにより低分子Gタンパク質を非活性型（GDP結合型）から活性型（GTP結合型）に変換するタンパク質で1998年，オランダのBosらによってEpacとして，また，米国のGraybielらによってcAMP-GEFとしてそれぞれ独立して報告された．Epacには，Epac1（cAMP-GEFⅠ）とEpac2（cAMP-GEFⅡ）の2つのアイソフォームが同定されており，どちらも低分子Gタンパク質Rap1およびRap2に対してグアニンヌクレオチド交換因子（guanine nucleotide exchange factor：GEF）活性を有している[1)～3)]．一般に，インクレチンは膵β細胞のcAMP産生を増加させることによって，プロテインキナーゼA（PKA）依存性経路およびPKA非依存性経路を介してインスリン分泌を増強し，Epac2はそのPKA非依存性経路を担うが，最近になり，Epac2はインスリン分泌促進薬であるスルホニル尿素（SU）薬によって活性化されることが発見されている[4)]．

## 分子構造

Epac2はN末端側に2つのcAMP結合領域をもち，C末端側には低分子量Gタンパク質Rap1に対するGEF領域をもつ．X線結晶構造解析から，Epac2は，cAMPが結合していない状態では，構造的に閉鎖しており，C末端のGEFドメインが阻害された構造をとっている．しかし，cAMPの結合によりEpac2の立体構造に変化が起こり，GEFドメインが露出し，Rap1に対するGEF活性が惹起される．そして，活性化されたRap1は，種々の細胞機能を制御する（図）[5)6)]．

## 機能・役割

Epac2は主に神経細胞，神経内分泌細胞および膵β細胞を含む内分泌細胞で発現が認められる．膵β細胞において，グルコースにより二相性インスリン分泌が惹起されるが，Epac2欠損マウスより単離した膵β細胞では，高濃度のグルコース単独刺激によるインスリン分泌は，第一相，第二相ともに膜融合の頻度や様式において，野生型マウスのものとほとんど変わらない．ところが，cAMPアナログである8-BromocAMPにより増強される第一相の開口分泌が有意に低下する．一方，第二相の増強はほとんど障害されない．Epac2の下流シグナルを担うRap1は，膵β細胞においてcAMP依存的に活性化され，cAMPによるインスリン分泌を増強する．これらの結果は，Epac2/Rap1シグナルは，グルコース応答性インスリン分泌の第一相の増強を担っていることを示している[7)]．具体的には，Epac2は細胞膜近傍に局在することから，細胞膜近傍の分泌顆粒上のRap1をcAMP依存的に活性化し，Rap1の下流シグナルを介して分泌顆粒の細胞膜へのリクルートメントと融合を制御している可能性が推定されている[4)]．

## 糖尿病・代謝疾患との関連性・臨床的意義

Epac2に作用するさまざまな分子のスクリーニングの結果，SU薬であるトルブタミドやグリベンクラミドがEpac2の構造変化を起こさせることが示された[4)]．この検討では，全長のEpac2のN末端とC末端を蛍光タンパク質CFPとYFPでそれぞれ標識したFRET（fluorescence resonance energy transfer）センサープローブを用いている．非刺激時Epac2は活性化され

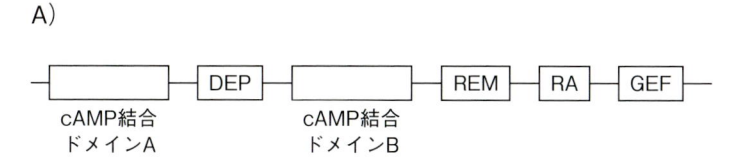

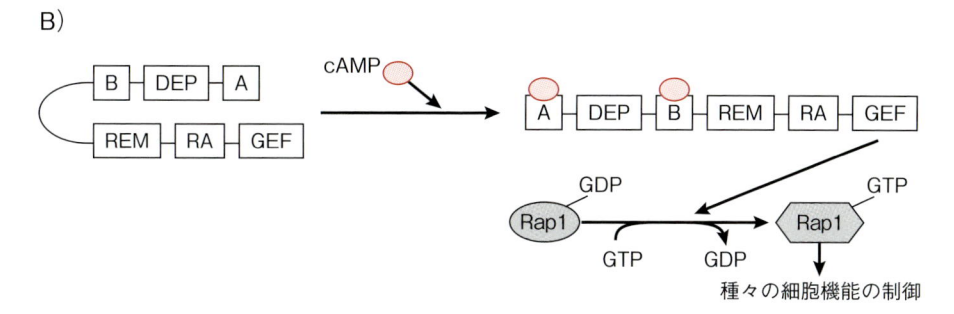

**図 Epac2の構造（A）とEpac2によるRap1の活性化（B）**
B）A：cAMP結合ドメインA，B：cAMP結合ドメインB
DEP：dishevelled, Egl-10, pleckstrin，REM：Ras exchangeモチーフ，RA：Ras associationドメイン，GEF：guanine nucleotide exchange factor
文献5をもとに作成

ていないために，CFPとYFPが近接しFRET反応が検出される．Epac2にcAMPが結合するとEpac2の立体構造が変化し，CFPとYFPが離れるためにFRET反応が低下する．したがって，FRETセンサープローブを用いることによって，Epac2の活性化状態（FRET低下）と不活性化状態（FRET上昇）をモニターできる．このFRETプローブをCOS-1細胞に発現させ，SU薬であるトルブタミドを添加するとFRET反応が低下することが認められた[8]．生体では，Epac2欠損マウスの膵島にトルブタミドあるいはグリベンクラミドを作用させると，グルコース応答性インスリン分泌は野生型に比べて低値を示すことも確認されており，これらの検討から個体レベルにおいても，SU薬によるインスリン分泌の調節作用には，SUR1を介するメカニズムのほかに，Epac2/Rap1を介するメカニズムも存在することが示された．なお，同じSU薬に属するグリクラジドに関してはEpac2活性化作用がないことからこの効果はクラスエフェクトではないようである．

＜文献＞
1）de Rooij, J. et al.：Nature, 396：474-477, 1998
2）Kawasaki, H. et al.：Science, 282：2275-2279, 1998
3）Ueno, H. et al.：Genomics, 78：91-98, 2001
4）Niimura, M. et al.：J. Cell Physiol., 219：652-658, 2009
5）Bos, J. L.：Nat. Rev. Mol. Cell Biol., 4：733-738, 2003
6）Rehmann, H. et al.：Nature, 439：625-628, 2006
7）Shibasaki, T. et al.：Proc. Natl. Acad. Sci. USA, 104：19333-19338, 2007
8）Zhang, C. L. et al.：Science, 325：607-610, 2009

（原　朱美，綿田裕孝）

*memo*

# 1章 膵島

# Pdx1

## 本分子の研究の経緯

　Pancreatic and duodenal homeobox gene (Pdx1) は，IPF-1，STF-1，IDX-1 としても知られているホメオドメインタンパク質であり，インスリン遺伝子転写活性化因子として膵β細胞株から同定された．胎生期には一部の内胚葉上皮細胞に発現を認め，膵臓，十二指腸，胆管などの発生に必須であり，成熟後は主に膵β細胞とδ細胞に発現を認め，特に膵β細胞で重要な役割を担う．ヒトとマウスのPdx1遺伝子では，アミノ酸配列に83％の相同性がある[1]．また，ヒトのPdx1遺伝子はマウスのものに比べて，1アミノ酸少ないことが知られている．Pdx1は，インスリン，IGF-1シグナルと関連しており，インスリンシグナル増強による膵β細胞の肥大化，インスリン分泌能の増強に深く関与している．

## 分子構造

　Pdx1遺伝子は，マウスでは第5番染色体上，ヒトでは第13番染色体上に存在するmammalian Parahox gene clusterの1つである[2]．マウスでは，N末端に転写活性化領域を，中央にDNA結合領域であるホメオドメインを有し，全長284アミノ酸から構成される．インスリンプロモーターをはじめ多数の膵β細胞特異的発現を示す遺伝子プロモーターに結合する．

## 機能・役割

　Pdx1は，膵臓の発生における幅広い役割と，成熟β細胞の恒常性の維持において特徴的な役割の両方を担う．

### 1) 発生過程におけるPdx1の機能

　膵臓の発生過程は，Pdx1，Neurogenin3などの膵臓特異的転写因子が，時間的・空間的なネットワークを形成することによって，発生の各段階を制御し，膵島形成やβ細胞などの細胞分化を誘導する．マウスの膵発生過程では，胎生9.5日頃に，前腸内胚葉上皮が外重積 (evagination) することにより，背側膵，腹側膵の順に膵芽が形成される．この時期，Pdx1は，膵臓予定領域を含む前腸上皮細胞で発現し始める．Pdx1ホモ欠損マウスでは，evaginationは開始されるが，その後の膵芽の発育が障害され，肉眼的には膵臓が欠如する．同時に胃幽門部と十二指腸近位部の変形を含むposterior foregut region全体の異常などが認められる[3]．したがって，Pdx1陽性細胞の一部の細胞集団のみが膵臓へと分化すると考えられる．その後，Pdx1は，膵発生過程においては，発現がいったん低下し，その後膵β細胞の分化とともに，比較的β細胞に限局して発現が認められるようになる．

### 2) 成体におけるPdx1の機能

　Pdx1は，膵β細胞とδ細胞の一部に強い発現を認める．β細胞特異的Pdx1ホモ欠損マウスでは，GLUT2やIAPP（アミリン，p.58参照）の発現が低下し，Nkx6.1の発現は消失，糖尿病を発症する[4]．この結果は，Pdx1が，インスリンだけでなくGLUT2，IAPP，Nkx6.1などの膵β細胞特異的遺伝子の転写を活性化させることを示している．一方，Pdx1ヘテロ欠損マウスでは，β細胞のアポトーシスが亢進し，耐糖能異常を呈することが報告されていることから，その発現量がβ細胞の機能維持に重要である[5]．

　このPdx1は，β細胞の増殖を調節するインスリン/Igfシグナルの制御を受ける（図）[2]．β細胞のインスリン/Igfシグナルにおいて，インスリンとIgfは，それぞれインスリン受容体，Igf受容体に結合し，IRS-1/IRS-2のリン酸化を引き起こす．その後PI3K依存性にAktを介してFoxO1がリン酸化されるとPdx1の細胞質から核内への移行が誘導される．さらに，Gsk-3βとFoxO1は，翻訳と転写の段階でそれぞれPdx1の発現を低下させる．したがって，β細胞におけるインスリン/Igfシグナルの低下は，一部にはPdx1の機能低下を介してβ細胞の機能や生存の障害を誘導する．

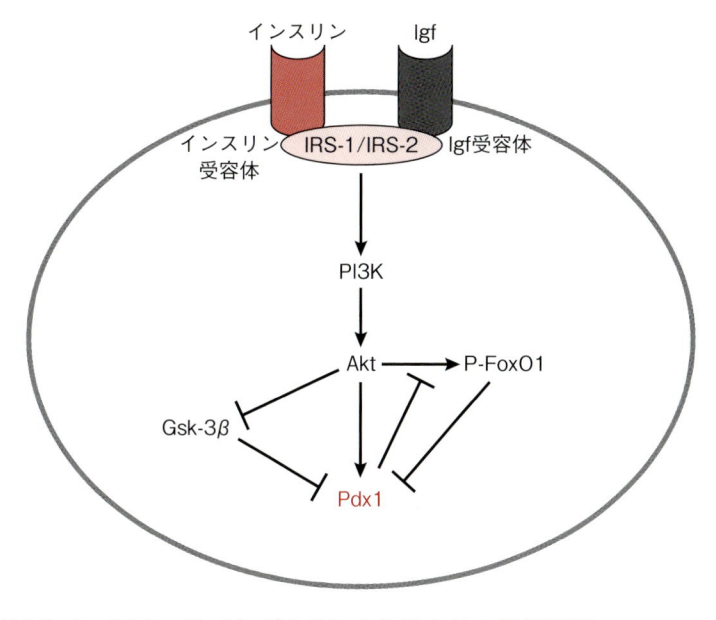

**図 β細胞におけるインスリン/IgfシグナルによるPdx1の機能制御**
文献2をもとに作成

## 糖尿病・代謝疾患との関連性・臨床的意義

　Pdx1のホモ変異では，画像所見上，膵臓が欠失し，出生時より著しい高血糖を呈する新生児糖尿病を発症する[6]．また，Pdx1遺伝子のヘテロ変異では，青年期までにインスリン分泌不全を原因とする糖尿病を発症し，MODY（maturity-onset diabetes of the young）の1つ（MODY4）に分類される[7]．

<文献>
1) Inoue, H. et al. : Diabetes, 45 : 789-794, 1996
2) Fujimoto, K. & Polonsky, K. S. : Diabetes. Obes. Metab., 11 Suppl 4 : 30-37, 2009
3) Fujitani, Y. et al. : Genes Dev., 20 : 253-266, 2006
4) Ahlgren, U. et al. : Genes Dev., 12 : 1763-1767, 1998
5) Dutta, S. et al. : Nature, 392 : 560, 1998
6) Stoffers, D. A. et al. : Nat. Genet, 15 : 106-110, 1997
7) Clocquet, A. R. et al. : Diabetes, 49 : 1856-1864, 2000

（原　朱美，綿田裕孝）

*memo*

# 1章 膵島

# MafA

## 本分子の研究の経緯

basic leucine zipper（bZip）familyのサブファミリーに属するMafファミリーは，構造と機能から，large Mafとsmall Mafの2つのグループに分かれ，MafAは，哺乳類ではMafB, c-Maf, Nrlを含むlarge Mafタンパク質グループに属する．MafAは，ニワトリの水晶体から水晶体特異的αCE2 enhancerに結合する転写因子として同定された[1)2)]．その後，哺乳類の細胞からも生化学的に単離された[3)4)]．その後，Kataokaらが，膵β細胞特異的なMafファミリータンパク質としてMafAを単離し，以前から膵β細胞特異的インスリン遺伝子発現に重要と考えられている，インスリン遺伝子プロモーター領域のcis-elementであるC1/RIPE3b結合タンパク質が，MafAであることを示した[5)]．さらに，2002年から2003年にかけて，他のグループも独立してC1領域結合因子をMafAとして同定した[3)4)]．

## 分子構造

MafAは，マウスでは第15番染色体に存在する転写因子で，359アミノ酸から構成されるタンパク質である．MafA遺伝子プロモーターには，β細胞の形成や機能に重要な転写因子Pdx1, FoxA2, Nkx2.2の結合領域が含まれ，このcis-regulatory regionに結合することによって，MafAの転写を調節する．MafAタンパク質は，basic leucine zipper（b-Zip）領域と，extended homology region（HER）あるいは付随するDNA結合領域などから構成される．そして，b-Zip領域を介して標的遺伝子とホモダイマーを形成し，Maf recognition element（Maf認識領域：MAREs）とよばれる共通したDNA配列に結合する．また，MafA遺伝子には，Asp（D），Glu（E），Ser（S），Thr（T），Pro（P）残基が豊富に含まれるアミノ末端領域が存在し，この領域のリン酸化が，Mafタンパク質の生物活性を調節すると考えられている[6)]．

## 機能・役割

MafAは，単独で細胞に発現させた場合，Pdx1やNeuroDよりも強く，インスリンプロモーターを活性化する．しかし，これら3因子を共発現させた場合，インスリンプロモーターを相乗的にそして強力に活性化する[6)]．さらに，MafA, Pdx1, NeuroDは，インスリン遺伝子の転写だけでなく，成体の膵臓におけるβ細胞の増殖と生存に関与することが報告されている．MafA欠損マウスでは，出生時の膵島構造は正常だが，加齢に伴ってブドウ糖応答性インスリン分泌（GSIS）が障害され，膵島構造に異常をきたす[7)]．また，インスリンだけでなくβ細胞のグルコース感受性にかかわる重要な要素であるglucose transporter 2（GLUT2）の発現が低下する．つまり，MafAは，インスリン遺伝子発現だけでなく，インスリンの生合成，分泌，糖代謝のようなβ細胞機能にかかわるさまざまな遺伝子の発現を調節する転写因子である（図）[8)]．

## 糖尿病・代謝疾患との関連性・臨床的意義

2008年，成体マウスの膵外分泌細胞を，膵β細胞に非常によく似た細胞にリプログラミングさせる3種類の転写因子が特定された[9)]．それが，Ngn3, Pdx1, そしてMafAである．この3種類の転写因子を，アデノウイルスを用いてストレプトゾトシンで糖尿病を誘導したマウスの膵臓に発現させると，耐糖能の改善，血漿インスリン濃度の増加，そして膵島内のインスリン陽性細胞数が増加することが報告されている．そして，3種類の転写因子の強制発現により分化が誘導された細胞では，膵β細胞で発現するGLUT2, グルコキナーゼ, PC1/3などのほかに，Cペプチドの発現が認められた．したがって，Ngn3, Pdx1, MafAの強制発現

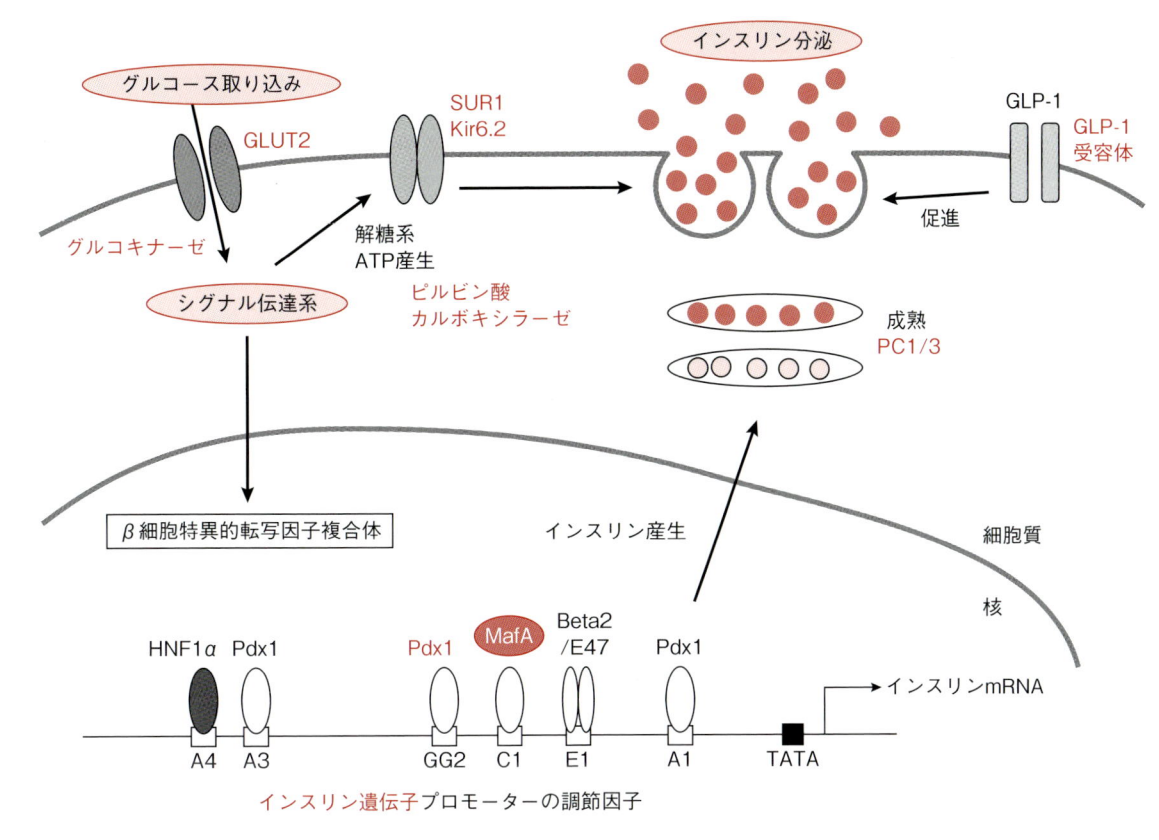

**図　MafAにより制御される膵β細胞の機能**
赤字：MafAの標的遺伝子産物
文献8をもとに作成

によりリプログラムされた細胞は，膵β細胞と非常に高い類似性をもつことが示唆された．この結果は，多能性幹細胞の過程を経ずに直接細胞をリプログラムすることができることを示しており，今後膵β細胞の再生療法に役立つものと考えられる．

＜文献＞
1) Ogino, H. & Yasuda, K. : Science, 280 : 115-118, 1998
2) Reza, H. M. et al. : Mech. Dev., 116 : 61-73, 2002
3) Matsuoka, T. A. et al. : Mol. Cell. Biol., 23 : 6049-6062, 2003
4) Olbrot, M. et al. : Proc. Natl. Acad. Sci. USA, 99 : 6737-6742, 2002
5) Kataoka, K. et al. : J. Biol. Chem., 277 : 49903-49910, 2002
6) Aramata, S. et al. : Endocr. J., 54 : 659-666, 2007
7) Zhang, C. et al. : Mol. Cell. Biol., 25 : 4969-4976, 2005
8) Kataoka, K. : J. Biochem., 141 : 775-781, 2007
9) Zhou, Q. et al. : Nature, 455 : 627-632, 2008

（原　朱美，綿田裕孝）

*memo*

# 1章 膵島

# アミリン 【別名】IAPP

【本分子をターゲットにしている治療薬】
・アミリン誘導体

## 本分子の研究の経緯

2型糖尿病患者の膵ランゲルハンス島（膵島）における特徴的な病理学的所見の1つとして、アミロイド沈着がある。膵島アミロイドは、1901年に「islet hyalinization（膵島のガラス質化）」という名称で、異なる2人の研究者によって報告された[1) 2)]。そして1938年、Gellerstedtが、コンゴーレッド染色によって、膵島アミロイドが全身性のアミロイドとわずかに異なることを明らかにした[3)]。ところが、膵島アミロイド沈着物は、他の多くのアミロイド構造に比べて不溶性が高いため、主要な線維タンパク質の精製が難しく、膵島アミロイドの解析はなかなか進まなかった。しかし、1986年、膵島アミロイドから分子量約4,000の新たなペプチドが分離され、islet amyloid polypeptide（IAPP）[4)] またはアミリン（amylin）[5)] と命名された。アミリンは、血管拡張作用やインスリン拮抗作用を有するcalcitonin gene-related peptide（CGRP）のアミノ酸配列と46％の相同性を有するペプチドである。

## 分子構造

哺乳類のIAPP分子のアミノ酸配列は、1989年にNishiらによって報告された[6)]。ヒトアミリン遺伝子は第12番染色体に存在し、3つのエキソンから構成される。アミリンは、37個のアミノ酸残基で構成されるポリペプチドであり、2位と7位のシステイン残基間にジスルフィド結合が存在し、C末端はアミド化されている。そして、IAPPのN末端とC末端領域は、生物種間でよく保存されている[7)]。ヒトアミリン分子の25〜29番目のアミノ酸残基は、二次構造上βシート構造を有し、in vitroではアミロイド線維を形成する。膵島アミロイド沈着の有無は、生物種により違いがあり、この25〜29番目のアミノ酸配列は、アミロイド沈着を認めるヒトやネコと、認めないラット、マウスとでは非常に異なる（図）。しかし、アミロイド沈着が認められないイヌアミリンの25〜29番目のアミノ酸配列はネコと同一であり、アミノ酸配列のみがアミロイド沈着の有無を決定する因子ではない可能性がある。

## 機能・役割

IAPPは、膵β細胞に加えて、ラット、マウスではδ細胞、ラット、マウス、ネコ、ヒトにおいては消化管で発現する[7) 8)]。IAPPはインスリン分泌抑制作用を有する。事実、オスのIAPP欠損マウスにおいては、野生型に比べて急速な血糖上昇に伴うインスリン分泌応答の増加が知られている。一方、ヒトIAPPトランスジェニックマウスでは逆の表現型が観察されている。グルカゴン分泌におけるIAPPの作用については、IAPPが、マウスの単離膵島のグルカゴン分泌を抑制することが示されている。インスリン標的臓器に対しては、IAPPは、インスリン受容体以後の過程に作用すると報告されている。培養ラット骨格筋細胞では、IAPPペプチドは、インスリン応答性のグルコース取り込みとグリコーゲンの合成酵素の抑制によって、グリコーゲン合成を低下させる。このように、IAPPは、インスリン抵抗性を誘導する作用がある。また、腸管運動を抑制することが知られている。

## 糖尿病・代謝疾患との関連性・臨床的意義

ヒトの膵島を大量に胆管から肝臓に移植し、その後ステロイド以外の免疫抑制剤を用いる膵島移植法—エドモントンプロトコールは当初、1型糖尿病の治療法

| アミリン | | | | | | | | | | | | | | | | | | | | |
|---|---|---|---|---|---|---|---|---|---|---|---|---|---|---|---|---|---|---|---|---|
| アミロイド形成（+） | | 1 | | | | | | | 10 | | | | | | | | | | 20 | |
| ヒト | | Lys | Cys | Asn | Thr | Ala | Thr | Cys | Ala | Thr | Gln | Arg | Leu | Ala | Asn | Phe | Leu | Val | His | Ser | Ser |
| サル | | − | − | − | − | − | − | − | − | − | − | − | − | − | − | − | − | − | Arg | − | − |
| ネコ | | − | − | − | − | − | − | − | − | − | − | − | − | − | − | − | − | Ile | Arg | − | − |
| ハムスター | | − | − | − | − | − | − | − | − | − | − | − | − | − | − | − | − | − | − | − | Asn |
| アミロイド形成（−） | | | | | | | | | | | | | | | | | | | | | |
| ラット／マウス | | − | − | − | − | − | − | − | − | − | − | − | − | − | − | − | − | − | Arg | − | − |
| モルモット | | − | − | − | − | − | − | − | − | − | − | Thr | − | − | − | − | − | − | Arg | − | − |
| イヌ | | − | − | − | − | − | − | − | − | − | − | − | − | − | − | − | − | − | Arg | Thr | − |
| デグー | | − | − | − | − | − | − | − | − | − | − | Thr | − | − | − | − | − | − | Arg | − | − |
| アミロイド形成（+） | 21 | | | | | | | | | 30 | | | | | | | 37 | | | | |
| ヒト | Asn | Asn | Phe | Gly | Ala | Ile | Leu | Ser | Ser | Thr | Asn | Val | Gly | Ser | Asn | Thr | Try | NH$_2$ | | | |
| サル | − | − | − | − | Thr | − | − | − | − | − | − | − | − | − | Asp | − | − | NH$_2$ | | | |
| ネコ | − | − | Leu | − | − | − | − | − | Pro | − | − | − | − | − | − | − | − | NH$_2$ | | | |
| ハムスター | − | − | Leu | − | Pro | Val | − | − | Pro | − | − | − | − | − | − | − | − | NH$_2$ | | | |
| アミロイド形成（−） | | | | | | | | | | | | | | | | | | | | | |
| ラット／マウス | − | − | Leu | − | Pro | Val | − | Pro | Pro | − | − | − | − | − | − | − | − | NH$_2$ | | | |
| モルモット | His | − | Leu | − | − | Ala | − | Leu | Pro | − | Asp | − | − | − | − | − | − | NH$_2$ | | | |
| イヌ | − | − | Leu | − | − | − | − | − | Pro | − | − | − | − | Thr | − | − | − | NH$_2$ | | | |
| デグー | His | − | Leu | − | − | Ala | − | Pro | Pro | − | Lys | − | − | − | − | − | − | NH$_2$ | | | |

**図 アミリンのアミノ酸配列の種属差**

−：ヒトアミリンと同一アミノ酸を示す．
文献11をもとに作成

としてきわめて有用のように見えた[9]．ところが，移植5年後，ほとんどの患者がインスリン治療を要するようになった．その原因として，進行性の膵島機能の低下があげられ，IAPPに対する抗体を用いた免疫組織化学的解析によって，1型糖尿病患者に膵島を移植後，広範囲にわたってアミロイド沈着が認められ，IAPPの凝集が移植膵島の機能の低下と関与することが報告された[8]．一方，1994年，Yanknerらのグループによって，in vitroにおいて，ヒトIAPPの線維が，ヒトおよびラットの膵島細胞に毒性をもち，アポトーシスを誘導することが報告された[10]．プロIAPPあるいはIAPPを過剰発現させた実験モデルや2型糖尿病患者のβ細胞では，細胞毒性をもつオリゴマーが，小胞体とゴルジ装置で形成される．これらのオリゴマーは，細胞質に入り，ミトコンドリアのような他の細胞内小器官の膜に穴を開け，酸化ストレスやreactive oxygen species（ROS）の産生，β細胞機能低下の原因となる[8]．

一方で，IAPPの誘導体は腸管運動抑制，グルカゴン分泌抑制効果を期待され，糖尿病の治療薬として用いられている．

### <文献>

1) Bell, E. T. : Am. J. Pathol., 35 : 801-805, 1959
2) Opie, E. L. : J. Exp. Med., 5 : 397-428, 1901
3) Weichselbaum, A. et al. : Wien. klin. Wochenshr., 14 : 968-972, 1901
4) Cooper, G. J. S. et al. : Proc. Natl. Acad. Sci. USA, 84 : 8628-8632, 1987
5) Westermark, P. et al. : Proc. Natl. Acad. Sci. USA, 84 : 3881-3885, 1987
6) Cooper, G. J. et al. : Proc. Natl. Acad. Sci. USA, 85 : 7763-7766, 1988
7) Nishi, M. et al. : Proc. Natl. Acad. Sci. USA, 86 : 5738-5742, 1989
8) Westermark, P. et al. : Physiol. Rev., 91 : 795-826, 2011
9) Shapiro, A. M. et al. : N. Engl. J. Med., 343 : 230-238, 2000
10) Lorenzo, A. et al. : Nature, 368 : 756-760, 1994
11) 八木一夫, 他：病理と臨床, 14 : 1474-1479, 1996

（原　朱美，綿田裕孝）

# 1章 膵島

# GPR40

【本分子をターゲットにしている治療薬】
- GPR40アゴニスト（p.302参照）

## 本分子の研究の経緯

GPR40は，1997年，ヒトゲノムDNAからクローニングされたオーファンguanine nucleotide-binding-protein-coupled receptor（GPCR）である[1]．GPR40が膵β細胞特異的な発現を示すため，その機能に興味がもたれた．GPR40のリガンド探索は，GPR40を発現させたCHO細胞を用いて細胞内$Ca^{2+}$濃度の変化を指標に行われた[2]．1,000種類以上のリガンド候補化合物からスクリーニングを行った結果，炭素鎖が12〜22の長鎖脂肪酸といくつかのエイコサイドがGPR40の特異的なアゴニストとして機能することが明らかとなり，GPR40を介して長鎖脂肪酸が膵β細胞からのグルコース応答性のインスリン分泌を促進することが報告された[3]．最近，GPR40がマウスのα細胞で発現していることも示されている[4]．

## 分子構造

GPR40は，GPCRに属する細胞膜に存在するタンパク質である．GPCRは，1本のポリペプチドが細胞膜を7回貫通する7回膜貫通型のα-ヘリックス構造をもつ膜タンパク質であり，細胞内および細胞外にそれぞれ3つの親水性ループをもち，そのN末端は細胞外，C末端は細胞内に位置する[5]．リガンドがその特異的なGPCRに結合すると，タンパク質の細胞質領域の構造変化が起こり，受容体と細胞内ヘテロトリマーGタンパク質の結合が可能になる．GPCRに共役する三量体Gタンパク質は，α，β，γの3種類のサブユニットからなるヘテロ三量体構造をとっており，αサブユニットの果たす機能およびアミノ酸配列の相同性によって，Gs，Gi，Gq，G12の4つのファミリーに分類される．GPR40は，Gqファミリーのαサブユニットに結合し，細胞内$Ca^{2+}$濃度の上昇を誘導する[3]．GPR40のアミノ酸配列は，ヒト，サル，マウス，ラット，ハムスターの動物間では，高い相同性がある．

## 機能・役割

GPR40は，マウス，ラット，ヒトの膵β細胞で高い発現量を示し，遊離脂肪酸（FFA）によるグルコース応答性インスリン分泌の促進に関与する．ただし，GPR40が，膵β細胞において脂肪酸の作用のどれほどの作用を仲介しているかは定かではない．GPR40はオレイン酸やレチノイン酸などのFFAsによる$Ca^{2+}$濃度の増加を仲介するが，cAMP濃度には影響を与えないことが，報告されている（図）[3]．そのメカニズムとして，受容体刺激により，ホスホリパーゼC（PLC）の活性化が起こり，ホスファチジルイノシトール4,5-二リン酸（$PIP_2$）が分解を受け，イノシトール1,4,5-三リン酸（$IP_3$）とジアシルグリセロール（DAG）が産生される．$IP_3$は小胞体（ER）にある受容体に作用して，ERからの$Ca^{2+}$の放出を引き起こし，細胞内の$Ca^{2+}$濃度を上昇させる．これがグルコース濃度の上昇による，L型電位依存性$Ca^{2+}$チャネルの活性化を介した$Ca^{2+}$濃度増加と相乗的にインスリン分泌のさらなる増加を導く．同時に産生されるDAGは，$Ca^{2+}$と協調してPKCの活性化を引き起こし，グルコース刺激によるインスリン分泌をさらに増加させると考えられている．生体におけるGPR40の作用については，まず，GPR40遺伝子欠損マウスやGPR40過剰発現マウスのデータが報告された[6]．その結果，GPR40遺伝子欠損マウスでは，急性のFFA応答性のインスリン分泌増強作用が抑制されるが，一方で，高脂肪食による脂肪毒性効果（lipotoxic effect）から保護されると報告され，それを裏づけるように，GPR40過剰発現マウスにおいては，脂肪毒性で認められる膵β細胞の異常と同様な

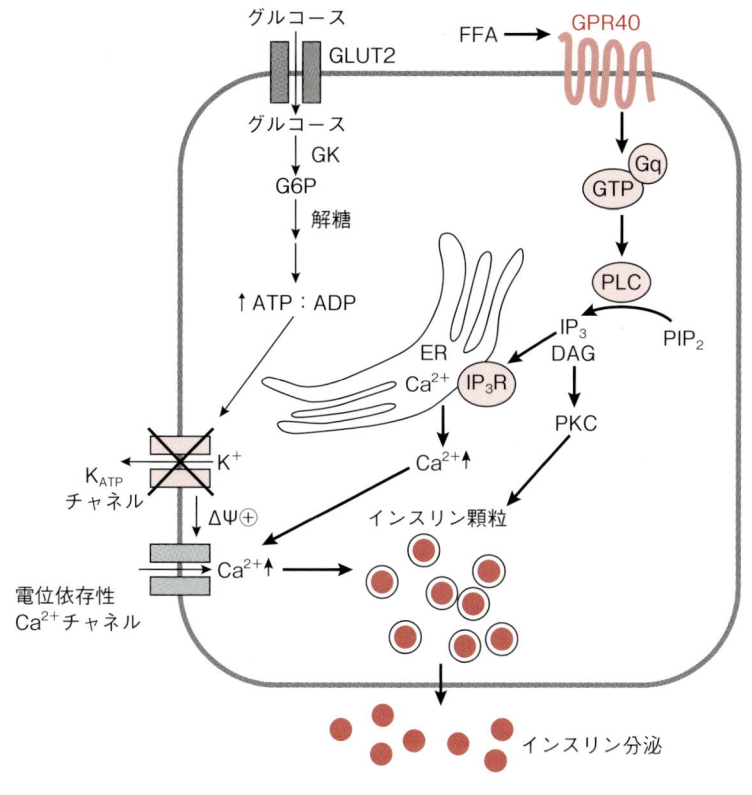

**図　膵β細胞におけるGPR40を介したインスリン分泌機構**
文献9をもとに作成

PLC：ホスホリパーゼC
$PIP_2$：ホスファチジルイノシトール4,5-二リン酸
$IP_3$：イノシトール1,4,5-三リン酸
DAG：ジアシルグリセロール

重篤なインスリン分泌障害によって顕性糖尿病を発症することが報告された．したがって，GPR40は，FFA誘導性のグルコース応答性インスリン分泌の増強作用と，脂肪酸の有害作用の両方に関与する可能性があると結論づけられた．一方で，そのようなphenotypeはとらず[7]，GPR40の膵β細胞における発現増加は耐糖能を改善するとのデータもある[8]．

## 糖尿病・代謝疾患との関連性・臨床的意義

近年，2型糖尿病の治療薬開発のために，GPR40受容体のアゴニストが開発されている[5]．膵β細胞におけるGPR40の過剰発現により，糖尿病が改善したという報告から[8]，GPR40の活性化が，糖尿病治療に有効であることが示唆されている．一方で，GPR40アゴニスト投与により，明確な膵β細胞機能の障害は現在のところ報告されていない．

<文献>

1) Sawzdargo, M. et al.：Biochem. Biophys. Res. Commun., 239：543-547, 1997
2) Briscoe, C. P. et al.：J. Biol. Chem., 278：11303-11311, 2003
3) Itoh, Y. et al.：Nature, 422：173-176, 2003
4) Flodgren, E. et al.：Biochem. Biophys. Res. Commun., 354：240-245, 2007
5) Luque, R. M. et al.：J. Mol. Endocrinol., 32：437-448, 2004
6) Steneberg, P. et al.：Cell Metab., 1：245-258, 2005
7) Kebede, M. et al.：Diabetes, 57：2432-2437, 2008
8) Nagasumi, K. et al.：Diabetes, 58：1067-1076, 2009
9) Shapiro, H. et al.：Biochem. Biophys. Res. Commun., 335：97-104, 2005

（原　朱美，綿田裕孝）

# 1章 膵島

# WFS1

## 本分子の研究の経緯

Wolfram症候群は，小児糖尿病に視神経萎縮を伴う常染色体劣性遺伝疾患である．患者の多くは，若年発症糖尿病，尿崩症，視神経萎縮，難聴，小脳失調のほか，精神症状を示す．多くの患者は，インスリン分泌不全をきたし，インスリン治療を必要とする．

この原因遺伝子に関して検索が行われ，1994年に，Polymeropoulosらによって，第4染色体短腕（4q16.1）に遺伝子座がマップされた[1]．その後，1998年に，日本人3家系を含むWolfram症候群5家系の家系解析の結果，Wolfram症候群の原因遺伝子が単離されWFS1と名付けられた[2]．

## 分子構造

ヒトWFS1遺伝子は，8つのエキソンにより構成され，Wolfram症候群での変異の大多数は最大エキソンである第8エキソンに存在する[3]．WFS1タンパク質は，890アミノ酸から構成され，小胞体に存在する9回膜貫通型の膜タンパク質であり，中央部に特徴的な疎水性領域を有する．

## 機能・役割

WFS1タンパク質は，ほぼすべての臓器，組織で発現するが，組織内での発現には特異性がみられ，膵臓では，主に膵ランゲルハンス島のβ細胞で発現し，α細胞や外分泌組織には発現が認められない．中枢神経系では，海馬，嗅結節および梨状皮質で強い発現が認められる[3][4]．WFS1タンパク質は，細胞内の小胞体ストレスを一定以下のレベルに保つのに重要な役割を担う[5]〜[7]．WFS1タンパク質およびmRNAの発現レベルは，IRE1とPERK経路を介して，小胞体ストレスで誘導され，小胞体ストレス上昇に伴って増加する．そして，WFS1の発現が上昇することによって，細胞内のストレスが低下する．WFS1は，タンパク質分解経路を調節することによって，細胞内ストレスレベルを一定以下に抑制している．

事実，WFS1タンパク質の欠損によって，小胞体ストレスが惹起され，WFS1欠損細胞は小胞体ストレスに対して脆弱でアポトーシスをきたしやすい．Wolfram症候群においても，WFS1タンパク質の遺伝的変異により，細胞内の小胞体ストレスが増加し，β細胞のアポトーシスや神経細胞の機能異常を引き起こしていると考えられている（図）．

WFS1タンパク質欠損細胞では，グルコース応答性のインスリン分泌が障害され，グルコース刺激時の細胞内カルシウムの上昇が抑制されることから，WFS1欠損により，小胞体へのカルシウムの再取り込みの障害が生じているものと考えられており[8]，WFS1タンパク質欠損によるカルシウム恒常性の異常が小胞体ストレスを惹起し，小胞体ストレス亢進によるアポトーシスに関与すると考えられている．さらに，Hatanakaらは，β細胞においては，WFS1タンパク質は小胞体だけでなく，インスリン分泌顆粒に多く存在し，分泌顆粒内のpHを制御する可能性があることを見出している[9]．

## 糖尿病・代謝疾患との関連性・臨床的意義

Wolfram症候群は，神経系難聴や尿崩症を合併しやすいことから，これらの主要な4徴候（diabetes insipidus, diabetes mellitus, optic atrophy, deafness）の頭文字から，DIDMOAD syndoromともよばれる[10]．一方で，WFS1遺伝子の軽度の発現低下やWFS1タンパク質の機能異常は，2型糖尿病の発症素因になる可能性がある．臨床的には，イギリス人の集団において，WFS1遺伝子の比較的頻度の高いバリアントである611番目のヒスチジンのアルギニンへの変化（H611R）が2型糖尿病と関連することが示された．

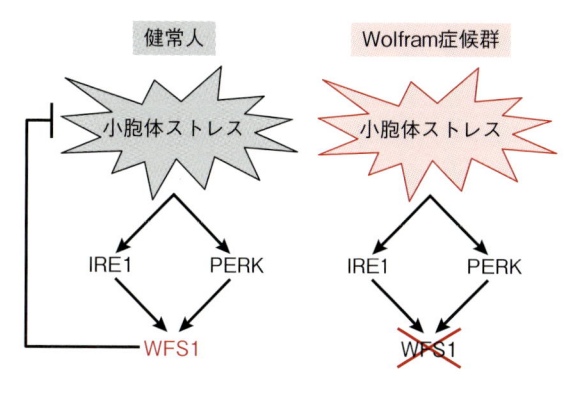

**図 WFS1による細胞内小胞体ストレスの抑制**
文献14をもとに作成

さらに，イギリス人やAshkenazuのユダヤ人で，このバリアントを含む4つのSNPが2型糖尿病と強く関連することが示された[11]．このような解析の結果から，WFS1遺伝子のSNPはβ細胞機能を規定する可能性が考えられ，WFS1遺伝子は2型糖尿病原因遺伝子の1つとされている[12]．日本人においてもWFS1遺伝子のSNPと2型糖尿病に弱い相関がみられている[13]．

＜文献＞

1) Polymeropoulos, M. H. et al.：Nature Genet., 8：95-97, 1994
2) Inoue, H. et al.：Nature Genet., 20：143-148, 1998
3) Takeda, K. et al.：Hum. Mol. Genet., 10：477-484, 2001
4) Ueda, K. et al.：Eur. J. Endocrinol., 153：167-176, 2005
5) Fonseca, S. G. et al.：J. Biol. Chem., 280：39609-39615, 2005
6) Ishihara, H. et al.：Hum. Mol. Genet., 13：1159-1170, 2004
7) Riggs, A. C. et al.：Diabetologia, 48：2313-2321, 2005
8) Takei, D. et al.：FEBS Lett., 580：5635-5640, 2006
9) Hatanaka, M. et al.：Hum. Mol. Genet., 20：1274-1284, 2011
10) Page, M. M. et al.：Q. J. Med., 45：505-520, 1976
11) Wasson, J. & Permutt, M. A.：Diabetologia, 51：391-393, 2008
12) Franks, P. W. et al.：Diabetologia, 51：458-463, 2008
13) Mita, M. et al.：Kobe J. Med. Sci., 54：E192-E199, 2008
14) 浦野文彦：脳21, 11：16-21, 2008

（原　朱美，綿田裕孝）

*memo*

# 1章 膵島

# GLP-1受容体

【本分子をターゲットにしている治療薬】
- DPP-4阻害薬（p.251参照）
- GLP-1受容体作動薬（p.256参照）

## 本分子の研究の経緯

インクレチンホルモンであるglucagon-like-peptide-1（GLP-1）の受容体、GLP-1受容体は、ラットインスリノーマ由来のRIN1046-38細胞から抽出され同定されたタンパク質である[1)2)]。その後、ヒトの膵β細胞やソマトスタチン産生細胞でも局在が示された[3)]。また、GLP-1結合部位は、ヒトの胃がん細胞（HGT-1）、単離されたラットの胃壁細胞、ラットの精巣上体の脂肪組織の可溶化膜、3T3L1脂肪細胞などで同定されている。

GLP-1受容体のアゴニストとして、GLP-1（7-37）、GLP-1（7-36アミド）、Heloderma suspectum peptides exendin-3，exendin-4などが報告されている。腸管由来のペプチド作動性シグナルは、栄養素によって誘導されたインスリン応答を増強する。これがインクレチン効果であり[3)]、この腸管—膵島間の機能的関係性は、"incretic axis"あるいは"entero-insular-axis"とよばれる。腸管由来ペプチドであるGLP-1、GIPは、このaxisにおいて重要なメディエーターとなる。GLP-1は、GLP-2、オキシトモジュリン、グリセンチンとともに、小腸と大腸の腸管L細胞でプログルカゴンのプロセシングから産生される。そして、GLP-1は、膵β細胞で発現するGLP-1受容体を介して、グルコース依存性インスリン分泌を促進させる。さらに、プロインスリン遺伝子の転写活性化作用、膵β細胞増殖促進作用も確認されている。GLP-1は、また、生体で膵α細胞からのグルカゴン分泌を血糖依存性に抑制するが、その機序に関しては多数の説がある。

## 分子構造

GLP-1受容体は、クラス2 guanine nucleotide-binding protein（G protein）-coupled receptorの1つである[3)]。ヒトGLP-1受容体遺伝子は、第6番染色体（hchr 6p21）の長腕に位置し、少なくとも7つのエキソンをもつ遺伝子である。一方、マウスでは第17番染色体、ラットでは第20番染色体に位置する。

ヒトGLP-1受容体は463アミノ酸から構成され[3)4)]、ラットとヒトで90％のアミノ酸に相同性が認められるGタンパク質結合受容体である。GLP-1受容体の構造は、N末端、N末端と細胞内、細胞外ループに連結された7回膜貫通型ヘリックス構造、およびC末端領域から構成され、N末端には、ジスルフィド結合を形成する6つのシステインが存在する（図）[3)]。

## 機能・役割

食事摂取に伴い増加するGLP-1は、膵β細胞で発現するGLP-1受容体を介して、グルコース依存性インスリン分泌を促進させることが知られており、これがGLP-1の主作用と考えられている。一方で、GLP-1受容体の発現は、膵島のほかに、心臓、中枢神経系、腎臓、肺、下垂体、皮膚、消化管、迷走神経の神経結節で認められる[5)]。GLP-1受容体欠損マウスでは、軽度の耐糖能異常と、グルコース応答性インスリン分泌の異常を伴った空腹時高血糖が認められる[6)]。このほかに、視床下部—下垂体—副腎のaxisにおいて、ストレスに対するコルチコステロン応答のわずかな異常が認められる。また、GLP-1はsatiety因子として重要であると考えられているが、ob/obマウスとGLP-1受容体のダブル欠損マウスにおいて、体重の変化や摂食量はob/obマウスとの差は認められない。また、GLP-1受容体のリガンドを外因性に投与すると、膵島の新生と細胞増殖が促進するが、同様の実験をGLP-1受容体欠損マウスで行っても、膵島形成や構造にはほとんど変

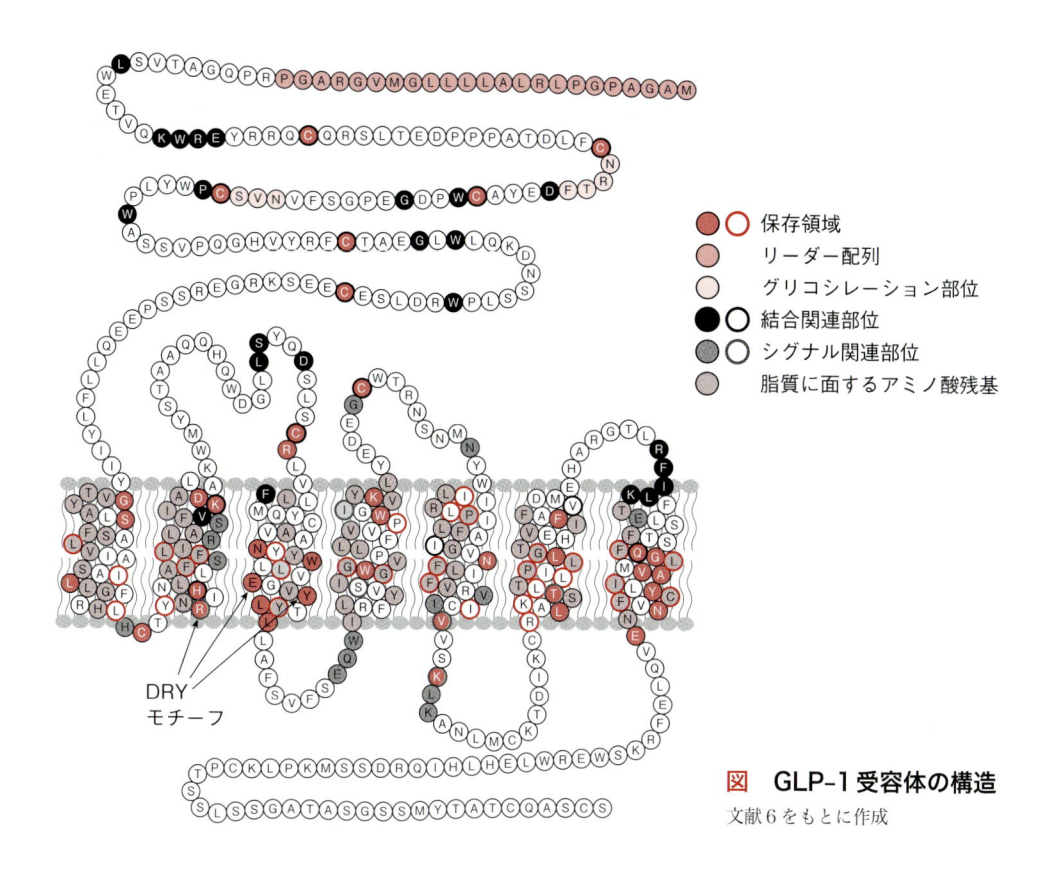

凡例:
- 保存領域
- リーダー配列
- グリコシレーション部位
- 結合関連部位
- シグナル関連部位
- 脂質に面するアミノ酸残基

DRYモチーフ

**図　GLP-1受容体の構造**
文献6をもとに作成

化は認められない．

## 糖尿病・代謝疾患との関連性・臨床的意義

　2型糖尿病の特徴の1つとして，インクレチン応答の低下があげられるため，その作用を増強する薬剤は糖尿病治療薬として有用である．GLP-1は，DPP-4（p.202参照）によって急速に分解されることから，DPP-4耐性GLP-1受容体作動薬（例：エキセナチド，リラグルチド）と，DPP-4阻害薬（DPP-4i，例：シタグリプチン，サクサグリプチン，ビルダグリプチン，リナグリプチン）がGLP-1作用増強をもたらすと考えられている．アメリカドクトカゲから同定されたexendin-4はGLP-1受容体作動薬であり，DPP-4の分解に耐性をもち，皮下投与後の半減期は2.4時間である．一方，同じGLP-1受容体作動薬に属するリラグルチドは，アルブミンと結合する脂肪酸側鎖をもち，DPP-4分解に耐性がある．半減期は11〜13時間とエキセナチドより長い．一方，DPP-4iは近年頻繁に用いられている薬剤であり，CD26分子の中のDPP-4に選択的に作用する．DPP-4の基質は，GLP-1に限らず，GIPやSDF1αなど，多くの物質が同定されている．そして，GLP-1受容体作動薬と異なり，GIPとGLP-1両方の血中濃度を上昇させる．インクレチン療法は，治療効果が高く，一般によく容認されており，2型糖尿病に関連した多くの病態生理学的特徴を改善する可能性が高い治療法である．さらに，GLP-1受容体シグナルの活性化は，膵β細胞に対して，細胞増殖促進と抗アポトーシス作用があることから，糖尿病患者のβ細胞量を増加させる薬剤となる可能性が期待される．

### <文献>

1) Drucker, D. J. et al.：Proc. Natl. Acad. Sci. USA, 84：3434-3438, 1987
2) Göke, R. & Conlon, J. M.：J. Endocrinol., 116：357-362, 1988
3) Mayo, K. E. et al.：Pharmacol. Rev., 55：167-194, 2003
4) van Eyll, B. et al.：FEBS Lett., 348：7-13, 1994
5) Baggio, L. L. & Drucker, D. J.：Gastroenterology, 132：2131-2157, 2007
6) Frimurer, T. M. & Bywater, R. P.：Proteins, 35：375-386, 1999

（原　朱美，綿田裕孝）

# 1章 膵島

# IL-1受容体

【和文】インターロイキン-1受容体

【本分子をターゲットにしている治療薬】
- アナキンラ（p.329 参照）
- リロナセプト
- カナキヌマブ（p.298 参照）

## 本分子の研究の経緯

感染症や組織障害が生じると，生体には炎症反応や免疫応答反応が生じる．この際，Bリンパ球から産生される抗原特異的な抗体のほかに，マクロファージやTリンパ球は液性の生理学的活性物質を産生する．リンパ球から産生される液性因子はリンホカイン，マクロファージから産生される液性因子はモノカインとよばれる．液性の生理学的活性物質を産生する細胞には，マクロファージやリンパ球のほかに，線維芽細胞，角質細胞，上皮細胞などが存在し，これらが分泌する生理活性物質を総称して，サイトカインとよぶ．

インターロイキン（interleukin：IL）とは一群のサイトカインで，主に単球・マクロファージから分泌されるが，多くの組織由来の細胞が産生する．インターロイキンという名は，白血球間の情報伝達を行うという意味に由来する．当初，さまざまな研究室から独自に命名されたリンホカインを，1979年の国際リンホカインワークショップにおいて，統一的にILの後に番号をつけてよぶことになった．このうち，IL-1は，インターロイキンの中でも最初に同定された分子である．

## 分子構造および機能・役割

IL-1には，アミノ酸配列の異なるIL-1αおよびIL-1βの2種類が存在するが，これらは同一のIL-1受容体（IL-1R）に結合して生理作用を発現する．IL-1αの前駆体は271アミノ酸からなり，成熟体は159アミノ酸で構成される（http://www.uniprot.org/uniprot/P01583）．IL-1βの前駆体は269アミノ酸からなり，成熟体は153アミノ酸で構成される（http://www.uniprot.org/uniprot/P01584）．2種類のIL-1の間に生理作用の差はないものと考えられている．

IL-1の生理作用は多岐にわたる．炎症時における発熱や急性期タンパク質の産生誘導への関与をはじめ，リンパ球，単球および顆粒球などの免疫系細胞の増殖促進，血管内皮細胞への接着促進などがある．

IL-1受容体アンタゴニスト（IL-1Ra）（http://www.uniprot.org/uniprot/P18510）は，IL-1αおよびβと同じ遺伝子ファミリーに属し，3つのアイソフォームが存在する．すなわち，1つの分泌型（sIL-1Ra）と2つの細胞内型（icIL-1RaⅠ，icIL-1RaⅡ）である．これらは同じ遺伝子から選択的スプライシングにより生成される．IL-1Raは，IL-1との相同性が高く，IL-1α/βと同様にIL-1Rと結合するが，生物活性を示さない．すなわち，IL-1RaはIL-1の作用を，IL-1Rに競合的に結合することにより阻害することで，IL-1作用が適切になるようにバランスを図る役割をしている．

IL-1α，IL-1β，IL-1Raが結合するIL-1Rは，免疫グロブリンスーパーファミリーに属する膜貫通性糖タンパク質である．T細胞や線維芽細胞に発現するⅠ型IL-1Rと，B細胞や好中球などに発現するⅡ型IL-1Rが存在する．Ⅰ型IL-1Rは，319アミノ酸の細胞外領域，20アミノ酸の膜貫通部，213アミノ酸の細胞質内領域から構成される（http://www.uniprot.org/uniprot/P14778）．細胞外領域は免疫グロブリン様構造を有する一方，細胞質内領域の構造はToll様受容体と相同性が高く，Toll/IL-1受容体相同領域（TIRドメイン）とよばれる．Ⅱ型IL-1Rは，330アミノ酸の免疫グロブリン様構造を有する細胞外領域，26アミノ酸の膜貫通部，29アミノ酸の細胞質内領域から構成される（http://www.uniprot.org/uniprot/P27930）が，細胞内領域が極端に短いため，IL-1が結合しても細胞内にシグナル伝達できない．さらに，Ⅱ型IL-1Rには，可溶性タイプが存在し，IL-1をトラップしている．この

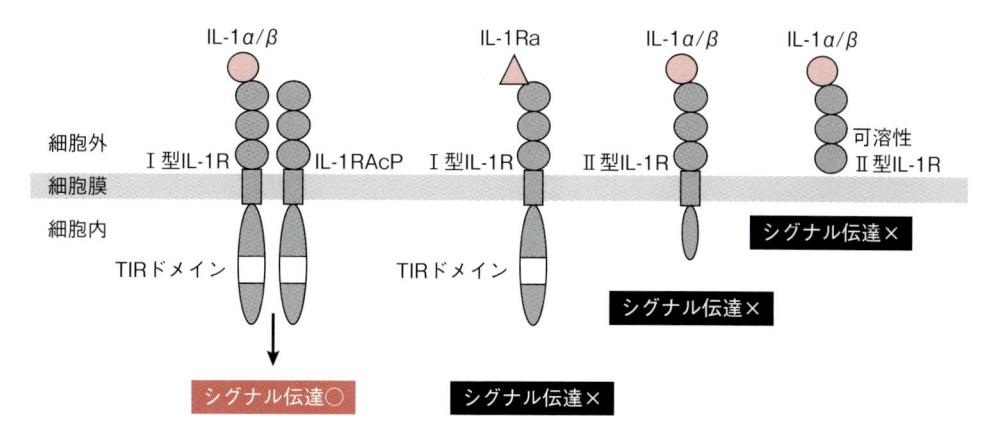

## 図 IL-1受容体のシグナル伝達

IL-1には，アミノ酸配列の異なるIL-1αおよびIL-1βの2種類が存在するが，これらは同一のIL-1受容体（IL-1R）に結合して生理作用を発現する．この作用発現には，IL-1R accessory protein（IL-RAcP）の結合が必要となる．IL-1受容体アンタゴニスト（IL-1Ra）は，IL-1との相同性が高く，IL-1α/βと同様にIL-1Rと結合するが，生物活性を示さない．これは，IL-1RaがIL-1Rと結合しても，IL-RAcPが結合しないため，シグナル伝達が生じないためとされている．IL-1Rには，I型IL-1RとII型IL-1Rが存在する．II型IL-1Rは，細胞内領域が極端に短いため，IL-1α/βが結合しても細胞内にシグナル伝達できない．さらに，II型IL-1Rには，可溶性タイプが存在し，IL-1をトラップしている

ため，II型IL-1Rは，decoy（おとり）レセプターともよばれる．IL-1α，IL-1βのI型IL-1Rへの結合の際には，IL-1R accessory protein（IL-RAcP）（http://www.uniprot.org/uniprot/Q9NPH3）とヘテロ結合体を形成することが必要で，IL-RAcPは直接IL-1とは結合しないが，IL-1とI型IL-1R間の親和性を高める働きがある（図）．

## 糖尿病・代謝疾患との関連性・臨床的意義

IL-1に関連する疾患で最もよく知られているのは関節リウマチである[1]．IL-1とIL-1Raのバランスが崩れ，IL-1優位になったときに生じる．この治療に使われるのが，アナキンラ（Anakinra：キネレット®）であり，遺伝子組換えでつくったヒト型IL-1Raである．IL-1の作用を抑え，関節破壊に対する抑制効果が期待されている（p.71，CD20の図参照）．欧米ではすでに関節リウマチ治療に使用されているが，本邦では未承認である．

アナキンラは，2型糖尿病患者における血糖値と膵β細胞のインスリン分泌能を改善するという報告がある[2]．これは，インスリン抵抗性に寄与する炎症性サイトカインの抑制や，膵β細胞のアポトーシス抑制を介した機序と考えられる[3]．また，1型糖尿病患者に対する効果も期待されており，臨床試験が行われている[4,5]．

ほかに，IL-1の作用を抑える薬剤としてリロナセプト（Rilonacept）やカナキヌマブ（Canakinumab：イラリス®）という薬剤も開発されており，アナキンラを含めIL-1βの過剰産生疾患であるクリオピリン関連周期性発熱症候群（Cryopyrin-associated periodic syndrome：CAPS）の治療薬として使用されている．これらの薬剤も，糖尿病に対し使用できる可能性がある．

### ＜文献＞

1) Louie, S. G. et al. : Am. J. Health. Syst. Pharm., 60 : 346-355, 2003
2) Larsen, C. M. et al. : N. Engl. J. Med., 356 : 1517-1526, 2007
3) Akash, M. S. et al. : J. Pharm. Sci., 101 : 1647-1658, 2012
4) Mandrup-Poulsen, T. et al. : Nat. Rev. Endocrinol., 6 : 158-166, 2010
5) Pickersgill, L. M. & Mandrup-Poulsen, T. R. : Diabetes. Metab. Res. Rev., 25 : 321-324, 2009

（馬場谷　成，池上博司）

# 1章 膵島

# CD3

【本分子をターゲットにしている治療薬】
- オテリキシツマブ（p.329 参照）
- テプリツマブ（p.330 参照）

## 本分子の研究の経緯

CD3は，ヒト血液細胞上分子の国際的な分類法であるCD（cluster of differentiation）分類の3番目の抗原である．胸腺細胞やT細胞上に発現する分子であり，T細胞抗原受容体（TCR）と会合し，TCRの細胞表面への発現とTCRのシグナル伝達に関与する．

## 分子構造

CD3は，4つの分子（γ，δ，ε，ζ）により構成され，γは182個のアミノ酸（http://www.uniprot.org/uniprot/P09693），δは171個のアミノ酸（http://www.uniprot.org/uniprot/P04234），εは207個のアミノ酸（http://www.uniprot.org/uniprot/P07766），ζは164個のアミノ酸（http://www.uniprot.org/uniprot/P20963）からなる．CDγ，δ，εは，それぞれ1個のITAM（immunoreceptor tyrosine-based activation motif）を有する．CD3ζは，CD247ともよばれ，3個のITAMを有する．ITAMとは，受容体を介したシグナル伝達系で機能するチロシンキナーゼ活性化にかかわるアミノ酸モチーフのことである．CD3分子のポリペプチドγ，δ，ε，ζは，γε/δε/ζ-ζを形成して，細胞膜のTCR・CD3複合体として，発現する（図）．TCRの膜貫通領域には，正に帯電したアミノ酸が存在し，CD3分子群の膜貫通領域に存在する負に帯電するアミノ酸との結合を介して，TCR・CD3複合体が形成される．ヒトでは，CD3γ，δ，ε遺伝子は第11番染色体（11q23.3）上に，CD3ζ遺伝子は第1番染色体（11q24.2）上に存在する．

## 機能・役割

免疫反応は，異物が組織に侵入することからはじまる．侵入した異物に対して組織中に存在する抗原提示細胞（antigen-presenting cell：APC）である樹状細胞やマクロファージなどが反応し，これを貪食・分解する．APCは，それらが保有する主要組織適合性遺伝子複合体（major histocompatibility complex：MHC）のクラスⅡ分子にその分解タンパク質（抗原ペプチド断片）を搭載し，ヘルパーT細胞へ抗原提示を行うが，その提示される側がヘルパーT細胞上のTCR（T cell receptor）とCD3複合体である（図）．

TCRにより認識されるのは，組織に侵入した抗原単独ではなく，抗原ペプチド断片とMHC-クラスⅡ分子との複合体である．TCRには多様性が存在し，これはT細胞が胸腺において成熟・分化する過程の初期において遺伝子間で再構成が起こるためである．胸腺においては，自己MHC・自己ペプチド断片複合体と強く反応するT細胞（有害）は，アポトーシスで死滅し（ネガティブセレクション），全く反応しないもの（無益）も死滅する．自己MHC・自己ペプチド断片複合体と弱く反応できるT細胞のみ選択され（ポジティブセレクション），末梢に出現してくる．胸腺で死滅するT細胞は，全体の97～99％とされる．

TCRは，多様性を示さないCD3複合体と細胞膜通部で，非共有的に結合している．抗原認識能はTCRに存在し，T細胞内への抗原シグナル伝達はCD3複合体により行われる．

## 糖尿病・代謝疾患との関連性・臨床的意義

1型糖尿病は，自己反応性CD4陽性細胞，CD8陽性細胞により，膵β細胞が進行性に破壊される自己免疫疾患であるが[1]，CD3は1型糖尿病に対する免疫療法としてのターゲットとなる．CD3抗体が1型糖尿病

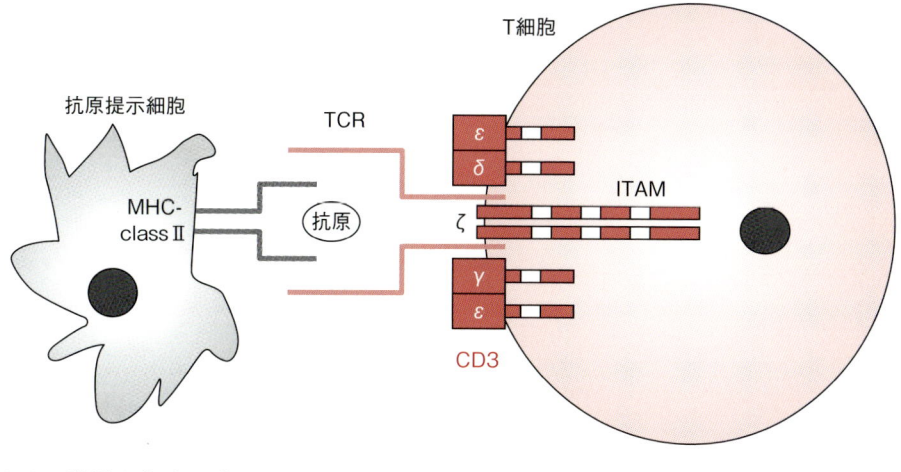

**図　CD3の構造と免疫反応**

抗原提示細胞（antigen-presenting cell：APC）は，侵入した異物を貪食・分解し，それらが保有する主要組織適合性遺伝子複合体（major histocompatibility complex：MHC）のクラスⅡ分子にその分解タンパク質（抗原ペプチド断片）を搭載し，ヘルパーT細胞へ抗原提示を行うが，その提示される側がヘルパーT細胞上のTCR（T cell receptor）とCD3複合体である．抗原認識能はTCRに存在し，T細胞内への抗原シグナル伝達はCD3複合体により行われる．CD3の細胞内領域には，ITAM（immunoreceptor tyrosine-based activation motif）が存在し，下流のシグナル伝達分子へ抗原認識情報を伝える

モデルNOD（non-obese diabetes）マウス[2]に対して使用された研究では，高血糖の改善と糖尿病の長期の寛解が得られたと報告されている[3]．CD3抗体により免疫寛容が誘導され膵β細胞の破壊を防ぐメカニズムは，TCRの内在化・脱落，T細胞自体のアポトーシス誘導，T細胞のアナジー（anergy）である[4]．

サイトカイン遊離症候群などの副作用が軽減されたFc受容体非結合性ヒト化CD3抗体〔オテリキシツマブ（Otelixizumab），テプリツマブ（Teplizumab）〕が開発され[5][6]，最近，1型糖尿病への臨床試験が行われた（CD20の図参照）．オテリキシツマブは，第Ⅱ相試験において，膵β細胞機能の温存とインスリン必要量の減少効果が認められた[7]が，第Ⅲ相試験において効果なしと判断され臨床試験は中止となった．テプリツマブは，現在2年間の第Ⅲ相試験が継続中であり，最近1年目の中間報告が行われたが，主要評価項目には差を認めていない[8]．

＜文献＞

1) van Belle, T. L. et al.：Physiol. Rev., 91：79-118, 2011
2) Makino, S. et al.：Exp. Anim., 29：1-13, 1980
3) Chatenoud, L.：Curr. Opin. Immunol., 17：632-637, 2005
4) Chatenoud, L. & Bluestone, J. A.：Nat. Rev. Immunol., 7：622-632, 2007
5) Alegre, M. L. et al.：Transplantation, 57：1537-1543, 1994
6) Bolt, S. et al.：Eur. J. Immunol., 23：403-411, 1993
7) Keymeulen, B. et al.：N. Engl. J. Med., 352：2598-2608, 2005
8) Sherry, N. et al.：Lancet, 378：487-497, 2011

（馬場谷　成，池上博司）

*memo*

# 1章 膵島

# CD20

【本分子をターゲットにしている治療薬】
- リツキシマブ（p.330参照）
- イブリツモマブ
- トシツモマブ

## 本分子の研究の経緯

CD20は，ヒト血液細胞上分子の国際的な分類法であるCD（cluster of differentiation）分類の20番目の抗原である．B細胞の細胞膜表面に発現する分子であり，B細胞活性化・増殖の制御に関与する．

## 分子構造

CD20は，297個のアミノ酸（http://www.uniprot.org/uniprot/P11836）からなる．ヒトでは，第11番染色体（11q12）上の*MS4A1*（membrane-spanning 4-domains, subfamily A, member 1）遺伝子によってコードされている．

## 機能・役割

B細胞は，骨髄中の造血幹細胞が分化したものである．B細胞は液性免疫に関与し，形質細胞に分化すると分泌形の免疫グロブリンを抗体として産生するようになる．CD20は，B細胞分化過程の最初（早期プロB細胞）と最後（形質細胞）を除いたすべての段階の細胞表面で発現している．CD20は，ほとんどのB細胞性腫瘍の細胞で発現しており，B細胞性リンパ腫や白血病の診断に有用である．CD20は，可溶性分子が存在せず，抗体などが結合しても細胞膜表面から消失しないことから，分子標的薬のターゲットとして優れた性質をもつ．

## 糖尿病・代謝疾患との関連性・臨床的意義

CD20に対するモノクローナル抗体は，現在臨床的にB細胞性非ホジキン病リンパ腫に対して使用される．臨床応用されている抗体は，リツキシマブ（Rituximab：MabThera®），イブリツモマブ（Ibritumomab：ゼヴァリン®），トシツモマブ（Tositumomab：Bexxar®）である（図）．これらが，CD20に結合すると，そのシグナルが細胞内に伝わり直接的に細胞増殖を制御し，細胞死を引き起こす．このうち，リツキシマブは，マウスモノクローナル抗体IgG1の定常領域をヒトIgG1κで置換したキメラ抗体である．B細胞性非ホジキン病リンパ腫に対する治療として，リツキシマブは薬物有害反応が重複しないことからCHOP療法と併用され，R-CHOP療法として標準療法となっている．

CD20と1型糖尿病とのかかわりは，CD20が1型糖尿病に対する免疫療法としてのターゲットになることである．1型糖尿病の病態形成においてT細胞が重要な役割を果たすのはいうまでもないが，B細胞も同様に重要な役割を担っていると考えられている[1]．1型糖尿病モデルNOD（non-obese diabetes）マウス[2]のSCID（severe combined immunodeficiency）マウスに催糖尿病性の脾臓由来T細胞を移植したマウスは糖尿病を発症することから，当初B細胞は1型糖尿病病態形成に重要でないと考えられていた[3]．しかし，その後の研究で，B細胞を欠損したNODマウスは膵島炎を生じず[4]，NODマウスに対してのCD20抗体を用いたB細胞除去介入により，糖尿病の発症を抑制し，さらには糖尿病発症後にも寛解を示す個体を観察できることが示されている[5]〜[7]．

リツキシマブを用いた1型糖尿病患者での1年間の臨床試験（第Ⅱ相）も行われている[8]．その結果，投与後3カ月目以降，リツキシマブ群においてHbA1cや必要インスリン量がコントロール群に比べ少なく，インスリン分泌能はリツキシマブ投与後6カ月間維持さ

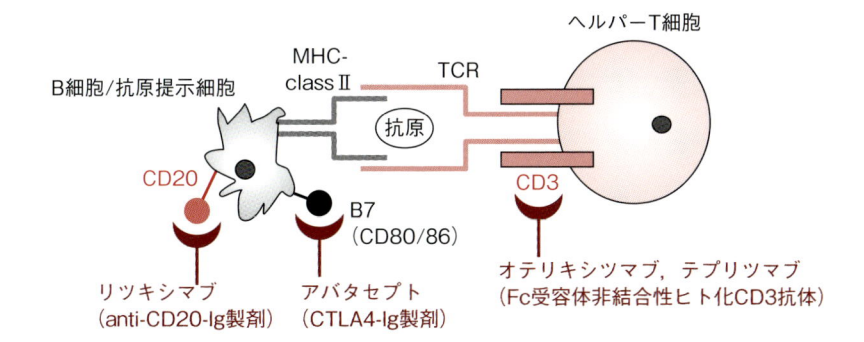

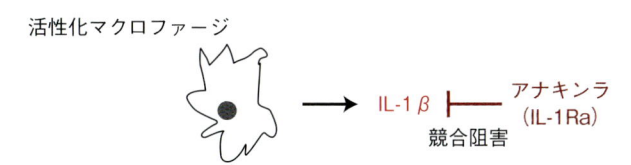

**図　生物学的製剤の免疫療法作用部位**

れることが証明された．リツキシマブ投与後12カ月目においては，コントロール群に比べインスリン分泌能は良好であるものの，糖尿病発症時よりも低下を認めており，免疫寛容の誘導は不十分であった可能性がある．

＜文献＞
1) Hulbert, C. et al.：J. Immunol., 167：5535-5538, 2001
2) Makino, S. et al.：Exp. Anim., 29：1-13, 1980
3) Miller, B. J. et al.：J. Immunol., 140：52-58, 1988
4) Serreze, D. V. et al.：J. Exp. Med., 184：2049-2053, 1996
5) Bour-Jordan, H. & Bluestone, J. A.：J. Clin. Invest., 117：3642-3645, 2007
6) Hu, C. Y. et al.：J. Clin. Invest., 117：3857-3867, 2007
7) Xiu, Y. et al.：J. Immunol., 180：2863-2875, 2008
8) Pescovitz, M. D. et al.：N. Engl. J. Med., 361：2143-2152, 2009

（馬場谷　成，池上博司）

*memo*

## 1章 膵島

# GAD65 【和文】グルタミン酸脱炭酸酵素65

### 【本分子をターゲットにしている治療薬】
- GAD-Alum（p.330参照）

### ● 本分子の研究の経緯

グルタミン酸脱炭酸酵素（glutamic acid decarboxylase：GAD）は，ヒト脳や膵臓に分布し，統合失調症やパーキンソン病，スティッフパーソン症候群（Stiff-person syndrome：SPS）といった神経・精神疾患や，1型糖尿病に関与することが知られている．

SPSは，40歳前後で発症する稀な神経性疾患であり，骨格筋の進行性の固縮と有痛性痙直を特徴とする[1]．しばしば1型糖尿病を併発することが知られている[2]．GADに対する抗体は，最初にSPSにおいて発見された自己抗体であるが，1990年に1型糖尿病の主要な自己抗体であることが明らかにされた[3]．

### ● 分子構造

ヒトGADには，主にGAD65（分子量65,411，585個のアミノ酸）およびGAD67（分子量66,897，594個のアミノ酸）の2つのアイソザイムが存在する（UniProtKB：http://www.uniprot.org/）．それぞれのアイソザイムの遺伝子は異なる染色体に存在しており，それぞれ*GAD2*（第10番染色体：10p11.23）と*GAD1*（第2番染色体：2q31）によってコードされている．これらのアイソザイムの相同性は65％である．ヒト脳にはGAD65とGAD67が存在し，ヒト膵に存在するのは，ほとんどがGAD65である（GAD65：GAD67 = 200：1）．

### ● 機能・役割

GADは，グルタミン酸を脱炭酸する酵素の一種である．この酵素の働きにより，グルタミン酸は，γ-アミノ酪酸（γ-aminobutyric acid：GABA）と二酸化炭素に分解される．

GADにより生成されたGABAは，主に抑制性の神経伝達物質として機能している．体内では主に脳のGABA作動性ニューロンの終末部分や，膵ランゲルハンス島細胞に高濃度存在する．GABAは血液脳関門（BBB）を通過できないため脳内にて生合成される．膵島におけるGABAは，インスリン，グルカゴン，ソマトスタチンの分泌調整に関与しているとされている．

### ● 糖尿病・代謝疾患との関連性・臨床的意義

自己免疫性1型糖尿病は，インスリン産生細胞である膵島のβ細胞に対する臓器特異的自己免疫疾患であり，T細胞を中心とした自己免疫反応により膵β細胞が破壊される．GAD65が関与する糖尿病は，このタイプの糖尿病である．

自己免疫の関与する1型糖尿病であることを証明するためには，患者の血清中に膵島関連自己抗体を検出する必要がある．膵島関連自己抗体には，抗GAD抗体，抗IA-2抗体，インスリン自己抗体（IAA），膵島細胞抗体（ICA），抗亜鉛トランスポーター-8抗体（抗ZnT-8抗体）などがあり（表），いずれかの自己抗体が陽性であれば，自己免疫による1型糖尿病を示唆する根拠となる．前述したように，ヒトの膵β細胞では主にGAD65が発現しており，1型糖尿病患者のGAD

表　膵島関連自己抗体

| |
|---|
| GAD抗体（glutamic acid decarboxylase antibody） |
| IA-2抗体（insulinoma-associated antigen-2 antibody） |
| IAA（insulin autoantibody） |
| ICA（islet cell antibody） |
| ZnT-8抗体（zinc transporter 8 antibody） |
| など |

抗体はGAD65に対する自己抗体である．

　自己抗原を用いたワクチン療法により免疫寛容が誘導される可能性が考えられており，実際インスリンを用いたトライアルが行われたが，効果は限定されたものであった[4)〜6)]．GAD65も前述のように1型糖尿病における主要な自己抗原であり，GAD65を用いたワクチン療法GAD-Alum（Diamyd®）が，1型糖尿病進展予防に有用であるか否かを検討した研究が最近行われたが，インスリン分泌能の保持に寄与せず，臨床転帰の有意な改善もみられないことが報告された[7)8)]．

＜文献＞
1) Solimena, M. et al.：N. Engl. J. Med., 322：1555-1560, 1990
2) Solimena, M. et al.：N. Engl. J. Med., 318：1012-1020, 1988
3) Baekkeskov, S. et al.：Nature, 347：151-156, 1990
4) Diabetes Prevention Trial--Type 1 Diabetes Study Group：N. Engl. J. Med., 346：1685-1691, 2002
5) Nanto-Salonen, K. et al.：Lancet, 372：1746-1755, 2008
6) Skyler, J. S. et al.：Diabetes Care, 28：1068-1076, 2005
7) Ludvigsson, J. et al.：N. Engl. J. Med., 366：433-442, 2012
8) Wherrett, D. K. et al.：Lancet, 378：319-327, 2011

（馬場谷　成，池上博司）

# 1章 膵島

# CTLA-4 【和文】細胞傷害性Tリンパ球抗原4

**【本分子をターゲットにしている治療薬】**
- アバタセプト（p.329参照）

## ◆ 本分子の研究の経緯

CTLA-4（cytotoxic T lymphocyte associated antigen-4）は，T細胞上に発現する分子である．マウス細胞傷害性T細胞に由来するcDNAライブラリーから4番目にクローニングされたため，このように名付けられた．ヒト血液細胞上分子の国際的な分類法であるCD（cluster of differentiation）分類では，CD152である．

## ◆ 分子構造

CTLA-4（http://www.uniprot.org/uniprot/P16410）は，223個のアミノ酸より構成される細胞表面タンパク質である．ヒトでは，CTLA-4遺伝子（CTLA4）は第2番染色体（2q33）上に存在する．CD28（http://www.uniprot.org/uniprot/P10747）と非常に類似した構造をもつ．

## ◆ 機能・役割

CTLA-4は，活性化された免疫反応を抑制する働きをもつ．免疫反応は，異物が組織に侵入することからはじまる．侵入した異物に対して組織中に存在する抗原提示細胞（antigen-presenting cell：APC）の樹状細胞やマクロファージなどが反応し，これを貪食・分解する．APCは，それらが保有する主要組織適合性遺伝子複合体（major histocompatibility complex：MHC）のクラスⅡ分子にその分解タンパク質を搭載し，ヘルパーT細胞へ抗原提示を行う（主刺激シグナル）．抗原提示を受けたヘルパーT細胞は，さまざまなサイトカインを放出し細胞傷害性T細胞，B細胞などを活性化する．活性化された細胞傷害性T細胞は，非自己（ウイルス感染細胞など）を認識し，それらを攻撃・排除する．

抗原提示を受けたヘルパーT細胞が活性化するためには，前述の主刺激シグナルだけでは不十分であり，共刺激シグナルも必要である．共刺激シグナルを担当する分子のうちで，最もよく知られている分子は，APC上のB7分子〔B7.1（CD80）とB7.2（CD86）〕であり，T細胞上のCD28との結合を介し，シグナル伝達が行われる．これは，T細胞を活性化させるという正の刺激である．ヘルパーT細胞の反応を阻害する刺激（負の刺激）を担当する分子も存在し，これがCTLA-4である（図）．CTLA-4は，CD28に比べ，20倍高いB7親和性をもつことで，正の刺激を排除し免疫のブレーキ役という機能をもつ．実際，CTLA-4遺伝子をノックアウトしたマウスでは，著明なリンパ球増殖を示す致死的障害を生じることが知られている[1)2)]．

## ◆ 糖尿病・代謝疾患との関連性・臨床的意義

CTLA-4が関与する糖尿病は，自己免疫機序によって生じる1型糖尿病である．1型糖尿病の膵臓でも，前述した免疫メカニズムで膵島特異的に自己免疫機序が働く．すなわち，インスリン産生細胞（現在では，インスリン自体が膵β細胞破壊の際の最初の標的抗原と考えられている[3)]）を貪食・分解した抗原提示細胞は，MHC-クラスⅡ分子にインスリン分解タンパク質を搭載し，ヘルパーT細胞へ抗原提示を行う．免疫を安定化させるためには，この主刺激シグナルと同時に共刺激シグナルが必要であるが，CTLA-4は，共刺激シグナルのうち負の刺激に関与し免疫のブレーキ役という機能をもつ．したがって，CTLA-4をコードする遺伝子*CTLA4*は，1型糖尿病のみならず自己免疫疾患全般の重要な候補遺伝子である．これまでの遺伝解

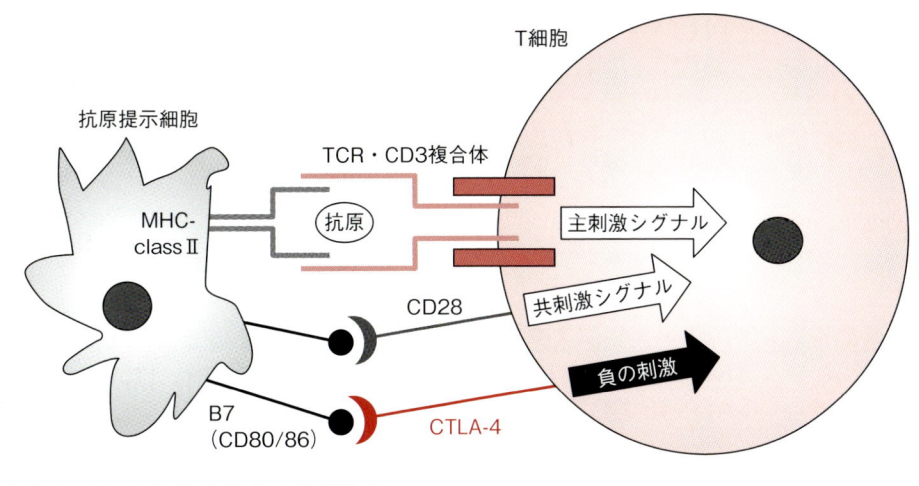

**図 CTLA-4による免疫反応の抑制作用**

抗原提示細胞（antigen-presenting cell：APC）は，侵入した異物を貪食・分解し，それらが保有する主要組織適合性遺伝子複合体（major histocompatibility complex：MHC）のクラスⅡ分子にその分解タンパク質（抗原ペプチド断片）を搭載し，ヘルパーT細胞へ抗原提示を行う（主刺激シグナル）が，ヘルパーT細胞が活性化するためには，主刺激シグナルだけでは不十分であり，共刺激シグナルも必要である．共刺激シグナルを担当する分子のうちで，最もよく知られている分子は，APC上のB7分子〔B7.1（CD80）とB7.2（CD86）〕であり，T細胞上のCD28との結合を介し，シグナル伝達が行われる．これは，T細胞を活性化させるという正の刺激である．ヘルパーT細胞の反応を阻害する刺激（負の刺激）を担当する分子も存在し，これがCTLA-4である．CTLA-4は，CD28に比べ，20倍高いB7親和性をもつことで，正の刺激を排除し免疫のブレーキ役という機能をもつ

析により，第2番染色体長腕上には1型糖尿病の疾患感受性遺伝子座が存在し*IDDM12*と命名されているが，同領域に*CTLA4*が存在する．*CTLA4*多型と，1型糖尿病の関連を研究した本邦での報告では，1型糖尿病単独とは明らかな関連を示さず，甲状腺自己免疫を合併した1型糖尿病と強い関連があり[4]，欧州においても1型糖尿病だけではなくバセドウ病や橋本病といった自己免疫性甲状腺疾患と有意の関連を示している[5]．*CTLA4*が複数の臓器に対する自己免疫と関連を示すことは，免疫応答におけるブレーキ役というCTLA-4の機能とも一致する結果と考えられる．

CTLA-4は最初に発見されたT細胞抑制性の共刺激受容体として，早くから臨床応用がなされてきた[6]．米国ブリストル・マイヤーズ・スクイブ社が開発したアバタセプト（Abatacept：オレンシア®）は，CTLA4-Ig製剤であり，CD28の結合を競合的に阻害してT細胞の活性を抑制する．現在慢性関節リウマチの治療薬としてすでに販売されている．このアバタセプトを使用し，1型糖尿病の進展予防につながるか否かを2年間検討した結果，β細胞機能の低下を抑制したという報告がある[7]．

＜文献＞

1) Tivol, E. A. et al.：Immunity, 3：541-547, 1995
2) Waterhouse, P. et al.：Science, 270：985-988, 1995
3) Nakayama, M. et al.：Nature, 435：220-223, 2005
4) Ikegami, H. et al.：J. Clin. Endocrinol. Metab., 91：1087-1092, 2006
5) Ueda, H. et al.：Nature, 423：506-511, 2003
6) Linsley, P. S. et al.：Immunol. Rev., 229：307-321, 2009
7) Orban, T. et al.：Lancet, 378：412-419, 2011

（馬場谷　成，池上博司）

*memo*

## 第1部 糖尿病・代謝疾患の分子標的用語

# 2章 脂肪

## 概論 肥満脂肪組織の病態

福原淳範, 下村伊一郎

【本章の用語】PPARγ, レジスチン, アディポネクチン, レプチン, RBP4, PA1-1, TNF-α, IL-6, 11β-HSD1, β3-AR, MCP-1, HSL, SCD1, FATP-1, CD36, LPL, ATGL

### はじめに

　わが国では食生活やライフスタイルの欧米化, 過食, 運動不足といった生活習慣によって肥満者が急増している. 特に内臓脂肪蓄積による腹部肥満を基盤としたメタボリックシンドロームは糖尿病や心血管疾患を罹患する確率が高く, 国民健康上の重大な問題である.
　メタボリックシンドローム病態の本態は酸化ストレスや, 小胞体ストレス, 小胞体ストレスによる全身性の軽度の慢性炎症状態であり, マクロファージを中心とする免疫細胞が浸潤することで病態が形成される. 一方で, ヒト脂肪組織を用いた発現遺伝子解析から, 脂肪組織に発現する遺伝子の約20～30％がホルモン, 増殖因子, サイトカインといった分泌タンパク質遺伝子であり, 脂肪組織は内分泌臓器であることが明らかになっている. このような脂肪細胞由来生理活性物質はアディポサイトカインと総称されている. 本項では, メタボリックシンドロームの基盤としての内臓脂肪蓄積と, 脂肪組織の炎症に関与するさまざまなストレスとマクロファージ浸潤, アディポサイトカイン制御異常について概説する.

### 肥満病態の発症基盤としての内臓脂肪蓄積

　脂肪組織の主要な機能は過剰な栄養を中性脂肪として蓄積し, 栄養欠乏時にエネルギー源として放出することである. 慢性的な過栄養状態では脂肪細胞は肥大 (hypertrophy) と増殖 (hyperplasia) の2つの形態で中性脂肪を蓄積するが, 内臓脂肪は肥大しやすい性質をもつ. 肥大した内臓脂肪から放出される遊離脂肪酸や炎症性アディポサイトカインは肝臓へ直接作用することでインスリン抵抗性や耐糖能異常, 高中性脂肪血症を引き起こす. 内臓脂肪の生理学的な解析によると, 定常状態およびホルモン誘導性の脂肪分解能は脂肪部位によって異なる. 例えば, 糖尿病症例の腸間膜脂肪では定常状態の遊離脂肪酸産生が高く, カテコールアミン誘導性の脂肪分解能が低い. また, 脂肪酸受容体である**CD36**, グルココルチコイド活性化酵素である**11β-HSD1**の発現量が高いことが報告されている (概略図1).
　内臓脂肪と皮下脂肪にこのような違いが生じる原因は不明である. 前駆細胞自体が異なる可能性, 周囲の細胞や血流, 流入する栄養素によって違いが生じる可能性が想定されている. また, 内臓脂肪蓄積の動物モデルとしてはMasuzakiらによって作成された脂肪組

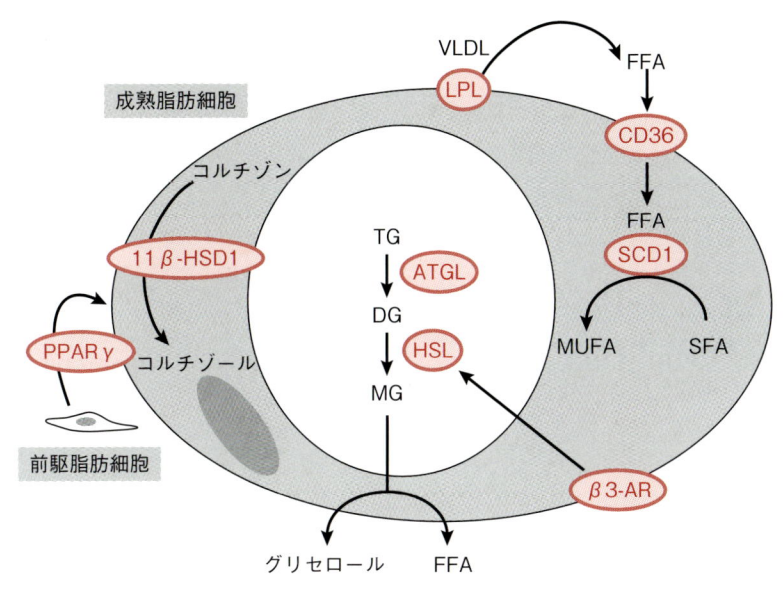

**概略図1　脂肪細胞の分化と脂肪蓄積，脂肪分解**
前駆脂肪細胞から成熟脂肪細胞への分化には転写因子**PPARγ**が重要な役割を果たす．**LPL**は血中のVLDLを分解し，遊離脂肪酸（FFA）を産生する．FFAは脂肪酸受容体であるCD36を介して細胞内に取り込まれ，中性脂肪（TG）が合成される．飽和脂肪酸（SFA）は**SCD1**によって不飽和脂肪酸（MUFA）へ変換されることで脂肪毒性が減弱する．合成された中性脂肪（TG）は**ATGL**によって分解されジアシルグリセロール（DG）となる．さらにカテコールアミン刺激によって**β3-AR**が活性化されると**HSL**がリン酸化され，DGがモノアシルグリセロール（MG）となり，FFAとグリセロールへと分解される．血中に存在する不活性型のグルココルチコイドであるコルチゾンは11β-HSD1によって活性型のコルチゾールへ変換される

織特異的な11β-HSD1過剰発現モデルがあり[1]，本酵素がメタボリックシンドロームの発症に重要な役割を果たすと考えられる．

## 🔷 肥満病態のストレス状態

肥満脂肪組織は小胞体ストレス，酸化ストレス，低酸素性ストレスに曝されており，これらが脂肪細胞の炎症状態の上流に存在する．

### 1）小胞体ストレス

小胞体はタンパク質の合成と糖鎖修飾，正しい構造へのフォールディングを行う細胞内小器官である．また，中性脂肪やコレステロールの生合成にも重要な役割を果たしている．過栄養状態や酸化ストレス，低酸素状態では正常なフォールディングが行われないタンパク質が蓄積するため，PERK，IRE1，ATF6の3つの経路が活性化され，シャペロンタンパク質の合成の促進とタンパク質翻訳の抑制，さらに炎症シグナルであるJNKの活性化が起こる．肥満脂肪組織では小胞体ストレスに関連する遺伝子の発現量が増加しており[2]，肥満糖尿病マウスに小胞体のフォールディングを改善するケミカルシャペロンの投与を行うと，脂肪組織，肝臓，骨格筋のインスリン抵抗性が改善する[3]．

### 2）酸化ストレス

酸化ストレスとは生体内の酸化反応と還元反応のバランスが崩れ，前者に傾いた状態である．生体がエネルギー代謝などさまざまな細胞活動を行う過程でスーパーオキサイドや

過酸化水素（$H_2O_2$）などの活性酸素（ROS）が産生される．ROSはきわめて反応性に富み，生体の構成成分を直接的に変性させ，あるいはNF-κBやJNKを活性化することで間接的に，細胞機能障害をもたらす．内臓脂肪面積は，酸化ストレス指標である尿中8-epi-PGF2aと関連しており[4]，酸化ストレス指標である血中過酸化脂質は，超音波で測定した内臓脂肪厚と有意に相関する[5]．脂肪細胞はROSによって，インスリンシグナルが抑制され，脂肪合成とグルコース取り込みが障害される[6,7]．また，アディポネクチンの血中濃度は全身の酸化ストレスレベルと有意な逆相関を示し[4,8]，脂肪細胞にROSを加えるとアディポネクチン産生が抑制される[9]．一方で，ROSによって**TNF-α**や**IL-6**，**MCP-1**，**PAI-1**などの炎症惹起性アディポサイトカインの発現は上昇する．

### 3）低酸素性ストレス

低酸素状態とは酸素需要よりも酸素供給が少ない状態であり，心疾患や脳卒中，がんの病態に深く関与している．近年，肥満状態の脂肪組織が低酸素状態になっていることが，多くの研究者から報告されている．肥満者では脂肪組織の酸素分圧は低下しており[10]，低酸素状態でタンパク質と結合する試薬であるピモニダゾールは肥満マウスの脂肪組織では結合が増加する[11]．低酸素状態の脂肪細胞では，アディポサイトカイン産生の変化と，インスリンシグナルの抑制が起こる．低酸素状態で誘導される転写因子であるHIF-1αは脂肪組織の線維化と耐糖能傷害を引き起こす[12]．培養脂肪細胞の実験では，低酸素によってインスリンシグナルの低下によってグルコース取り込みが低下し，中性脂肪分解の亢進によって遊離脂肪酸の放出が増加する[13]．また，低酸素状態では小胞体ストレスが発生し，アディポネクチンの遺伝子発現が低下する．

### 4）肥満病態におけるマクロファージ浸潤

肥満モデル動物や肥満症例の脂肪組織ではマクロファージを中心とする免疫細胞が浸潤することで炎症反応を増悪させる[14]．肥満脂肪組織を分画して解析すると，TNF-αはマクロファージ画分における発現量が高く，炎症性サイトカインの増加にはマクロファージの寄与が大きいと考えられる．脂肪組織中のマクロファージは非肥満状態に存在するM2マクロファージと，肥満に伴って浸潤が増加するM1マクロファージの2種類がある．M1マクロファージは脂肪組織から産生されるMCP-1によって遊走浸潤し，マクロファージのMCP-1受容体であるCCR2の阻害薬を投与したマウスや，CCR2欠損マウスでは，肥満脂肪組織へのマクロファージ浸潤が減少し，インスリン感受性の改善や血中アディポネクチン濃度の上昇がみられる[15]．活性化したマクロファージはROSや炎症性サイトカインを産生し，脂肪細胞の炎症状態を惹起する．一方で，脂肪細胞から放出される飽和脂肪酸はマクロファージのTLR4受容体を介して炎症シグナルを活性化する[16]．さらに，ROSは脂肪細胞でのMCP-1発現を増加させ，マクロファージの遊走を促進する．以上のことから，肥満脂肪組織ではマクロファージと脂肪細胞の両者の相互作用によって病態が形成される．

## 🔶 肥満病態におけるアディポサイトカイン制御異常

脂肪組織からはアディポサイトカインと総称されるさまざまな生理活性物質が産生，分泌されている．これらの因子はエネルギー代謝や血管の恒常性維持，免疫応答などに生理的にも病態学的にも重要な役割を果たしている．1990年代にHotamisligilらが肥満マウスの脂肪組織で産生されるTNF-αが肥満とインスリン抵抗性，炎症をつなぐ重要な因子であることを見出した．その後，脂肪細胞特異的に産生される**レプチン**や**アディポネクチン**

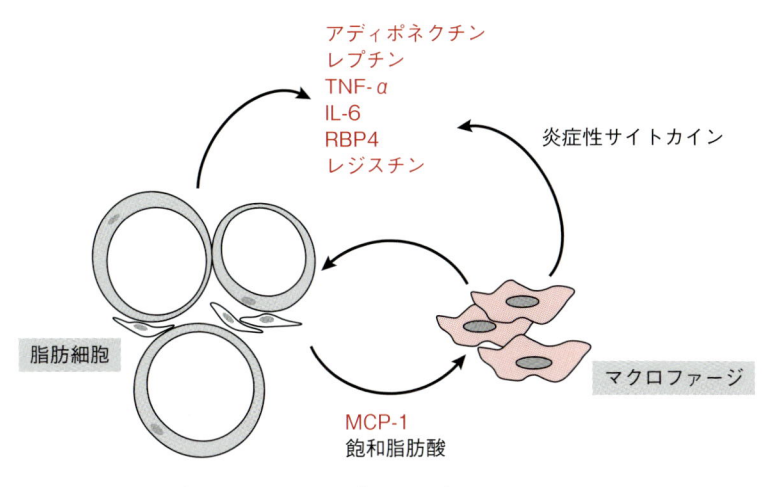

**概略図2　脂肪組織から分泌されるアディポサイトカイン**

脂肪組織には脂肪細胞だけでなく，浸潤したマクロファージが存在する．マクロファージは脂肪細胞から産生されるMCP-1によって脂肪組織に遊走浸潤し，脂肪細胞から放出される飽和脂肪酸によって活性化され，炎症性サイトカインの産生が増加する．脂肪組織からはアディポネクチン，レプチン，TNF-α，IL-6，**RBP4**，**レジスチン**などのアディポサイトカインが産生される

などのアディポサイトカインが発見され，内分泌臓器としての脂肪組織の位置付けが確立された．アディポサイトカインは，脂肪細胞から分泌される因子だけでなく，前駆脂肪細胞，免疫細胞，血管などのさまざまな細胞集団から構成される．また，多くのアディポサイトカインは肥満やメタボリックシンドローム，2型糖尿病症例では産生分泌に異常が生じている．多くの因子はTNF-αのように，脂肪蓄積とともに産生が過剰となり，炎症を惹起しインスリン抵抗性を引き起こす．一方で，アディポネクチンは抗炎症，インスリン感受性増強作用をもち，肥満に伴って血中濃度が減少する因子である．また，レプチンのように，食欲抑制作用をもつが肥満に伴って，その作用に抵抗性を生じることで血中濃度が上昇する因子も存在する（概略図2）．腸間膜脂肪組織と皮下脂肪組織では代謝の性質だけでなく，アディポサイトカイン分泌についても違いがあることが知られている．特に，腸間膜脂肪で産生されるアディポサイトカインは肝臓に流入することで，全身性の糖脂質代謝に影響すると考えられる．

＜文献＞

1) Masuzaki, H. et al.：Science, 294：2166-2170, 2001
2) Ozcan, U. et al.：Science, 306：457-461, 2004
3) Ozcan, U. et al.：Science, 313：1137-1140, 2006
4) Fujita, K. et al.：Circ. J., 70：1437-1442, 2006
5) Palmieri, V. O. et al.：J. Nutr., 136：3022-3026, 2006
6) Rudich, A. et al.：Diabetes, 47：1562-1569, 1998
7) Tirosh, A. et al.：J. Biol. Chem., 274：10595-10602, 1999
8) Okauchi, Y. et al.：Nutr. Metab. (Lond)., 8：82, 2011
9) Furukawa, S. et al.：J. Clin. Invest., 114：1752-1761, 2004
10) Pasarica, M. et al.：Diabetes, 58：718-725, 2009
11) Hosogai, N. et al.：Diabetes, 56：901-911, 2007
12) Halberg, N. et al.：Mol. Cell. Biol., 29：4467-4483, 2009
13) Yin, J. et al.：Am. J. Physiol. Endocrinol. Metab., 296：E333-E342, 2009
14) Weisberg, S. P. et al.：J. Clin. Invest., 112：1796-1808, 2003
15) Weisberg, S. P. et al.：J. Clin. Invest., 116：115-124, 2006
16) Suganami, T. et al.：Arterioscler. Thromb. Vasc. Biol., 25：2062-2068, 2005

# 2章 脂肪

# PPARγ

**【本分子をターゲットにしている治療薬】**
- チアゾリジン薬（p.263 参照）

## 本分子の研究の経緯

PPAR（peroxisome proliferator-activated receptor）γは，PPARα（p.150）の相同遺伝子として単離された[1]．PPARγは脂肪組織やマクロファージに高発現しており，その標的遺伝子は糖脂質代謝，脂肪細胞分化関連因子など多岐にわたる．インスリン抵抗性改善薬であるチアゾリジン誘導体は，肥満動物における血糖降下作用を指標に見出され，その作用機構は不明であった．その後，チアゾリジン誘導体がPPARγリガンドであり，血糖降下作用だけでなく脂肪細胞分化誘導作用をもつことが明らかとなった．

## 分子構造

PPARγ遺伝子は第3染色体に存在しており，3つのプロモーター領域とスプライシングによってPPARγ1とγ2，γ3の少なくとも3種類のアイソフォームが存在する．γ1とγ3は477アミノ酸の同一のタンパク質となる．γ2はN末端が追加されて505アミノ酸である[2]．

N末端からリガンド非依存的な転写活性化機能を担うA/B（AF1）領域，DNA結合に関するC4型Znフィンガーモチーフを有するC領域，核移行シグナルなどが存在するD領域，リガンドを受容し転写共役因子との結合を制御するE/F（AF2）領域から構成される．

PPARγはレチノイドX受容体（RXR）とヘテロ二量体を形成してDNAに結合し，標的遺伝子の転写を制御する（図）．PPAR/RXRヘテロ二量体の認識配列（PPRE）はコア配列が同方向に並んだダイレクトリピート型である[3]．PPARγが受容する内因性リガンドとして 15-Deoxy-Δ12,14-prostaglandin J2[4]，酸化LDL（low density lipoprotein），ニトロリノール酸などがある．外因性リガンドとして，2型糖尿病治療薬であるチアゾリジン誘導体，降圧剤であるテルミサルタンがある．

## 機能・役割

前駆脂肪細胞から成熟脂肪細胞への分化に伴ってPPARγの発現量は増加する．また，線維芽細胞にPPARγを強制発現させ，PPARγの活性化剤を添加すると脂肪細胞へ分化することから，脂肪細胞への分化に中心的な役割を果たす転写因子と考えられる[5)6]．

脂肪組織におけるPPARγの標的遺伝子としては，fatty acid binding protein（ap2），CD36（p.108），脂肪酸輸送タンパク質（FATP-1：p.108），アディポネクチン（p.84）[7]，カタラーゼ[8]がある．PPARγノックアウトマウスは脂肪細胞が欠失する．脂肪組織特異的ノックアウトマウスでは，脂肪組織での細胞数が減少する一方で，残存脂肪細胞は肥大化し，血中レプチン（p.86），アディポネクチンの低下と肝臓でのインスリン抵抗性が生じる[9]．肥満状態の脂肪組織ではPPARγ発現量の低下と，セリン残基のリン酸化[10]の2つの変化が起こることが報告されている．

## 糖尿病・代謝疾患との関連性・臨床的意義

チアゾリジン誘導体によってPPARγが活性化すると，インスリン抵抗性が改善し血糖値は低下する．その作用機序は主に3つが想定されている．まず，脂肪組織でPPARγが活性化することで，脂肪組織への中性脂肪蓄積が増加し，筋肉や肝臓における中性脂肪蓄積が抑制されることでインスリン抵抗性が改善する．次に，PPARγの活性化によって前駆脂肪細胞から脂肪細胞への分化が促進することで，小型脂肪細胞が増加

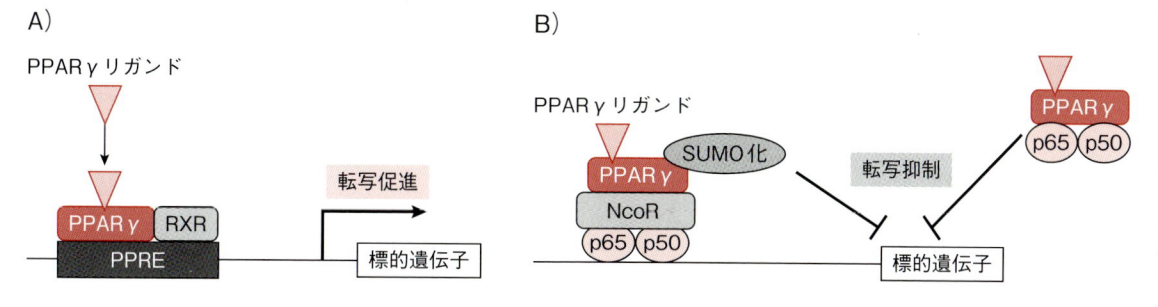

**図　PPARγの転写促進作用（A）と抑制作用（B）**

PPARγはリガンド依存性にRXRとヘテロ二量体を形成して認識配列（PPRE）に結合し，標的遺伝子の転写を促進する．標的因子としては，ap2，CD36，脂肪酸輸送体タンパク質，アディポネクチン，カタラーゼがある．PPARγの炎症反応を抑制する作用は，NF-κBのコンポーネントであるp65やp50と結合し，NF-κBの標的遺伝子の発現を抑制する作用と，SUMO化によって転写共役抑制化因子（NcoR）と結合することでNF-κBの標的遺伝子の発現を抑制する作用が知られている

し，脂肪機能が改善する[11]．最後にアディポサイトカイン制御を介した作用として，PPARγの活性化によってインスリン抵抗性を惹起するTNF-α（p.94）やレジスチン（p.82）の発現が抑制され，インスリン感受性因子であるアディポネクチンの発現が亢進する．カタラーゼの発現を亢進させて，酸化ストレスが抑制される可能性も示されている．

マクロファージ特異的なPPARγノックアウトマウスは，インスリン感受性が低下していることが示されており，PPARγのインスリン抵抗性改善作用には，脂肪細胞だけではなくてマクロファージも重要な標的細胞である[13]．

肥満の脂肪組織にはマクロファージが浸潤しており，脂肪細胞とマクロファージの相互作用によって，脂肪組織の炎症病態が形成される．PPARγが活性化することで，マクロファージの炎症反応は抑制される．この機序として，炎症反応を伝達する転写因子であるNF-κBやAP1とPPARγが結合することによって，これらの標的遺伝子の転写が抑制されることが示されている．さらに，NO産生酵素であるiNOS遺伝子に関しては，リガンド依存的にPPARγがSUMO化され，iNOSプロモーター上で転写共役抑制化因子複合体と結合することで，その発現が抑制される[12]．

マクロファージにはTNF-αやIL-6（p.96）といった炎症性サイトカインを産生するM1マクロファージとIL-10やTGF-βなどの抗炎症サイトカインを産生するM2マクロファージが存在するが，M2マクロファージへの分化誘導にはPPARγおよびPPARδ（p.152）が必要であり[13]，マクロファージ特異的にPPARγやPPARδを欠損したマウスでは高脂肪食による肥満やインスリン抵抗性が増悪する．以上のように，PPARγはメタボリックシンドロームの病態に深く関与する因子である．

＜文献＞
1) Dreyer, C. et al.：Cell, 68：879-887, 1992
2) Tontonoz, P. et al.：Genes Dev., 8：1224-1234, 1994
3) Kliewer, S. A. et al.：Nature, 358：771-774, 1992
4) Kliewer, S. et al.：Cell, 83：813-822, 1995
5) Lehmann, J. M. et al.：J. Biol. Chem., 270：12953-12956, 1995
6) Medina-Gomez, G. et al.：Public Health Nutr., 10：1132-1139, 2007
7) Iwaki, M. et al.：Diabetes, 52：1655-1663, 2003
8) Okuno, Y. et al.：Biochem. Biophys. Res. Commun., 366：698-704, 2008
9) He, W. et al.：Proc. Natl. Acad. Sci. USA, 100：15712-15717, 2003
10) Choi, J. H. et al.：Nature, 466：451-456, 2010
11) Okuno, A. et al.：J. Clin. Invest., 101：1354-1361, 1998
12) Pascual, G. et al.：Nature, 437：759-763, 2005
13) Odegaard, J. I. et al.：Nature, 447：1116-1120, 2007

（福原淳範，下村伊一郎）

# 2章 脂肪

# レジスチン

【本分子をターゲットにしている治療薬】
- チアゾリジン薬（p.263 参照）

## 本分子の研究の経緯

レジスチンは3T3-L1脂肪細胞において分化誘導に伴って発現量が増加し，インスリン抵抗性改善薬であるPPARγ（前項参照）アゴニストによって発現量が低下する因子として同定された[1]．レジスチンの作用はヒトとマウスで異なっており，マウスではレジスチンは脂肪細胞から特異的に分泌され，インスリン抵抗性を惹起する因子であり，肥満とインスリン抵抗性，糖尿病をつなぐ重要な因子である．

一方，ヒトではレジスチンは主として単球，マクロファージに発現しており，脂肪細胞には発現しない．

## 分子構造

レジスチン遺伝子は第19染色体に存在し，108アミノ酸からなる分子量11 kDaの分泌タンパク質である．C末端にシステインを多く含む分泌タンパク質であるRELM（resistin-like molecules）ファミリーに属す[1]．マウスではこのファミリーにレジスチン，RELMα，RELMβ，RELMγの4種類があり，ヒトではレジスチン，RELMβの2種類である．マウスレジスチンは114アミノ酸，ヒトレジスチンは108アミノ酸からなり，アミノ酸レベルでは64％しか相同性がない．血中では多量体として存在し，六量体の量が多い．三量体は量が少ないが活性が高く，肝臓でのインスリン抵抗性を誘導する[2]．

## 機能・役割

レジスチンはマウスでは脂肪組織のみに発現しており[1]，肥満によって発症するインスリン抵抗性において重要な役割を果たす．肥満糖尿病マウスでは血中レジスチンは上昇しており，マウスにレジスチンを投与すると耐糖能は悪化し，インスリン抵抗性が惹起される．さらに，レジスチンの中和抗体を投与すると耐糖能，インスリン抵抗性が改善する[1]．

レジスチンノックアウトマウスでは肝臓からの糖放出が減少し，空腹時血糖が低い[3]．また，脂肪組織や肝臓で過剰発現するトランスジェニック動物の解析では，肝臓や骨格筋においてインスリン抵抗性が誘導される[4)5]．

レジスチンを欠損した肥満糖尿病ob/obマウスでは，体重が有意に増加するにもかかわらず耐糖能やインスリン感受性は改善し，脂肪や骨格筋でのグルコース取り込みが増加する[6]．

レジスチンは培養骨格筋細胞ではインスリンによるグルコース取り込みおよび脂肪酸取り込みを抑制し，培養脂肪細胞ではSOCS3を活性化することでインスリンシグナルを阻害する[7]．

レジスチンの受容体，シグナル伝達に関しては明らかになっていないが，AMPK（p.118）の活性化とSOCS3の活性化の2つの経路を介してインスリンシグナルを障害すると考えられる．

ヒト単核球では炎症性サイトカインであるIL-1やIL-6（p.96），TNF-α（p.94），LPSによってレジスチンの発現量が増加する[8)9]．また，レジスチンは脂肪細胞やマクロファージのTNF-αやIL-6，IL-8の発現量を増加させる（図）[10]．

また，LPSをヒトに投与すると血中レジスチン濃度が上昇することから[9]，炎症性に関与する因子であると考えられる．

血管内皮細胞ではアディポネクチンは抗炎症作用をもち，VCAM1やICAM1，Pentraxin3の発現量を低下させるが，レジスチンはこの作用に拮抗し，炎症細胞の接着を促進することも報告されている．

ヒトとマウスでのレジスチンの作用が異なる可能性

があるため，Lazarらはレジスチンを欠損し，さらにマクロファージにヒトレジスチンを発現したヒト型レジスチンモデルマウスを作成した．このマウスは高脂肪食負荷によって脂肪組織へマクロファージが浸潤し，炎症が惹起される．そして，脂肪分解によって血中FFAが上昇し，その結果としてFFAによるインスリンシグナルの障害とインスリン抵抗性が発症する[11]．したがって，ヒトにおいてもレジスチンがインスリン抵抗性に関与する可能性がある．

臨床研究では炎症性腸疾患，慢性膵炎患者では血中濃度が健常人より高いことが報告されている．SLE（全身性エリテマトーデス）患者の血中レジスチン濃度は炎症病態，腎症，骨量減少と，関節リウマチ患者の血中濃度は疾患活動性やCRPと相関する．

## 糖尿病・代謝疾患との関連性・臨床的意義

レジスチンと肥満やインスリン抵抗性，糖尿病は関連するとの報告と，関連がないとの報告がある[12]〜[14]．2型糖尿病症例において血中レジスチン濃度は炎症指標である可溶性TNF-α受容体濃度と相関する[9]．レジスチンのSNP解析から糖尿病や高LDLコレステロール血症，高血圧との関連が報告されている[15]〜[17]．

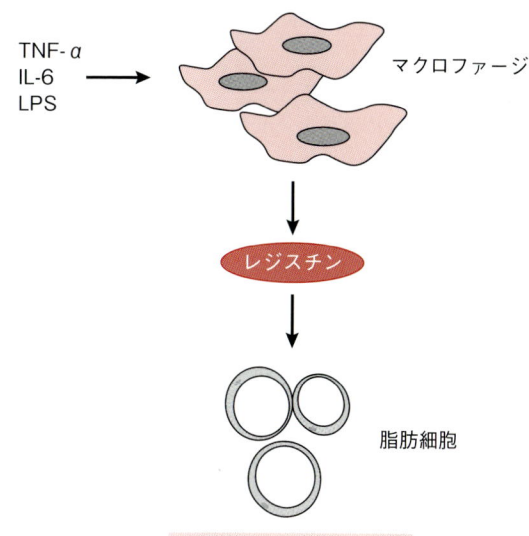

### 図　ヒトにおけるレジスチンの作用

ヒトではレジスチンはマクロファージに発現している．TNF-αやIL-6，LPSなどの炎症性因子がマクロファージに作用することでレジスチンの産生が増加する．レジスチンは脂肪細胞に作用することでTNF-αやIL-6，IL-8の産生が増加し，肥満脂肪組織の炎症病態が形成される可能性がある

### <文献>

1) Steppan, C. M. et al.：Nature, 409：307-312, 2001
2) Patel, S. D. et al.：Science, 304：1154-1158, 2004
3) Banerjee, R. R. et al.：Science, 303：1195-1198, 2004
4) Pravenec, M. et al.：J. Biol. Chem., 278：45209-45215, 2003
5) Rangwala, S. et al.：Diabetes, 53：1937-1978, 2004
6) Qi, Y. et al.：Diabetes, 55：3083-3090, 2006
7) Steppan, C. M. et al.：Mol. Cell. Biol., 25：1569-1575, 2005
8) Kaser, S. et al.：Biochem. Biophys. Res. Commun., 309：286-290, 2003
9) Lehrke, M. et al.：PLoS Med., 1：2004
10) Nagaev, I. et al.：PLoS One, 1：2006
11) Qatanani, M. et al.：J. Clin. Invest., 119：531-539, 2009
12) Ohmori, R. et al.：J. Am. Coll. Cardiol., 46：379-380, 2005
13) Engert, J. C. et al.：Diabetes, 51：1629-1634, 2002
14) Norata, G. D. et al.：Eur. J. Endocrinol., 156：279-284, 2007
15) Kunnari, A. et al.：Diabet. Med., 22：583-589, 2005
16) Cho, Y. M. et al.：Diabetologia, 47：559-565, 2004
17) Osawa, H. et al.：Am. J. Hum. Genet., 75：678-686, 2004

〈福原淳範，下村伊一郎〉

*memo*

# 2章 脂肪

# アディポネクチン

**【本分子をターゲットにしている治療薬】**
・チアゾリジン薬（p.263参照）

## 本分子の研究の経緯

アディポネクチンはヒト脂肪組織発現遺伝子の網羅的解析から，脂肪組織に高発現する因子として1996年に報告された[1]．同時期に他の2つのグループからも本因子のクローニングが報告された[2,3]．アディポネクチンは脂肪組織異的に発現する分泌タンパク質であるが，その機能は不明であった．その後，血中濃度測定のためのELISAキットの開発によってさまざまな症例で血中濃度が測定され，肥満症例で血中アディポネクチン濃度が低下していることが見出された[4]．さらに，血中濃度測定によってアディポネクチンがさまざまな疾患に関与することが示されてきた．アディポネクチンはインスリン感受性増強作用，抗炎症作用をもつ善玉のアディポサイトカインである．

## 分子構造

アディポネクチン遺伝子は第3染色体に存在し，244アミノ酸からなり，分子量26 kDaの分泌タンパク質である．ヒト血中では3〜30μg/mLと高濃度に存在する血漿タンパク質である．タンパク質構造は，アミノ末端のシグナルペプチドに続き，Gly-X-Yモチーフが22個つながったコラーゲンドメイン，カルボキシ末端には補体C1qと類似したグロブラードメインよりなる．アディポネクチンはコラーゲンドメインのトリプルヘリックス構造とグロブラードメインの疎水結合の両者を介して三量体を形成し，さらに，コラーゲンドメインのアミノ末端39位に存在するシステインを介したジスルフィド結合によって六量体，十二〜十八量体の多量体となる．多量体の形成にはリジン残基のヒドロキシル化や糖鎖修飾が関与するとの報告がある．高分子量アディポネクチンが高活性であり，病態と関連すると考えられている．アディポネクチンはHBEGFやPDGFB，FGF2，CTRP9と結合する．

## 機能・役割

アディポネクチンは肥満やインスリン抵抗性症例において血中濃度が低下しているが，単なる血中指標ではなく，直接的にインスリン感受性を増加させる作用を有する．糖尿病モデルマウスにアディポネクチンを補充すると血糖値が低下し[5]，アディポネクチン欠損マウスは高脂肪高ショ糖食負荷によってインスリン抵抗性や糖尿病を発症する[6]．アディポネクチンは肝臓や骨格筋においてAMPK（p.118参照）を活性化する作用，転写因子PPARα（p.150参照）を活性化する作用をもち，両者の活性化によって脂肪酸酸化は増加し，細胞内へのグルコース取り込みは増加する[7]．アディポネクチンの受容体としてはAdipoR1，AdipoR2の2つの受容体が同定されており，AdipoR1は骨格筋に，AdipoR2は肝臓に多く発現する[8]．骨格筋においてはアディポネクチンがAdipoR1受容体へ結合することで細胞内へのカルシウム流入が起こる．カルシウムによって活性化されるCaMKKを介してAMPK-Sirt1経路（3章参照）の活性化が起こり，ミトコンドリアを増加させる作用をもつPGC-1α（p.122参照）が増加，活性され，最終的に骨格筋での酸素消費量が増加する[9]．このようにアディポネクチンは脂肪酸酸化とグルコース取り込みを促進することでグルコース代謝を改善する作用を発揮する（図）．

## 糖尿病・代謝疾患との関連性・臨床的意義

アディポネクチンは脂肪組織のみで発現する因子であり，内臓脂肪では皮下脂肪よりも発現が低い．アディ

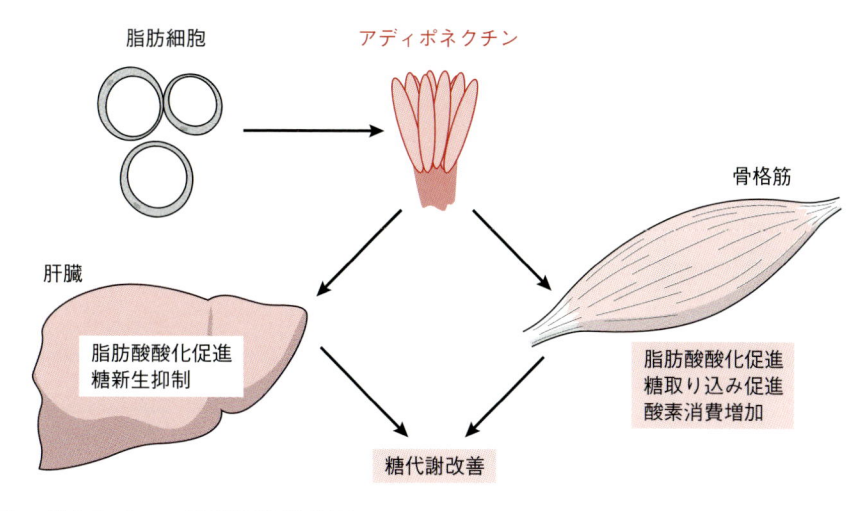

**図　アディポネクチンの糖代謝改善作用**
アディポネクチンは脂肪細胞から特異的に分泌される．肝臓および骨格筋の受容体と結合し，肝臓では脂肪酸酸化促進作用と糖新生抑制作用によって，骨格筋では脂肪酸酸化促進，グルコース取り込み促進，酸素消費量増加作用によって全身性の糖代謝が改善する

ポネクチンは内臓脂肪型肥満では血中濃度が低下しており，メタボリックシンドロームと深く関連する[10]．女性は血中のアディポネクチン多量体の濃度が高く，テストステロンによって低下する．

　血中アディポネクチン濃度の低い症例は2型糖尿病の発症リスクが高い[11]．糖尿病患者では血中アディポネクチン濃度は低下しており，特に大血管症合併患者ではその血中濃度はさらに低値である．アディポネクチンは人種に関係なく，インスリン感受性の指標であるM値と最も強い正相関を示すことから，低アディポネクチン血症とインスリン抵抗性は密接な関係がある．

　糖尿病症例では多量体の割合および糖鎖修飾されたアディポネクチンが低下している．

　アディポネクチンにはアミノ酸置換を伴うミスセンス変異があり，そのなかでI164T（164番目のイソロイシンがスレオニンに変換）変異は最も頻度が高く，血中アディポネクチン濃度が正常の25～30％に低下した原発性低アディポネクチン血症となる．このような症例ではメタボリックシンドロームや心筋梗塞，狭心症といった動脈硬化性疾患が高頻度にみられる[12]．また，276G/Gの多型が，インスリン抵抗性や冠動脈疾患と深く関連することも報告されている[13]．

　PPARγ（p.80）アゴニストは耐糖能異常患者の血中アディポネクチン濃度を上昇させるが，この時のアディポネクチン上昇と糖代謝異常の改善とは関連する[14]．

そして，PPARγの有する糖代謝改善作用のなかで，肝臓での糖新生抑制作用については，アディポネクチンの産生増加が必要である可能性が報告されている[15]．

＜文献＞

1) Maeda, K. et al.：Biochem. Biophys. Res. Commun., 221：286-289, 1996
2) Scherer, P. E. et al.：J. Biol. Chem., 270：26746-26749, 1995
3) Nakano, Y. et al.：J. Biochem., 120：803-812, 1996
4) Arita, Y. et al.：Biochem. Biophys. Res. Commun., 257：79-83, 1999
5) Yamauchi, T. et al.：Nat. Med., 7：941-946, 2001
6) Maeda, N. et al.：Nat. Med., 8：731-737, 2002
7) Kadowaki, T. & Yamauchi, T.：Endocr. Rev., 26：439-451, 2005
8) Yamauchi, T. et al.：J. Biol. Chem., 278：2461-2468, 2003
9) Iwabu, M. et al.：Nature, 464：1313-1319, 2010
10) Ryo, M. et al.：Circ. J., 68：975-981, 2004
11) Lindsay, R. S. et al.：Lancet, 360：57-58, 2002
12) Kondo, H. et al.：Diabetes, 51：2325-2328, 2002
13) Hara, K. et al.：Diabetes, 51：536-540, 2002
14) Maeda, N. et al.：Diabetes, 50：2094-2099, 2001
15) Kubota, N. et al.：J. Biol. Chem., 281：8748-8755, 2006

（福原淳範，下村伊一郎）

# 2章 脂肪

# レプチン

**【本因子をターゲットにしている治療薬】**
- 抗肥満症薬（**p.292**参照）

## 本分子の研究の経緯

1950年代に劣性遺伝する肥満マウスであるobマウスが発見された．本マウスは若週齢から過食による高度の肥満と糖尿病を呈する．さらに，obマウスと正常マウスのparabiosis解析から，血液中に食欲を制御する因子が存在することが予想されていた．そして，1994年にFriedmanがobマウスを用いたポジショナルクローニングによって原因遺伝子を同定し，レプチンと命名した．レプチンは脂肪細胞から分泌されて視床下部の摂食中枢に作用し，食欲を抑制する作用を有する．

## 分子構造

レプチン遺伝子は第7染色体に存在し，167アミノ酸，分子量19 kDaの分泌タンパク質である．

構造解析から本因子はヘリカルサイトカインファミリーに属し，4つのヘリックス束をもつ．117番目とC末端側のシステイン間でジスルフィド結合している．

## 機能・役割

レプチンは視床下部に作用して摂食抑制と熱産生増加作用によって体重減少をもたらすホルモンである[1]．レプチンは主に白色脂肪組織で産生されるが，そのほか，胃，胎盤，骨格筋，乳腺からの産生も報告されている．

白色脂肪細胞では脂肪サイズに比例して発現量が増加する．また，絶食状態で血中濃度が減少し，過食状態で増加する．視床下部ではレプチン受容体を介したシグナルは，交感神経系を介して，摂食とエネルギー消費のバランスを制御する．このようにレプチンは脂肪組織と視床下部の間をつなぐ因子であり，全身の脂肪蓄積を制御している[2]〜[4]．末梢の骨格筋，肝臓，膵臓への作用も有する（図1）．

レプチンは視床下部のレプチン受容体[5]を介してJAK-STAT経路とPI3K経路のシグナルを活性化する（図2）．本シグナルの下流では食欲促進作用をもつ経路であるNPY（p.172参照）やAgRP（p.170参照）の経路が抑制され，食欲抑制経路であるPOMCやCART（p.182参照）は活性化する[6]〜[8]．レプチンの作用によって摂食量が減少して体脂肪が減少すると，インスリン感受性は改善する．一方で，レプチンは摂食抑制作用と独立して糖代謝とインスリン感受性を改善する作用をもつ．

全身性のレプチン受容体欠損マウスに対して視床下部にレプチン受容体を発現させたマウスでは摂食量と体脂肪の減少は軽度だが，血糖値やインスリン値は正常となる[9]．一方でレプチン受容体を欠損したラットに対して，弓状核にレプチン受容体を発現させると，摂食量は変化しない状態でもインスリン感受性は改善する．この作用は中枢のPI3K経路を介していることが報告されている[10]．これらの結果から，視床下部におけるレプチン作用には2つのシグナル経路があり，JAK-STATシグナルは摂食量や体重，体脂肪量に大きな作用をもち，PI3Kシグナルは糖代謝に重要な作用をもつと考えられる．

さらに，レプチンは肝臓や骨格筋の中性脂肪蓄積を抑制する作用をもつ．レプチンは末梢組織に直接的に作用してAMPK（p.118）経路を活性化する作用と，中枢から神経を介して間接的に末梢組織に作用する2つの経路がある（図1）[11]．

レプチンの膵β細胞に対する作用も報告されている．膵臓におけるレプチン受容体欠損マウスはβ細胞数が増加しておりインスリンの初期分泌反応もよく，耐糖能がよい．一方でこのマウスを肥満状態にするとインスリンの初期分泌は低下し，β細胞の増殖不全となり，

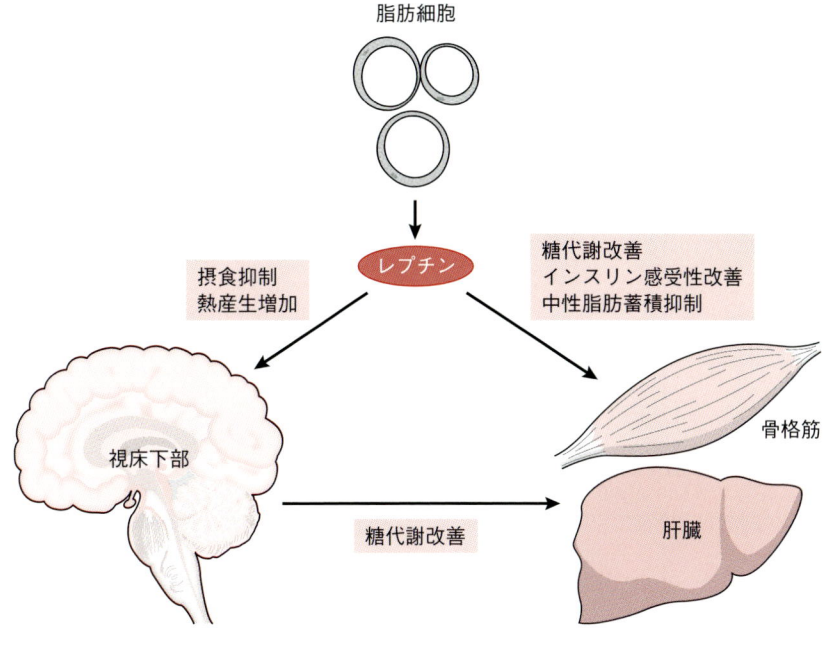

**図1　レプチンの作用**
レプチンは脂肪細胞で産生され，視床下部に作用して摂食抑制，熱産生増加作用を示す．また，肝臓や骨格筋に直接作用して，糖代謝改善作用，インスリン感受性改善作用，中性脂肪蓄積改善作用をもつ．肝臓や骨格筋に対する糖代謝改善作用の一部は中枢を介した作用である

耐糖能が悪化する[12]．すなわち，レプチンは肥満状態では β 細胞を保護する作用をもつと考えられる．

肥満状態では，脂肪組織からのレプチン産生が増加しているが，標的臓器でのレプチン反応は低下しており，レプチン抵抗性状態である．レプチン抵抗性の病態の原因として，脳脊髄関門でのレプチンの輸送が障害され[13]，中枢でのレプチン濃度が低下すること，中枢での JAK-STAT 経路の活性化が低下していること，STAT 経路を抑制する SOCS3 の発現が中枢で増加することが報告されている[14]．肥満状態では中枢でのレプチン感受性が低下することで，骨格筋，肝臓，膵臓，脂肪組織への中性脂肪蓄積が増加し，インスリン感受性も低下し，インスリン分泌も低下する．

## ◆糖尿病・代謝疾患との関連性・臨床的意義

血清レプチン濃度は BMI と相関するだけでなく，空腹時インスリン値とも相関する．肥満においては，しばしば，高レプチン血症と高インスリン血症が共存する．インスリンは脂肪合成を促し，脂肪燃焼を抑制するが，レプチンは脂肪合成・燃焼に関してインスリンとは逆に働く．過剰な細胞内脂肪蓄積はインスリンシグナルを阻害するが，レプチンは脂肪燃焼・脂肪分解作用は細胞内脂肪蓄積を抑えることにより，インスリン抵抗性の進行を抑える．レプチン遺伝子の変異のためにレプチンが産生されない ob/ob マウスや，全身に成熟した脂肪組織が欠損することによりレプチン欠乏の起こる全身性脂肪萎縮症のモデルマウスでは，レプチン欠乏のため重篤なインスリン抵抗性，糖尿病，脂肪肝，高脂血症が発症する[15]．

先天性レプチン欠損の症例では，過食，肥満，T 細胞機能異常，糖代謝異常がみられるが，レプチンを投与することで，これらの異常は改善する[16][17]．脂肪萎縮性糖尿病モデルとなる脂肪組織特異的 SREBP-1c（p.146）トランスジェニックマウスはヒト脂肪萎縮性糖尿病と同様に白色脂肪組織の欠損，高度のインスリン抵抗性，糖尿病，高度の脂肪肝，高中性脂肪血症を呈する．このマウスは白色脂肪組織が欠損するためレプチンも欠損する．そしてレプチンを補充すると劇的にインスリン抵抗性，糖尿病，脂肪肝，高中性脂肪血症が改善する[15]．このデータをもとに，ヒトの脂肪萎

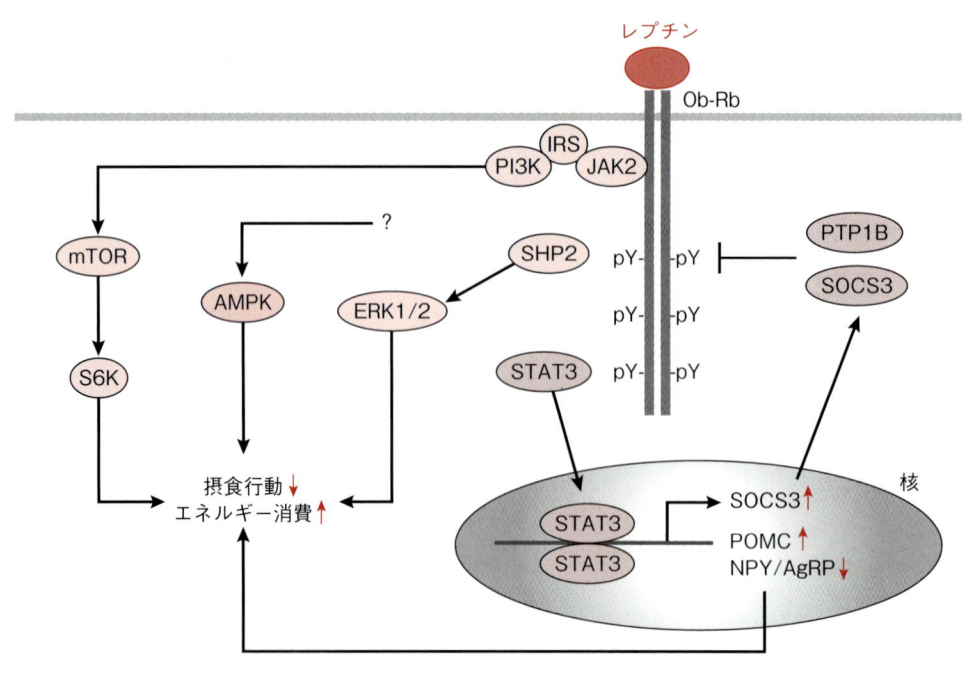

**図2 レプチンによるシグナル分子の活性化**

レプチンがレプチン受容体に結合すると，JAK2の自己リン酸化を引き起こし，JAK2を活性化する．活性化したJAK2はレプチン受容体のチロシン残基をリン酸化する．レプチン受容体のチロシンリン酸化とJAK2はIRS-PI3K経路を活性化し，mTORなどを活性化して摂食行動を調節する．また，レプチン受容体の別のチロシンリン酸はERK1/2およびSTAT3を活性化し，摂食行動およびエネルギー消費にかかわる遺伝子発現を調節する．STAT3によって活性化される分子の1つにSOCS3がある．SOCS3はレプチン受容体のチロシン残基やJAK2に結合することで，レプチンシグナルを抑制する．さらにレプチンは，AMPKの活性を低下することで摂食量を低下する．高レプチン血症および高脂肪食は視床下部におけるSOCS3およびPTP1Bの発現を増加し，レプチン抵抗性を引き起こす

縮性糖尿病患者に対してレプチン投与が行われ，インスリン抵抗性，糖尿病，脂肪肝，高中性脂肪血症の劇的な改善がみられた[18]．わが国では京都大学において脂肪萎縮性糖尿病患者に対するレプチン投与が行われており，臨床的にも良好な結果が得られている[19)20)]．

単純性肥満者では脂肪組織におけるレプチンの発現は高く，肥満度とともに増加するが，レプチン抵抗性状態となっている．実際に，単純性肥満者へのレプチン投与を行った報告では，有意な体重減少効果は血中濃度が正常の20〜30倍となる高容量投与群に属する肥満者のみであり，個人によってその効果に大きな違いがあった[21]．このように，レプチン抵抗性状態の単純性肥満に対するレプチンの単独投与は効果が小さい．近年，マウスでは小胞体ストレスを改善するケミカルシャペロンとともにレプチンを投与することでレプチン作用が増強するとの報告がある[22]．またヒトにおいてもアミリン（p.58参照）とともに投与することで，レプチンによる体重減少効果が強くなることが報告されている[23]．

&lt;文献&gt;

1) Zhang, Y. et al.: Nature, 372: 425-432, 1994
2) Pelleymounter, M. A. et al.: Science, 269: 540-543, 1995
3) Halaas, J. L. et al.: Science, 269: 543-546, 1995
4) Friedman, J. M. & Halaas, J. L.: Nature, 395: 763-770, 1998
5) Tartaglia, L. A. et al.: Cell, 83: 1263-1271, 1995
6) Niswender, K. D. et al.: Nature, 413: 794-795, 2001
7) Bates, S. H. & Myers, M. G.: J. Mol. Med., 82: 12-20, 2004
8) Prodi, E. & Obici, S.: Endocrinology, 147: 2664-2669, 2006
9) Coppari, R. et al.: Cell Metab., 1: 63-72, 2005
10) Morton, G. J. et al.: Cell Metab., 2: 411-420, 2005
11) Minokoshi, Y. et al.: Nature, 415: 339-343,

2002
12) Morioka, T. et al.：J. Clin. Invest., 117：2860-2868, 2007
13) Bouret, S. G.：Endocrinology, 149：875-876, 2008
14) Bjørbaek, C. et al.：J. Biol. Chem., 274：30059-30065, 1999
15) Shimomura, I. et al.：Nature, 401：73-76, 1999
16) Farooqi, I. S. et al.：N. Engl. J. Med., 341：879-884, 1999
17) Farooqi, I. S. et al.：J. Clin. Invest., 110：1093-1103, 2002
18) Oral, E. A. et al.：J. Clin. Endocrinol. Metab., 87：3110-3117, 2002
19) Ebihara, K. et al.：N. Engl. J. Med., 351：615-616, 2004
20) Ebihara, K. et al.：J. Clin. Endocrinol. Metab., 92：532-541, 2007
21) Heymsfield, S. B. et al.：JAMA, 282：1568-1575, 1999
22) Ozcan, L. et al.：Cell Metab., 9：35-51, 2009
23) Roth, J. D. et al.：Proc. Natl. Acad. Sci. USA, 105：7257-7262, 2008

（福原淳範，下村伊一郎）

*memo*

# 2章 脂肪

# RBP4 【和文】レチノール結合タンパク質4

## 【本分子をターゲットにしている治療薬】
- チアゾリジン薬（p.263 参照）

## 本分子の研究の経緯

レチノイド（レチノール）とはビタミンAとその誘導体の総称である．レチノイドは成長・生殖，視覚，感染予防など幅広い生理機能に必須の脂溶性ビタミンである．ヒト血液中のビタミンAはほとんどが脂溶性のレチノールであり，タンパク質と結合することでさまざまな臓器へと運搬されて作用を発揮する．Yangらは，DNAマイクロアレイを用いて，インスリン抵抗性をきたす脂肪組織特異的Glut4ノックアウトマウスの脂肪および肝臓組織において発現量が変化する遺伝子を探索した．その結果，肥満マウスの脂肪組織においてレチノール結合タンパク質（retinol binding protein：RBP）4の発現量が増加していること，肥満および肥満糖尿病症例において血中RBP4濃度が上昇していることを見出し，本因子が肥満糖尿病領域で注目されることとなった[1]．

## 分子構造

RBP4遺伝子は第10染色体に存在し，201アミノ酸，分子量23 kDaの分泌タンパク質である．RBP4は主に肝臓，脂肪細胞，マクロファージで産生，分泌されており，レチノールを全身へ運搬するために必要な因子である．

## 機能・役割

血中RBP4濃度は，ヒト脂肪細胞のGLUT4（p.120）の発現量と負の相関がある．インスリン抵抗性状態のマウスでは血清中のRBP4量が増加する．RBP4はトランスサイレチンと結合することで，腎臓での代謝が抑制されるが，肥満マウスではトランスサイレチンと強く結合することも血中濃度が上昇する一因である[2]．

RBP4を過剰発現させたトランスジェニックマウスではインスリン抵抗性となり，組換えRBP4を注射したマウスでは，インスリン抵抗性が惹起される．反対に，RBP4遺伝子を欠損したマウスではインスリン感受性は増強される．インスリン抵抗性改善薬であるロシグリタゾン（Rosiglitazone）の投与によってRBP4量は正常化する．

高脂肪食投与による肥満マウスは血清中のRBP4量が増加しており，インスリン抵抗性となっているが，尿中へのRBP4の排泄促進作用をもつフェンレチニド（Fenretinide）を投与するとインスリン抵抗性が改善され，高血糖が是正される．

これらのインスリン抵抗性惹起作用を示す機序として，RBP4は肝臓における糖新生酵素であるPEPCK（p.136参照）の発現を増加させる作用がある（図）．また，RBP4は，インスリン誘導性のIRS-1のリン酸化を阻害することでインスリンシグナルを抑制する作用をもつ．これらのデータからRBP4は脂肪細胞から分泌され，グルコース取り込みを制御し，肝臓からの糖新生を誘導することで糖尿病の病態に関与する因子であることが示唆された[1]．

脂肪組織におけるインスリン抵抗性惹起作用は，マクロファージからの炎症性サイトカイン産生増加が原因であるとの報告もある．マクロファージにRBP4を投与するとTLR4を介して炎症性シグナルであるJNKが活性化され，炎症性サイトカインであるTNF-α（p.94）やIL-6（p.96），MCP-1（p.102）の発現と分泌量が増加する．この作用はレチノールとRBP4の結合の有無にかかわらずみられる[3]．

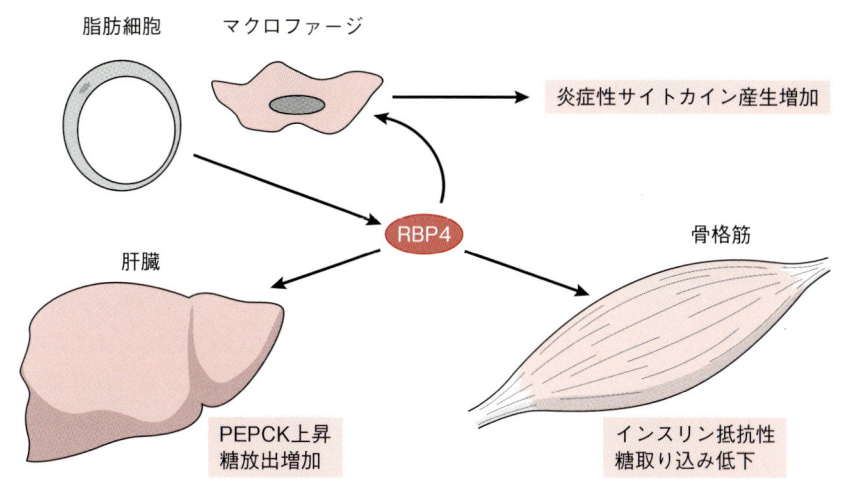

**図　RBP4の作用**
RBP4は脂肪細胞およびマクロファージから産生される．RBP4はマクロファージに作用して炎症性サイトカインの発現を増加させる．また，肝臓ではPEPCKの発現を増加させて糖放出を促進し，骨格筋ではインスリン抵抗性を惹起する

## 糖尿病・代謝疾患との関連性・臨床的意義

### ヒトの肥満，糖尿病との関連

肥満および肥満糖尿病症例では血中RBP4濃度は増加する[1]．レチノール濃度は肥満インスリン抵抗性症例で増加し，RBP4/レチノール比は，肥満の有無にかかわらずインスリン抵抗性症例で有意に増加することからレチノールと結合していないRBP4が重要である可能性も示唆されている[3]．

さらに，血中RBP4濃度はBMI，空腹時インスリン値やクランプ法で測定したインスリン感受性指標と負に相関しており，糖尿病への進展と相関する[1,4]．

また，他のインスリン抵抗性に関連するNASH（非アルコール性脂肪性肝炎）症例やメタボリックシンドローム症例でも血中濃度が上昇する[5]．また，血中RBP4濃度は肥満度や炎症指標と相関し，さらに体脂肪量よりもウエスト周囲径と強く相関することから，内臓脂肪蓄積との関連が深い[4]．肥満，インスリン抵抗性病態ではRBP4は内臓脂肪での産生が多く，内臓脂肪量や炎症指標とも相関する．ヒトにおける遺伝子発現量を解析すると，皮下脂肪よりも内臓脂肪でのmRNA発現量が多いことから内臓脂肪との相関が強い

と考えられる[6,7]．また，異所性脂肪蓄積である脂肪肝や，筋肉内脂肪と関連するとの報告もある[8]．糖尿病における腎障害との相関も示されている．

さらに，食事療法や手術による減量を行うと血中RBP4濃度は低下し，CRPやIL-6など炎症指標も低下することや[9]，運動療法によってインスリン抵抗性が改善すると血中RBP4濃度が低下することも示されている[4]．

### ＜文献＞

1) Yang, Q. et al.：Nature, 436：356-418, 2005
2) Mody, N. et al.：Am. J. Physiol. Endocrinol. Metab., 294：93, 2008
3) Norseen, J. et al.：Mol. Cell Biol., 32：2010-2019, 2012
4) Graham, T. et al.：N. Engl. J. Med., 354：2552-2615, 2006
5) Terra, X. et al.：Obesity (Silver Spring, Md.), 21：170-177, 2013
6) Kloting, N. et al.：Cell Metab., 6：79-87, 2007
7) Lee, J.-W. et al.：Obesity (Silver Spring, Md.), 15：2225-2257, 2007
8) Stefan, N. et al.：Diabetes care, 30：1173-1181, 2007
9) Lee, J.-W. et al.：Endocrine journal, 55：811-819, 2008

（福原淳範，下村伊一郎）

# 2章 脂肪

# PAI-1

## 本分子の研究の経緯

　線溶系システムのプラスミノーゲン/プラスミンは，血管内血栓を防ぐ内因性防御機構の1つとして作用する．線溶系活性は，プラスミノーゲンアクチベーター(PA)によって不活性型であるプラスミノーゲンから生成される活性型酵素プラスミンによって決定される．プラスミンはフィブリンを可溶性のフィブリノーゲン分解産物へと分解する．血液中ではt-PA (tissue-type plasminogen activator) が主要なPAであり，t-PAによるプラスミノーゲンの活性化は，血液中に存在するt-PA阻害因子であるPAI-1によって抑制される．つまりPAI-1は線溶活性を低下させ，血栓形成方向に傾ける因子である（図）．PAI-1は脂肪組織で発現する分泌因子であり，肥満時には脂肪組織における発現量増加に伴って血中濃度が上昇することから，肥満と血栓症を直接結びつける因子として注目されることとなった．

## 分子構造

　PAI-1遺伝子は第7染色体に存在し，402アミノ酸からなる分子量45 kDaの分泌タンパク質である．
　セリンプロテアーゼインヒビターファミリーに属する．一本鎖の糖タンパク質であり，プロセシングを受けた成熟タンパク質は379アミノ酸から成る．メチオニン残基の酸化によって非可逆的に不活性化される．ビトロネクチンと結合することで安定化する．
　LDL受容体ファミリーであるLRP1Bと結合することで細胞内にとりこまれ，分解される．

## 機能・役割

　PAI-1は血管内皮細胞や血小板，肝細胞，筋細胞，脂肪細胞などの種々の細胞で発現する因子であり，発現量は増殖因子やサイトカイン，ホルモンによって誘導される．

　肥満ラットでは皮下脂肪，内臓脂肪両者にPAI-1は発現する．そして，肥満の進展過程では皮下脂肪よりも内臓脂肪において顕著なPAI-1発現量の増加がみられる[1]．肥満ラットの肝臓では肥満の進行に伴う発現変化はないが，内臓脂肪でのPAI-1発現量は肥満の進行に伴って顕著に増加し，肝臓での発現量よりも高値となる．したがって，PAI-1は脂肪組織に発現し，肥満状態では内臓脂肪における発現量の増加が大きく寄与することで，血中PAI-1濃度が増加すると考えられる．すなわち，内臓脂肪から直接分泌されるPAI-1が内臓脂肪型肥満と血栓症とを直接結びつける可能性がある．

　3T3-L1などの培養脂肪細胞では脂肪細胞への分化に伴ってPAI-1の発現量が増加する．一方で脂肪組織では，マクロファージを含む間葉系細胞からのPAI-1産生が多い．すなわち，肥満に伴って脂肪組織に浸潤してくるマクロファージなどの炎症性細胞が増加することで，脂肪組織におけるPAI-1産生が増加する可能性がある．また，肥満の脂肪組織では，マクロファージの浸潤に加えて，IL-1，IL-6 (p.96)，TNF-α (p.94) など種々の炎症性サイトカインが増加しており，慢性的な炎症状態である．これらの炎症性サイトカインは，脂肪組織局所においてオートクライン/パラクライン的に作用して脂肪細胞からのPAI-1産生を増加させる．

　肥満マウスの脂肪組織では活性酸素種（ROS）の産生が亢進しているが[2]，脂肪組織局所における酸化ストレスの増加は，TNF-α，MCP-1 (p.102参照) やPAI-1といった脂肪組織から産生されるアディポサイトカインの産生を増加させる．3T3-L1培養脂肪細胞にROSを加えると，PAI-1の発現量は増加する．さらに，ROS産生酵素であるNADPH oxidaseの阻害剤アポサイニンを肥満マウスに投与すると，ROS産生が低下するとともに，糖代謝は改善し，PAI-1の発現量は低下した．すなわち，肥満に伴う脂肪組織での酸化ストレスは，メタボリックシンドロームの種々の病態と

PAI-1の増加を結びつける重要な因子である．

アポE欠損マウスにPAI-1を欠損させると，頸動脈分岐部では有意な動脈硬化の減少がみられ[3]，PAI-1を過剰発現するマウスでは心筋内微小血管に血栓が多発し心内膜下梗塞が発症する[4]ことから，PAI-1の発現増加は冠動脈血栓と関連する可能性がある．

## ◆ 糖尿病・代謝疾患との関連性・臨床的意義

PAI-1は血栓形成に関与しており，血中PAI-1レベルの増加は，心筋梗塞の予知因子になりうることが報告されている[5]．

血栓以外では，内臓脂肪蓄積と血中PAI-1濃度が相関しており[6]，また，インスリン抵抗性や肥満症例でも上昇する．例えば，肥満症例やインスリン抵抗性症例では血中PAI-1濃度が有意に高く，血中PAI-1濃度の高い症例では血中インスリン濃度や中性脂肪値が高く，両者は相関する[7]．そして，非糖尿病症例の観察研究では，糖尿病へ移行した症例では開始時の血中PAI-1濃度が高く，糖尿病発症の予測因子として有用であることが報告されている[8]．

### ＜文献＞

1) Shimomura, I. et al.：Nat. Med., 2：800-803, 1996

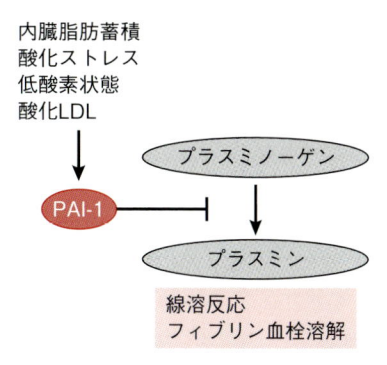

### 図　PAI-1の作用

PAI-1は蓄積した内臓脂肪で産生が増加する．脂肪細胞は酸化ストレスや低酸素状態，酸化LDLによってPAI-1の産生が増加する．産生されたPAI-1はプラスミノーゲンがプラスミンへと活性化される反応を阻害する．この作用によって線溶反応，フィブリン血栓溶解が障害され，血栓形成が促進される

2) Furukawa, S. et al.：J. Clin. Invest., 114：1752-1761, 2004
3) Eitzman, D. T. et al.：Blood, 96：4212-4215, 2000
4) Eren, M. et al.：Circulation, 106：491-496, 2002
5) Hamsten, A. et al.：Lancet, 2：3-9, 1987
6) Vague, P. et al.：Metabolism., 38：913-915, 1989
7) Festa, A. et al.：Arterioscler. Thromb. Vasc. Biol., 19：562-568, 1999
8) Festa, A. et al.：Diabetes, 51：1131-1137, 2002

（福原淳範，下村伊一郎）

# 2章 脂肪

# TNF-α

【本分子をターゲットにしている治療薬】
・生物学的製剤・ワクチン（p.328 参照）

## 本分子の研究の経緯

TNF-αはエンドトキシンによってマクロファージから産生されるサイトカインであり，腫瘍壊死や悪液質に関与する因子として同定された炎症に関与するサイトカインである[1]．肥満モデル動物や肥満患者の脂肪組織で発現量が増加していることが報告され，肥満やインスリン抵抗性，糖尿病の病態に深く関与する因子として注目されるようになった[2][3]．

## 分子構造

TNF-α遺伝子は第6染色体に存在し，233アミノ酸，分子量26 kDaの一回膜貫通タンパク質であり，細胞外領域がTACE（TNF-α converting enzyme）によって切断されることで17 kDaの活性体として分泌され[4]，三量体を形成する．TNF-α受容体type IとType IIの2つの受容体があり，受容体も三量体を形成する[5]．

主に単球やリンパ球に発現しており，脂肪組織では脂肪細胞と間質細胞の両者に発現する[6]．また，TNF-αには2種類の受容体が存在するが，両者とも脂肪細胞において発現している．

## 機能・役割

脂肪組織や骨格筋で産生されており，肥満に伴う代謝異常では産生が増加している．In vivoおよびin vitro実験から，TNF-αの慢性投与によってインスリン抵抗性が惹起されることが示されている．反対に肥満糖尿病モデルであるZuckerラットに対してTNF-αの阻害抗体を投与するとインスリン感受性が改善し，高インスリン血症が是正される[7]．

TNF-αは脂肪組織と肝臓においてグルコース脂質代謝に関与する遺伝子の発現量を変化させる作用とインスリンシグナル自体を抑制する作用を有している[3]．

脂肪組織においては脂肪酸取り込みとグルコース取り込みに関連する遺伝子発現量を抑制し，脂肪細胞分化や脂肪合成に関与する転写因子の発現量を抑制する結果として，脂肪酸放出が促進し，グルコース取り込みが低下する[7][8]．この放出された脂肪酸は二次的に全身のインスリン抵抗性を惹起する．さらに，TNF-αは脂肪細胞から分泌され，抗炎症作用をもつアディポネクチン（p.84参照）の発現量を抑制し，炎症惹起作用をもつIL-6（p.96参照）の発現量を誘導する．これらの作用が複合的に作用してインスリン抵抗性が誘導される．

インスリンシグナルに対する作用としては，IRS-1のセリン残基がリン酸化されることで，チロシン残基のリン酸化が抑制されることがin vivo, in vitroにおいて報告されている．細胞内ではIRS-1とIKKが複合体を形成し，TNF-αによって活性化されたIKKおよびJNKは直接IRS-1のセリン残基をリン酸化する．セリン残基がリン酸化されたIRS-1はチロシンリン酸化が抑制されるとともに，ユビキチンによる分解が促進されることでインスリンシグナルが障害される（図）[9][10]．

肝臓ではTNF-αはグルコース取り込みや，糖代謝，脂肪酸酸化に関連する遺伝子の発現量を抑制し，コレステロールや脂肪酸産生に関与する遺伝子の発現量を増加させる．また，インスリンシグナル自体を抑制する作用を有する[8]．

TNF-α欠損マウスは肥満によるインスリン感受性が保たれており，血中FFA濃度の上昇も弱い[11]．TNF-α受容体欠損マウスやTNF-α受容体の変異を導入した肥満マウスでも同様であり，高脂肪食によって体重は増加するが，インスリン感受性は保たれる[12]．これらの事実は，インスリン抵抗性発症にはTNF-αによる

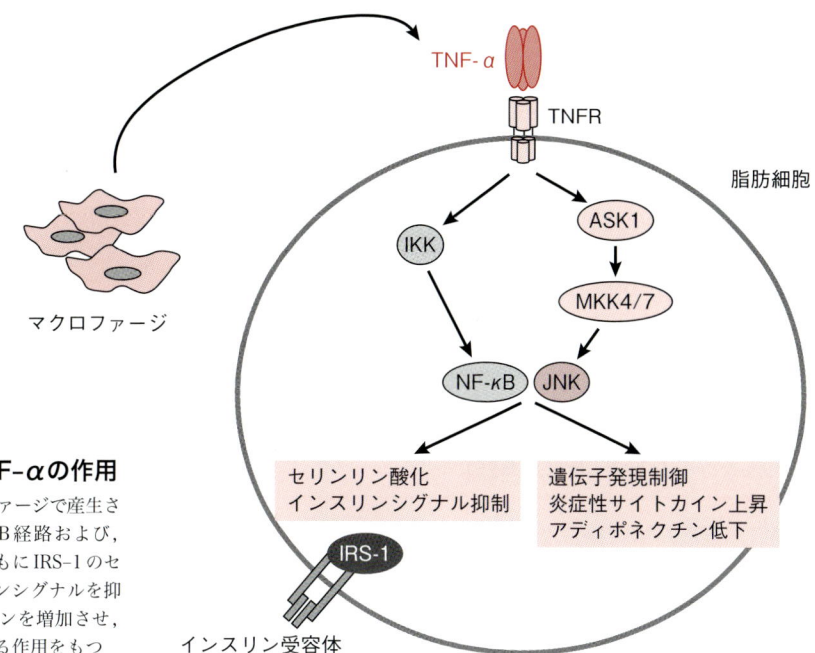

**図　脂肪組織におけるTNF-αの作用**
TNF-αは肥満脂肪組織のマクロファージで産生され，TNF受容体を介してNF-κB経路および，JNK経路を活性化する．両経路ともにIRS-1のセリンリン酸化を促進し，インスリンシグナルを抑制する作用と，炎症性サイトカインを増加させ，アディポネクチン発現量を抑制する作用をもつ

シグナルがきわめて重要であることを示している．

以上のようにTNF-αはインスリン抵抗性に深く関与している．しかし，ヒトではTNF-αの中和抗体が糖代謝を改善する現象はみられないことから，糖代謝異常にどの程度関与しているかは不明である[13]．

## 糖尿病・代謝疾患との関連性・臨床的意義

脂肪組織におけるTNF-αの発現量は肥満症例で高く，空腹時血中インスリン値およびBMIと高い相関を示す[14)15]．血中には組織局所の濃度と比較すると非常に低濃度で存在しており，肥満度やインスリン抵抗性指標と相関すること，2型糖尿病患者で血中濃度が高いとの報告もある[16]．一方で健常者と比較して変化がみられず，臨床的意義は小さいとの報告もある．

減量によって脂肪組織でのTNF-α発現量は低下することや[17]，肥満IGT（耐糖能障害）の女性では血中TNF-α，sTNFR2の濃度は高値であり，運動療法によってインスリン抵抗性改善とともにこれらの値は低下するとの報告もある．

### <文献>

1) Carswell, E. A. et al.：Proc. Natl. Acad. Sci. USA, 72：3666-3670, 1975
2) Hotamisligil, G. S. et al.：Science, 259：87-91, 1993
3) Ruan, H. & Lodish, H. F.：Cytokine Growth Factor Rev., 14：447-455, 2003
4) Black, R. A. et al.：Nature, 385：729-733, 1997
5) Wallach, D. et al.：Annu. Rev. Immunol., 17：331-367, 1999
6) Fain, J. N. et al.：Endocrinology, 145：2273-2282, 2004
7) Hotamisligil, G. S. et al.：Proc. Natl. Acad. Sci. USA, 91：4854-4858, 1994
8) Lang, C. H. et al.：Endocrinology, 130：43-52, 1992
9) Hotamisligil, G. et al.：J. Clin. Invest., 94：1543-1552, 1994
10) Hotamisligil, G. S.：Nature, 444：860-867, 2006
11) Ventre, J. et al.：Diabetes, 46：1526-1531, 1997
12) Uysal, K. T. et al.：Endocrinology, 139：4832-4838, 1998
13) Ofei, F. et al.：Diabetes, 45：881-886, 1996
14) Katsuki, A. et al.：J. Clin. Endocrinol. Metab., 83：859-862, 1998
15) Hivert, M. F. et al.：J. Clin. Endocrinol. Metab., 93：3165-3172, 2008
16) Hotamisligil, G. S. et al.：J. Clin. Invest., 95：2409-2415, 1995
17) Kern, P. A. et al.：J. Clin. Invest., 95：2111-2119, 1995

〔福原淳範，下村伊一郎〕

# 2章 脂肪

# IL-6

**【本分子をターゲットにしている治療薬】**
・生物学的製剤・ワクチン（p.328 参照）

## 本分子の研究の経緯

IL-6は炎症や免疫反応の制御に重要な役割を果たすサイトカインである．臨床研究や，肥満モデルマウスの解析から，IL-6は炎症性疾患のみでなく，糖尿病やインスリン抵抗性，肥満に関与すること，肝臓でのインスリンシグナルに深く関与することが報告されている．

## 分子構造

IL-6遺伝子は第7染色体に存在し，212アミノ酸からなる分子量24 kDaの分泌タンパク質である．マクロファージ，線維芽細胞，血管内皮細胞，Tリンパ球や脂肪組織などの複数の臓器から産生される．

受容体はIL-6受容体α（IL-6Rα）とGP130の二量体から形成される．GP130はIL-6ファミリーの受容体に共通した構成成分である．IL-6Rαは血中に可溶性IL-6Rαとして存在しており，血中のIL-6と結合する．IL-6Rαの発現は肝細胞や血球系細胞などの細胞に多く，GP130はユビキタスに発現している．可溶性IL-6αと結合したIL-6は細胞表面のGP130と結合することでGP130の二量体が形成され，シグナルを伝達する[1]．

## 機能・役割

IL-6は炎症性サイトカインであり，肝臓に作用してCRPやフィブリノーゲンなどの炎症性タンパク質の産生を誘導する[2]．また，血管ではNOによる血管内皮機能障害や血管内皮細胞の増殖，血管新生を促進する．

脂肪細胞ではインスリン抵抗性を惹起するが，肝臓ではインスリン抵抗性から糖新生を増加させる作用と，抑制する作用の2つの報告がある[3]．

ヒトの皮下脂肪由来の脂肪細胞および3T3-L1脂肪細胞にIL-6を添加するとIRS-1とGlut4，PPARγ（p.80）のmRNA量が減少しインスリンシグナルが障害され，インスリン誘導性のグルコース取り込みが減少する．一方で炎症性サイトカインであるTNF-αは脂肪細胞に作用してIL-6の発現，分泌を30～200倍に亢進することが報告されており，TNF-α（p.94）による炎症作用の一部はIL-6を介している[4]．

マウスに高容量のIL-6を投与するとインスリンシグナルが障害され，インスリン感受性が低下する[5][6]．反対に肥満糖尿病モデルであるob/obマウスにIL-6の中和抗体を投与するとインスリンシグナルが改善する[7]．

以上のようにIL-6はインスリンシグナルを阻害することでインスリン抵抗性に深く関与する．

IL-6のシグナル伝達には転写因子STAT3が重要な役割を果たす（図）．肝臓特異的にSTAT3を欠損するマウスはPEPCK（p.136）やG6Pase（p.140）などの糖新生系酵素の遺伝子発現量が増加し，インスリン抵抗性，耐糖能障害を示す[8]．反対に肥満糖尿病モデルマウスであるdb/dbマウスの肝臓に活性型STAT3を強制的に発現すると糖新生系酵素の遺伝子発現量は低下し，高血糖やインスリン抵抗性が改善する[8]．

IL-6のインスリン抵抗性惹起作用についてはSOCS3を介する可能性も報告されている[9]．SOCS3はIL-6によって活性化されるSTAT3によって発現誘導される．SOCS3はSTAT3と競合的にGP130に結合することでSTAT3の活性化を阻害する．また，インスリン受容体と結合して活性を阻害する作用，IRS-1の分解を促進する作用を有する[3]．

IL-6欠損マウスやIL-6の中和抗体を投与したマウスではインスリンによる糖新生抑制作用が減弱する[10]．培養肝細胞にIL-6を添加するとPEPCKやG6Paseなどの糖新生系酵素の遺伝子発現量が低下する[8]．したがって

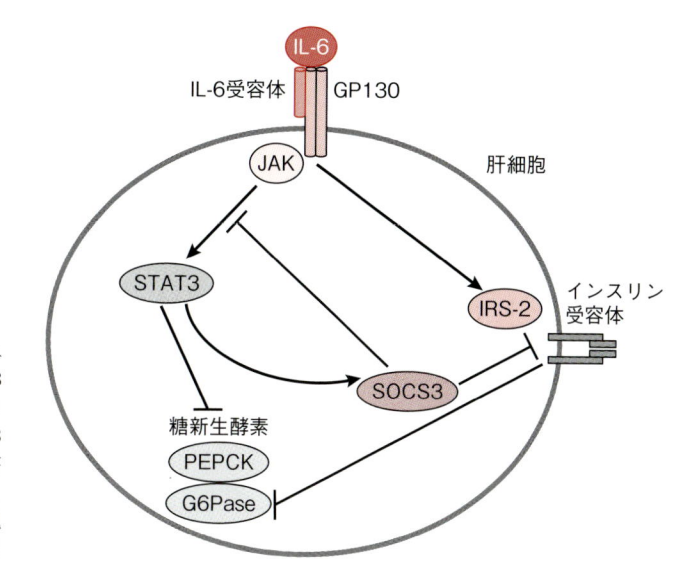

**図 肝細胞におけるIL-6の作用**

IL-6はIL-6受容体と結合することで，GP130の二量体化を促進し，JAKが活性化する．JAKはSTAT3をリン酸化することでPEPCKやG6Paseの発現量を抑制し，肝臓からの糖放出を抑制する．一方でSTAT3によって誘導されるSOCS3はSTAT3の活性化を阻害する作用と，インスリン受容体の活性化を阻害する．IL-6はインスリンシグナルに関与するIRS-2の発現量を増加させることで，インスリン感受性を改善する

IL-6は肝細胞に直接作用して糖新生を抑制する．

最近，アディポネクチンによる肝臓の糖新生抑制作用にIL-6が関与するとの報告がある．アディポネクチンは肝臓でのインスリンシグナルに関与するIRS-2の発現量を増加させる作用をもつ．これは，脂肪組織のマクロファージではアディポネクチンによってNF-$\kappa$Bが活性化することでIL-6の産生が増加しており，脂肪組織から肝臓へ流入したIL-6が肝臓でのIRS-2の発現量を増加させることでインスリン感受性を増加させる[11]．

## 糖尿病・代謝疾患との関連性・臨床的意義

ヒトにおいては分泌されるIL-6の15～35％が脂肪組織由来とされている[12)13)]．内臓脂肪組織は皮下脂肪組織の2～3倍のIL-6を放出する[14)]．血中IL-6濃度は肥満者や，IGT（耐糖能障害），NIDDM（インスリン非依存型糖尿病）において上昇し，BMIや空腹時インスリン値と相関し，可溶性IL-6受容体も糖尿病患者で上昇する[13)15)～17)]．また，IL-6の発現量に影響するプロモーター領域の変異D358Aが糖尿病発症と関連し，インスリン抵抗性の形成に重要な役割を果たすことが報告されている[18)]．糖尿病患者では尿中アルブミン排泄の増加に伴って血中IL-6が増加するとの報告があり，糖尿病性腎症との関連も報告されている．

### <文献>

1) Naugler, W. E. & Karin, M. : Trends Mol. Med., 14 : 109-119, 2008
2) Antuna-Puente, B. et al. : Diabetes & metabolism, 34 : 2-13, 2008
3) Sabio, G. et al. : Science, 322 : 1539-1543, 2008
4) Rotter, V. et al. : J. Biol. Chem., 278 : 45777-45784, 2003
5) Klover, P. J. et al. : Diabetes, 52 : 2784-2789, 2003
6) Kim, H. J. et al. : Diabetes, 53 : 1060-1067, 2004
7) Klover, P. J. et al. : Endocrinology, 146 : 3417-3427, 2005
8) Inoue, H. et al. : Nat. Med., 10 : 168-174, 2004
9) Senn, J. J. et al. : J. Biol. Chem., 278 : 13740-13746, 2003
10) Inoue, H. et al. : Cell Metab., 3 : 267-275, 2006
11) Awazawa, M. et al. : Cell Metab., 13 : 401-413, 2011
12) Mohamed-Ali, V. et al. : J. Clin. Endocrinol. Metab., 82 : 4196-4200, 1997
13) Fried, S. K. et al. : J. Clin. Endocrinol. Metab., 83 : 847-850, 1998
14) Fontana, L. et al. : Diabetes, 56 : 1010-1013, 2007
15) Kristiansen, O. P. & Mandrup-Poulsen, T. : Diabetes, 54 Suppl 2 : S114-S124, 2005
16) Yudkin, J. et al. : Arterioscler. Thromb. Vasc. Biol., 19 : 972-980, 1999
17) Pradhan, A. D. et al. : JAMA, 286 : 327-334, 2001
18) Wang, H. et al. : J. Clin. Endocrinol. Metab., 90 : 1123-1132, 2005

（福原淳範，下村伊一郎）

# 2章 脂肪

# 11β-HSD1

【本分子をターゲットにしている治療薬】
・11β-HSD1阻害薬（p.309参照）

## 本分子の研究の経緯

11β-HSD（11beta-hydroxysteroid dehydrogenase）は，活性型グルココルチコイド（コルチゾール）を非活性型グルココルチコイド（コルチゾン）に変換させる酵素であることが1950年代にはわかっていたが，この変換の生物学的重要性については示唆されていなかった．1983年にKrozowskiらによってミネラルコルチコイド受容体（MR）がグルココルチコイドおよびミネラルコルチコイド（アルドステロン）に対して同様の結合アフィニティーを有することが示され，循環濃度の100～1,000倍高いコルチゾールの存在下でアルドステロンがMRに対する特異性をどのように維持しているのかが疑問となった．その後Ulickらが「偽性ミネラルコルチコイド過剰症候群」患者のアルドステロン分泌が低く，コルチゾールの末梢での代謝が障害されていることを発見し，通常では11β-HSDがコルチゾールをコルチゾンに変換することでコルチゾールとMRの結合を防ぎ，MRのミネラルコルチコイドの特異性を保護していることがわかった．その後11β-HSDには11β-HSD Type1（11β-HSD1）と11β-HSD Type 2（11β-HSD2）の2つのアイソザイムが存在することが発見され，11β-HSD1が非活性型グルココルチコイド（コルチゾン）を活性型グルココルチコイド（コルチゾール）に変換することでグルココルチコイド受容体に結合させ，生理活性を発揮させ，11β-HSD2が活性型から非活性型へ逆方向に変換させることが解明された．この2つの酵素が細胞内コルチゾール濃度を局所的に調整し，標的組織のグルココルチコイド受容体の活性を制御している（図）[1)2)]．

## 分子構造

11β-HSD1は短鎖型脱水素酵素／還元酵素（short-chain dehydrogenase/reductase：SDR）スーパーファミリーの一員であり，七本鎖の平行βシートと12本のヘリックスをもつ．"Rossmann-fold"とよばれる補酵素結合モチーフを形成し，補酵素であるNADP(H)と結合する．C末端側には疎水性の基質結合ドメインが存在する[3)]．

## 機能・役割

大部分の細胞では11β-HSD1と11β-HSD2が共存するが，11β-HSD1は肝臓，脂肪組織，中枢神経系，骨格筋に高発現し，11β-HSD2は水・電解質代謝に関与する腎尿細管上皮，大腸，汗腺，胎盤に高発現している．11β-HSD1と11β-HSD2の活性バランスにより個々の細胞におけるグルココルチコイドの作用強度が精妙にコントロールされている．ストレス応答を高めることは脳では特に重要であり，海馬周辺では11β-HSD1が高濃度で存在する．

## 糖尿病・代謝疾患との関連性・臨床的意義[1)4)]

グルココルチコイド作用の過剰が肥満症やインスリン抵抗性の病態に関与することが知られているが，近年，グルココルチコイド受容体（GR）とMRのシグナルクロストークが肥満症の病態形成に関与する可能性が注目されている．脂肪細胞では11β-HSD2の活性は低く，11β-HSD1が活性化されるとグルココルチコイド作用は増強の一途をたどる．グルココルチコイドによるMRシグナルがGRシグナルとは独立して脂肪細胞分化の調節に重要な役割を果たしていると考えられている．脂肪細胞で11β-HSD1を過剰発現するトランスジェニックマウスは内臓脂肪組織の蓄積に加え，

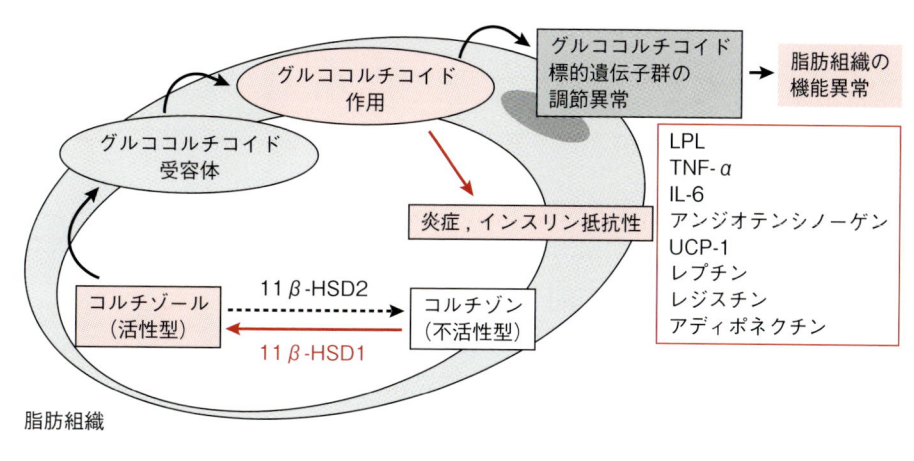

**図 脂肪組織機能異常における11β-HSD1の意義**
文献1をもとに作成

脂質異常症，インスリン抵抗性，高血圧，脂肪肝を伴う．一方，11β-HSD1全身性ノックアウトマウスはストレスや高脂肪食に対する肝糖新生酵素の誘導を免れ，糖尿病を発症しない．さらにPPARα（p.150）の発現が増加し，血中トリグリセライドの低下・HDLコレステロールの上昇もみられる．ヒトにおいても脂肪組織における11β-HSD1発現レベルはウエスト周囲径・内臓脂肪面積，インスリン抵抗性指標と正相関を示す．また，ストレス過剰環境下での高脂肪食摂取によって脂肪組織の11β-HSD1活性やグルココルチコイド濃度が上昇することが示されている．近年，11β-HSD1特異的阻害物質が肥満症モデルマウスの高血糖やインスリン抵抗性を改善することが報告されており，欧米で複数の臨床試験が進行中である．11β-HSD1阻害薬はインスリン抵抗性や糖代謝のみならずアポEノックアウトマウスの動脈硬化病変に対しても著明な改善効果を示している．動脈硬化巣での11β-HSD1の発現亢進も報告されており，脂質異常の改善によらない血管壁への直接的効果の可能性も示唆されている．また，肥満脂肪細胞にはマクロファージが浸潤し，脂肪組織の慢性炎症に深く関与しているが，11β-HSD1が活性化マクロファージからの炎症性サイトカイン，ケモカインの分泌を促進するなど，酸化ストレスや炎症シグナルの増強に関与することもわかってきた．さらに，糖尿病における認知機能障害に高コルチコステロン血症が関与している可能性が示され，11β-HSD1阻害薬が糖尿病患者における認知機能改善効果にも応用される可能性が示されている．

＜文献＞
1) 益崎裕章：The Lipid, 23：42-48, 2012
2) Seckl, J. R. & Walker, B. R.：Trends Endocrinol. Metab., 15：418-424, 2004
3) Thomas, M. P. & Potter, B. V.：Future Med. Chem., 3：367-390, 2011
4) Anagnostis, P. et al.：Metabolism, 62：21-33, 2013

（杉山　徹，小川佳宏）

*memo*

# 2章 脂肪

# β3-AR 【和文】β3アドレナリン受容体

【本分子をターゲットにしている治療薬】
- β3アドレナリン受容体アゴニスト（p.312参照）

## 本分子の研究の経緯

βアドレナリン受容体（β-AR）は，アドレナリンおよびノルアドレナリンを受容する2群のアドレナリン受容体のうち，イソプロテレノールに感受性の高い群であり，従来その生理作用によってβ1とβ2の2種類に分類されていたが，1980年代に，まずラットの脂肪組織において第3のβ-ARサブタイプとしてβ3-ARが見出され，1989年にEmorineらによりヒトでも同定され，脂肪組織において脂肪分解や熱産生にかかわることが示された[1]．また，ピマインディアンにおいてβ3-ARの遺伝子多型（Trp64Arg変異）が高頻度で認められ，この多型をもつ個体では消費エネルギーが少なく，脂肪を蓄積しやすく，肥満・2型糖尿病に関連する遺伝子多型であることが明らかになった[2]．わが国においても内臓脂肪型肥満やインスリン抵抗性との関連について多くの報告がなされ，倹約遺伝子の1つとして注目されてきた．また，β3-AR特異的作動薬がげっ歯類において抗肥満・抗糖尿病作用をもたらすことが示されており，抗肥満・抗糖尿病薬のターゲットとして研究・製薬開発が進められたが，種差などの問題があり現在まで同治療薬として上市されていない．一方，脂肪組織以外にも，心臓，胆嚢，腸管，膀胱などにも発現しており，特に膀胱において平滑筋弛緩に関与していることが明らかになり，近年わが国において選択的β3-AR作動薬が過活動膀胱の治療薬として開発され臨床応用可能となり新たな展開をみせている．

## 分子構造

β3-ARタンパク質は，408アミノ酸残基からなるβ1およびβ2サブタイプと同じGタンパク質共役型受容体（GPCR）であり，7カ所の22～28個のアミノ酸残基からなる疎水領域により膜の大部分を形成している[3]．7つの膜貫通（TM）領域のうち少なくとも4つがリガンド結合に必須である．N末端は細胞外に，C末端が細胞内に位置しており，β3-ARへのリガンドの結合によりC末端と細胞質ループに高次構造変化を引き起こすが，詳細については不明である．高次構造の変化により，促進性Gタンパク質（Gs）を介してアデニル酸シクラーゼと共役し，cAMPを増加させ，プロテインキナーゼA（PKA）を活性化することにより生理機能を引き起こす（図；HSLの項参照）．

## 機能・役割

β3-ARは，褐色脂肪組織に最も多く発現しているほか，白色脂肪組織にも存在しており，熱産生および脂肪分解に関与している．寒冷刺激や交感神経活動の亢進により受容体が刺激されると，即時作用としてホルモン感受性リパーゼ（HSL：p.104）を活性化し，脂肪細胞内の中性脂肪を細胞酸とグリセロールに分解する．遊離した脂肪酸は酸化・分解され熱源となるほか，ミトコンドリア脱共役タンパク質1（uncoupling protein1：UCP1）に作用して熱産生を促進する．また，即時作用以外にも，PKAの活性化によりcAMP応答配列結合タンパク質（cAMP-response element binding protein：CREB）をリン酸化しPGC1発現の増加を介してUCP1遺伝子発現を促進し．また，ミトコンドリア増生，褐色脂肪組織の過形成などを起こし，熱産生能を高めエネルギー消費を亢進させ，体脂肪を減少させる[4]．

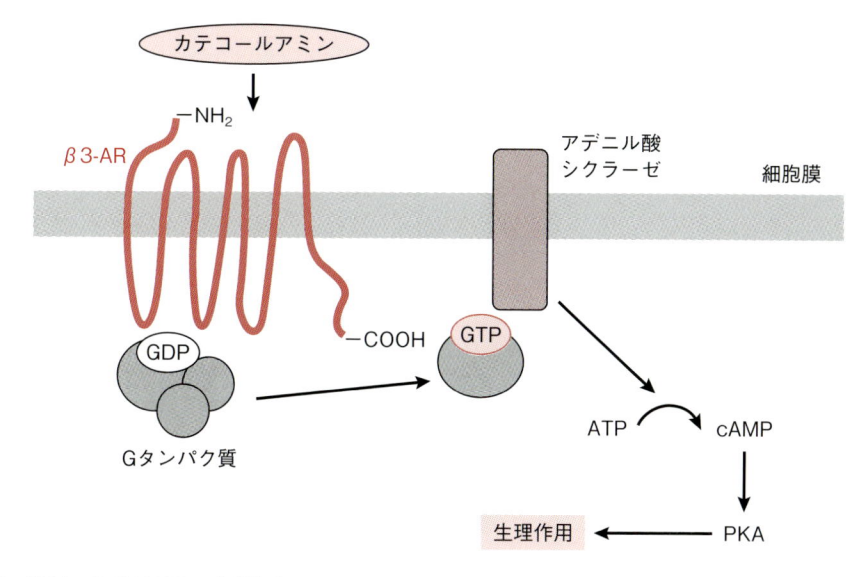

**図** β3-ARによるPKAの活性化

β3-ARは7回膜貫通受容体であり，リガンドが結合するとGタンパク質を活性化し，アデニル酸シクラーゼを活性化してATPからcAMPを合成しPKAを活性化する（Gタンパク質共役型受容体）

## 糖尿病・代謝疾患との関連性・臨床的意義

ヒトβ3-AR遺伝子において，64番目のトリプトファンがアルギニンに変異（TGG→CGGの1塩基置換）する多型（Trp64Arg）を保有する群では，エネルギー消費量の低下や2型糖尿病の早期発症および糖尿病合併症の進展，内臓脂肪型肥満，高血圧症，心血管障害との関連などが報告されている．アリルの頻度は人種により異なり，ピマインディアン，イヌイット，日本人では頻度が高く30％以上とされる．この多型を保有する糖尿病患者では減量抵抗性・治療抵抗性である可能性があり，今後臨床的に留意されるべき事項となる可能性があると考えられている．

β3-AR作動薬は，げっ歯類において褐色脂肪組織での熱産生の亢進および白色脂肪分解作用により著明な抗肥満・抗糖尿病効果が認められており，ヒトにおいても同様の効果が期待され，これまでに臨床応用に向けた開発が行われてきたが，生物種差など多くの課題があり，これまでのところ抗肥満・抗糖尿病薬として臨床応用は実現していない．一方，近年過活動膀胱の治療薬として選択的β3-AR作動薬が開発され，臨床使用が可能となっている．

<文献>
1) Emorine, L. J. et al. : Science, 245 : 1181-1121, 1989
2) Walston, J. et al. : N. Engl. J. Med., 333 : 343-347, 1995
3) Strosberg, A. D. : Annu. Rev. Pharmacol. Toxicol., 37 : 421-450, 1997
4) Lowell, B. B. & Spiegelman, B. M. : Nature, 404 : 652-660, 2000

（三原正朋，小川佳宏）

# 2章 脂肪

# MCP-1

【和文】単球走化性因子-1
【別名】CCL2

## 本分子の研究の経緯

MCP-1（monocyte chemoattractant protein-1）は，単球走化性因子として1989年に発見された[1]．ケモカインスーパーファミリーに属し，chemokine（C-C motif）ligand 2（CCL2）ともよばれる．MCP-1は，単球を炎症部位に誘導する主要なケモカインである．当初は，感染により惹起される急性炎症において研究が進んだが，動脈硬化の病態形成にMCP-1が重要な役割を果たすなど[2]，最近では，急性炎症と慢性炎症，感染性炎症と非感染性炎症のさまざまな病態におけるMCP-1の意義が明らかになっている．

## 分子構造

分子量約13 kDaのヘパリン結合性分泌タンパク質であり，50種類以上からなるケモカインスーパーファミリーに属する．ケモカインスーパーファミリーは，N末端側の2個の保存されたシステイン残基（C）が形成するモチーフ構造が特徴的であり，MCP-1は2個のシステイン残基が連続するCCケモカインサブファミリーに属する．

## 機能・役割

MCP-1は単球，マクロファージ，樹状細胞や種々の実質細胞により産生，分泌され，血管内皮細胞や細胞外マトリックスに結合して，濃度勾配を形成する．主に，単球やリンパ球に発現する7回膜結合型ケモカイン受容体CCR2（CC chemokine receptor 2）やCCR4に作用して，単球やTリンパ球の細胞遊走や接着を促進し，炎症部位への集積を促す．一方，CCR2は脂肪細胞や骨格筋細胞などの実質細胞にも発現し，MCP-1-CCR2経路の活性化がインスリン抵抗性を惹起することも報告されている[3,4]．

## 糖尿病・代謝疾患との関連性・臨床的意義

肥満の脂肪組織では，脂肪細胞の肥大化に引き続き，マクロファージを中心とする種々の炎症細胞の浸潤が認められる[5]．通常，脂肪組織には炎症抑制性M2マクロファージが常在しているが，肥満に伴って，MCP-1-CCR2依存性に炎症促進性M1マクロファージの浸潤が増加する（図）[3,6-8]．実際，肥満症例や肥満マウスの脂肪組織ではMCP-1の発現が顕著に上昇し，血中MCP-1濃度は体脂肪量に比例して増加することが知られている．肥満の脂肪組織において，脂肪細胞とM1マクロファージが相互作用することにより持続的な炎症反応を惹起し（脂肪組織炎症），その結果，アディポ（サイト）カインの産生調節の破綻をきたして全身のインスリン抵抗性に至ると想定される[5]．このような肥満や糖尿病におけるMCP-1-CCR2経路の病態生理的意義は，主に，MCP-1欠損マウスやCCR2欠損マウスなどの遺伝子操作マウスを用いて検討されてきたが，最近，優勢抑制変異型MCP-1やCCR2拮抗薬〔プロパゲルマニウム（Propagermanium），TEI-K03134〕の効果も報告されており[6,8-10]，今後の臨床応用が期待される．

### <文献>

1) Furutani, Y. et al. : Biochem. Biophys. Res. Commun., 159 : 249-255, 1989
2) Charo, I. F. & Taubman, M. B. : Circ. Res., 95 : 858-866, 2004
3) Kamei, N. et al. : J. Biol. Chem., 281 : 26602-26614, 2006
4) Sartipy, P. & Loskutoff, D. J. : Proc. Natl. Acad. Sci. USA, 100 : 7265-7270, 2003
5) Suganami, T. & Ogawa, Y. : J. Leukoc. Biol., 88 : 33-39, 2010
6) Kanda, H. et al. : J. Clin. Invest., 116 : 1494-1505, 2006
7) Weisberg, S. P. et al. : J. Clin. Invest., 116 : 115-124, 2006
8) Ito, A. et al. : J. Biol. Chem., 283 : 35715-35723, 2008

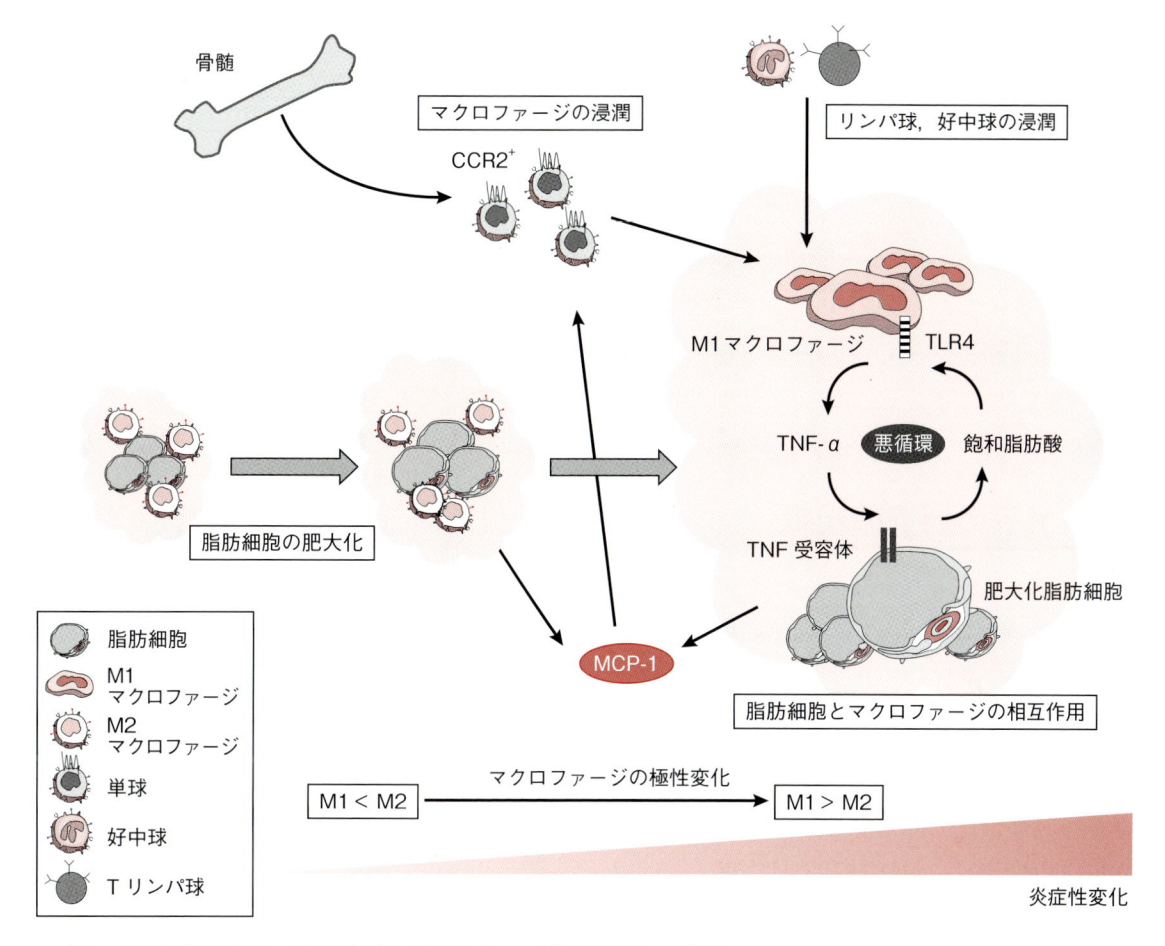

**図 脂肪組織炎症の分子機構とMCP-1―CCR2経路の意義**
MCP-1は,肥満の脂肪組織で過剰産生され,脂肪組織への炎症促進性M1マクロファージの浸潤を誘導する.
TNF-α:tumor necrosis factor-α,TLR4:Toll-like receptor 4

9) Tateya, S. et al.: Endocrinology, 151: 971-979, 2010
10) Tamura, Y. et al.: Arterioscler. Thromb. Vasc. Biol., 28: 2195-2201, 2008

(菅波孝祥,小川佳宏)

# 2章 脂肪

# HSL 【和文】ホルモン感受性リパーゼ

**【本分子をターゲットにしている治療薬】**
- β3アドレナリン受容体アゴニスト（p.312参照）

## 本分子の研究の経緯

　HSL（hormone-sensitive lipase）は細胞内の中性脂肪（TG）やコレステロールエステルを加水分解する酵素であり，脂肪細胞から発見された．脂肪細胞において，カテコールアミンや副腎皮質刺激ホルモン（ACTH）などのホルモンが細胞膜上の受容体と結合すると，Gタンパク質，アデニル酸シクラーゼを介して細胞内のcAMP濃度が上昇し，プロテインキナーゼA（PKA）が活性化し，細胞質にあるHSLがリン酸化される．リン酸化されたHSLは細胞質から脂肪滴表面へと移行し，内部のTGを基質とした脂肪分解を開始すると考えられている（図）．一方，インスリンはホスホジエステラーゼ3Bを活性化させてcAMPを5'AMPへ異化し，PKAの活性化を抑制し，HSLのリン酸化を抑制すると考えられている．1980年頃まではHSLは脂肪細胞に特有の酵素だと考えられていたが，その後，脂肪細胞以外にも，骨格筋，心筋，副腎，精巣，卵巣で発現していることが示され，さらにマクロファージや膵β細胞にも少量ながら発現が認められた．その発現様式からHSLはエネルギー代謝や熱産生，ステロイド合成，さらには動脈硬化形成やインスリン分泌にも関与すると考えられてきた．副腎においては，HSLが中性コレステロールエステル水解酵素（neutral cholesterol ester hydrolase：nCEH）として，コレステロールエステルを遊離コレステロールに変換し，ステロイドホルモン産生に寄与していることが示されている．また，大動脈やマクロファージのnCEH活性がホルモン感受性であることや，マクロファージのnCEH活性が抗HSL抗体で抑制されることから，マクロファージでもHSLがnCEH活性を担う分子としての役割が想定された．このことよりHSLはマクロファージの泡沫化や動脈硬化形成にも関与している可能性が示されたが，近年HSLノックアウトマウスやトランスジェニックマウスが作成され，HSLノックアウトマウスでnCEH活性が変わらないことから，HSL以外のコレステロールエステル水解酵素（NCEH1）がマクロファージの泡沫化に関与していることが示されている．さらに，HSLノックアウトマウスには十分に脂肪分解活性が残っており肥満にもならないということが明らかとなり，脂肪分解の分子機構には，HSLが脂肪滴表面へ結合するのを阻害するペリリピンやHSL以外のTGリパーゼ（adipose triglyceride lipase：ATGL，p.112）などが複雑に関与していることが示唆されている[1)～3)]．

## 分子構造

　HSLはホモ二量体を形成して存在しているが，その単量体は一本鎖のポリペプチドで2つのドメインをもつ．N末端側が結合ドメインであり，タンパク質ータンパク質およびタンパク質ー脂質の結合に関与する．C末端側は触媒ドメインであり，セリン563をはじめとした複数のリン酸化部位にて可逆的にリパーゼ活性が調節される．脂肪細胞に発現する84 kDaのHSL（$HSL_{adi}$）が主要なアイソフォームであるが，それ以外にも精巣に発現する117 kDaの$HSL_{tes}$と膵β細胞に発現する89 kDaの$HSL_{beta}$が存在する．$HSL_{tes}$は精巣にのみ発現しているが，$HSL_{beta}$は膵β細胞以外にも脂肪細胞など他の細胞でも発現がみられる．これらのアイソフォームのC末側の触媒ドメインは同様の構造であるが，N末側の結合ドメインの構造にそれぞれの違いがみられる[1)4)]．

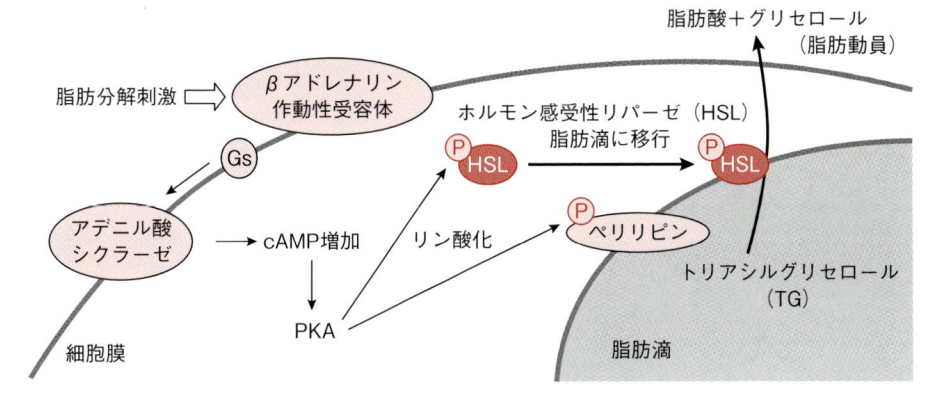

**図　脂肪細胞における脂肪分解刺激による脂肪動員の経路**
文献5をもとに作成

## 機能・役割

　HSLは種々のホルモンなど生体からのシグナルにより脂肪細胞内に貯蔵したTGを加水分解させて，再び脂肪酸を合成し，細胞外（血液中）に放出する．この機能によりHSLは体内のエネルギー代謝や脂肪の蓄積に関与している．また，精巣などのステロイド産生組織ではコレステロールエステルを遊離コレステロールに変換し，ステロイドホルモン産生に寄与している．

## 糖尿病・代謝疾患との関連性・臨床的意義

　HSLは，上記のような機能から脂肪蓄積，ひいては肥満の発症に関与していると推察される．ストレスによりカテコールアミンやACTHが分泌されると，脂肪組織でのHSLが活性化し，TGが分解され，遊離脂肪酸の血中濃度が上昇する．インスリンはcAMPの減少によりHSL活性を抑制し，脂肪細胞のTG貯蔵量を増加させるが，糖尿病患者においてインスリン作用の低下がみられるとHSLの抑制が弱まり，遊離脂肪酸の血中濃度は上昇する．脂肪分解活性は内臓脂肪，皮下脂肪，骨格筋脂肪でそれぞれ違い，内臓脂肪で最も亢進している．VLDLは肝臓で合成されるが，内臓脂肪由来の脂肪酸は門脈を経由して肝臓に流入する点で，高VLDL血症に寄与する役割が大きいと考えられる．ニコチン酸は受容体に結合すると，抑制性のGTP結合タンパク質を介してアデニル酸シクラーゼを抑制し，cAMPの生成を抑制し，HSL活性を低下させるため，ニコチン酸製剤は遊離脂肪酸の肝臓へ流入を抑えることで，VLDLの産生を抑制し，脂質代謝異常の改善効果を示す．また，HSLトランスジェニックマウスを用いた研究から，HSLが糖尿病に伴う脂肪毒性を減弱させ，糖尿病性心筋症を抑制している可能性なども示唆されている．

＜文献＞
1) Lampidonis, A. D. et al. : Gene, 477 : 1-11, 2011
2) Yeaman, S. J. : Biochem. J., 379 : 11-22, 2004
3) Osuga, J. et al. : Proc. Natl. Acad. Sci. USA, 97 : 787-792, 2000
4) Krintel, C. et al. : PLoS One, 5 : e11193, 2010
5) 山口智広：生化学，79 : 162-166, 2008

（杉山　徹，小川佳宏）

*memo*

# SCD1 【和文】ステアロイルCoA不飽和化酵素-1

2章 脂肪

## 本分子の研究の経緯

SCD1 (stearoyl-CoA desaturase-1) は，ラット肝臓ミクロソームにおいてステアロイルCoAの酸化的不飽和化反応（Δ9-シス不飽和化）を触媒するシアン感受性の因子として発見された[1)2)]．さまざまなホルモンや食事性因子によって発現調節されることが判明し，関与する転写調節因子についての研究が進められた[3)]．さらに，遺伝子欠損マウスを用いた研究により，SCD1が肥満や脂肪肝の発症に重要な役割を果たすことが示されてきた[4)]．

## 分子構造

ステアリルCoA不飽和化酵素はマウスゲノムでは4遺伝子（SCD1, SCD2, SCD3, SCD4），ヒトゲノムでは2遺伝子（SCD1, SCD5）が存在する[5)]．マウスのSCD1〜4はアミノ酸レベルで80％以上の相同性を示す．SCD1は多くの組織で発現が認められるが，特に脂肪組織と肝臓で発現量が高い．SCD2はユビキタスに発現し，SCD3は皮膚，SCD4は心臓特異的な発現パターンを示す．ヒトSCD1はユビキタスに発現し，特に脳，脂肪組織，肝臓で発現量が高い．ヒトSCD5は脳および膵臓に多く発現する．SCD1はさまざまなホルモンや食事性因子によって発現調節される．マウスSCD1遺伝子プロモーターにはChREBP, SREBP-1 (p.146), LXR, PPARなどの応答配列が存在する．これらの転写因子を介して，グルコース，インスリン，コレステロール，ペルオキシソーム誘導剤などによりSCD1の発現が増加する[3)]．

## 機能・役割

小胞体に存在する膜結合型不飽和化酵素（EC 1.14.19.1）であり，この酵素反応は飽和脂肪酸からモノ不飽和脂肪酸を生合成する際の律速段階となる．主要な基質は飽和アシルCoAであるパルミトイルCoA（16：0-CoA）とステアロイルCoA（18：0-CoA）であり，それぞれパルミトオレイルCoA（16：1-CoA）およびオレイルCoA（18：1-CoA）に変換される（図1）．精製標品の分子量は53,000で，分子あたり1個の非ヘム鉄と結合している．反応はNADHを電子供与体としてシトクロムb5レダクターゼおよびシトクロムb5の働きにより酵素分子上で$Fe^{3+}$が$Fe^{2+}$に還元される．そして，酸素を用いてアシルCoAを酸化しΔ9位にシス二重結合を導入する（図1）．生成物であるオレイン酸は，膜リン脂質，トリグリセリド，コレステロールエステルに取り込まれ細胞内の主要な脂肪酸となる[3)]．脂肪組織や肝細胞ではオレイン酸は総脂肪酸の60％を占める．また，膜リン脂質における1価不飽和脂肪酸と飽和脂肪酸の比率は膜の流動性を決定し，コレステロールエステルやトリグリセリドにおけるその比率の変化はリポタンパク質代謝に影響を与える．

図1 SCD1によりステアロイルCoA（18：0-CoA）はオレイルCoA（18：1-CoA）に変換される

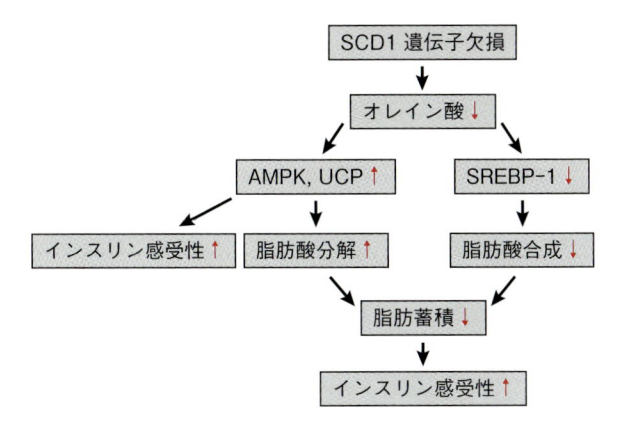

**図2 SCD1欠損マウスにおけるインスリン感受性亢進のメカニズム**

SCD1欠損により肝臓，脂肪組織，骨格筋などインスリン感受性組織におけるオレイン酸が減少する．その結果AMPキナーゼやアンカップリングタンパク質（UCP）が発現増加し，脂肪酸分解および熱産生が亢進する．また，SREBP-1の活性を低下させ，脂肪酸合成を阻害する．このようにSCD1欠損はエネルギー代謝の活性化と，脂肪産生の減少により体脂肪量を減少させ，インスリン感受性を亢進する

## 糖尿病・代謝疾患との関連性・臨床的意義

脂肪酸の代謝異常は肥満やメタボリックシンドロームの発症に密接に関連する．肥満マウスではSCD1が肝臓，脂肪組織，骨格筋で顕著に発現増加し，脂肪酸代謝が変動する．SCD1の遺伝子欠損マウスでは，肝臓中のトリグリセリドおよびコレステロールエステルの量が減少する．また，1価不飽和脂肪酸であるパルミトオレイン酸とオレイン酸は減少し，飽和脂肪酸のパルミチン酸とステアリン酸は増加する．SCD1の欠損により，糖摂取による肝臓トリグリセリド蓄積およびVLDL量の増加が低下し，脂肪肝の発症が抑制されることが報告されている[3]．このため，SCD1は脂肪肝の形成に重要であることが示唆される．さらに，SCD1欠損マウスでは，野生型マウスに比べて食餌摂取量が多いにもかかわらず，体脂肪率が低下している．SCD1欠損マウスは高脂肪食および高グルコース食による体重増加に抵抗性を示し，抗肥満作用が観察されている．これは脂肪酸β酸化が亢進し，エネルギー代謝が活発化しているためであるとされる（図2）[3]．また，肝臓特異的なSCD1欠損マウスにより，肝臓におけるSCD1の発現およびオレイン酸の合成がグルコース誘導性の肥満発症を引き起こすことが明らかにされた[4]．一方，ヒトの骨格筋におけるSCD1の発現量は，インスリン抵抗性および骨格筋内の脂肪蓄積と高い正の相関が示されている[6]．さらに，ヒトSCD1のSNPがメタボリックシンドロームの発症と相関するという疫学的な調査が報告されている[7]．このようにSCD1は肥満や脂肪肝の発症において重要な役割を果たすと考えられる．

＜文献＞
1) Oshino, N. et al. : J. Biochem., 69 : 155-167, 1971
2) Strittmatter, P. et al. : Proc. Natl. Acad. Sci. USA, 71 : 4565-4569, 1974
3) Ntambi, J. M. & Miyazaki, M. : Curr. Opin. Lipidol., 14 : 255-261, 2003
4) Miyazaki, M. et al. : Cell Metab., 6 : 484-496, 2007
5) Wang, J. et al. : Biochem. Biophys. Res. Commun., 332 : 735-742, 2005
6) Hulver, M. W. et al. : Cell Metab., 2 : 251-261, 2005
7) Gong, J. et al. : J. Nutr., 141 : 2211-2218, 2011

〈亀井康富，小川佳宏〉

## 2章 脂肪

# FATP-1，CD36

### ◆ 本分子の研究の経緯

FATP（fatty acid transport protein, solute carrier family 27）は，酵母から哺乳類まで高度に保存されている膜タンパク質で，長鎖脂肪酸の細胞内への取り込みに働く．FATP-1は最初に同定されたFATPで，脂肪組織に高発現するほか，骨格筋にも発現を認める．現在，FATP-1〜FATP-6の6種類が知られており，異なる組織分布を示すが，そのすべてが脂肪酸取り込み活性を有する[1]．

CD36（cluster of differentiation 36）は，クラスBスカベンジャー受容体ファミリーに属する膜タンパク質であり，当初，血小板で同定されたが，その後，単球・マクロファージや血管内皮細胞，脂肪細胞，心筋細胞，骨格筋細胞，肝細胞など多くの細胞に発現し，多彩な生物作用を示すことが明らかになってきた[2]．

### ◆ 分子構造

FATP-1は，分子量約71 kDaの膜タンパク質であり，ホモ二量体を形成して脂肪酸の取り込みに働く．一方，C末端側の細胞内ドメインでlong-chain-fatty-acid—CoA ligase 1（ACSL1）と結合し，取り込んだ脂肪酸の代謝にもかかわる（図）．

CD36は，分子量約88 kDaの膜タンパク質であり，2個の細胞膜貫通ドメインを有し，6個のシステイン残基で特徴的な立体構造を形成する．細胞外領域は高度に糖鎖修飾を受けており，種々の細胞内，細胞膜タンパク質と結合する．

### ◆ 機能・役割

FATP-1欠損マウスに脂肪酸を投与すると，脂肪組織や骨格筋への脂肪酸取り込みが低下し，肝臓や心臓に集積する[3]．インスリンは，FATP-1の細胞膜移行を促進することが知られており，FATP-1欠損マウスでは，脂肪組織や骨格筋におけるインスリン依存性の脂肪酸取り込みが遅延する．一方，褐色脂肪組織では，寒冷暴露によってFATP-1の発現が誘導され，脂肪酸取り込みに働く[4]．このように，FATP-1は，組織特異的な脂肪酸の取り込みを介して，脂肪蓄積の再分布やエネルギー代謝にかかわると考えられる．

CD36は，トロンボスポンジン（thrombospondin-1）の受容体として働くほか，パターン認識受容体（細菌や真菌などの病原体の構成成分を認識して炎症反応を惹起），脂質トランスポーター（脂肪酸や酸化LDLの取り込み），貪食（死細胞や病原体）など多彩な生物作用にかかわる[2]．詳細な分子機構は未解明だが，SrcファミリーやMAPK（mitogen-activated protein kinase）ファミリーを介して細胞内シグナル伝達も活性化する[5,6]．この一部に，インテグリンやTLR（Toll-like receptor）ファミリーなど細胞膜タンパク質との会合が関与すると考えられている（図）[7,8]．

### ◆ 糖尿病・代謝疾患との関連性・臨床的意義

FATP-1欠損マウスは，通常食飼育下では明らかな表現型を呈さないが，高脂肪食負荷による体重増加や糖代謝異常に対して抵抗性を示す[3]．最近，FATP-1による脂肪酸の取り込み機能とACSL1との結合による脂肪酸代謝機能は独立して制御されることが報告されているが，その生理的，病態生理的意義は明らかでない．

CD36は多彩な生物作用を有するため，さまざまな疾患において病態生理的意義が報告されている．例えば，CD36はβ-アミロイドによるミクログリアの活性化を誘導し，アルツハイマー病の発症に関与する[9]．また，CD36は酸化LDLによるマクロファージの泡沫化を促進し，動脈硬化の病態形成に促進する[10]．一方，CD36はTLR4，TLR6などとヘテロダイマーを形成し，酸化LDLによる炎症反応を惹起する可能性がある[8]．今後，CD36の作用機構を明らかにすることにより，新

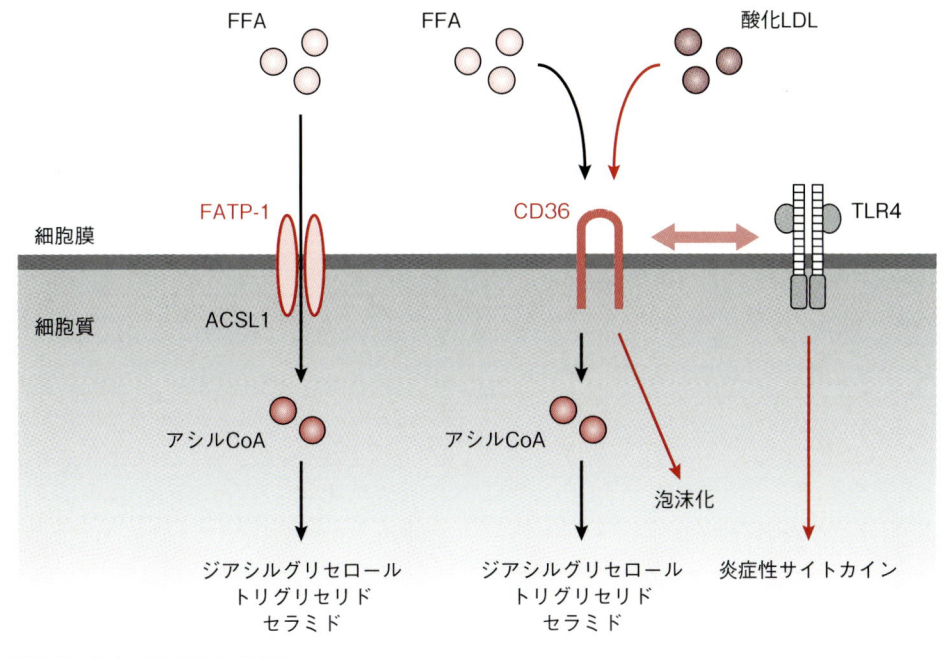

**図 FATP-1とCD36の作用**
FATP-1, CD36ともに細胞膜上に局在し,遊離脂肪酸の取り込みに働く.CD36は,酸化LDLの取り込みに関与して泡沫化を促進するほか,TLR4を介して炎症性サイトカイン産生に働くなど多彩な生物作用を発揮する.
ACSL1：long-chain-fatty-acid—CoA ligase 1, TLR4：Toll-like receptor 4

しい治療戦略の開発につながると期待される.

<文献>
1) Gimeno, R. E. : Curr. Opin. Lipidol., 18 : 271-276, 2007
2) Silverstein, R. L. & Febbraio, M. : Sci. Signal., 2 : re3, 2009
3) Wu, Q. et al. : Mol. Cell. Biol., 26 : 3455-3467, 2006
4) Wu, Q. et al. : Diabetes, 55 : 3229-3237, 2006
5) Jiménez, B. et al. : Nat. Med., 6 : 41-48, 2000
6) Huang, M. M. et al. : Proc. Natl. Acad. Sci. USA, 88 : 7844-7848, 1991
7) Triantafilou, M. et al. : J. Biol. Chem., 281 : 31002-31011, 2006
8) Stewart, C. R. et al. : Nat. Immunol., 11 : 155-162, 2010
9) El, Khoury J. B. et al. : J. Exp. Med., 197 : 1657-1666, 2003
10) Podrez, E. A. et al. : J. Clin. Invest., 105 : 1095-1108, 2000

（菅波孝祥, 小川佳宏）

*memo*

# 2章 脂肪

# LPL 【和文】リポタンパク質リパーゼ

## 【本分子をターゲットにしている治療薬】
- フィブラート製剤（p.272参照）
- デキストラン硫酸エステルナトリウム（MDSコーワ®）

## 本分子の研究の経緯

リポタンパク質リパーゼ（lipoprotein lipase；LPL）は，1943年にHahnがイヌの実験中にヘパリンを抗凝固剤として使用した際に食事由来の乳び血漿が清澄化されることから，清澄化因子（clearing factor）として発見され[1]，その後1955年に，Kornがラットの心臓・脂肪組織からリパーゼを抽出し，リポタンパク質トリグリセリド（TG：中性脂肪）をよく加水分解することからLPLと名付けた[2]．構造および機能上，肝性トリグリセリドリパーゼ（HTGL），膵性リパーゼ（PL）などのセリンプロテアーゼとの相同性を有し，スーパーファミリーを形成している．アポタンパク質C-Ⅱにより活性化し，高濃度のNaCl，プロタミンで活性阻害される特徴をもち，主に脂肪組織や筋肉で産生され，カイロミクロンや超低比重リポタンパク質（VLDL）といったトリグリセリド（TG）に富む（TG-rich）リポタンパク質中のTGの加水分解および高比重リポタンパク質（HDL）形成にかかわる重要な酵素であることが明らかになった．LPLの構造については，1987年になってヒトなどで相次いでcDNAがクローニングされ，その構造が明らかになった[3]．LPL欠損症の家系では著しい高TG血症を呈することが報告され，LPL欠損マウスの解析でもヒト同様のphenotypeを示している[4]．その後，現在まで臓器特異的遺伝子改変マウスの解析が行われており，今後臓器特異的作用および臓器間におけるLPL活性の調節機構と病態形成の関係などが明らかになることが予想される．

## 分子構造

分子量約52 kDaの糖タンパク質である．ヒトのLPL遺伝子は8番染色体に存在し，10個のエキソンにより構成されている．LPLタンパク質は448アミノ酸からなりN末端側とC末端側の2つのドメインに分けられる．N末端側のSer（132番）周辺は$\beta$シート構造をとる界面活性部位と推定されており，HTGLやPLなどと高い相同性を有している．Ser（132番）とAsp（156番）およびHis（241番）が互いに水素結合で結ばれ活性の三角構造（catalytic triad）を形成しており[5]，これらに変異が生じると完全に活性が失われる．一方，C末端側は塩基性アミノ酸に富み，プロテオグリカンと結合していると考えられている．

## 機能・役割

LPLは，脂肪細胞や骨格筋・心筋細胞といった間葉系細胞により合成され血管内皮へ分泌される．血管内皮では，ヘパラン硫酸などのプロテオグリカンと結合し，壁に係留した状態で存在している（図）．主に脂肪組織，骨格筋・心筋で合成されるほか，マクロファージ，肺，腎臓，大脳，乳腺，脾臓などにも存在している．食事由来のカイロミクロンや，肝臓で合成されたVLDLといったTGに富むリポタンパク質中のTGを加水分解する異化酵素であり，リポタンパク質代謝における律速酵素として重要な役割を担っている[6][7]．VLDLとカイロミクロンに多く存在するアポC-Ⅱが補酵素のように働くことでLPLが活性化され，リポタンパク質をレムナントや中間比重リポタンパク質（IDL），LDLに変化させて代謝を活性化させる．この過程で遊離脂肪酸（FFA）が産生され，心筋細胞や骨格筋では，この脂肪酸をエネルギー源として利用する．また，LPLはHDLの産生にもかかわっており，TG加水分解に伴う産物が転送されHDLが合成されるほか，TG-richリポタンパク質の加水分解の際に放出されるアポC-Ⅱが

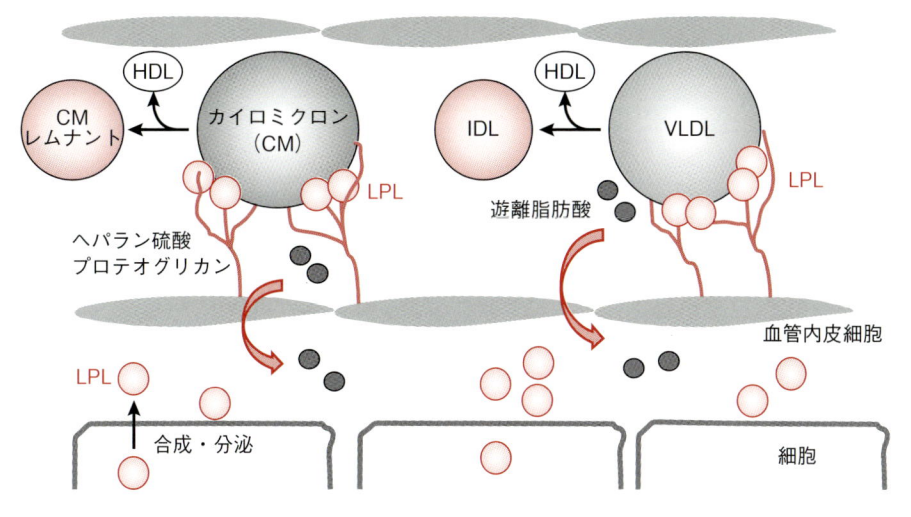

**図** LPLは脂肪細胞などで合成・分泌され，毛細血管の血管内皮細胞表面に存在する

HDL$_3$ に渡り，より分子量が大きい HDL$_2$ へと変化させる．

## 糖尿病・代謝疾患との関連性・臨床的意義

　原発性LPL欠損症は常染色体劣性遺伝形式をとり，ホモ接合体は100万人に1人であるが，ヘテロ接合体は500人に1人程度と頻度が高い．ホモ接合体ではI型高脂血症をきたし，著しい高TG血症（数千～数万mg/dL）を呈し，急性膵炎を併発する．ヘテロ接合体でも，高TG血症，低HDL血症により，若年性動脈硬化を惹起する．カイロミクロンの存在が疑われる場合や，1,000 mg/dLを超える高TG血症が存在する場合は，LPL欠損症の可能性を考える必要がある．脂肪組織におけるLPL活性はインスリン濃度および感受性に関連しており，インスリン投与によりLPL活性は上昇し，インスリン抵抗性では，TNF-α（p.94）などの炎症性サイトカインの関与によりLPL活性が低下する．糖尿病ではインスリン作用不足によりLPL活性が低下し，カイロミクロンとVLDLの代謝が障害され，高TG血症を呈する．そのほか，二次性にLPL活性を低下させる原因として，甲状腺機能低下症，慢性腎不全などがある．また，LPLは動脈硬化形成と関連すると考えられている．LPL欠損症のヘテロ接合体の患者では，高TG血症，低HDL血症を呈し若年性動脈硬化と関係し[8]，ヒトLPLを過剰に発現させたマウスでは，レムナントタンパク質・HDLの増加によって動脈硬化が抑制される[9][10]ことから，脂肪組織および筋肉におけるLPL発現増加は抗動脈硬化に作用すると考えられる．一方で，プラーク内マクロファージのLPL活性は亢進しており，マクロファージ特異的LPL欠損マウスでは動脈硬化が抑制され[11]，過剰マウスでは促進する[12]ことから，動脈硬化病変におけるLPLは動脈硬化を促進していると考えられる．

### <文献>

1) Hahn, P. F. : Science, 98 : 19-20, 1943
2) KORN, E. D. : J. Biol. Chem., 215 : 1-14, 1955
3) Wion, K. L. et al. : Science, 235 : 1638-1641, 1987
4) Weinstock, P. H. et al. : J. Clin. Invest., 96 : 2555-2568, 1995
5) Brunzell, J. D. et al. : The metabolic and molecular bases of inherited disease. Vol.2, 1913-1932, McGraw-Hill, Inc, 1995
6) Eckel, R. H. et al. : N. Engl. J. Med., 320 : 1060-1068, 1989
7) Goldberg, I. J. : J. Lipid Res., 37 : 693-707, 1996
8) Nordestgaard, B. G. et al. : Circulation, 96 : 1737-1744, 1997
9) Shimada, M. et al. : Proc. Natl. Acad. Sci. USA, 93 : 7242-7246, 1996
10) Yagyu, H. et al. : J. Lipid Res., 40 : 1677-1685, 1999
11) Babaev, V. R. et al. : J. Clin. Invest., 103 : 1697-1705, 1999
12) Wilson, K. et al. : Arterioscler. Thromb. Vasc. Biol., 21 : 1809-1815, 2001

〈三原正朋，小川佳宏〉

## 2章 脂肪

# ATGL　【和文】脂肪組織トリグリセリドリパーゼ

### 本分子の研究の経緯

1960年代より，ホルモン感受性リパーゼ（HSL，p.104）は脂肪細胞におけるトリグリセリド（TG）分解の律速酵素だと認識されていた[1]．HSLはアドレナリンやノルアドレナリンなどのカテコールアミンの下流シグナル分子のprotein kinase A（PKA）の作用によりリン酸化を受け活性化される．しかし，HSLのノックアウトマウスの脂肪組織では十分に脂肪分解活性が残っており，肥満にもならないことが明らかになった[2]．そして，2004年に脂肪細胞でトリグリセリド分解を担うHSL以外のリパーゼとしてATGLが報告された[3][4]．ATGL（adipose triglyceride lipase）は脂肪滴局在タンパク質であり，ユビキタスに発現しているが，脂肪組織に比較的多い．HSLはトリグリセリドよりもジアシルグリセロール（DG）の分解に重要な酵素であることが判明した[4]．

### 分子構造

ヒトATGLは504アミノ酸からなるタンパク質である（図1）．N末端側にα/β加水分解酵素ドメイン（Patatinドメイン）を有する．47番目のセリン，166番目のアスパラギン酸はトリグリセリド加水分解活性に重要である[5]．N末端側の10～24のアミノ酸はトリグリセリドへの結合に重要である．C末側には疎水性領域が存在し，細胞内局在と脂肪滴への結合に重要であるとされる．404番目と428番目のセリンは細胞内でリン酸化を受けることが報告されているが，HSLと異なりPKAによってはリン酸化は受けない[5]．

### 機能・役割

トリグリセリドが完全に3分子の脂肪酸とグリセロールにまで分解されるには，ATGL，HSL，およびモノグリセリドリパーゼ（MGL）が段階的に作用することが必要である．ATGLはCGI-58（別名ABHD5，α/β hydrolase containing protein 5）と結合することによって活性化される[6]．基底状態ではCGI-58は脂肪滴の構成タンパク質ペリリピン（perilipin）[7]と結合しているためATGLと相互作用せず，ATGLは活性化されない．またペリリピンはHSLが脂肪滴に作用するのを妨害している．その結果，トリグリセリドの蓄積が分解を上回り，脂肪滴は肥大する．飢餓などによって血糖値が低下すると，カテコールアミンの血中濃度が高まり，これに応答してペリリピンがリン酸化されると，CGI-58はペリリピンから離れ，かわりにATGLと相互作用することによって，この酵素を活性化する．またペリリピンがリン酸化されることによって，リン酸化されたHSLが脂肪滴に接近できるようになる．このように，多くのタンパク質や酵素が脂肪滴表面で協調して作用することにより，脂肪分解が生じる（図2）[4][5]．

### 糖尿病・代謝疾患との関連性・臨床的意義

ATGLの遺伝子変異により，中性脂肪蓄積心筋血管症（triglyceride deposit cardiomyovasculopathy）が引き起こされることが知られている．これは細胞内の代謝異常により，心筋および冠状動脈に中性脂肪が蓄積する結果，重症心不全・虚血性心疾患を呈する難病である．これは，健常者ではエネルギー源となる脂肪酸が細胞内で代謝できず，中性脂肪として心血管に蓄積してしまうためと考えられる．心臓以外の症状として，骨格筋ミオパチーをきたす症例もある[8]．また，ATGL欠損マウスでは，心臓や骨格筋に多量の脂肪が蓄積することが示されている[4]．

一方，その後の研究により，ATGL欠損マウスでは，がんによって引き起こされる悪液質による脂肪組織と骨格筋の萎縮が軽減されると報告されている．このため，ATGLを薬理学的に抑制することにより，悪液質

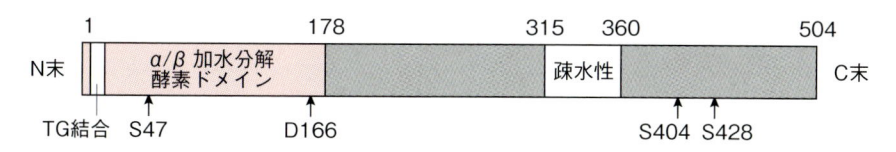

**図1 ヒトATGLのタンパク質機能領域の模式図**

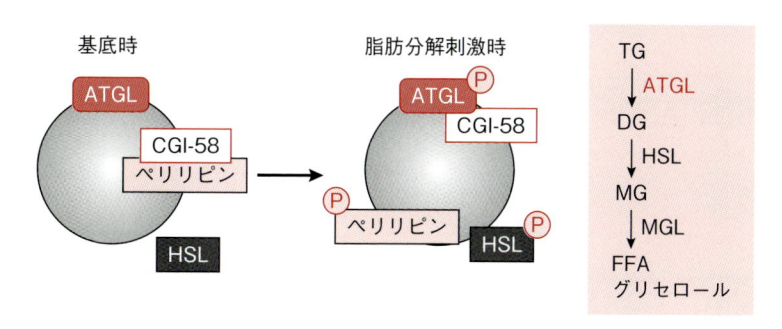

**図2 トリグリセリドの分解におけるATGLおよび関連因子の作用模式図**

DG：ジアシルグリセロール，MG：モノアシルグリセロール，FFA：遊離脂肪酸

に対する治療法となりうる可能性が示唆されている[9]．

&lt;文献&gt;

1) Vaughan, M. et al.：J. Biol. Chem., 239：401-409, 1964
2) Osuga, J. et al.：Proc. Natl. Acad. Sci. USA, 97：787-792, 2000
3) Zimmermann, R. et al.：Science, 306：1383-1386, 2004
4) Zimmermann, R. et al.：Biochim. Biophys. Acta, 1791：494-500, 2009
5) Watt, M. J. & Spriet, L. L.：Am. J. Physiol. Endocrinol. Metab., 299：E162-168, 2010
6) Yamaguchi, T. et al.：J. Lipid Res., 48：1078-1089, 2007
7) Miura, S. et al.：J. Biol. Chem., 277：32253-32257, 2002
8) Hirano, K. et al.：N. Engl. J. Med., 359：2396-2398, 2008
9) Das, S. K. et al.：Science, 333：233-238, 2011

（亀井康富，小川佳宏）

*memo*

# 第1部 糖尿病・代謝疾患の分子標的用語

# 3章 筋肉

## 概論　インスリンと筋収縮の細胞内情報伝達

藤井宣晴　眞鍋康子

【本章の用語】AMPK，GLUT4，PGC-1α，NRFs，Sirt1

## はじめに

　骨格筋は血液中の糖（グルコース）を細胞内に取り込むことで血糖値の低減に貢献する器官である．グルコースの取り込み容量は生体内最大であり，その不具合は糖代謝異常・糖尿病への進展を促す[1]．骨格筋における糖代謝の主役はインスリンで，血糖値の上昇を感知する膵臓β細胞から分泌され，骨格筋に作用すると強力なグルコース取り込みおよびグリコーゲン合成を生じさせる．したがって，インスリンの細胞内情報伝達経路を構成する分子の多くは，糖尿病治療の標的と考えられてきた[2,3]．

　インスリン非依存的なグルコース取り込み因子の代表格は，筋収縮である[4]．収縮という物理的な刺激が，インスリンと同程度の強力な，しかしインスリンの細胞情報伝達とは異なる経路で，グルコース取り込みを生じさせる．加えて，筋収縮は骨格筋のインスリン感受性を亢進させるという，臨床的に非常に重要な効果をも持ち合わせる．ヒトを対象にした研究では，1回の走・自転車運動でもインスリン感受性が亢進することが認められており，その効果は6時間〜72時間も持続する．この効果を生じさせるメカニズムは現時点であまり明らかにはなっていないが，それに関与する分子の同定と治療への応用が待たれている[5]．

## インスリンの細胞内情報伝達経路

　細胞は，細胞膜によって内部環境と外部環境が厳然と区別されているため，血液中のグルコースが細胞内へ取り込まれるためには，細胞膜を通過する手段が必要となる．それを行うのがグルコーストランスポーターで，これまでに少なくとも13のサブタイプが確認されている[6]．骨格筋にはタイプ1（GLUT1）とタイプ4（**GLUT4**）が発現している．GLUT4以外のすべてのサブタイプは細胞外と細胞内をつなぐように細胞膜を貫通して局在し，濃度勾配に依存してグルコースを細胞外から細胞内に取り込んでおり，インスリンによる調節は受けないとされる．これに対してGLUT4はインスリンに反応して細胞内局在を大きく変化させることで，血糖値調節の主役を演じている[7]．GLUT4は，通常は小胞に組み込まれた状態で細胞質内に局在するが，骨格筋細胞にインスリンが作用すると細胞膜に移動して組み込まれ，細胞外から細胞内へのグルコースの通過口として機能しグルコース取り

込みを生じさせる．インスリンの作用が収まると，GLUT4は再び細胞内に戻り，次の動員の機会を待つ．骨格筋には，細胞膜が内側に陥入した構造のt管（transverse tubule）が網目状に走行していて，細胞外液が内腔を満たしている．すなわち，t管は細胞膜と同様に，細胞内環境と細胞外環境が物質や情報をやり取りする場として働いており，インスリン受容体およびGLUT4も局在する．インスリンが細胞膜表面のインスリン受容体に結合すると，それがきっかけとなって，細胞内ではIRS-1/2のチロシンリン酸化，PI3 kinase（PI3K）活性の亢進，AktおよびatypicalPKC（aPKC）の活性化が生じる．これらの情報が最終的に細胞内のGLUT4貯蔵小胞に伝達されると小胞が細胞膜に移動しGLUT4が組み込まれ，細胞外から細胞内へのグルコースの通過口として機能しグルコース取り込みが生じる．

## 筋収縮の細胞内情報伝達経路

　筋収縮もインスリンと同様に，骨格筋細胞へのグルコース取り込みを強力に促進させる[8]．筋収縮も最終的にはGLUT4を細胞膜およびt管に移行させてグルコース取り込みを生じさせるが，そこに至るまでの情報伝達経路はインスリンとは異なる[4]．例えば，筋収縮はIRS-1/2のチロシンリン酸化およびPI3 kinaseの活性化を生じさせない．さらに，骨格筋特異的なインスリン受容体ノックアウトマウスでは，インスリンによるグルコース取り込みは阻害されるが，筋収縮によるグルコース取り込みは正常に保たれる．このことは，糖尿病治療や創薬に新たな発想を与えうる．ヒト被験者に固定式自転車の駆動運動をしてもらい，下肢骨格筋に取り込まれるグルコースの量を測定すると，安静時に比べて20倍弱のグルコース取り込みが認められる．この取り込みの上昇は，2型糖尿病患者であっても健常者と同程度に生じる[9]．つまり，2型糖尿病ではインスリンの情報伝達経路に不全が生じているが（インスリン抵抗性），筋収縮によるグルコース取り込みの情報伝達経路は正常に保たれている場合が多く，運動時には健常者と同等のグルコースを取り込むことができる．したがって2型糖尿病では，骨格筋のグルコース取り込み機構のすべてが不全となっているわけではない．正常に働く別の経路，つまり筋収縮の経路があるならば，その有効利用を考えるのが治療戦略の1つとなる．

　現時点で考えられている筋収縮の細胞内情報伝達経路は概略図に示されるとおりである．**AMPK**は細胞内のエネルギー・センサーともよばれ，細胞内エネルギー状態が良好な（[AMP]：[ATP]比が低い）場合は不活性型だが，細胞内エネルギーが低下する（[AMP]：[ATP]比が高い）と活性型になる．$\alpha \cdot \beta \cdot \gamma$からなる三量体構造をもち，$\gamma$サブユニットのCBSドメイン（Batemanドメイン）にAMPやATPが結合する．AMPKの不活性型を骨格筋に発現させたマウスでは，細胞内低エネルギーを誘発した際のグルコース取り込みが抑制される．筋収縮も細胞内エネルギーを低下させるため，当初はAMPKが筋収縮によるグルコース取り込みの主役と考えられた．しかし，上記のマウスでは筋収縮によるグルコース取り込みの抑制は小さいが，上流のキナーゼであるLKB1の骨格筋特異的ノックアウトマウスでは大きな抑制が認められることから，AMPKとともに働く分子の存在が予測されていた．さらに最近になって，LKB1の下流で働くsucrose nonfermenting AMPK-related kinase（SNARK）が筋収縮時のグルコース取り込みの調節に関与することが明らかになった[10]．SNARKは筋収縮により活性化されるが，インスリンによっては活性化されない．また，筋収縮によるSNARKの活性化は，骨格筋特異的LKB1ノックアウトマウスで抑制さ

**概略図　骨格筋におけるグルコース取り込み調節の細胞内情報伝達経路**

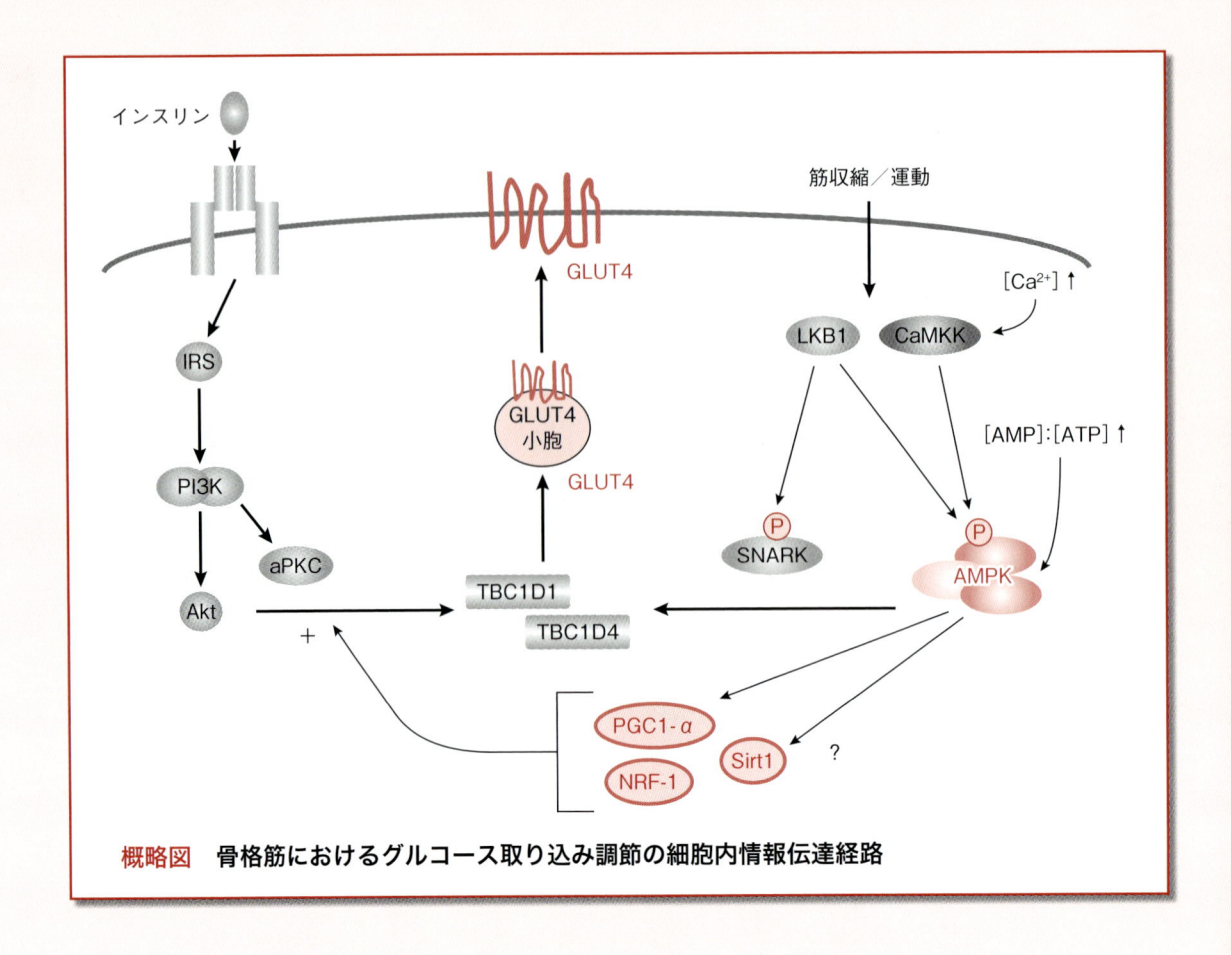

れる．さらに，SNARKの不活性型変異体を骨格筋に発現させると，筋収縮によるグルコース取り込みが阻害される．これらの結果は，LKB1-SNARKが筋収縮時に骨格筋へのグルコース取り込みを促進させる細胞内情報伝達に重要な役割を果たすことを示す．この経路が，AMPK経路と独立/重複して働くのか，あるいはredundantな関係にあるのかが注目されている．

## ◆ 筋収縮によるインスリン感受性の亢進

身体運動を継続的に繰り返す運動トレーニングは，骨格筋のインスリン感受性を亢進させることが知られている（つまりインスリン抵抗性が軽減する）[5) 11)]．このような長期間にわたる筋収縮の効果は，酸化系酵素の発現調節やミトコンドリア・バイオジェネシス調節を担う**PGC-1α**や**NRFs**の発現増加とリンクしている．これらの分子の発現増加が細胞内脂質量の減少を導くことで，インスリン感受性が亢進すると推察されている．また継続的な運動は骨格筋のGLUT4発現量を増加させることも知られており，インスリン刺激によるグルコース取り込み量の増大に貢献している．

単回の運動であっても，その直後にインスリン感受性が亢進する．この効果は最大で72時間も継続することがある．運動中にグルコース取り込みを生じさせる細胞内情報伝達経路はインスリンによるそれと異なることは上記で述べた．しかし，運動直後にインスリン

の感受性が亢進するという事実は，両者間に何らかのクロストークがあることを示唆する．最近になって，TBC1D1およびTBC1D4（AS160）とよばれる分子が，両経路からの情報の収束点の1つであることが明らかになった．インスリン経路ではAktが，筋収縮経路ではAMPKがこれら2つの分子をリン酸化によって機能制御する．後者によって特異的にリン酸化されるアミノ酸残基が，インスリン感受性を高める可能性が示唆されている．

### <文献>

1) Shepherd, P. R. & Kahn, B. B. : N. Engl. J. Med., 341 : 248-257, 1999
2) Samuel, V. T. & Shulman, G. I. : Cell, 148 : 852-871, 2012
3) Szendroedi, J. et al. : Nat. Rev. Endocrinol., 8 : 92-103, 2011
4) Hayashi, T. et al. : Am. J. Physiol., 273 : E1039-E1051, 1997
5) Jessen, N. & Goodyear, L. J. : Nat. Rev. Endocrinol., 6 : 303-304, 2010
6) Klip, A. et al. : Acta Physiol. (Oxf)., 196 : 27-35, 2009
7) Huang, S. & Czech, M. P. : Cell Metab., 5 : 237-252, 2007
8) Holloszy, J. O. & Hansen, P. A. : Rev. Physiol. Biochem. Pharmacol., 128 : 99-193, 1996
9) Jensen, T. E. & Richter, E. A. : J. Physiol., 590 : 1069-1076, 2012
10) Koh, H. J. et al. : Proc. Natl. Acad. Sci. USA, 107 : 15541-15546, 2010
11) Zierath, J. R. et al. : Diabetologia, 43 : 821-835, 2000

# 3章 筋肉

# AMPK

【本分子をターゲットにしている治療薬】
- ビグアナイド薬（**p.261** 参照）
- チアゾリジン薬（**p.263** 参照）

## ◆本分子の研究の経緯

AMPK（AMP-activated protein kinase）は，細胞内のエネルギー・センサーとして広く知られるようになった，セリン/スレオニン・キナーゼである．細胞内のAMPとATPの比率（[AMP]：[ATP]）を感知し，細胞内エネルギー・レベルが低下する（[AMP]：[ATP]が上昇する）と活性化され，エネルギー産生のための異化作用を亢進させ，同時に，エネルギー消費を伴う同化作用を抑制する．骨格筋においては，グルコースと脂肪酸の取り込み，解糖，および脂肪酸酸化を亢進させ，脂肪酸合成，グリコーゲン合成，およびタンパク質合成を抑制する[1]．

AMPKは当初，HMG-CoA還元酵素（p.156）を抑制する活性として，また異なる報告によってアセチル-CoAカルボキシレース（ACC）を抑制する活性として同定された．後に，どちらの活性もAMPで促進されることが見出され，さらに異なる分子に由来すると思われていた活性が同一分子により生じていることが明らかとなり，AMPKという統一名称が与えられることになった．このような歴史的経緯で「AMP」キナーゼというよび名は誕生したが，ATP，ADP，AMPのいずれによっても活性調節を受けることが明らかになった今日，呼称を「AXP」キナーゼと変更する案も提案されている．

## ◆分子構造

AMPKは，α（α1，α2），β（β1，β2），およびγ（γ1，γ2，γ3）とよばれる3つのサブユニットで構成されるヘテロ三量体であり，αサブユニットがキナーゼ活性を有する（図）．骨格筋ではα2を含んだ三量体の発現が多い．αサブユニットのキナーゼ・ドメイン内にあるスレオニン172のリン酸化が，キナーゼ活性に必須である．LKB1，カルモジュリン・キナーゼ・キナーゼ（CaMKK）βおよびTAK-1が，このスレオニン残基をリン酸化する上流のキナーゼとされる[2]．γサブユニットには，CBS（cystathione β synthase）ドメインとよばれるアデノシン・ヌクレオチド結合部位が4つある．CBS1およびCBS3は，ATP，ADP，AMPに対して等しい親和性を有し，三者が競合的に結合すると考えられ，エネルギー・センサーの主幹部位と考えられている[3)4)]．CBS4はAMPとの結合親和性が強く，CBS2にはいずれのアデノシン・ヌクレオチドも結合しない，と推察されている．γサブユニットへのAMPの結合は三量体の構造を変化させ，それに伴う3つの独立した機構で活性を亢進させる[1]．すなわち，①LKB1などによるスレオニン172残基のリン酸化が容易となる，②脱リン酸化酵素によるスレオニン172残基の脱リン酸化が生じにくくなる，③スレオニン172残基がリン酸化された活性型AMPKをアロステリック効果によってさらに高活性とする．最近の報告によると，①および②はADPの結合によっても生じるが，③はAMPによってのみ調節されるようである．

## ◆機能・役割

AMPKは，低酸素やミトコンドリア呼吸鎖阻害などによって細胞内エネルギーが減少した場合に，グルコース取り込みを促進させる調節分子であることが明らかになっている[5]．筋収縮の場合は細胞内エネルギーが減少するにもかかわらずAMPK活性の阻害だけではグルコース取り込みを抑制することはできないとの報告が多いが[5]，β1/β2のダブル・ノックアウトマウスでは抑制されるとする報告もあるため[6]，やはり何らか

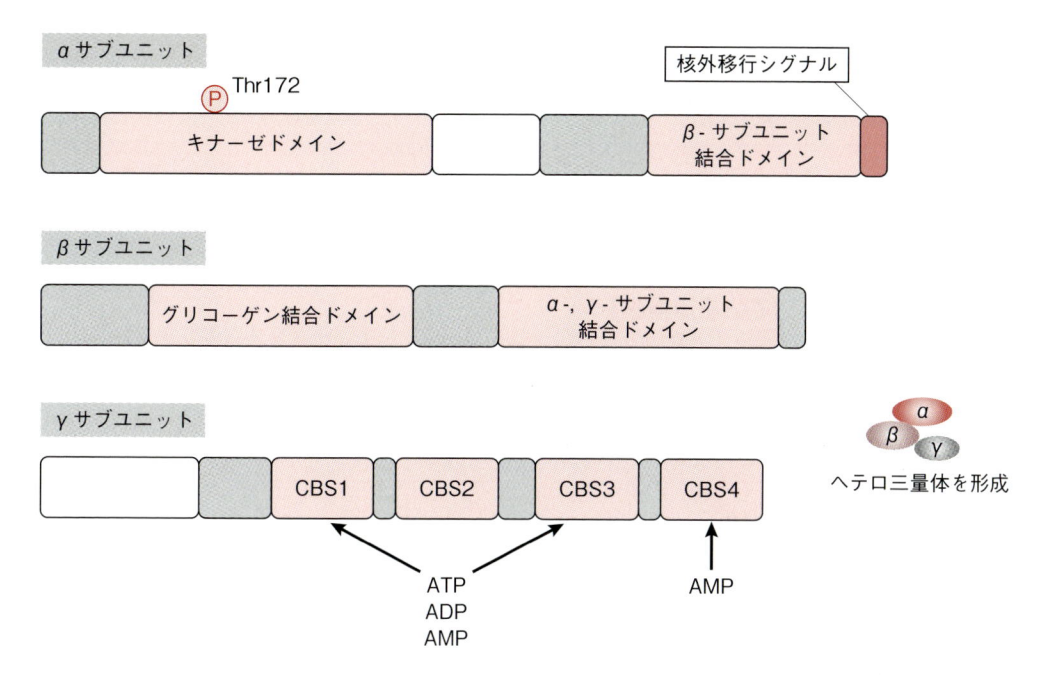

**図　AMPKのヘテロ三量体構造**

の貢献をしているようである．持続的なAMPKの刺激は，ミトコンドリア酵素活性の増大やインスリン感受性の上昇を引き起こし，糖・脂質代謝機能を亢進させる．

## 糖尿病・代謝疾患との関連性・臨床的意義

糖尿病治療薬として使用されるメトホルミンは，糖尿病発症以前から服用した場合に予防薬的にも働くことが，介入追跡調査によって明らかにされた[7]．メトホルミンがAMPKを活性化させることも示されており，現在ではメトホルミンの効果はAMPKを介して生じると考えられている[8]．そのほかにも，糖尿病治療薬として使用されるチアゾリジン誘導体のいくつかが，AMPKを活性化させることが報告されている．AMPKの強力な活性化剤AICARの動物個体への投与は，深刻な乳酸性アシドーシスを伴うことが多く，副作用なしにAMPKの効果を引き出すには急激かつ強力な活性化は避けることが示唆されている[9]．

<文献>
1) Hardie, D. G. : Genes Dev., 25 : 1895-1908, 2011
2) Steinberg, G. R. & Kemp, B. E. : Physiol. Rev., 89 : 1025-1078, 2009
3) Oakhill, J. S. et al. : Science, 332 : 1433-1435, 2011
4) Xiao, B. et al. : Nature, 472 : 230-233, 2011
5) Fujii, N. et al. : Am. J. Physiol. Endocrinol. Metab., 291 : E867-E877, 2006
6) O'Neill, H. M. et al. : Proc. Natl. Acad. Sci. USA, 108 : 16092-16097, 2011
7) Diabetes Prevention Program Research Group : N. Engl. J. Med., 346 : 393-403, 2002
8) Zhou, G. et al. : J. Clin. Invest., 108 : 1167-1174, 2001
9) Musi, N. & Goodyear, L. J. : Curr. Drug Targets. Immune. Endocr. Metabol. Disord., 2 : 119-127, 2002

（眞鍋康子，藤井宣晴）

*memo*

# 3章 筋肉

# GLUT4

**【本分子をターゲットにしている治療薬】**
- ビグアナイド薬（**p.261** 参照）
- チアゾリジン薬（**p.263** 参照）

## 本分子の研究の経緯

糖輸送単体（glucose transporter：GLUT）は，細胞のエネルギー源として必須のグルコースを細胞内に取り込むための輸送タンパク質である．現在までに少なくとも13種類のGLUTが報告されている．その中でも，GLUT4（glucose transporter 4）は骨格筋，心筋，脂肪細胞などインスリン応答性の臓器に発現部位が限られている．

GLUT4は1980年代後半から研究が進められており，インスリン刺激によって細胞内から膜上に移行してグルコースを取り込むこと[1]，またインスリン抵抗性を有する糖尿病患者ではこの取り込み機構に問題が生じていることから，グルコース取り込みに重要なタンパク質であることが知られるようになった．その後，1989年にGLUT4がクローニングされ[2]，その特徴がより深く解明されるようになった．さらに，GLUT4はインスリンが存在しない状態でも，運動（筋収縮）刺激により細胞膜へ移行し，グルコースの取り込みを増加させることも発見された．現在では，運動・インスリンはそれぞれ異なるシグナル伝達経路でGLUT4を膜へ移行させること（トランスロケーション）が明らかにされている．また，長期的な運動によって常時膜上に存在しているGLUT1の発現量は変化しないが，GLUT4の発現量が増加することや，骨格筋特異的にGLUT4を欠損したマウスでは，インスリンや運動（筋収縮）による筋へのグルコースの取り込みが完全に減少すること[3]から，骨格筋におけるGLUT4は，正常な糖代謝に非常に重要な役割を果たしていることが明らかになっている．

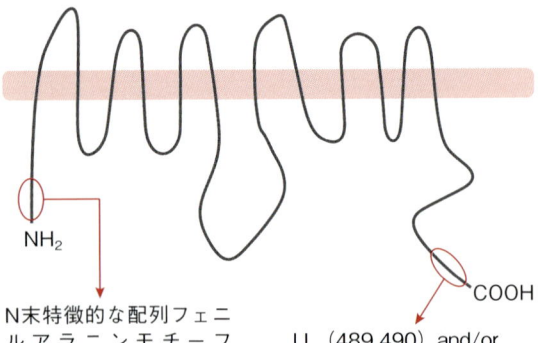

**図1 GLUT4の膜における分子構造**

N末特徴的な配列フェニルアラニンモチーフ（FQQI）がインスリンに応答して膜へ移行するのに重要（脂肪細胞のみ）

LL（489.490）and/or C末の酸性モチーフ（TELEY）がインスリン応答性膜移行に重要（骨格筋細胞）

## 分子構造

GLUT4は脂肪組織や骨格筋における発現が高く，509個のアミノ酸からなる12回膜貫通の糖輸送タンパク質である（図1）[4]．GLUT4がインスリンに応答して膜へ移行するために重要なアミノ酸モチーフは，脂肪細胞と骨格筋細胞では異なっている．脂肪細胞に関してはN末のFQQI配列が重要であり，骨格筋細胞ではC末のLLや酸性モチーフTELEYなどが重要であることが解明されてきている．

## 機能・役割

GLUT4は通常，細胞表面には存在せず，細胞質内の小胞に埋め込まれている．インスリン刺激や運動（筋収縮）に反応して細胞内から膜に移行し（トランスロケート），グルコースを促進拡散により細胞内に取り込む．インスリンがGLUT4をトランスロケーションさせるシグナル伝達経路と運動によるそれでは異なっている（図2）．

インスリンが受容体に結合するとインスリン受容体

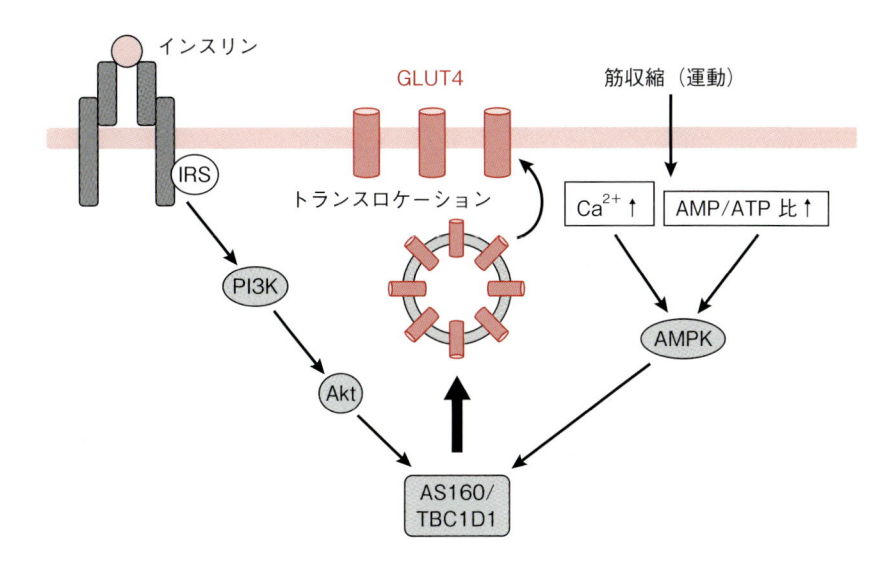

**図2 GLUT4のトランスロケーションメカニズム**

は自己リン酸化され，その情報は，インスリン受容体基質1（IRS-1），ホスファチジルイノシトール（PI）-3-キナーゼ（PI-3kinase：PI3K），Aktを続けて活性化させる（図2）．活性化されたAktはその下流の分子であるTBC1D1およびTBC1D4（別名AS160：Akt substrate of 160 kDa）をリン酸化する．骨格筋の場合，多く筋でTBC1D1の発現が優位であるが，遅筋線維に富むsoleusではTBC1D4の発現が高い．リン酸化されたこれらの分子はGLUT4小胞を細胞膜へエキソサイトーシスの要領で，トランスロケートさせる．

一方，筋収縮（運動）による細胞内AMP/ATP比率の上昇や細胞内カルシウム濃度の上昇は，AMPKを活性化する．活性化したAMPKはTBC1D1およびTBC1D4をリン酸化し，GLUT4小胞を細胞膜へトランスロケートさせる．

## 糖尿病・代謝疾患との関連性・臨床的意義

糖尿病患者では脂肪細胞においてGLUT4の発現量の低下が認められるが，骨格筋においては，GLUT4発現の低下よりも，GLUT4の細胞膜上への移行の障害がインスリン抵抗性の原因であるともいわれている[6]．実際に，GLUT4をトランスロケートする際に重要な役割を果たすTBC1D1のSNPs解析から，糖尿病とTBC1D1の変異の関連も報告されている[7]．

一方，持続的な運動は骨格筋におけるGLUT4の発現量を増加させる．運動には長期的な効果として認められるGLUT4の発現量増加だけではなく，単回の運動（筋収縮）によるAMPKやAS160などの活性化も引き起こし，グルコース取り込みを増加させる．このような運動によるグルコース取り込みの増加は，インスリン抵抗性を有する糖尿病患者においても，健常者と同様に起こる現象であり[8]，GLUT4のインスリン非依存的な経路の活性化は糖尿病の治療のターゲットとなりうる．

〈文献〉

1) Klip, A. et al. : FEBS Lett., 224 : 224-230, 1987
2) James, D. E. et al. : Nature, 338 : 83-87, 1989
3) Zisman, A. et al. : Nat. Med., 6 : 924-928, 2000
4) Huang, S. & Czech, M. P. : Cell Metab., 5 : 237-252, 2007
5) Frosig, C. et al. : Obesity (Silver Spring, Md.), 17 : S15-20, 2009
6) Garvey, W. T. et al. : J. Clin. Invest., 101 : 2377-2386, 1998
7) Saxena, R. et al. : Science, 316 : 1331-1336, 2007
8) Kennedy, J. W. et al. : Diabetes, 48 : 1192-1197, 1999

（眞鍋康子，藤井宣晴）

# 3章 筋肉

# PGC-1α 【別名】PPARγC1A

## 本分子の研究の経緯

PGC-1α（peroxisome proliferator-activated receptor-alpha）は転写因子PPARγのコアクチベーターとして1998年に褐色脂肪細胞における熱産生に重要な働きをもつ分子として発見された[1]．その後，PPARγ以外にもさまざまな転写因子のコアクチベーターとして作用し，代謝の調節に深くかかわる遺伝子を調節する因子として注目されている（表1～2，図1）．PGC-1にはPGC-1α，PGC-1β，PGC-1-related coactivator（PRC）の3種類が報告されている．また，近年になりPGC-1αにはN末の長さが異なるPGC-1αa，PGC-1αb，PGC-1αcの3種類のアイソフォームが存在していることも発見されている[2]．

## 分子構造

ヒトPGC-1α（PPARγC1A）は798アミノ酸で分子量は91 kDaである．図2に分子構造とその主な機能ドメインを示した．PGC-1αの半減期は2～3時間と短い．N末の200アミノ酸は酸性アミノ酸が多く，転写活性化に重要なドメインである．転写抑制ドメインは，3つのリン酸化サイト（T262, S265, T298）を有する．これらのサイトは，通常強力な転写抑制因子であるp160 myb結合タンパク質の結合により占拠されているが，p160がはずれてp38 MAPキナーゼによりリン酸化されることで，安定化し，転写活性を高める[3]．

## 機能・役割

骨格筋におけるPGC-1αは運動により大きく発現が変化する．短期間運動，長期の運動どちらも応答してPGC-1αの発現を増加させる．PGC-1αは，表1に示すさまざまな転写因子を活性化し，これらのターゲットの遺伝子である核・ミトコンドリア関連の遺伝子の発現を調節している．PGC-1αの過剰発現マウスを用いた研究では，ミトコンドリア量の増加，筋繊維の赤化，脂肪酸β酸化促進など，さまざまな代謝亢進が認められる．これらの変化は，運動時に起こる代謝適応と類似していることから，PGC-1αが運動時における代謝適応に大きな役割を果たしていると考えられている（表2）．その一方，筋特異的なPGC-1αの過剰発現マウスは糖代謝に関する遺伝子であるGLUT4の発現量の低下が認められ，また表現型としてインスリン抵抗性を示すなど，実際の運動モデルとは異なる性質を示す（表2）[4]．さらに，筋特異的なPGC-1αの欠損マウスではインスリン感受性に変化がない，または，末梢グルコース取り込みの改善がみられるなど，PGC-1αと糖代謝の関連については矛盾する点が多くあったが，近年，適度な量の過剰発現モデルが作成され，それらのマウスの表現型ではインスリン刺激のグルコース取り込みが改善しており，PGC-1αの発現は糖代謝にも深く関与していると思われる．

## 糖尿病・代謝疾患との関連性・臨床的意義

PGC-1αの発現は老化や2型糖尿病患者で低下する（＜36％）が，注目に値するような大きな変化ではない．またPGC-1αと関連する酸化的リン酸化遺伝子の発現変化も，PGC-1αの変化と同レベルである[5]．上述のようにPGC-1α過剰発現モデルや遺伝子欠損モデルではPGC-1αの機能から推測される表現型と異なった性質を示す．また糖尿病モデル動物に20％ほど，PGC-1αを発現増加させるだけで，筋へのグルコース取り込みや細胞内脂質量が改善するとの報告があることから，PGC-1αのわずかな発現の変化が，糖や脂質代謝に大きく影響するものと考えられる[5]．

近年，さまざまな化学薬品や薬がPGC-1αの発現を調節することが報告されている[6,7]．またPGC-1αと結合する転写因子は数多く報告されており（表1），こ

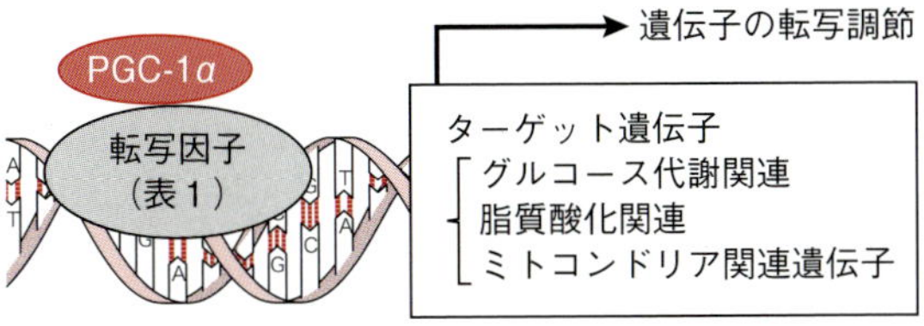

## 図1 PGC-1αのコアクチベーターとしての遺伝子の調節

PGC-1αはさまざまな転写因子と共同してターゲット遺伝子の転写調節を行う．PGC-1αが直接DNAに結合することはない

## 表1 PGC-1αが結合する転写因子

Co-activateする転写因子

PPARs, oestrogen, retinoid X, mineralcorticoid, glucocorticoid, liver X, pregnane X, nuclear respiratory factors (NRFs), myocyte enhancing factors (MEFs), estrogen related receptor (ERR), forkhead box (FoxO) 1

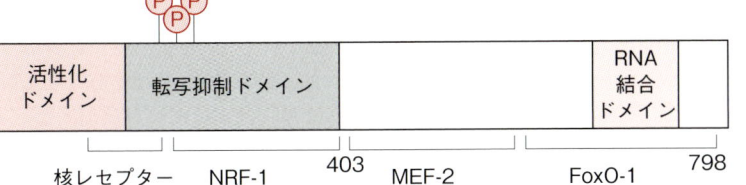

## 図2 PGC-1αの分子構造

PGC-1αは798のアミノ酸からなる．T262, S265, T298の3つのリン酸化サイトはp38 MAPキナーゼによってリン酸化されることで分子の安定化に寄与している（文献3をもとに作成）

## 表2 PGC-1α発現変化と代謝との関連

|  | II型糖尿病 | PGC-1α<br>欠損マウス | PGC-1α<br>過剰発現マウス | PGC-1α<br>適度な範囲の<br>過剰発現マウス | 運動急性 | 運動慢性 |
|---|---|---|---|---|---|---|
| 肝臓 | PGC-1α活性増加<br>グルコース産生<br>インスリン抵抗性 | 肝からのグルコース<br>産生消失<br>インスリン感受性？ |  |  | PGC-1α mRNA増加 |  |
| 骨格筋 | PGC-1α活性減少<br>酸化的リン酸化減少<br>耐糖能障害 | 酸化的リン酸化減少<br>インスリン抵抗性 | 耐糖能障害<br>脂質代謝促進 | 糖代謝改善<br>脂質酸化促進<br>インスリン感受性<br>促進 | PGC-1α mRNA増加<br>インスリン感受性促進<br>糖代謝促進<br>脂質代謝促進 | PGC-1α発現増加<br>インスリン感受性<br>促進<br>糖代謝促進<br>脂質代謝促進 |
| 膵臓 | PGC-1α活性増加 |  |  |  |  |  |

文献5, 8より

れらの因子の調節メカニズムを解明することで，今後の治療のターゲットとなると期待できる．

### <文献>

1) Puigserver, P. et al.: Cell, 92: 829-839, 1998
2) Miura, S. et al.: Endocrinology, 149: 4527-4533, 2008
3) Lin, J. et al.: Cell Metab., 1: 361-370, 2005
4) Miura, S. et al.: J. Biol. Chem., 278: 31385-31390, 2003
5) Lira, V. A. et al.: Am. J. Physiol. Endocrinol. Metab., 299: E145-E161, 2010
6) Arany, Z. et al.: Proc. Natl. Acad. Sci. USA, 105: 4721-4726, 2008
7) Wagner, B. K. et al.: Nat. Biotechnol., 26: 343-351, 2008
8) Finck, B. N. & Kelly, D. P.: J. Clin. Invest., 116: 615-622, 2006

（眞鍋康子，藤井宣晴）

# 3章 筋肉

# NRFs

## 本分子の研究の経緯

NRF-1（nuclear respiratory factor 1）および NRF-2（nuclear respiratory factor 2）は電子伝達輸送鎖の重要な酵素であるチトクロームcオキシダーゼ（COX）遺伝子の転写を促進する因子として1990年代初期から注目されるようになった[1)2)]．NRF-1はCOXのみならず，ヘム生合成に重要な酵素やミトコンドリア遺伝子の転写や複製を調節する転写因子として作用することが知られている．NRF-2は，構造がNRF-1と大きく異なっているものの（下記参照），NRF-1と同様にミトコンドリア生合成系にかかわる転写制御であり，ほぼすべてのCOXサブユニットの転写を促進するとされている[3)]．ミトコンドリアは代謝に非常に深くかかわっていることから，PGC-1（前項参照）など，代謝に関連する因子とのかかわりで注目されている．

## 分子構造

ヒトNRF-1は503アミノ酸で分子量は53.5 Kである．分子構造の中心部にDNA結合領域を有しており，C末の疎水性アミノ酸残基は転写活性に必須の部分である（図A）．またN末側のセリンがリン酸化されるとDNA結合や転写活性機能を促進させる[4)]．NRF-1はGCリッチなパリンドローム配列を認識し，ダイマーとしてDNAに結合して転写を促進する．

ヒトNRF-2は5つのサブユニット（α，β1，β2，γ1，γ2）からなる（図B）．β2，γ2はそれぞれβ1，

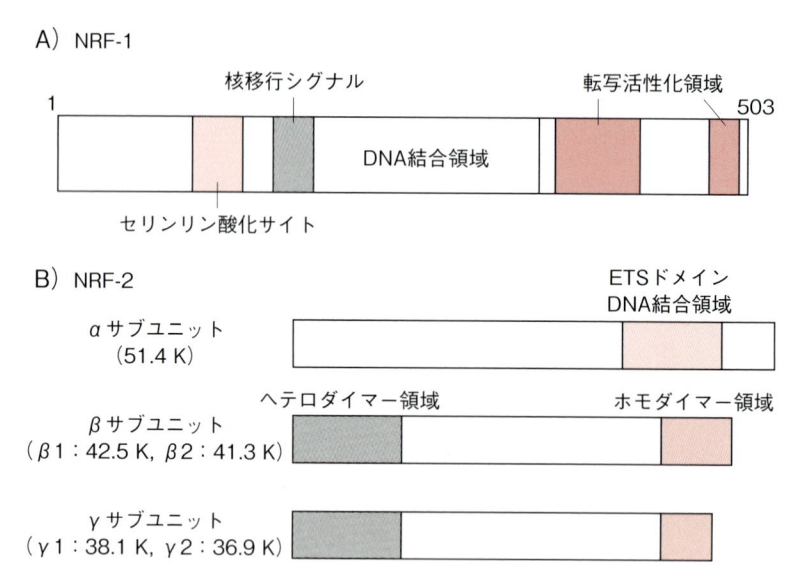

**図　NRFの分子構造**
A) NRF-1：C末側にあるドメイン（赤の領域）は転写活性に重要な領域で疎水性アミノ酸からなっている．NRF-1は転写を調節する遺伝子の上流にあるパリンドローム配列を認識し，ホモダイマーの形で結合し，転写を促進する
B) NRF-2：NRF-2には5つのサブユニット（α，β1，β2，γ1，γ2）があり，αサブユニットがDNA結合能を有する．他のサブユニットはDNAに直接結合しないが，αサブユニットとダイマーまたはヘテロテトラマーとなり作用する．β1，β2，γ1，γ2サブユニットには転写活性化領域，ならびに，ホモダイマーやヘテロダイマーの形成に必須の領域を有する．β2，γ2はそれぞれβ1，γ1のスプライスバリアントであるため，図にはβ1，γ1のみ示した
文献4をもとに作成

表　NRF-1とNRF-2により調節を受ける呼吸鎖関連遺伝子

| | NRF-1 | NRF-2 | | NRF-1 | NRF-2 |
|---|---|---|---|---|---|
| **酸化的リン酸化関連** | | | **複合体V** | | |
| チトクロームc | ○ | | ATP合成酵素βサブユニット | | ○ |
| **複合体I** | | | ATP合成酵素cサブユニット | ○ | |
| NADHデヒドロゲナーゼサブユニット8 | ○ | | ATP合成酵素γサブユニット | ○ | |
| **複合体II** | | | **ミトコンドリアDNA転写・複製** | | |
| コハク酸デヒドロゲナーゼB | ○ | ○ | ミトコンドリア転写因子A (Tfam) | ○ | ○ |
| コハク酸デヒドロゲナーゼC | ○ | ○ | RNアーゼミトコンドリアRNAプロセシング (MRP) RNA | ○ | |
| コハク酸デヒドロゲナーゼD | ○ | ○ | 転写因子B 1M (TFB1M) | ○ | ○ |
| **複合体III** | | | 転写因子B 2M (TFB2M) | ○ | ○ |
| ユビキノン結合タンパク質 | ○ | | **ヘム生合成** | | |
| コアタンパク質 | ○ | | 5-アミノレブリン酸合成酵素 | ○ | |
| **複合体IV** | | | ウロポルフィリノーゲンIII合成酵素 | ○ | |
| チトクロームオキシダーゼサブユニットIV | | ○ | **タンパク質輸送・assembly** | | |
| チトクロームオキシダーゼサブユニットVa | | ○ | ミトコンドリア外膜トランスロケータ (TOM20) | ○ | ○ |
| チトクロームオキシダーゼサブユニットVb | ○ | ○ | シャペロニン10 | ○ | |
| チトクロームオキシダーゼサブユニットVIaL | | ○ | SURF-1 | | ○ |
| チトクロームオキシダーゼサブユニットVIb | | ○ | **イオンチャネル** | | |
| チトクロームオキシダーゼサブユニットVIc | ○ | ○ | 電位依存性陰イオンチャネル1 (VDAC1) | | ○ |
| チトクロームオキシダーゼサブユニットVIIaL | ○ | ○ | 電位依存性陰イオンチャネル3 (VDAC3) | ○ | |
| チトクロームオキシダーゼサブユニットVIIa2L | | ○ | **シャトル** | | |
| チトクロームオキシダーゼサブユニットVIIb | | ○ | グリセロールリン酸デヒドロゲナーゼ | | ○ |
| チトクロームオキシダーゼサブユニットVIIc | | ○ | **翻訳** | | |
| チトクロームオキシダーゼサブユニットVIIIa | | ○ | ミトコンドリアリボソームS12 | ○ | ○ |

文献3〜5より
結果はヒト，ラットまたはマウスの結果
Tfam：transcription factor A, mitochondrial（ミトコンドリア転写因子A）
MRP：RNase mitochondrial RNA processing（RNアーゼミトコンドリアRNAプロセシング）
TFB：transcription factor B, *mitochondrial*（転写因子B）
TOM：translocase of the outer membrane of the *mitochondria*（ミトコンドリア外膜トランスロケータ）
SURF1：surfeit 1
VDAC：voltage-dependent anion-selective channel protein（電位依存性陰イオンチャネル）

γ1のスプライスバリアントである．DNA結合領域を有するのはαサブユニットで，サブユニット内には結合先にある特定のDNAモチーフ（GGAA）を認識するドメイン構造（ETSドメイン）を有する．他のサブユニットはDNAに直接結合することはできないが，αとダイマーになることで作用する．β1，β2，γ1，γ2サブユニット内には転写活性領域を含んでおり，αとヘテロダイマーになることで転写を促進する．また，これらのC末側にはホモダイマーを形成するための配列があり，形成されたホモダイマーはαとヘテロテトラマー構造を形成することで（α2，β2），DNAと高いアフィニティーで結合ができる[4]．

## 機能・役割

NRF-1, NRF-2ともにミトコンドリア呼吸鎖タンパク質の発現や輸送など,ミトコンドリアの機能にかかわる遺伝子を促進する転写因子として作用する.それぞれ報告されている主なターゲットを表に記した[5].

## 糖尿病・代謝疾患との関連性・臨床的意義

アジア人対象の研究で,NRF-1遺伝子のSNPsが糖尿病と関連していることが,報告されている[6][7].また,メキシコ系アメリカ人でも2型糖尿病患者では健常者に比べNRF-1の遺伝子発現の減少,ならびにNRF-1と共同してコアクチベーターとして働くPGC-1$\alpha$, -1$\beta$の遺伝子発現が低下している[8]ことから,酸化的な代謝にかかわる遺伝子を制御するNRFは糖尿病と深く関連していることが示唆される.

骨格筋特異的にNRF-1を過剰発現させたマウスではNRF-1チトクロームcの発現が増加する.また,NRF-1の過剰発現によってMEF2AやGLUT4 (p.120) の発現増加が認められ,骨格筋におけるグルコースの取り込みも増加する.さらに,単回の運動刺激でも,NRF-1, NRF-2, PGC-1$\alpha$の発現を増加させることが報告されていることから[9],NRF-1, NRF-2は運動トレーニングによって刺激されるミトコンドリア生合成に重要な役割を果たし,結果として骨格筋のグルコース取り込み増加に寄与すると考えられる.

<文献>

1) Evans, M. J. & Scarpulla, R. C.: Genes Dev., 4: 1023-1034, 1990
2) Virbasius, J. V. & Scarpulla, R. C.: Mol. Cell. Biol., 11: 5631-5638, 1991
3) Ongwijitwat, S. & Wong-Riley, M. T.: Gene, 360: 65-77, 2005
4) Scarpulla, R. C.: Physiol. Rev., 88: 611-638, 2008
5) Scarpulla, R. C.: Biochim. Biophys. acta, 1576: 1-14, 2002
6) Cho, Y. M. et al.: Diabetologia, 48: 2033-2038, 2005
7) Liu, Y. et al.: Diabetes, 57: 777-782, 2008
8) Patti, M. E. et al.: Proc. Natl. Acad. Sci. USA, 100: 8466-8471, 2003
9) Baar, K. et al.: FASEB J., 16: 1879-1886, 2002

(眞鍋康子,藤井宣晴)

*memo*

# 3章 筋肉

# Sirt1

**【本分子をターゲットにしている治療薬】**
- リスベラトロールなど

## 本分子の研究の経緯

Sirt1（sirtuin1）は酵母で接合に関与する性遺伝子を抑制するタンパク質として発見されたSir2遺伝子の哺乳類のホモログである．酵母から，哺乳類にいたるまで高度に保存されている遺伝子で，哺乳類では，Sirt1〜7まで7種類が報告されているが，Sir2と最もホモロジーの高いSirt1に関して最も研究が進んでいる．

Sir2はカロリー制限などで細胞内のNAD$^+$/NADHの比率が変化すると活性化されるNAD$^+$依存性ヒストン脱アセチル化酵素であり，DNA上のヒストンからアセチル基を除去することでターゲット遺伝子の発現を抑制する．酵母やショウジョウバエ，線虫において，Sir2遺伝子の過剰発現により寿命が延びること，またSir2活性化剤の投与により寿命の延長が認められることから，現在では寿命に深くかかわる遺伝子として注目されている．一方，哺乳類においてSirt1が直接的に寿命の延長にかかわるかについては，明確な答えが得られていない．しかし，Sirt1を活性化するポリフェノールの1つであるリスベラトロール（Resveratrol）の投与や，過剰発現マウスでは体重の減少や代謝の亢進，疾患の抑制など，カロリー制限と同様の表現型がみられることから，代謝に重要な役割を果たしていることは確かである．

## 分子構造

ヒトSirt1は747アミノ酸で，予測される分子量は82 kDaである．内部に高度に保存された触媒ドメインを有している（図1）．Sirt1はN末またはC末にリン酸化サイトを有し，リン酸化を受けることで，タンパク質の安定性や脱アセチラーゼ活性の調整を行っている[1]．

## 機能・役割

Sirt1はNAD$^+$/NADHの比率依存的な脱アセチラーゼ活性を有している．ヒストンを直接脱アセチル化することにより，転写制御を行うだけでなく，さまざまな転写因子を脱アセチル化することで転写活性を調節し，細胞周期，アポトーシス，オートファジーなどの細胞内現象から，サーカディアンリズム，代謝調節，ストレス応答，寿命など生体反応にいたるまで，各臓器で多様な機能を担っている．主なSirt1の性質と機能

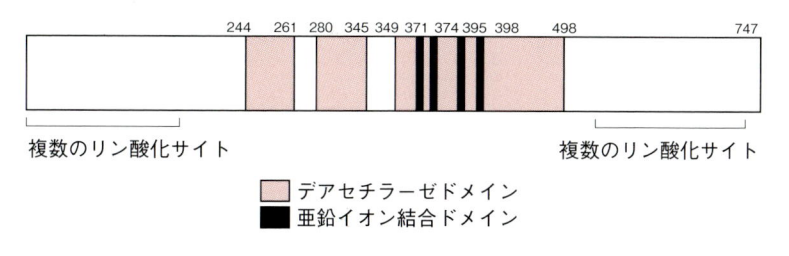

**図1　Sirt1の分子構造**
N末またはC末に複数のリン酸化サイトを有しており，タンパク質の安定性や脱アセチラーゼ活性の調整に寄与している．中心部のコアドメインは保存された領域で，酵素の活性に重要である

### 表 Sirt1の性質

| 基質 | p53, HIF-1α, HIF-2α, FoxO1, FoxO3a, Bax, HSF1, Ku70, β-catenin, E2F1, Myc, STAT3, PGC-1α, NF-κB, TORC2, LXR, FXR, SREBP, PER2, CLOCK |
|---|---|
| 発現場所 | 脳, 心臓, 肝臓, 骨格筋, 膵臓, 精巣, 卵巣, 脂肪 |
| 細胞内局在 | 核, 細胞質 |
| 機能 | デアセチラーゼ活性 |
| 活性化要因 | カロリー制限, 運動<br>さまざまな活性化因子（リスベラトロール, ケルセチン, Butein, Pyrroloquinoxaline, Oxazolopyridine, SRT1720） |
| 生体における機能 | 脳神経系における神経変性抑制, 心臓における心保護作用, 肝臓での脂質酸化促進, 糖新生促進, 白色脂肪細胞における脂肪合成抑制, 膵臓におけるインスリン分泌促進, 骨格筋におけるインスリン感受性促進・脂質酸化促進 |

文献1, 6より

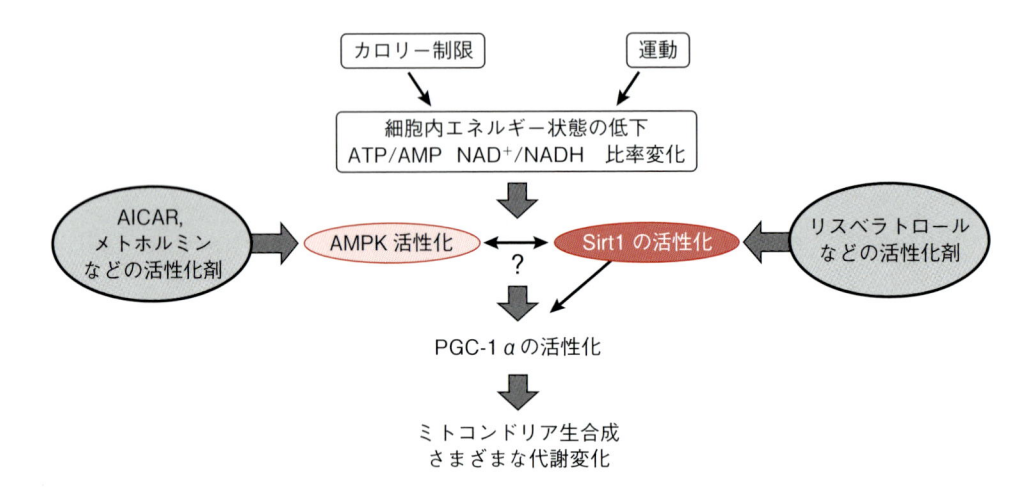

### 図2 Sirt1やAMPKによるPGC-1αを活性化を介したミトコンドリアの生合成系

カロリー制限やSirt1活性化剤により, 活性化したSirt1はPGC-1αを直接脱アセチル化することでPGC-1αを活性化する. また, 同様なエネルギー低下状態ではAMPKの活性化も同時に起こる. Sirt1は何らかのメカニズムを通してAMPKを活性化することでPGC-1αを活性化する, あるいは活性化したAMPKがSirt1を活性化し, PGC-1αを活性化するとの報告もあり, 両者の関係については明確な答えは得られていない

について表に示した.

骨格筋においては, 筋分化や代謝関連の研究で注目されている[2]. 特に近年は, 骨格筋において代謝に直接関連するPGC-1α（p.122）やAMPK（p.118）との関連の研究が進んでいる. ヒトを用いた研究で, Sirt1の活性化剤であるリスベラトロールの30日間の摂取が, Sirt1やPGC-1α発現を増加させるだけでなく, 骨格筋におけるAMPK活性を増加させることから, 骨格筋においてSirt1は代謝調節全般に重要な因子であることが示唆されている[3].

Sirt1がPGC-1αを活性化させるメカニズムには主に2つある. 1つはSirt1による直接的なPGC-1αの脱アセチル化による活性調節で, もう一方はAMPKを介する経路である（図2）. AMPKは絶食や, 運動（筋収縮）など細胞内のエネルギー状態が低下した時に活性化される（AMPKの項を参照）. Sirt1がAMPKを活性化し, 活性化したAMPKがPGC-1αを活性化するのが2つ目の経路であるという報告が多くあるものの, 絶食などで活性化したAMPKがSirt1を活性化するとの報告もあり[4], 両者の関係についてはまだ研究の発展段階である.

## ◆ 糖尿病・代謝疾患との関連性・臨床的意義

　Sirt1は全身のさまざまな代謝調節にかかわっている（表）．膵臓ではインスリン分泌を促し，白色脂肪細胞ではPPARγ（p.80）を通して脂肪分解が促進される．また，高脂肪食や遺伝的肥満の動物モデルで，Sirt1の活性化剤であるリスベラトロールやSRT1720などの薬剤を経口的に摂取させると，肝臓でPGC-1αの活性化が観察され，全身性にインスリン抵抗性やグルコースの代謝が改善することが報告されている[5]．骨格筋におけるSirt1の作用に関する研究は多くはないが，Sirt1活性化剤の投与は，骨格筋においてPGC-1αの発現やAMPKの活性増加など，代謝改善能力があることが，肥満モデル動物のみならず，ヒトを用いた研究においても報告されており[3]，Sirt1の活性化が糖尿病を予防するターゲットとなることが期待される．

### <文献>

1) Whittle, J. R. et al. : Trends Endocrinol. Metab., 18 : 356-364, 2007
2) Pardo, P. S. & Boriek, A. M. : Aging (Albany NY), 3 : 430-437, 2011
3) Timmers, S. et al. : Cell Metab., 14 : 612-622, 2011
4) Ruderman, N. B. et al. : Am. J. Physiol. Endocrinol. Metab., 298 : E751-760, 2010
5) Baur, J. A. et al. : Nature, 444 : 337-342, 2006
6) Haigis, M. C. & Sinclair, D. A. : Annu. Rev. Pathol., 5 : 253-295, 2010

　　　　　　　　　　　（眞鍋康子，藤井宣晴）

*memo*

# 第1部 糖尿病・代謝疾患の分子標的用語

## 4章 肝臓

### 概論 肝臓における代謝調節と治療の分子標的

松本道宏, 井上 啓

【本章の用語】PEPCK, FBPase, G6Pase, glycogen phosphorylase, グルカゴン受容体, SREBP, FASN, PPARα, PPARδ, LDL受容体, HMG-CoA還元酵素, スクアレン合成酵素, FXR, キサンチンオキシダーゼ

### ◆ はじめに

　肝臓は，ヒトでは体重の約1/50の重量を有し，脳とならんで体内で最大の臓器の1つである．その機能は，解毒作用，脂肪の吸収を促進する胆汁の合成・分泌，外的環境刺激や摂食状態に応じた栄養素（糖質，脂質，タンパク質）の加工・貯蔵・動員など多岐に渡る．肝臓はエネルギー代謝調節において中心的な役割を果たしており，2型糖尿病ではインスリン抵抗性を基盤として惹起されるさまざまな肝代謝障害が，高血糖，高脂血症，脂肪肝の原因となっている．本項では，肝臓における代謝調節経路と糖尿病で認められるその異常に関し，経路中の治療薬の分子標的について触れながら概説する．

### ◆ 肝糖産生調節[1]：グリコーゲン分解経路と糖新生経路（概略図1）

　肝臓からの糖産生は，空腹時に血糖値を維持し，低血糖による臓器障害を回避するうえで不可欠である．糖産生で生成するグルコース（ブドウ糖）は，摂食時に肝臓に蓄えられたグリコーゲンの分解と，グリセロール，乳酸，アラニンなどの非糖質を基質に新たにグルコースを合成する糖新生とに由来する．ともに摂食時のインスリンによって抑制され，絶食時の**グルカゴン受容体**シグナルによって活性化されるが，絶食初期にはグリコーゲン分解が，グリコーゲンの枯渇後は糖新生がグルコース供給の主要経路となる[2]．糖新生経路の活性化は，phosphoenolpyruvate carboxykinase（**PEPCK**），fructose-1,6-bisphosphatase（**FBPase**），glucose-6-phospatase（**G6Pase**）といった糖新生系酵素の活性と基質やATPの量に依存する．いずれの酵素も活性は発現量と相関し，グルカゴンにより発現は増加し，インスリンにより抑制される[3]．FBPaseは発現量による調節に加えて，アロステリックな活性調節も受ける[1]．グリコーゲン分解は，主に律速酵素である**グリコーゲンホスホリラーゼ**（glycogen phosphorylase）の活性に依存し，グルカゴン受容体シグナルはこれを活性化し，インスリンは不活化する．グルコース6-リン酸からグルコースへの触媒反応は糖新生と共通のステップであり，G6Paseの活性に依存している．

　2型糖尿病では，肝インスリン抵抗性により糖産生が増加し，空腹時高血糖が惹起される．インスリン作用不全のためグリコーゲン合成・貯蔵は障害されているため，この糖産生の増加は糖新生の亢進による．ビグアナイド系薬剤であるメトホルミンは，ミトコンド

**概略図1** 肝臓における代謝調節経路と治療薬の分子標的：糖新生・グリコーゲン分解経路，脂肪酸・中性脂肪合成経路，コレステロール排泄経路

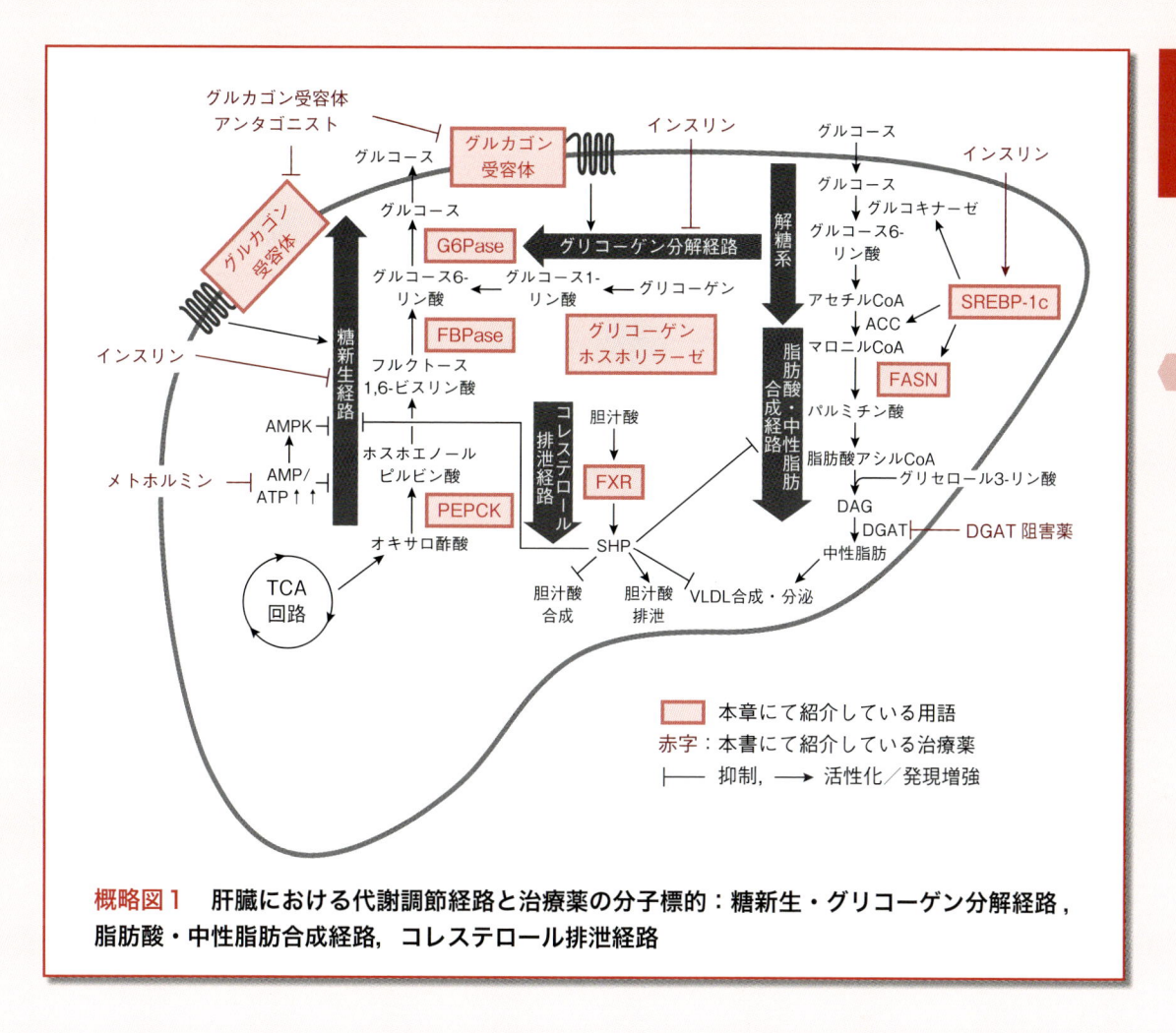

リアにおけるATP産生の抑制などにより，糖新生系酵素群の発現・活性を抑制する[4]．また，5' AMP-activated protein kinase（AMPK：p.118）の活性化を介して，脂肪酸β酸化亢進，脂肪合成抑制作用により肝インスリン抵抗性を改善し，合わせて高血糖を改善すると考えられている．

## 脂肪酸・中性脂肪合成経路（概略図1）

摂食時に肝臓で取り込まれたグルコースは，解糖系でアセチルCoAに変換され，TCA回路でATPの合成に使われる．過剰なグルコースはグリコーゲンと中性脂肪（TG）に変換され，エネルギー源として貯蔵される．TGはグルコースから脂肪酸を合成する脂肪酸合成経路（*de novo* lipogenesis）と，アシルCoAとグリセロール3-リン酸からTGを合成する中性脂肪合成経路（lipogenesis）を経て合成される．この経路は，グルコースとインスリンによって促進され，転写因子 sterol regulatory element-binding protein（**SREBP**）-1cが中心的な役割を果たしている．SREBP-1cは摂食時にインスリンやグルコースにより発現の増強と活性化が起こり，脂肪酸合成酵素**FASN**や脂肪酸の不飽和化や鎖長の伸長を司る酵素の発現を誘導するとともに，ジアシルグリセロールトランスフェラーゼ（DGAT）

などのTG合成に必須の酵素の発現を誘導する[5] (FASNの項，図B参照)．合成されたTGは貯蔵されるほか，肝臓から肝外組織へTGを運搬する超低比重リポタンパク質 (VLDL) の構成成分となる．肝臓から循環血液中へ分泌されたVLDL中のTGは，肝外組織でリポタンパク質リパーゼ (p.110) による加水分解を受け，脂肪酸とグリセロールとなる．細胞に取り込まれた脂肪酸はエネルギー源などとして使われる．

2型糖尿病患者では，脂肪肝と高TG血症の合併が多く認められるが，この原因として肝臓におけるリポジェネシスならびにVLDL合成・分泌の病的亢進[6]が想定されている．肥満糖尿病モデル動物の肝臓では，インスリン抵抗性，リポジェネシスの亢進，脂肪肝とともにSREBP-1cの発現亢進が起こり[7]，本分子のこれらの病態への関与が想定されている．

## ◆ 脂肪酸β酸化経路（概略図2）

絶食時には，脂肪細胞における脂肪分解の亢進によって生成した遊離脂肪酸が，肝臓に流入する．肝臓はこれをエネルギー源であるATPに変換して利用するとともに，肝外組織のエネルギー源となるケトン体を生成し放出する．ATPはTCA回路と呼吸鎖で産生されるが，アセチルCoAとともにケトン体を原料として合成される．脂肪酸β酸化経路は，脂肪酸をアセチルCoAに代謝するミトコンドリア内経路であり，絶食時のATP，ケトン体生成に中心的な役割を果たしている．カルニチンパルミトイル転移酵素，中鎖アシルCoAデヒドロゲナーゼなどβ酸化に関与する分子群は，核内受容体型転写因子 peroxisome proliferator-activated receptor (**PPAR**) **α** による発現調節を受ける[8]．フィブラート系薬剤はPPARαのアゴニストであり，PPARαの活性化は，肝臓における脂肪酸酸化を増強し，中性脂肪の蓄積を軽減しVLDLの分泌を抑制する．また肝外臓器では，リポタンパク質リパーゼの増加などによりリポタンパク質中の中性脂肪の異化を促進する．これらの作用により高TG血症が改善する．PPARαの活性化は高TG血症とともにHDL粒子の増加も促し[9]，抗動脈硬化作用を示すことから，2型糖尿病に合併する高TG血症，低HDL血症に対しフィブラート系薬剤が頻用されている．**PPARδ** もPPARαとオーバーラップした脂肪酸酸化系の遺伝子の転写を制御すると考えられているが，肝臓における役割の詳細は不明な点が多い．

## ◆ コレステロール合成，輸送，排泄経路

肝細胞内のコレステロールレベルは細胞内コレステロール量に応じて，**LDL受容体**を介したコレステロールの取り込み経路と内因性合成経路からの供給とが精緻に制御されることで維持されている．内因性経路とは，アセチルCoAを原料として，律速酵素である**HMG-CoA**（β-ヒドロキシ-β-メチルグルタリル-CoA）**還元酵素**や**スクアレン合成酵素**などの触媒作用により，メバロン酸，スクアレンなどを経てコレステロールを生合成する経路である（概略図2）．細胞内ステロールレベルが低下すると転写因子SREBP (特にSREBP-2) の活性化などが起こり，標的であるLDL受容体やHMG-CoA還元酵素，スクアレン合成酵素をはじめとする内因性経路の酵素の発現が誘導され，コレステロール生合成を増加させる[10][11]．高コレステロール血症治療薬として広く臨床で用いられているスタチンは，HMG-CoA還元酵素活性を阻害し細胞内コレステロールレベルを低下させ，

**概略図2　肝臓における代謝調節経路と治療薬の分子標的：脂肪酸酸化経路，コレステロール合成経路，プリン代謝経路**

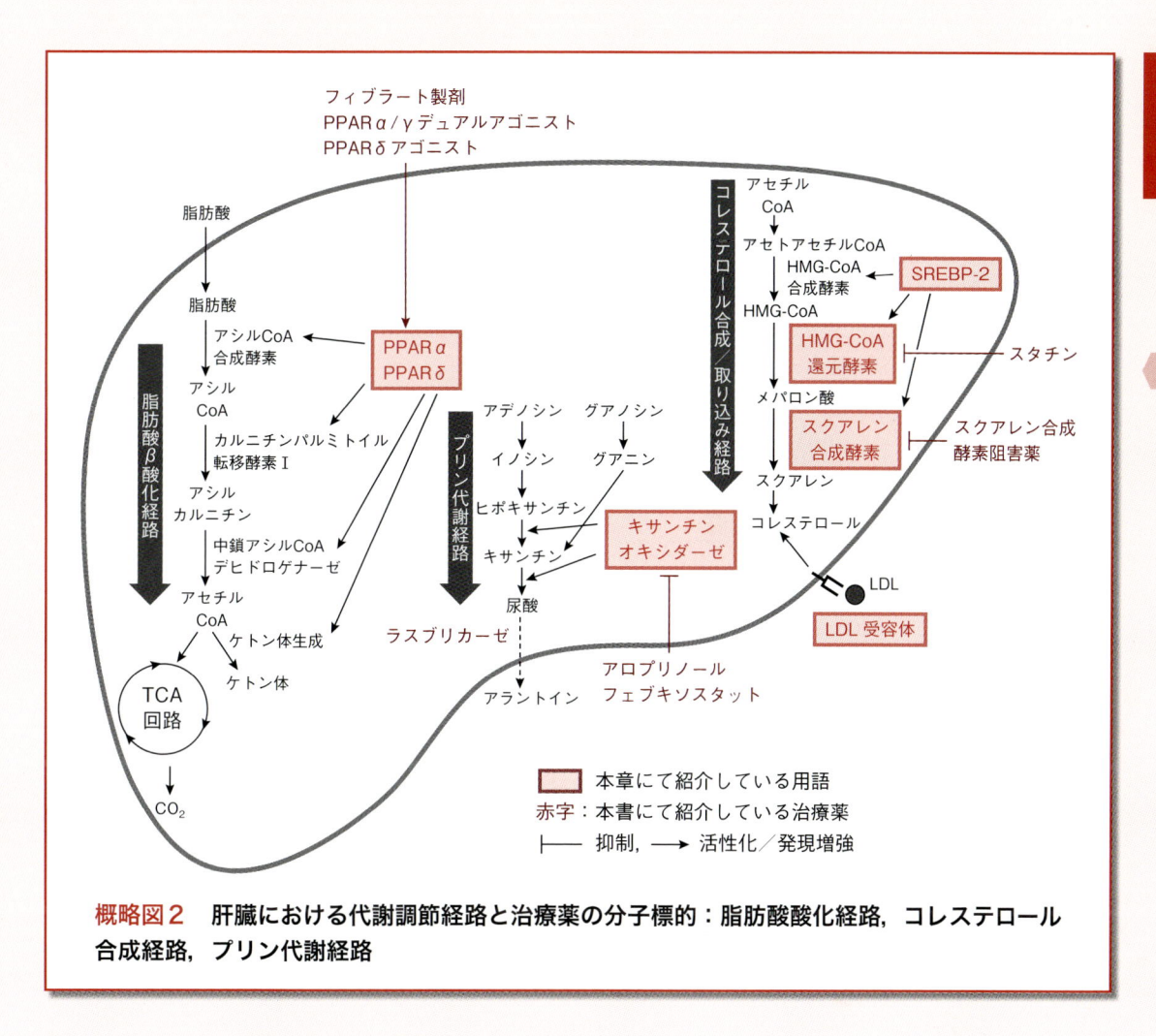

　SREBP-2を活性化させる．その結果LDL受容体の発現が増加し，LDLの肝臓への取り込みが亢進し，血中コレステロール値が低下する．

　コレステロールは遊離コレステロールとして，あるいは肝臓でコレステロールから合成される胆汁酸として，胆汁を介して消化管から排泄される．胆汁酸は消化された脂質を乳化させ，ミセルの形成を介して脂質の吸収を促進させる．肝臓における胆汁酸の総量は一定に保たれており，これは胆汁酸が回腸で大部分が再吸収され門脈を経由して肝臓に戻る腸肝循環をしていること，糞便中に失われる量をコレステロールからの合成により補充していることによる．後者は，胆汁酸量から合成機構へのフィードバック制御であり，胆汁酸をリガンドとする核内受容体型転写因子farnesoid X receptor（**FXR**）が中心的役割を果たしている[12]．胆汁酸量増加によるFXRの活性化は，胆汁酸の合成や再吸収を抑制し，肝臓からの排泄を促進する（概略図1）．このほか，活性化FXRには，糖新生抑制による血糖値低下作用，血中コレステロール・TG値低下作用，脂肪肝改善作用があることが，FXRアゴニストなどを用いた研究より明らかとなっている（概略図1）[13) 14)]．

第1部　糖尿病・代謝疾患の分子標的用語

## プリン代謝経路（概略図2）

アデノシンやグアノシンなどのプリン体を尿酸へ代謝する経路であり，最終産物の尿酸は，強い抗酸化作用を有する反面，その血中濃度の上昇は痛風を引き起こすのみならず，高血圧・心血管疾患において病因的役割を果たしている可能性も指摘されている．**キサンチンオキシダーゼ**は，ヒポキサンチンからキサンチン，キサンチンから尿酸へのプリン代謝の最終段階の反応を触媒する酵素であり，その活性抑制により血中，尿中の尿酸値が低下する．本酵素は肝臓のみならず脂肪組織，腎臓，消化管など種々の組織で発現が認められる．本酵素の阻害薬であるプリン類似体のアロプリノール，非プリン体型のフェブキソスタットは，高尿酸血症，痛風治療薬として日常臨床で使用されている[15]．

ヒトは尿酸を水溶性の高いアラントインに代謝する尿酸オキシダーゼ（ウリカーゼ）をもたないが，現在，遺伝子組換え型尿酸オキシダーゼであるラスブリカーゼが，「がん化学療法に伴う高尿酸血症」に対する治療薬として臨床で使用されている．

＜文献＞
1) Lin, H. V. & Accili, D. : Cell Metab., 14 : 9-19, 2011
2) Cahill, G. F. Jr. : Clin. Endocrinol. Metab., 5 : 397-415, 1976
3) Pilkis, S. J. & Granner, D. K. : Annu. Rev. Physiol., 54 : 885-909, 1992
4) Foretz, M. et al. : J. Clin. Invest., 120 : 2355-2369, 2010
5) Horton, J. D. et al. : J. Clin. Invest., 109 : 1125-1131, 2002
6) Donnelly, K. L. et al. : J. Clin. Invest., 115 : 1343-1351, 2005
7) Yahagi, N. et al. : J. Biol. Chem., 277 : 19353-19357, 2002
8) Reddy, J. K. & Hashimoto, T. : Annu. Rev. Nutr., 21 : 193-230, 2001
9) Watts, G. F. et al. : Diabetes, 52 : 803-811, 2003
10) Goldstein, J. L. et al. : Cell, 124 : 35-46, 2006
11) Espenshade, P. J. & Hughes, A. L. : Annu. Rev. Genet., 41 : 401-427, 2007
12) Lefebvre, P. et al. : Physiol. Rev., 89 : 147-191, 2009
13) Watanabe, M. et al. : J. Clin. Invest., 113 : 1408-1418, 2004
14) Ma, K. et al. : J. Clin. Invest., 116 : 1102-1109, 2006
15) Burns, C. M. & Wortmann, R. L. : Lancet, 377 : 165-177, 2011

*memo*

# 4章 肝臓

# PEPCK

**【本分子をターゲットにしている治療薬】**
- メトホルミン（p.263 参照），3-mercapto picolinic acid

## 本分子の研究の経緯

Phosphoenolpyruvate carboxykinase（PEPCK）は，肝臓においては糖新生系酵素として知られている．しかし，実際には，TCA回路の中間代謝産物の利用経路として，糖新生以外にも，グリセロール新生，セリン合成，アミノ酸からのエネルギー産生に重要な役割を果たしている[1]．具体的には，PEPCKはTCA回路の中間代謝産物であるオキサロ酢酸をホスホエノールピルビン酸（PEP）へと変換する反応を触媒する．PEPは，乳酸やアミノ酸（グルタミンなど）から，糖新生・グリセロール新生・セリン合成へと繋ぐ起点であることから，PEPを産生する反応を触媒するPEPCKはそれらの合成制御において中核的役割を果たしている（図）[1]．

グルコースの代謝経路である解糖系の最終ステップにおいて，ピルビン酸キナーゼにより，PEPはピルビン酸に変換される．ATPを産生するピルビン酸キナーゼによる反応は非平衡反応であるため，ピルビン酸からTCA回路に入る乳酸やアラニン，またα-ケトグルタルサン酸から入るグルタミンからPEPを産生するには，オキサロ酢酸を経由したPEPCKが触媒する反応系を経なければいけない[1]．そのため，PEP合成はPEPCK活性に依存していると言える．

## 分子構造

PEPCKは単量体で，反応にはGTPまたはITP，および活性化陽イオンとしてマンガンを必要とすることが知られている．PEPCKには，Pck1遺伝子がコードする細胞質に局在するPEPCK-Cと，Pck2遺伝子の産物であるミトコンドリア局在のPEPCK-Mが報告されている[2]．両者は細胞内局在が異なるものの，同じ反応を触媒する．PEPCK-Cが，特にマウス・ラット肝臓においてPEPCK活性の90％を占め，肝糖新生のマーカーとして扱われていることから，PEPCKの解析はPEPCK-Cを中心として進められてきた．しかし，肝臓のPEPCK活性のうち，マウス・ラットでは90％を占めるが，ヒトでは50％，ウサギでは5％がPEPCK-C由来であり，種によって大きく異なっている[3]．ほとんどの臓器においてPEPCK活性が確認でき，実際にPEPCK-Cは広く種々の臓器に発現している．特に，肝臓，腎臓，白色および褐色脂肪細胞では，PEPCK-Cが豊富に発現することが報告されている[4]．

## 機能・役割

PEPCKは，オキサロ酢酸とGTPをPEPとGDP，二酸化炭素に変換する反応を触媒する．PEPCKの役割はPEP産生であるが，PEPCK-CとPEPCK-Mの役割の相違については不明な点が多い．PEPCK-Mが，乳酸からのPEP合成に重要であることが指摘されているが，必ずしも十分な解明はなされていない[1]．

PEPCK-Cの酵素活性は，発現量に大きく依存することが知られている．PEPCK-Cの発現は遺伝子転写により制御されるが，PEPCK-CをコードするPck1遺伝子の発現は絶食・グルカゴン・グルココルチコイドにより増加し，食事摂取・インスリンにより減少する[5]．すなわち，摂食時にはグルコースが分解され，その分解過程においてグリセロールが産生されることからPEPCKは不要であるが，絶食時にはグルコース・グリセロールの両者がPEPから新生されるため，PEPCKが必要となる．

Pck1遺伝子の発現を制御するプロモーターにおいて，種を超えてよく保存されている制御配列は，PPARγ2（p.80）・グルココルチコイド・HNF4α・C/EBP・HNF1・cAMPの各応答配列である[5]．これら

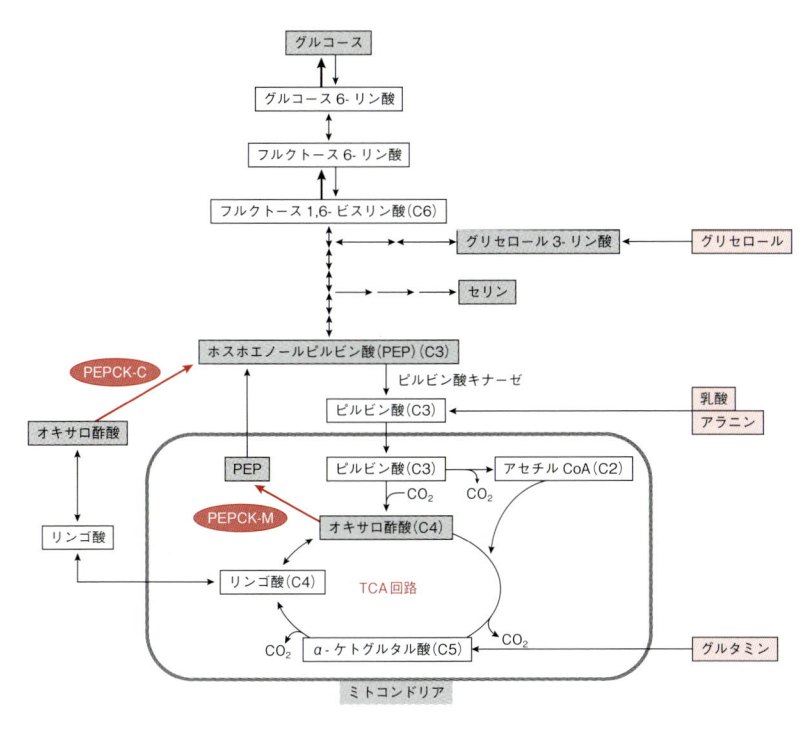

### 図 TCA回路におけるPEPCKの機能

Phosphoenolpyruvate carboxykinase (PEPCK) は，TCA回路の中間代謝産物の利用経路として，糖新生，グリセロール新生，セリン合成，アミノ酸からのエネルギー産生に重要な役割を果たしている．PEPCKはTCA回路の中間代謝産物であるオキサロ酢酸をホスホエノールピルビン酸 (PEP) へと変換する反応を触媒する．PEPCKには，細胞質に局在するPEPCK-Cと，ミトコンドリア局在のPEPCK-Mが報告されている．PEPCK-Mが，乳酸からのPEP合成に重要であることが指摘されているが，PEPCK-CとPEPCK-Mの役割の相違については不明な点が多い

の転写因子は，肝糖新生系酵素であるG6Pase (p.140) をコードするG6pc遺伝子の発現制御にも重要な役割を果たし，実際に，Pck1とG6pcの遺伝子発現制御はほぼ並行する．

## 糖尿病・代謝疾患との関連性・臨床的意義

モデル動物における検討から，肥満・糖尿病状態において，肝臓におけるPck1遺伝子発現が，例えばレプチン受容体欠損db/dbマウスでは2～3倍に増加することがよく知られている．また，肝臓特異的にPEPCK-Cを過剰発現した遺伝子改変マウスでは，耐糖能異常を呈する[6]．PEPCK-C欠損マウスは，深刻な低血糖を呈し，生後3日で死亡するが[7]，実際に，ヒトでのPEPCK-C異常も，深刻な低血糖を引き起こすことが報告されている[8]．ヒトでのPEPCK-C異常例では，ミトコンドリア外のPEPCK活性のみが欠失し，総PEPCK活性は正常であった．このことは，総PEPCK活性の50％程度がPEPCK-Cに依存するヒトにおいても，PEPCK-C/-Mの両アイソザイムの役割の違いを示している．肝臓特異的なPEPCK-C欠損マウスでは，ピルビン酸・乳酸からの糖新生が消失し，運動時低血糖を呈するが，グリセロールからの糖新生が亢進するため，絶食時において低血糖を示さない[7,9]．また，肝臓特異的PEPCK-C欠損マウスでは絶食に伴う脂肪肝の増悪を示すことが報告されている[9]．一方で，肥満・糖尿病モデルdb/dbマウスにおいて，PEPCKをノックダウンすると，高血糖の改善とともに，血中トリグリセリド値の減少と肝臓トリグリセリド含量の増加，さらに肝臓脂肪酸含量の著増を示す[10]．これらの結果は，PEPCKが糖新生とともにグリセロール新生に重要な役割を果たしていることを示唆している．

### <文献>

1) Yang, J. et al.：J. Biol. Chem., 284：27025-27029, 2009
2) Modaressi, S. et al.：Biochem. J., 333 (Pt 2)：359-366, 1998
3) Hanson, R. W. & Garber, A. J.：Am. J. Clin. Nutr., 25：1010-1021, 1972
4) Short, M. K. et al.：Mol. Cell. Biol., 12：1007-1020, 1992
5) Yang, J. L. et al.：J. Biol. Chem., 284：27031-27035, 2009
6) Valera, A. et al.：Proc. Natl. Acad. Sci. USA, 91：9151-9154, 1994
7) She, P. et al.：Mol. Cell. Biol., 20：6508-6517, 2000
8) Vidnes, J. & Sovik, O.：Acta Paediatr. Scand., 65：307-312, 1976
9) She, P. et al.：Diabetes, 52：1649-1654, 2003
10) Gómez-Valadés, A. G. et al.：Diabetes, 57：2199-2210, 2008

（井上　啓）

# 4章 肝臓

# FBPase

【本分子をターゲットにしている治療薬】
・MB06322（CS-917）

## 本分子の研究の経緯

Fructose-1,6-bisphosphotase（FBPase；F1,6-BPase）は，三炭糖からグルコースを生成する反応を触媒する糖新生系酵素である[1]．糖新生の反応経路は，ほとんどの反応で解糖系の可逆反応を利用しているが，解糖系における3カ所の非平衡反応を迂回しなければならない．そのうち，FBPaseは，ホスホフルクトキナーゼ1（PFK1）の迂回路である．他の2カ所，すなわちヘキソキナーゼ・ピルビン酸キナーゼをそれぞれ迂回するG6Pase（次項参照）とPEPCK（前項参照）が，糖新生系酵素としてよく知られている．これは，G6PaseとPEPCKの発現量が反応調節の主要制御因子であることから，これらの遺伝子発現量が糖新生のマーカーとして用いられていることが一因である．一方で，FBPaseは，主に活性調節により制御されていることが知られている．活性を調節する因子として，フルクトース2,6-ビスリン酸（F2,6-BP）とAMPが知られており，両者ともにFBPase活性を阻害する[1]．一方で，FBPaseの逆反応である解糖系酵素，PFK1の活性はF2,6-BPにより増強し，ATPより阻害される[1)2]．F2,6-BPは，グルコースが豊富なときに増加し，グルカゴン・cAMP存在下で減少する[1)2]．すなわち，低グルコース・高グルカゴン状態ではF2,6-BPが低く，FBPaseが活性化し，PFK1が不活性化され，糖新生が行われる．逆に，高グルコース・インスリン作用によるグルカゴン作用の阻害条件ではF2,6-BPが高く，FBPase活性は抑制され，逆にPFK1活性が増加し，解糖系が賦活化される（図）．このような活性制御に加え，FBPaseの遺伝子発現もグルカゴン・cAMPにより増加し，インスリンにより抑制されることが報告され[3]，遺伝子発現による調節を受けることが知られている．

## 分子構造

FBPaseは，細胞質に局在し，反応にはマグネシウムを必要とする．FBPaseは，基質結合部位，マグネシウム結合部位，アロステリック制御部位を有し，四量体を形成している．F2,6-BPは基質結合部位に，AMPはアロステリック制御部位に結合し，酵素活性を抑制する[4)5]．FBPaseには，肝臓や腎臓に発現するFBP1と，筋肉に発現するFBP2が知られており，両者はアミノ酸レベルで80％弱のきわめて高い相同性をもつ[1]．G6Paseが発現している肝臓・腎臓に発現するFBP1は糖新生酵素として重要な役割を果たしているが，糖新生を行わない筋肉では，FBP2は乳酸からのグリコーゲン合成に一定の役割を果たす可能性が示唆されているが，その役割は必ずしも十分に解明されていない．

## 機能・役割

FBPaseは，糖新生系酵素として，フルクトース1,6-ビスリン酸をフルクトース6-リン酸（F6P）へ変換する反応を触媒する．FBPaseの生理的活性制御は，F2,6-BP量に最も強く依存している．F2,6-BPは，ホスホフルクトキナーゼ2（PFK2）によりF6Pから生成される．PFK2が，F6Pによりアロステリックに活性化されるため，F6Pが増加する高グルコース状態では，F2,6-BPが増加する．また，cAMPはprotein kinase Aを介して，PFK2活性を阻害することからF2,6-BPを減少させる．

## 糖尿病・代謝疾患との関連性・臨床的意義

肥満・糖尿病を呈するレプチン受容体欠損db/dbマウスなどでは，グルカゴン作用の増強とインスリン抵抗性に伴い，FBPase活性・発現ともに増強することが知られている[6)7]．トランスサイレチンプロモーター

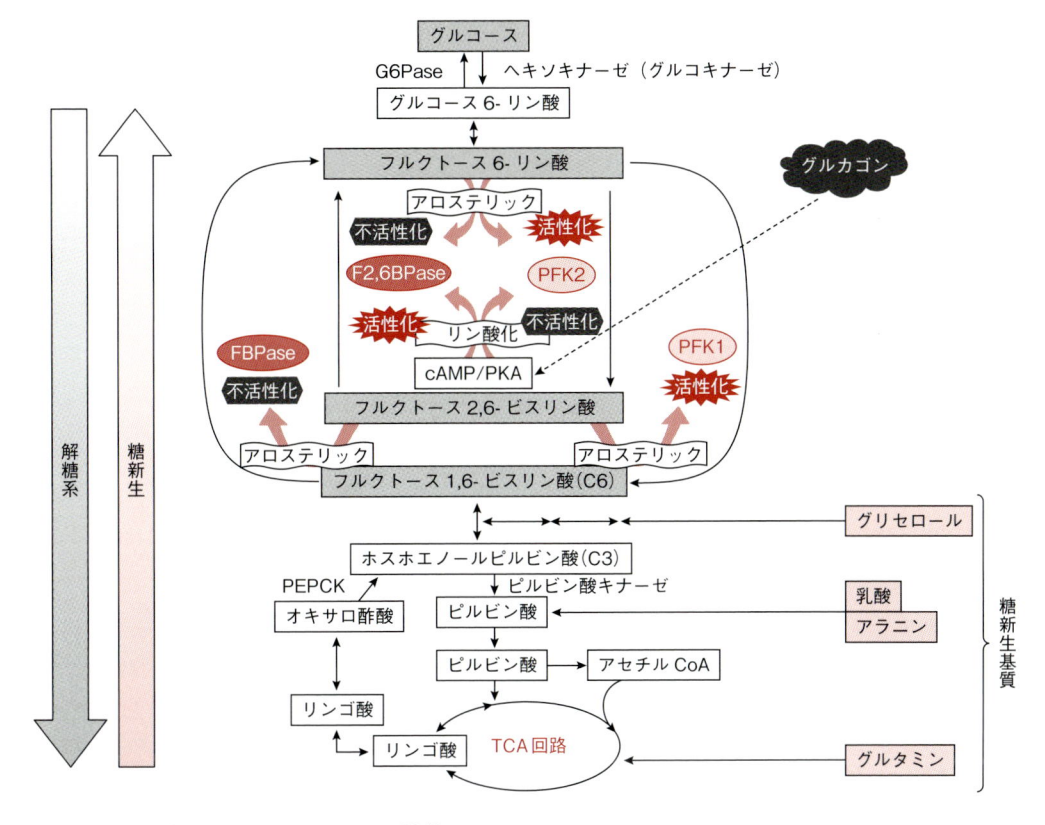

**図 糖新生経路における FBPase の機能**

FBPase は，主に活性調節により制御され，主要調節因子として，フルクトース 2,6-ビスリン酸が知られている．フルクトース 2,6-ビスリン酸は，FBPase を阻害する一方で，FBPase の逆反応である解糖系酵素，PFK1 の活性を増強する．また，グルカゴンは cAMP に作用することによって，リン酸化を介して，PFK2 を不活性化，F2,6BPase を活性化することにより，フルクトース 2,6-ビスリン酸を減少させ，FBPase を活性化する

を用いて FBPase を過剰発現させ，肝臓 FBPase 活性を 3 倍程度に増強したマウスでは，グリセロールからの糖新生が増加し，軽度の耐糖能異常が発症する[8)9)]．糖新生系酵素である G6Pase や PEPCK の阻害により，血糖値が減少することが知られているが，FBPase の阻害によっても糖尿病モデルマウスの血糖値は減少する[10)]．G6Pase の欠損が I a 型糖原病を引き起こし，また PEPCK の欠損マウスが出生直後に死亡するのに対し，ヒトでの FBPase 欠損症では，明らかな低血糖を呈さないことが報告されている[1)]．このことから，FBPase 阻害は糖新生抑制を目的とした糖尿病治療の新規標的となる可能性を秘めており，実際に，FBPase の AMP 結合部位に結合し活性を阻害する薬剤などの開発が行われている[1)]．

＜文献＞
1) van Poelje P. D. et al.：Handb. Exp. Pharmacol.,：279-301, 2011
2) Hue, L. & Rider, M. H.：Biochem. J., 245：313-324, 1987
3) el-Maghrabi, M. R. et al.：J. Biol. Chem., 266：2115-2120, 1991
4) Van Schaftingen E. & Hers, H. G.：Proc. Natl. Acad. Sci. USA, 78：2861-2863, 1981
5) Gidh-Jain, M. et al.：J. Biol. Chem., 269：27732-27738, 1994
6) Andrikopoulos, S. et al.：Metabolism., 45：622-626, 1996
7) Kodama, H. et al.：Jpn. J. Pharmacol., 66：281-287, 1994
8) Lamont, B. J. et al.：Endocrinology, 147：2764-2772, 2006
9) Visinoni, S. et al.：Am. J. Physiol. Endocrinol. Metab., 295：E1132-E1141, 2008
10) Erion, M. D. et al.：Proc. Natl. Acad. Sci. USA, 102：7970-7975, 2005

（井上　啓）

# 4章 肝臓

# G6Pase

**【本分子をターゲットにしている治療薬】**
・メトホルミン（p.263 参照），S-3483

## 本分子の研究の経緯

Glucose-6-phosphatase（G6Pase）は，主に肝臓と腎臓に局在する糖新生系酵素で，グルコース6-リン酸（G6P）を加水分解しグルコースへと変換する[1]．グルコースを代謝する解糖系反応のほとんどが可逆であることから，糖新生の代謝経路は解糖系の逆反応を利用している．しかし，解糖系におけるヘキソキナーゼ・ホスホフルクトキナーゼ・ピルビン酸キナーゼで触媒される3ステップの反応は非平衡であることから，糖新生を進めるには，この3ステップを迂回する代謝経路が必要である．糖新生を行う肝臓と腎臓は，これらのステップを迂回する代謝経路を有しており，G6Paseはヘキソキナーゼの触媒するステップの迂回路として，肝・腎における糖新生に不可欠な役割を有している．

絶食後の腎臓からの糖産生は，全体の5〜28％にとどまることが報告されており[2]，主要な糖産生臓器は肝臓であると言える．そのため，肝臓におけるG6Paseの調節メカニズムの解明が特に精力的に進められている．G6PaseのKm値は2〜3 mMであり，細胞内G6P濃度（0.05〜1 mM）と比して高値であることから，酵素自体の活性はG6P濃度に依存している[1]．一方で，G6Paseの量は，mRNA量に依存し，食事摂取などに伴い，劇的に変化することが知られている．すなわち，G6Paseの触媒する代謝反応は，G6PaseをコードするG6pc遺伝子の転写制御によって，制御されていると言える．

## 分子構造

G6Paseは，9個の膜貫通部位を有し，小胞体に局在する．G6Paseの酵素活性部位は小胞体内腔側に位置しており，G6Pからグルコースへの反応は小胞体内腔で行われる[3]．逆反応であるヘキソキナーゼ（肝臓ではヘキソキナーゼⅣ，すなわちグルコキナーゼ）による解糖系反応が細胞質で行われることから，それぞれの反応が細胞内の異なる部位で行われることを示している（図）．

G6Pからグルコースへの反応が小胞体内腔で行われることから，G6Paseは少なくとも3種類の輸送担体とともに反応を維持しているというモデルが提唱されている[4]．G6P，グルコース，リン酸のそれぞれを小胞体内腔へと輸送する担体の存在が指摘され，実際に，G6P輸送担体（G6PT）として，10個の膜貫通部位を有する小胞体タンパク質が同定されている[3]．

## 機能・役割

G6Paseは，グルコース6-リン酸（G6P）を加水分解し，グルコースへと変換する反応を触媒する．この反応は，主にG6pc遺伝子の転写制御によって調節され，絶食・グルカゴン・グルココルチコイドによるG6pc遺伝子発現の増加に伴い促進され，食事摂取・インスリンによるG6pc遺伝子発現の減少に伴い抑制される[1]．

グルココルチコイドは，G6pc遺伝子のプロモーター部位のグルココルチコイド結合配列に結合し，遺伝子発現を増加させる．グルカゴンは，cyclic AMP（cAMP）/protein kinase Aシグナル経路を介して，転写因子CREBを活性化する．活性化されたCREBは，プロモーター部位のcAMP応答配列に結合することによりG6pc遺伝子の発現を増加させ，同時に，CREBは転写共役因子であるPGC-1α（p.122）の発現を増加させる．PGC-1αは，G6pc遺伝子プロモーターに結

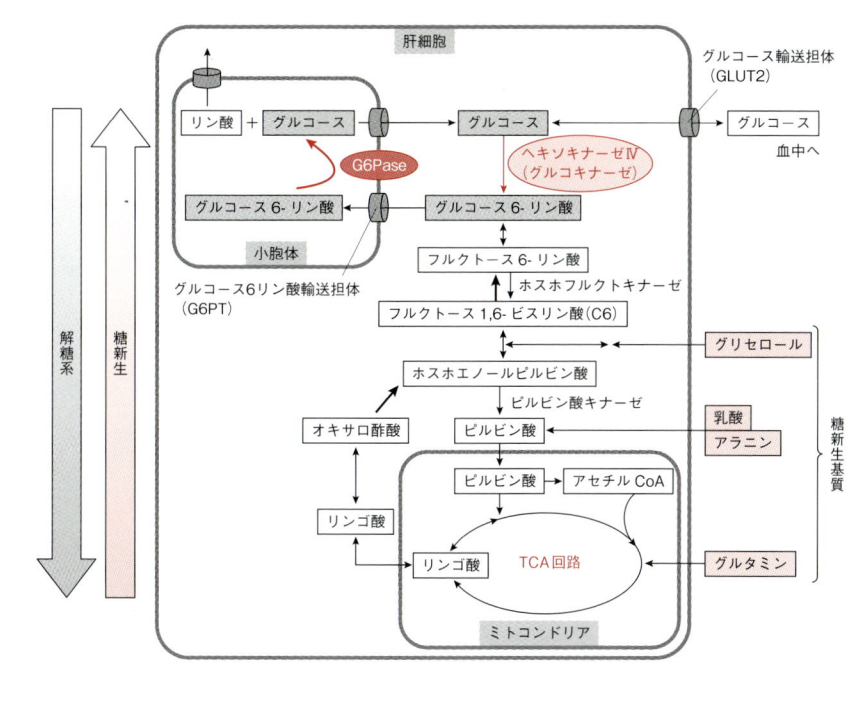

**図 糖新生経路におけるG6Paseの機能**

解糖系反応である肝臓ヘキソキナーゼ（グルコキナーゼ）の触媒する反応の逆反応として，G6Paseは糖新生に重要な役割を果たしている．G6Paseの触媒するグルコース6-リン酸（G6P）からグルコースへの反応が小胞体内腔で行われることから，G6Paseは少なくとも3種類の輸送担体とともに反応を維持することが知られている．G6P，グルコース，リン酸のそれぞれを小胞体内腔へと輸送する担体の存在が指摘され，G6P輸送担体（G6PT）が10個の膜貫通部位を有する小胞体タンパク質として同定されている

合する転写因子FoxO1およびHNF4αを活性化し，さらにG6pc遺伝子の発現を増加させる[5]．

インスリンは，PI3Kシグナル経路を介して，CREBおよびFoxO1の遺伝子転写活性を抑制し[5]，また，PGC-1αのリン酸化およびアセチル化による不活性化により，G6pc遺伝子の発現を減少させる[5,6]．インスリンは，中枢神経作用を介しても，G6pc遺伝子発現を抑制するが，そのメカニズムには転写因子STAT3が関与している[7]．

## 糖尿病・代謝疾患との関連性・臨床的意義

2型糖尿病では，空腹時およびインスリン存在下での肝糖産生が増加し，肝臓G6Pase活性が亢進している．また，モデル動物を用いた検討から，肥満・糖尿病状態では，肝臓G6Pase発現が増加し[1]，肝臓においてG6Paseを過剰発現すると，耐糖能異常を引き起こすことが報告されている[8]．このような肥満・糖尿病におけるG6pc発現の増加には，グルカゴンの増加，インスリン抵抗性，高血糖に伴う糖化（グリケーション）に伴う転写因子活性の変化などをあげることができる．肥満・糖尿病でのG6pc発現の増加に対して，メトホルミンはLKB1/AMPKシグナル経路を介して，CREB活性を抑制し，G6Paseを含む肝糖新生酵素の発現を減少させる[5]．一方で，G6PaseやG6PTの遺伝的欠損は，前者はIa型糖原病，後者はIb型糖原病であり，肝臓および腎尿細管でのグリコーゲン蓄積と低血糖を引き起こす．モデル動物においても，G6Pase欠損マウスはIa型糖原病様の表現型である[9]．また，G6PaseやG6PTを薬物により特異的に阻害すると，血糖値の減少とともに，肝臓でのG6Pおよびグリコーゲンの増加を引き起こすことが知られている[10]．

＜文献＞

1) van Schaftingen E. & Gerin, I. : Biochem. J., 362：513-532, 2002
2) Gerich, J. E. et al. : Diabetes Care, 24：382-391, 2001
3) Foster, J. D. & Nordlie, R. C. : Exp. Biol. Med. (Maywood)., 227：601-608, 2002
4) Arion, W. J. et al. : Mol. Cell Biochem., 6：75-83, 1975
5) Jitrapakdee, S. : Int. J. Biochem. Cell Biol., 44：33-45, 2012
6) Sakai, M. et al. : Nat. Med., 18：612-617, 2012
7) Inoue, H. et al. : Cell Metab., 3：267-275, 2006
8) Trinh, K. Y. et al. : J. Biol. Chem., 273：31615-31620, 1998
9) Lei, K. J. et al. : Nat. Genet., 13：203-209, 1996
10) Herling, A. W. et al. : Am. J. Physiol., 274：G1087-G1093, 1998

（井上　啓）

# 4章 肝臓

# glycogen phosphorylase

【本分子をターゲットにしている治療薬】
・CP-91149, BAY-3401

## 本分子の研究の経緯

　Glycogen phosphorylase（GP）は，グリコーゲン分解経路の律速段階を触媒する酵素である[1]．GPは活性化されると，グリコーゲン分解を促進させるだけでなく，グリコーゲン合成酵素を阻害することにより，グリコーゲン利用を促進する[2]．肝臓におけるグリコーゲン分解は，グルカゴン投与後の早期（2時間）の糖産生上昇に主要な役割を果たし[3]，絶食後約16時間までの肝糖産生において糖新生より重要であると言われている[4]．グリコーゲン分解の制御因子は，グルコースとグルカゴン，インスリンであり，これらの因子は，リン酸化とアロステリック制御により，GP活性を調節することによりグリコーゲン分解を制御する．グルカゴンは，cyclic AMP（cAMP）/protein kinase Aシグナル経路を介し，phosphorylase kinaseをリン酸化・活性化し，GPをリン酸化することで活性化する．肝細胞では，グルコースの増加がグルコース6-リン酸（G6P）の上昇と相関しているが，両者ともにアロステリック作用によりGP活性を抑制する[2]．インスリンは，cAMPを減少させるとともに，GPを脱リン酸化するprotein phosphatase 1を活性化することにより，GP活性を抑制する（図）．

## 分子構造

　Pygl遺伝子がコードする肝臓型GPは，97 kDaのタンパク質でホモ二量体を形成している[5]．GPには，肝臓型以外に，それぞれPygm/Pygb遺伝子がコードする筋型/脳型のアイソザイムが存在することが知られている[6]．肝臓型と筋型は80％程度の高い相同性を有し，すべてのアイソザイムがN末端のセリンリン酸化による活性化制御を受ける．GPの活性は，リン酸化とアロステリック作用により調節を受けるが，肝臓型ではリン酸化による制御が優位であると言われている[3]．ATPやG6Pによるアロステリックな活性阻害のような，アイソザイムに共通した制御がある一方で，肝臓型におけるグルコースによる活性阻害，筋型/脳型でのAMPによる活性化といったアイソザイムに比較的特異的なアロステリック制御があることも知られている．GPは，立体構造として，活性の高いR（relaxed）型と活性の低いT（tense）型の構造をとることが知られているが，GP活性のアロステリック調節には，GPの立体構造の変化が重要である．AMPやAMPアナログであるAICARなどのアロステリック作用因子の結合，またリン酸化は，GPをR型で安定化させるが，逆にグルコース，ATPやG6Pといったアロステリック作用因子の結合はT型を安定化する[6]．T型では，GPは脱リン酸化され不活性化されやすくなることが知られており[6]，グルコースによる肝臓型GPの活性阻害のメカニズムとして重要な役割を果たしている（図）[3]．

## 機能・役割

　グリコーゲンは，グルコース残基がα-1,4-グリコシド結合で鎖状に繋がり，約4グルコース残基ごとにα-1,6-グリコシド結合により分枝する構造をもつグルコースの枝分かれした重合体である[6]．細胞内においては，グリコーゲン代謝酵素群とともに凝集体を形成し，細胞質に局在する．GPは，グリコーゲンのα-1,4-グリコシド結合を，加リン酸分解により切断する反応を触媒し，この反応からグルコース1-リン酸が産生される．グルコース1-リン酸は，Tgtホスホグルコムターゼが触媒する可逆反応によりG6Pへと変換され，糖産生の際には，さらにG6Pase（前項参照）によりグルコースへと変化してゆく．

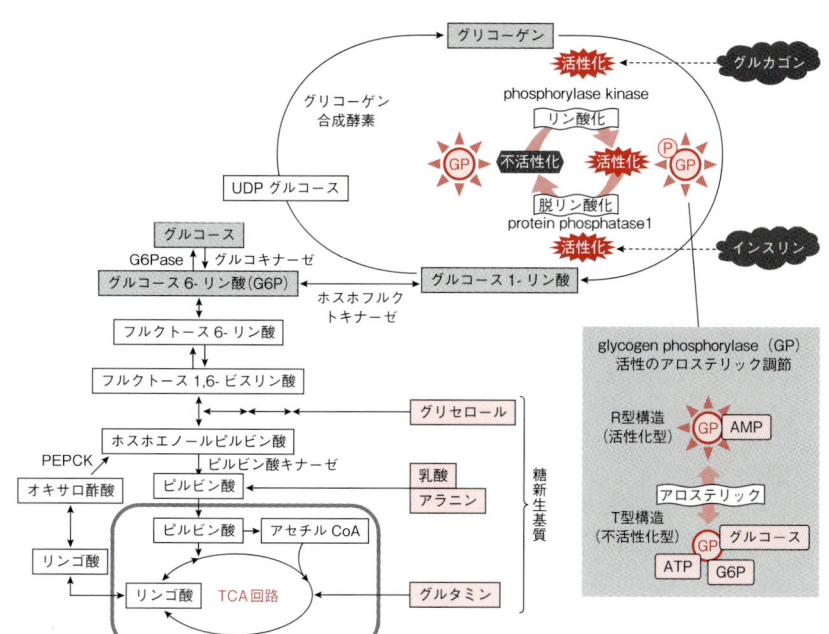

**図　GPの活性化・不活性化のメカニズム**

Glycogen phosphorylase（GP）は，リン酸化とアロステリック制御により，グリコーゲン分解を制御する．グルカゴンは，phosphorylase kinaseをリン酸化・活性化し，GPをリン酸化することで活性化する．インスリンは，GPを脱リン酸化するprotein phosphatase 1を活性化することにより，GP活性を抑制する．GPは，立体構造として，活性の高いR（relaxed）型と活性の低いT（tense）型の構造をとることが知られているが，GP活性のアロステリック調節には，GPの立体構造の変化が重要である．AMPは，GPをR型で安定化させ，グルコース，ATPやG6Pといったアロステリック作用因子の結合はT型を安定化する．T型では，GPは脱リン酸化され不活性化されやすくなることが知られている

## 糖尿病・代謝疾患との関連性・臨床的意義

　GPが先天的に欠損する疾患として，糖原病Ⅵ型（Hers病）が知られている[7]．糖原病Ⅵ型は，肝腫大と軽度の低血糖を呈するが，成長に伴い症状は軽減し，良好な予後を示す．

　2型糖尿病においては，肝糖産生が増加していることが知られているが，グリコーゲン分解の寄与は少ないことが報告されている[8]．2型糖尿病では，肝臓グリコーゲン蓄積が少なく，肝糖新生の亢進が肝糖産生増加の原因であると指摘されている[8]．一方で，2型糖尿病症例では，グリコーゲン合成酵素活性が低下していることが知られており，肝臓グリコーゲン蓄積の低下の要因となっている[9]．レプチン（p.86）受容体欠損Zuckerラットを用いた検討から，肥満糖尿病では肝細胞におけるGP活性が増加していることが明らかにされている[10]．GP活性の増加に伴うグリコーゲン合成酵素の阻害が，糖尿病における肝臓グリコーゲン蓄積抑制の一因である可能性が指摘されている[10]．

　2型糖尿病における肝糖産生増加におけるグリコーゲン分解の寄与が限定的であることが指摘される一方で，実験動物を用いた検討では，GPの薬剤による阻害は高血糖を改善する．レプチン欠損ob/ob肥満糖尿病マウスでは，GP阻害薬投与により，高血糖が改善し，肝糖産生が減少することが明らかにされている[1]．

＜文献＞

1) Greenberg, C. C. et al.：Am. J. Physiol. Endocrinol. Metab., 291：E1-8, 2006
2) Agius, L.：Biochem. J., 414：1-18, 2008
3) Bollen, M. et al.：Biochem. J., 336 (Pt 1)：19-31, 1998
4) Cahill, G. F. Jr：Clin. Endocrinol. Metab., 5：397-415, 1976
5) Johnson, L. N.：FASEB J., 6：2274-2282, 1992
6) Agius, L.：Mini Rev. Med. Chem., 10：1175-1187, 2010
7) Ozen, H.：World J. Gastroenterol., 13：2541-2553, 2007
8) Magnusson, I. et al.：J. Clin. Invest., 90：1323-1327, 1992
9) Hawkins, M. et al.：Diabetes, 51：2179-2189, 2002
10) Aiston, S. et al.：Diabetologia, 43：589-597, 2000

〔井上　啓〕

# 4章 肝臓

# グルカゴン受容体

【本分子をターゲットにしている治療薬】
・グルカゴン受容体アンタゴニスト（p.311 参照）

## 本分子・因子の研究の経緯

膵臓α細胞から分泌されるグルカゴンは、肝臓における糖新生・グリコーゲン分解を亢進させ、血糖値を上昇させる。グルカゴンの分泌は、インスリンにより抑制されるが、実際に、抗インスリン血清投与によりグルカゴン分泌が増加し、高血糖を呈することが知られている[1]。また、グルカゴン中和抗体の投与によるグルカゴン作用の阻害は、ストレプトゾトシン（STZ）誘発糖尿病モデルラットにおける高血糖を軽減することが報告されている[2]。このことは、糖尿病における血糖値の上昇にグルカゴンが重要な役割を果たしていることを示している。実際に、DPP-4（p.202）阻害薬の血糖降下作用に、グルカゴンの分泌抑制によるグルカゴン作用阻害が関与するとも知られている。近年、グルカゴン受容体欠損により、STZマウスにおける高血糖が正常化することが報告され[3]、グルカゴン受容体の作用阻害が、糖尿病の治療標的として注目されている。

## 分子機構

グルカゴン受容体（glucagon receptor）は7回膜貫通型Gタンパク質共役受容体に属する。ヒトグルカゴン受容体は477アミノ酸から、マウスおよびラットグルカゴン受容体は485アミノ酸から構成される[4]。グルカゴン受容体の細胞外ドメインにおいて、ラットグルカゴン受容体ではアミノ酸配列206から219の領域、およびArg202が[5]、ヒトグルカゴン受容体ではAsp63, Lys98, Arg116が、リガンドとの結合に重要であることが報告されている[6]。また、グルカゴン受容体の細胞内ループのうち、第2・3ループ領域がcAMPおよび$Ca^{2+}$シグナルに重要な役割をもつことが知られている[7]。

## 機能・役割

グルカゴン受容体は、肝臓・筋肉・脂肪組織だけでなく、膵島・腎臓など種々の臓器に発現している[8]。グルカゴンは、受容体を介して、脂肪細胞において脂肪分解促進を、筋肉においてグリコーゲン分解を誘導する。また、膵島でのインスリン分泌促進や、腎臓では糸球体濾過量の調節にも関与することが知られている。肝臓では、グルカゴンは肝糖新生およびグリコーゲン分解の両者を促進し糖産生を増加させる。この肝臓グルカゴン作用は、グルカゴン依存性の血糖上昇作用に最も重要な役割を果たしている。

グルカゴンが、Gタンパク質共役受容体である受容体に結合すると、ヘテロ三量体GTP結合タンパク質の立体構造が変化し、構成成分の1つであるαサブユニットが解離する。αサブユニットがアデニル酸シクラーゼを活性化することで、cAMP濃度が増加し、cAMP依存性プロテインキナーゼ（protein kinase A：PKA）が活性化される。活性化されたPKAは、cAMP response element binding protein（CREB）のSer133リン酸化などを介し、肝糖新生系酵素であるPEPCK（p.136）やG6Pase（p.140）の遺伝子発現を誘導し、肝糖新生を増加させる（図）。

一方で、グルカゴンは、グリコーゲン分解も亢進させる。PKAは、グリコーゲン分解の律速段階酵素であるグリコーゲンホスホリラーゼ（前項参照）を活性化することでグリコーゲン分解を誘導し、肝糖産生を促進する。

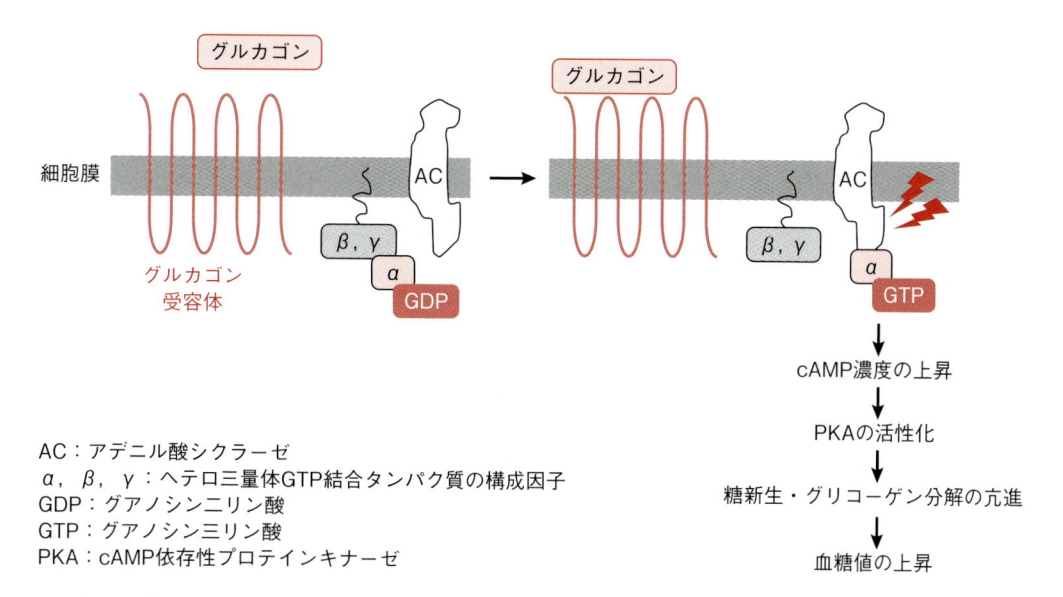

AC：アデニル酸シクラーゼ
α，β，γ：ヘテロ三量体GTP結合タンパク質の構成因子
GDP：グアノシン二リン酸
GTP：グアノシン三リン酸
PKA：cAMP依存性プロテインキナーゼ

**図 グルカゴン受容体を介したシグナル伝達とグルカゴン作用の阻害様式**

グルカゴンが，Gタンパク質共役受容体であるグルカゴン受容体に結合すると，ヘテロ三量体GTP結合タンパク質の立体構造が変化し，構成成分の1つであるαサブユニットが解離する．αサブユニットがACを活性化することで，cAMP濃度が増加し，PKAが活性化される．活性化されたPKAは，糖新生・グリコーゲン分解を促進する．

## 糖尿病・代謝疾患との関連性・臨床的意義

糖尿病は，相対的なインスリン作用欠乏とグルカゴン作用増強からなることが知られ，グルカゴン作用の抑制は糖尿病患者の血糖値を下げる可能性が指摘されている[9]．マウスを用いた研究では，グルカゴン受容体欠損は，高脂肪食飼育下による体重増加・耐糖能異常を軽減する[10]．また，肥満糖尿病マウスであるdb/dbマウスでのグルカゴン受容体のノックダウンは，肝糖産生を抑制し，耐糖能を改善させる[11]．グルカゴン受容体の拮抗剤投与は，STZ誘発糖尿病ラットの血糖を低下させることも報告されている[12]．実際に，ヒトグルカゴン受容体拮抗剤の開発も進められている[13]．これらの結果は，グルカゴン作用の抑制は，分泌抑制とともに，受容体阻害によっても行いうることを示している．

一方で，グルカゴンとの結合親和性が低下するグルカゴン受容体のミスセンス変異体（Gly40Ser）が，フランス人における検討では，2型糖尿病発症と相関することが報告されている[14]．ミスセンス変異受容体を発現させたラット膵β細胞株では，グルカゴン依存性インスリン分泌の障害に起因する可能性が指摘されているが，ミスセンス変異受容体が糖尿病発症と相関する正確なメカニズムは解明されていない．

### <文献>

1) Maruyama, H. et al.：J. Clin. Invest., 74：2296-2299, 1984
2) Brand, C. L. et al.：Diabetologia, 37：985-993, 1994
3) Lee, Y. et al.：Diabetes, 60：391-397, 2011
4) Mayo, K. E. et al.：Pharmacol. Rev., 55：167-194, 2003
5) Unson, C. G. et al.：Biochemistry, 41：11795-11803, 2002
6) Buggy, J. J. et al.：Diabetes, 46：1400-1405, 1997
7) Cypess, A. M. et al.：J. Biol. Chem., 274：19455-19464, 1994
8) Svoboda, M. et al.：Mol. Cell. Endocrinol., 105：131-137, 1994
9) Unger, R. H.：Diabetes, 25：136-151, 1976
10) Conarello, S. L. et al.：Diabetologia, 50：142-150, 2007
11) Sloop, K. W. et al.：J. Clin. Invest., 113：1571-1581, 2004
12) Johnson, D. G. et al.：Science, 215：1115-1116, 1982
13) Qureshi, S. A. et al.：Diabetes, 53：3267-3273, 2004
14) Hager, J. et al.：Nat. Genet., 9：299-304, 1995

（木村久美，井上　啓）

# 4章 肝臓

# SREBP 【和文】ステロール調節配列結合タンパク質

## 本分子の研究の経緯

　SREBP（sterol regulatory element-binding protein）はLDL受容体（p.154）やHMG-CoA合成酵素遺伝子プロモーター領域のステロール調節配列（SRE）に結合し、これらの遺伝子の転写を活性化する転写因子として同定された[1]。その後、SREBPにはSREBP-1a，-1c，-2の3種類のアイソフォームがあること，それぞれのアイソフォームにより活性調節のメカニズムや生理的な役割が異なることが明らかにされた．特にSREBP-1cは，脂肪酸・中性脂肪合成（リポジェネシス）系の酵素群の遺伝子発現を活性化し、栄養状態に応答したリポジェネシス制御に中心的な役割を果たしている．肥満・糖尿病の肝臓では，脂質の過剰蓄積（脂肪肝）に伴いインスリン抵抗性が惹起される，いわゆる脂肪毒性の存在が想定され，その分子機構を解明すべく精力的な研究が行われてきた．SREBP-1cの発現は肥満・糖尿病の肝臓で亢進しており，脂肪毒性・インスリン抵抗性の病態形成に関与することが明らかになってきている．

## 分子構造

　SREBPは，SREBP-1a，-1c，-2の3種類からなり[2][3]，いずれも約1,150アミノ酸の粗面小胞体膜に結合する前駆体として合成される（図A）．N末端の約480アミノ酸からなるbasic-helix-loop-helix-leucine zipper（bHLH-Zip）構造を有しDNAに結合する転写活性化領域，これに続く約80アミノ酸の2つの疎水性の膜貫通領域とこれらに挟まれた親水性の細胞内領域からなる膜結合領域，C末端の約590アミノ酸からなるステロールによる制御領域から構成される．SREBP-1aと-1cとは同一遺伝子から選択的スプライシングによりつくられ，肝臓ではSREBP-1cが主要アイソフォームである[2]．これに対しSREBP-2は，別の遺伝子でコードされている．

## 機能・役割

　SREBP-2前駆体はSREBP cleavage activating protein（SCAP）と複合体を形成しており，SCAPが細胞内コレステロール濃度の低下を感知すると，この複合体は粗面小胞体からゴルジ体膜へと移行する．そこで切断酵素であるサイト1，2プロテアーゼによって2カ所が切断されてN末端側の転写活性化ドメインが切り出され核内へと移行し，標的遺伝子のSREに結合し転写活性を発揮する（図B）[4]．SREBP-2はHMG-CoA還元酵素（p.156）などコレステロールの生合成系酵素やコレステロール取り込みに必要なLDL受容体などの発現を誘導し，細胞内コレステロール濃度を増加させる．細胞内コレステロールが多い場合は，INSIG（insulin inducing gene）タンパク質がSCAPに結合し，SREBP-2/SCAP複合体のゴルジ体への移行を阻害する結果，コレステロール合成・取り込みは抑制される．

　SREBP-1aはSREBP-2と同様にコレステロール合成系の酵素遺伝子発現を制御するとともにリポジェネシス関連酵素遺伝子の発現も制御する．SREBP-1cは，リポジェネシス関連酵素遺伝子の発現を調節する．SREBP-2はすべての細胞に，SREBP-1aは増殖の盛んな細胞に発現し，膜合成などに必要な脂質を供給すると考えられる．SREBP-1cは肝臓や脂肪組織に多く発現し，リポジェネシスを促進し，過剰な糖質を中性脂肪として組織に蓄積させると考えられている[5]（次項FASNの項，図B参照）．SREBP-1cはSREBP-2ほどコレステロールによる活性調節を受けておらず，活性は自身の発現量に大きく依存する．摂食時のインスリンやグルコースなどの糖質により強く発現が誘導され，リポジェネシスを抑制する多価不飽和脂肪酸により抑制される[6]．

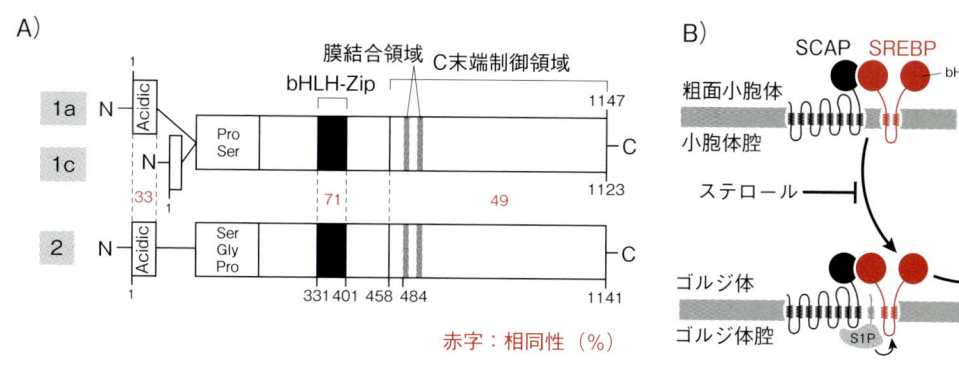

**図 SREBP-1a/c, -2 の構造（A）とSREBPsの活性化機構（B）**
文献4をもとに作成

## 糖尿病・代謝疾患との関連性・臨床的意義

これまで述べてきたように，生理的条件ではSREBP-2は細胞内コレステロール量に応答してコレステロール代謝を制御し，SREBP-1cは栄養状態に応答して脂肪酸・中性脂肪の合成を制御する（FASNの項，図B参照）．

SREBPは脂質代謝異常やインスリン抵抗性の病態へも関与することが想定されている[5]．肥満や糖尿病で認められる脂肪肝では，リポジェネシスの病的亢進[7]とSREBP-1cの発現増加を認める．レプチン欠損による肥満モデルであるob/obマウスの肝臓ではインスリン抵抗性，脂肪肝とともにSREBP-1cの発現亢進を認めるが，その欠損により脂肪肝が改善する[8]．マウス肝臓でのSREBP-1cの強発現が脂肪肝を惹起する知見と合わせて，SREBP-1cは脂肪肝の形成に関与していると思われる．

またSREBP-1cがリポジェネシスを介さずにインスリン抵抗性を起こすことが報告されている．SREBP-1cは肝臓における主要なインスリンシグナル伝達分子の1つであるIRS-2の遺伝子プロモーターに結合し発現を抑制する[9]．SREBP-1cの活性化は，肥満・2型糖尿病の脂肪肝と肝インスリン抵抗性の合併に中心的な役割を果たしている可能性がある．

SREBP-2はスタチン系薬剤による血中コレステロール値の低下作用に深く関与している．スタチンはコレステロール生合成経路のHMG-CoA還元酵素の活性を阻害し，肝臓や末梢組織において細胞内コレステロール含量を低下させる．コレステロールの低下はSREBP-2を活性化し，LDL受容体の発現を増加させる．このネガティブフィードバック機構によりLDL受容体を介したLDLの細胞内取り込みが亢進し，血中コレステロールが低下する[10]．

＜文献＞
1) Brown, M. S. & Goldstein, J. L. : Proc. Natl. Acad. Sci. USA, 96 : 11041-11048, 1999
2) Shimomura, I. et al. : J. Clin. Invest., 99 : 838-845, 1997
3) Hua, X. et al. : Proc. Natl. Acad. Sci. USA, 90 : 11603-11607, 1993
4) Brown, M. S. & Goldstein, J. L. : J. Lipid Res., 50 Suppl : S15-S27, 2009
5) Horton, J. D. et al. : J. Clin. Invest., 109 : 1125-1131, 2002
6) Yahagi, N. et al. : J. Biol. Chem., 274 : 35840-35844, 1999
7) Donnelly, K. L. et al. : J. Clin. Invest., 115 : 1343-1351, 2005
8) Yahagi, N. et al. : J. Biol. Chem., 277 : 19353-19357, 2002
9) Ide, T. et al. : Nat. Cell Biol., 6 : 351-357, 2004
10) Brown, M. S. & Goldstein, J. L. : Science, 232 : 34-47, 1986

（松本道宏）

# 4章 肝臓

# FASN 【和文】脂肪酸合成酵素

## 【本分子をターゲットにしている薬剤】
- C75, セルレニン (Cerulenin), プラテンシマイシン (Platensimycin)

## 本分子の研究の経緯

脂肪酸は細胞膜や細胞内小器官の膜の構成要素, タンパク質の局在を決める修飾の基質, 細胞内シグナル伝達におけるセカンドメッセンジャーとして重要であることに加え, 主要なエネルギーの貯蔵分子である中性脂肪の構成要素としても生体にとって重要である. 体内の脂肪酸は食餌由来のものと, 脂肪酸合成経路を介してグルコースから新たに合成 (de novo lipogenesis) された内因性のものからなり, 後者において細胞質のFASN (fatty acid synthase) は中心的な役割を果たしている. 哺乳類には細胞質に局在するtype I FASNとミトコンドリアに局在するtype II FASNとが存在する. 前者が$C_{16}$脂肪酸であるパルミチン酸の合成に必要な多種の酵素活性を併せもつ巨大なポリペプチドであるのに対し, 後者は単一の酵素活性を有する独立した分子群からなり, その機能については不明な点が多い. 本項では, type I のFASNについて述べる.

FASNはほぼすべての正常組織において発現を認めるが, 肥満や糖尿病などに伴い肝臓ではその発現が増強する. インスリン抵抗性は脂肪肝などの非アルコール性脂肪性肝疾患でみられる脂肪蓄積の増加に伴って発症・増悪し, 脂肪蓄積の減少により改善することから, FASNの発現亢進とこれらの病態との関係の解明と治療標的としての可能性の検証が重要な課題となっている.

またFASNの発現はヒトがん細胞で亢進しており, その活性抑制が増殖抑制やアポトーシスの誘導などの抗腫瘍効果を発揮することから, FASNを分子標的とした抗がん剤の開発も進められている[1].

## 分子構造

哺乳類のFASは巨大な多酵素複合体であり, 分子量270 kDaの2つの同一のポリペプチド鎖から構成されるホモ二量体として活性を発揮する. 単量体は, 最終酵素産物であるパルミチン酸を合成するために必要な7種の酵素活性をすべて有している (図A)[2].

## 機能・役割

グルコースの解糖によって生じたピルビン酸とクエン酸回路で生じたオキサロ酢酸からミトコンドリア内でクエン酸が合成され, これが原料となり細胞質でアセチルCoAが生成する. マロニルCoAはアセチルCoAカルボキシラーゼの作用によりアセチルCoAから合成される. FASNはNADPHを補酵素としてアセチルCoAとマロニルCoAからパルミチン酸への合成反応を触媒する (図B). パルミチン酸は, 脂肪酸の鎖長伸長酵素 (ELOVL6) や不飽和化酵素 (SCD1) の作用によりステアリン酸やオレイン酸に変換され, これらはグリセロール3-リン酸とともに中性脂肪 (TG) の合成に使われる. FASN, SCD1, ELOVL6などの内因性脂肪酸合成に関与する酵素群はリポジェニック酵素とよばれ, 絶食状態で活性が低下し, 摂食に伴い活性が増加する[3]. これらの酵素の活性は, 主に遺伝子転写レベルでの発現量によって調節されている. 摂食時に分泌されるインスリンによって発現が誘導される転写因子であるステロール調節配列結合タンパク質SREBP-1c (前項参照), および血中グルコース濃度の上昇により活性化される転写因子, 糖質応答配列結合タンパク質 ChREBP (carbohydrate response element-binding protein) が広範なリポジェニック酵素の発現誘導に大きく寄与している. ジアシルグリセロールアシルトランスフェラーゼ (DGAT, p.213) などの中性脂肪合成系の酵素もSREBP-1cによる制御を受ける. FASNは肝臓に流入する過剰なグルコースを脂肪酸・TGとし

A) 

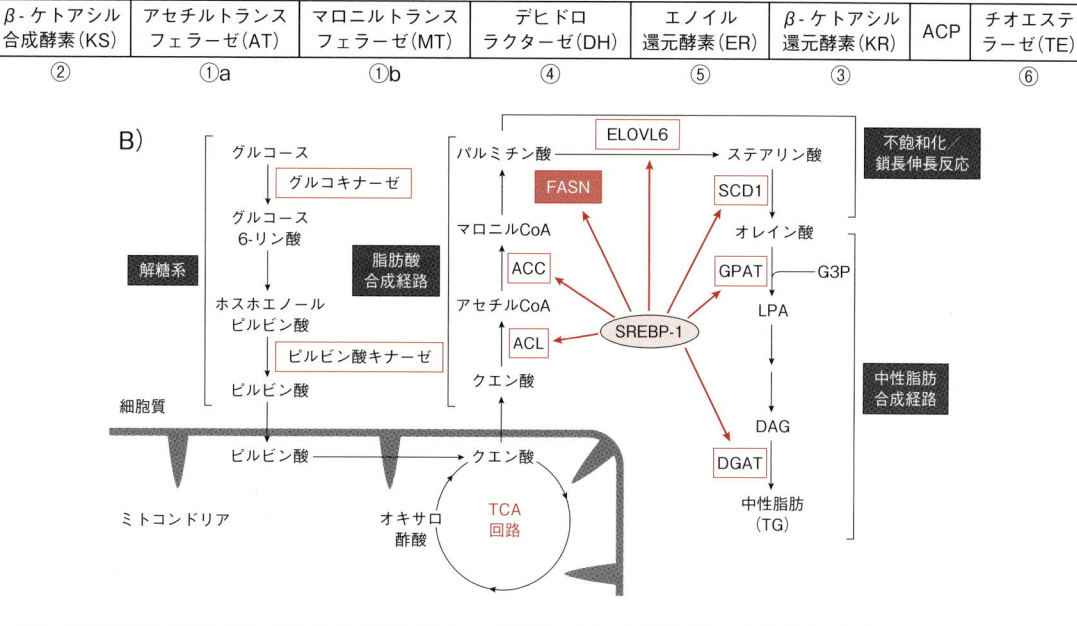

| β-ケトアシル合成酵素(KS) ② | アセチルトランスフェラーゼ(AT) ①a | マロニルトランスフェラーゼ(MT) ①b | デヒドロラクターゼ(DH) ④ | エノイル還元酵素(ER) ⑤ | β-ケトアシル還元酵素(KR) ③ | ACP | チオエステラーゼ(TE) ⑥ |

**図 哺乳類の脂肪酸合成酵素の構造（A）と肝臓における脂肪酸・中性脂肪合成経路（B）**

A) ①a/b→②〜⑤の反応の繰り返し→⑥の順に反応が進行し，最終産物であるパルミチン酸（$C_{16}$）が合成される．ACP：アシルキャリアタンパク質

B) ACL：ATPクエン酸リアーゼ，ACC：アセチルCoAカルボキシラーゼ，FASN：脂肪酸合成酵素，ELOVL6：脂肪酸伸長酵素6，SCD1：ステアロイルCoA不飽和化酵素，GPAT：グリセロール3-リン酸アシルトランスフェラーゼ，DGAT：ジアシルグリセロールアシルトランスフェラーゼ，G3P：グリセロール3-リン酸
ここにあげた酵素（□）はすべて転写因子SREBP-1による発現調節を受ける．→：発現増強

て貯蔵に向かわせるための鍵となるリポジェニック酵素の1つである．

## 糖尿病・代謝疾患との関連性・臨床的意義

組織への脂質の過剰な蓄積は，炎症や小胞体ストレス，酸化ストレスを惹起し細胞障害を起こすことが知られている．これは脂肪毒性（lipotoxicity）とよばれ，組織におけるインスリン抵抗性の発症機序の1つと考えられている[4]．肥満や2型糖尿病の肝臓では，インスリン抵抗性と脂肪肝などの非アルコール性脂肪性肝疾患の合併とともに，FASNの発現亢進も認められることがヒト[5]あるいは動物モデルで示されている．これらの知見から，FASNの発現亢進が脂肪肝や肝インスリン抵抗性の発症に関与していると考えられてきた．しかし，肝臓特異的FASN欠損マウスは脂肪肝抵抗性やインスリン感受性の改善を認めず，むしろ脂質を含まない餌で飼育すると脂肪酸酸化の障害により脂肪肝が増悪した[6]．これはFASNを介して合成されるPPARα（次項参照）の内在性リガンドである1-palmitoyl-2-oleoyl-sn-glycerol-2-phosphocholineが欠乏したため，PPARαによる脂肪酸酸化が障害されたことに起因するという[7]．これまでのところ脂肪肝，インスリン抵抗性の病態へのFASNの関与については直接的には明らかにされていない．

<文献>

1) Menendez, J. A. & Lupu, R. : Nat. Rev. Cancer, 7 : 763-777, 2007
2) Maier, T. et al. : Science, 321 : 1315-1322, 2008
3) Postic, C. & Girard, J. : J. Clin. Invest., 118 : 829-838, 2008
4) Brookheart, R. T. et al. : Cell Metab., 10 : 9-12, 2009
5) Dorn, C. et al. : Int. J. Clin. Exp. Pathol., 3 : 505-514, 2010
6) Chakravarthy, M. V. et al. : Cell Metab., 1 : 309-322, 2005
7) Chakravarthy, M. V. et al. : Cell, 138 : 476-488, 2009

（松本道宏）

# 4章 肝臓

# PPARα 【和文】ペルオキシソーム増殖因子活性化受容体α

**【本分子をターゲットにしている治療薬】**
- フィブラート製剤（p.272 参照）
- PPARα/γデュアルアゴニスト（p.307 参照）

## 本分子の研究の経緯

PPAR（peroxisome proliferator-activated receptors：ペルオキシソーム増殖因子活性化受容体）は、げっ歯類の肝臓においてペルオキシソームを増殖させる作用をもつ化合物によって転写活性化される転写因子として1990年に発見された。リガンドによって活性が制御される核内受容体型転写因子であるPPARにはα, δ（β）, γの3つのサブタイプが知られており、それぞれ異なる組織分布と生理機能、リガンド特異性を有している。

PPARαは肝臓、褐色脂肪組織、心臓、骨格筋、腎臓、消化管に多く発現しており、脂肪酸酸化系遺伝子の転写における主要な調節因子と考えられている。高脂血症治療薬として使用されてきたフィブラート系薬剤はPPARαのリガンドであることが知られている。また、最近ではPPARαの抗炎症作用、抗動脈硬化作用も報告され、生活習慣病治療薬の創薬ターゲットとして注目されている[1]。

## 分子構造

PPARは他の核内受容体スーパーファミリー分子と同様の機能ドメインである転写促進領域、DNA結合領域、リガンド結合・転写促進領域をもつ。

リガンド結合領域はC末端に存在し、他の核内受容体と比較して非常に大きなリガンド結合ポケットを有している。PPARの各サブタイプの相同性はDNA結合領域よりもリガンド結合領域の方が低い。

DNA結合様式はRXRパートナー二量体型でPPAR応答配列（PPAR response element：PPRE）に結合する。PPREはコア配列AGGTCAが1塩基隔てて同じ方向に並んだ配列である（図A）。

## 機能・役割 （図B）

PPARαによって脂肪酸酸化、脂肪酸取り込み、トリグリセリド（TG）の分解に関与する一連の遺伝子が制御されている。このような脂質代謝に関連したPPARαの標的遺伝子としては、TGに富んでいるリポタンパク質であるカイロミクロンやVLDL中のTGを異化するリポタンパク質リパーゼ（p.110）、遊離脂肪酸をアシル化するアシルCoA合成酵素、アシルCoAをミトコンドリア内に輸送するカルニチンパルミトイル転移酵素などがある。

肝臓の脂肪酸代謝調節において、PPARαの機能は絶食時に特に重要である。PPARαノックアウトマウスの表現型は通常摂食時には軽度だが、絶食時には肝臓の脂肪酸酸化が低下し、脂肪肝、低血糖、低ケトン血症、低体温などを示す[2]。

PPARαの転写活性は発現量、リガンド、コアクチベーターとコリプレッサーの結合、翻訳後修飾などによって制御されている。PPARαのリガンドとして長鎖脂肪酸が作用することが以前から報告されてきたが、生理的な内因性リガンドは不明であった。脂肪酸合成酵素（FASN）の肝臓特異的ノックアウトマウスがPPARαノックアウトマウスと同様の肝臓の脂肪酸酸化低下を示すこと、この表現型がPPARαアゴニストの投与によって改善することが報告された[3]。FASNによって肝臓で新規に合成される脂肪酸がPPARαのリガンドとして作用している可能性が示唆された[3]。さらに最近、質量分析によってFASN依存的にPPARαに結合する脂肪酸として16：0/18：1-グリセロホスホコリンが同定され、これが内因性リガンドであることも報告された[4]。

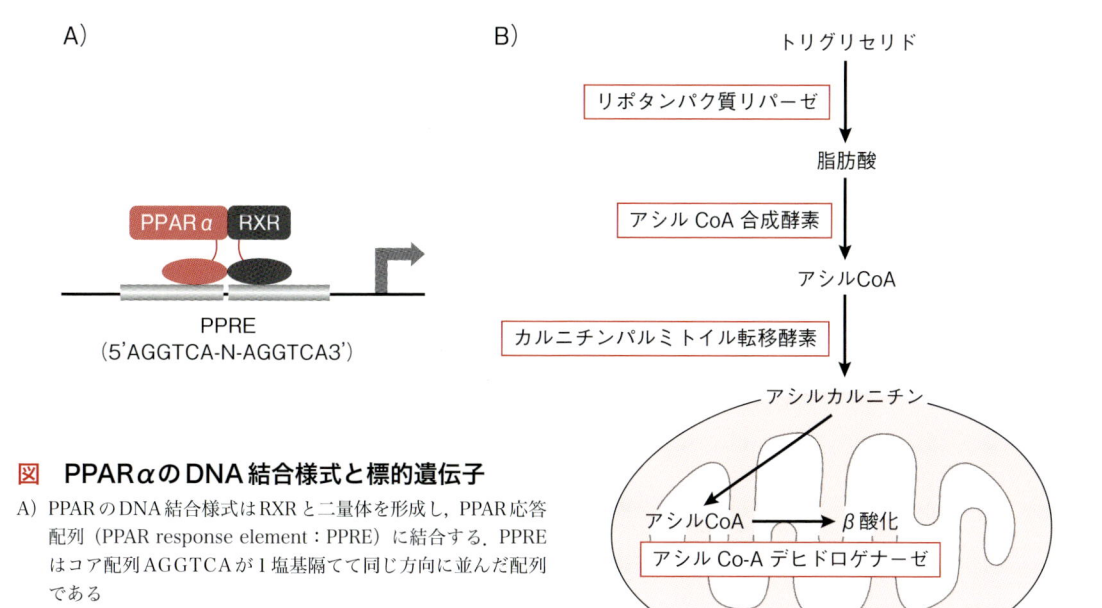

**図 PPARαのDNA結合様式と標的遺伝子**

A) PPARのDNA結合様式はRXRと二量体を形成し，PPAR応答配列（PPAR response element：PPRE）に結合する．PPREはコア配列AGGTCAが1塩基隔てて同じ方向に並んだ配列である

B) PPARαはさまざまな脂質代謝遺伝子を標的としており，脂肪酸酸化を促進する．□の酵素の遺伝子発現はPPARαによって制御されている

## 糖尿病・代謝疾患との関連性・臨床的意義

PPARの活性化によりげっ歯類ではペルオキシソームが増殖し肝腫大，肝細胞がんの発生がみられるが，ヒトではこのような作用はみられない．実際，PPARαをヒトのPPARαに置き換えたヒト化PPARαマウスではPPARαアゴニストによる血清TGの低下は認められるものの，細胞増殖速度の増加や肝腫大は認められなかった[5]．

PPARαはフィブラート系薬剤の主な標的である．PPARαは肝臓の脂肪酸酸化を亢進させることで，脂肪酸の量を減少させTG合成，VLDLの分泌を低下させる．また，リポタンパク質リパーゼの増加[6]とリポタンパク質リパーゼの阻害因子であるApoC-Ⅲの減少[7]をもたらし，TGに富んだリポタンパク質におけるトリグリセリドの異化を促進する．さらにはHDL構成タンパク質であるApoA-Ⅰ，ApoA-Ⅱを増加させHDL粒子数を増加させる[8][9]．

糖尿病，メタボリックシンドロームの患者では動脈硬化を発症しやすいsmall dense LDLが多く，HDLコレステロールの低下，TGの増加を伴うことが知られている．このため，LDLコレステロール値の低下を主な指標にしたスタチンによる脂質降下療法のみでは心血管疾患リスクの低下は十分ではない[10]．フィブラート系薬剤によるPPARαの活性化はこのような脂質代謝異常を改善する効果があるのではないかと期待されている．

### <文献>

1) Lefebvre, P. et al.：J. Clin. Invest., 116：571-580, 2006
2) Kersten, S. et al.：J. Clin. Invest., 103：1489-1498, 1999
3) Chakravarthy, M. V. et al.：Cell Metab., 1：309-322, 2005
4) Chakravarthy, M. V. et al.：Cell, 138：476-488, 2009
5) Cheung, C. et al.：Cancer Res., 64：3849-3854, 2004
6) Schoonjans, K. et al.：EMBO J., 15：5336-5348, 1996
7) Peters, J. M. et al.：J. Biol. Chem., 272：27307-27312, 1997
8) Watts, G. F. et al.：Diabetes, 52：803-811, 2003
9) Vu-Dac, N. et al.：J. Clin. Invest., 96：741-750, 1995
10) Rosenson, R. S. et al.：Atherosclerosis, 213：1-7, 2010

（酒井真志人，松本道宏）

# 4章 肝臓

# PPARδ 【和文】ペルオキシソーム増殖因子活性化受容体δ

【本分子をターゲットにしている治療薬】
・PPARδアゴニスト（p.308参照）

## 本分子の研究の経緯

PPAR（peroxisome proliferator-activated receptors：ペルオキシソーム増殖因子活性化受容体）は，げっ歯類の肝臓においてペルオキシソームを増殖させる作用をもつ化合物で転写活性化される転写因子として1990年に発見された．リガンドによって活性が制御される核内受容体型転写因子であるPPARにはα（前項参照），δ（β），γ（p.80）の3つのサブタイプが知られており，それぞれ異なる組織分布と生理機能，リガンド特異性を有している．

PPARδの発現は組織特異性がなく広く分布している．骨格筋においては，最も多いPPARのサブタイプである．PPARδは当初，その広範な発現分布と特異的なリガンドが知られていなかったことから，固有の生理的作用は同定されていなかった．その後，特異的なPPARδアゴニストの開発とPPARδノックアウトマウス，恒常的活性化型PPARδトランスジェニックマウスなどの解析から，PPARδが筋肉および脂肪における脂肪酸酸化，エネルギー消費に関与することが明らかとなり，メタボリックシンドロームの創薬ターゲットとして注目されている[1]．

## 分子構造

PPARは他の核内受容体スーパーファミリー分子と同様の機能ドメインである転写促進領域，DNA結合領域，リガンド結合・転写促進領域をもつ．

リガンド結合領域はC末端に存在し，他の核内受容体と比較して非常に大きなリガンド結合ポケットを有している．PPARの各サブタイプの相同性はDNA結合領域よりもリガンド結合領域の方が低い．

DNA結合様式はRXRパートナー二量体型でPPAR応答配列（PPAR response element：PPRE）に結合する．PPREはコア配列AGGTCAが1塩基隔てて同じ方向に並んだ配列である．

## 機能・役割（図）

遺伝子変異マウスの解析，PPARδ特異的アゴニストの開発によって，PPARδの機能は次第に明らかとなってきた．PPARδノックアウトマウスは胎盤形成に障害があり，高頻度に胎生致死となる．出生後も野生型マウスに比較して小さく，脂肪量の減少，髄鞘形成の障害，創傷治癒の障害がみられる．このようにPPARδノックアウトマウスは発達障害を含むさまざまな表現型を示した[2)3)]．

代謝表現型解析により適したモデルとして，恒常的活性化型PPARδであるVP16-PPARδを脂肪組織特異的に発現させたマウスが作製された．本マウスでは脂肪組織の脂肪酸酸化，UCP1などの熱産生にかかわる遺伝子の増加を認め，肥満・高脂血症に対して抵抗性を示した．逆に脂肪組織特異的にPPARδを欠損したマウスではUCP1発現が低下していた[4]．

骨格筋特異的に恒常活性型PPARδを発現させたマウスは，骨格筋の酸化的リン酸化能の高いⅠ型筋線維が増加し，肥満抵抗性を示した[5]．PPARδアゴニストであるGW501516をマウスに投与すると高脂肪食負荷時の肥満およびインスリン抵抗性の進展が抑制された[6]．このように，PPARδは骨格筋および脂肪で脂肪酸酸化，熱産生によるエネルギー消費を促進し，肥満を改善することが明らかとなった．

持久運動により骨格筋の脂肪酸酸化，ミトコンドリア関連遺伝子が増加することが知られている．PPARδアゴニストGW501516をマウスに投与した検討により，骨格筋におけるGW501516投与時の遺伝子発現変化は持久運動トレーニング時の遺伝子発現変化に似

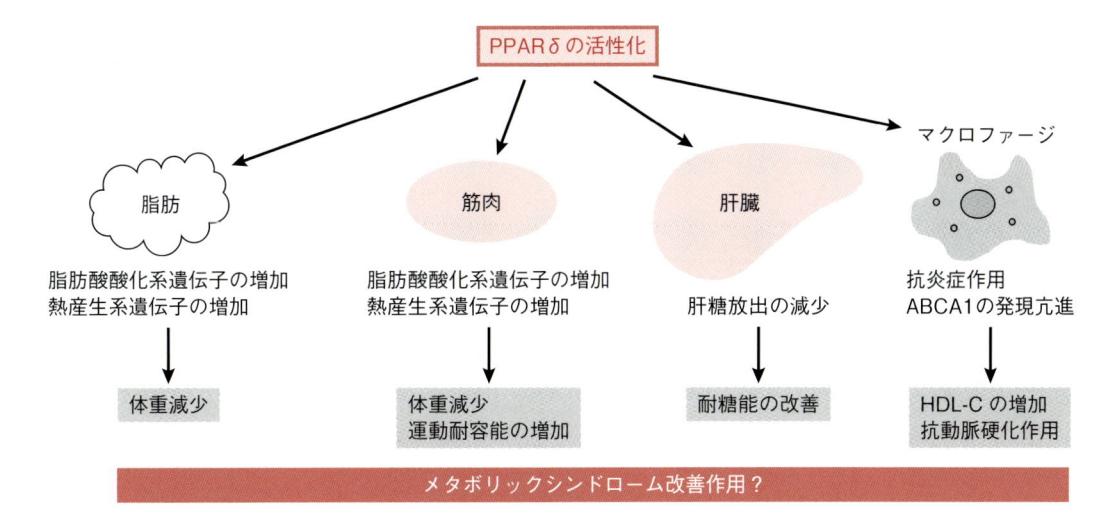

```
          ┌─────────────┐
          │ PPARδ の活性化 │
          └──────┬──────┘
   ┌────────┬────┴────┬──────────┐
   ▼        ▼         ▼          ▼
  脂肪     筋肉      肝臓      マクロファージ
```

脂肪酸酸化系遺伝子の増加　脂肪酸酸化系遺伝子の増加　肝糖放出の減少　抗炎症作用
熱産生系遺伝子の増加　　　熱産生系遺伝子の増加　　　　　　　　　　ABCA1の発現亢進

体重減少　　体重減少　　耐糖能の改善　HDL-Cの増加
　　　　　　運動耐容能の増加　　　　　　抗動脈硬化作用

メタボリックシンドローム改善作用？

**図　PPARδの機能**
PPARδの活性化は複数の臓器への作用を介して，メタボリックシンドロームのさまざまな病態を改善する可能性がある

ており，トレーニングにGW501516投与を加えることで両者が協調的に骨格筋の脂肪酸酸化遺伝子発現と運動耐容能を増加させることが明らかとなった．運動に類似した代謝改善効果を得られる薬剤の開発が期待される[7]．

肥満糖尿病マウスであるdb/dbマウスへの短期間のGW501516投与は，体重に変化をきたさないものの，肝臓では解糖系，ペントース燐酸経路，脂肪酸合成が活性化しグルコースの消費量が増加して，肝糖放出が減少することが報告されている[8]．

またPPARδアゴニストはHDLコレステロールレベル，HDL粒子数を増加させることも報告された[9]．そのメカニズムとしてはHDL産生トランスポーターABCA1の増加や，小腸コレステロールトランスポーターNPC1L1（p.210）の減少が想定されている[10]．

## 糖尿病・代謝疾患との関連性・臨床的意義

PPARαアゴニストであるフィブラート製剤，PPARγアゴニストのチアゾリン誘導体はすでに臨床で広く使用されているが，現在まだ臨床応用されたPPARδアゴニストはない．PPARδの活性化は肥満とインスリン抵抗性を改善し，さらには高脂血症の改善効果が得られることが明らかとなり，臨床応用へ向けて検討が進められている．

### <文献>

1) Barish, G. D. et al.: J. Clin. Invest., 116: 590–597, 2006
2) Peters, J. M. et al.: Mol. Cell. Biol., 20: 5119–5128, 2000
3) Barak, Y. et al.: Proc. Natl. Acad. Sci. USA, 99: 303–308, 2002
4) Wang, Y. X. et al.: Cell, 113: 159–170, 2003
5) Wang, Y. X. et al.: PLoS Biol., 2: e294, 2004
6) Tanaka, T. et al.: Proc. Natl. Acad. Sci. USA, 100: 15924–15929, 2003
7) Narkar, V. A. et al.: Cell, 134: 405–415, 2008
8) Lee, C. H. et al.: Proc. Natl. Acad. Sci. USA, 103: 3444–3449, 2006
9) Oliver, W. R. Jr et al.: Proc. Natl. Acad. Sci. USA, 98: 5306–5311, 2001
10) van der Veen J. N. et al.: J. Lipid Res., 46: 526–534, 2005

（酒井真志人，松本道宏）

memo

# 4章 肝臓

# LDL受容体

【和文】低比重リポタンパク質受容体

## ■ 本分子の研究の経緯

BrownとGoldsteinらは，コレステロールを主要成分とするリポタンパク質LDL (low-density lipoprotein) を細胞外から細胞内へ取り込むためのLDL受容体（LDL receptor）を同定し，LDL由来のコレステロールがHMG-CoA還元酵素（次項参照）・合成酵素などのコレステロール生合成経路の酵素群の活性を抑制することを見出した．さらに本受容体が，コレステロールの過剰産生や蓄積を防ぐためのフィードバック機構において中心的な役割を果たすこと[1]，本受容体の遺伝子異常が家族性高コレステロール血症の原因であることも明らかとなった[2]．その後も脂質生合成の鍵となる転写因子SREBP (p.146) が同定され，HMG-CoA還元酵素阻害薬スタチンのコレステロール低下作用が，活性化SREBPによるLDL受容体の発現増加による血中から細胞内へのLDL取り込みの亢進であることも明らかとなった．今なおLDL受容体に関連する研究は精力的に進められ，本受容体の量を制御する分子が次々に発見され，創薬の分子標的として注目されている．

## ■ 分子構造

LDL受容体は839個のアミノ酸からなる分子量160 kDaの細胞膜の糖タンパク質であり，5つの領域より構成されている（図A）．リガンド結合領域は，約40アミノ酸からなる7個の繰り返し配列からなる．この配列は補体系のいくつかのタンパク質と相同性がある．各配列は6個のシステイン残基を含み，これらが3つのジスルフィド結合を形成している．EGF前駆体相同性領域は，EGF前駆体と33％の相同性を示す400アミノ酸からなる領域で，3個のEGFドメイン（epidermal growth factor-like repeat A-C domain）を含む．この領域はエンドゾーム内でのリガンドと受容体の解離に関与する．O型糖鎖領域は58アミノ酸からなりO型糖鎖が結合する．細胞膜貫通領域は22個の疎水性アミノ酸からなり，細胞膜に結合する．細胞質領域は50個のアミノ酸からなり，被覆小窩（coated pit）へ受容体を運ぶ領域と肝細胞の類洞側へ受容体を運ぶ2個の機能性領域を有する[3]．

## ■ 機能・役割

コレステロールエステルを主要構成成分とするLDLは，LDL受容体を介して細胞内に取り込まれ，コレステロールを供給する．本受容体の発現は，細胞内ステロール濃度の低下により活性化した転写因子SREBP（主にSREBP-2）の作用によって増加する．LDL受容体は，LDLの構成成分である分子量514 kDaのアポB-100と，カイロミクロンレムナント，VLDL，IDL，HDLの構成成分である分子量34 kDaのアポEをリガンドとして結合する．リガンドを結合した受容体は，エンドサイトーシスにより細胞内に取り込まれ，被覆小胞（coated vesicle）を形成する．その後エンドゾームに輸送され，リガンドと解離する．リガンドを離した受容体は再度細胞膜へと輸送され，再利用される．受容体から解離したLDLはリソソームに輸送され，含有されるコレステロールエステルは，リソソーム酸性リパーゼの作用により加水分解され遊離コレステロールとなる．遊離コレステロールはSREBP-2の転写活性を抑制し，コレステロール生合成経路やLDL受容体の発現を抑制する．遊離コレステロールは再度エステル化され，コレステロールエステルとして細胞内へ貯蔵される（図B）．

## ■ 糖尿病・代謝疾患との関連性・臨床的意義

LDL受容体遺伝子異常症は，常染色体優性遺伝を示す家族性高コレステロール血症として知られ，若年性の冠動脈疾患，黄色腫を呈する．その本態は受容体の

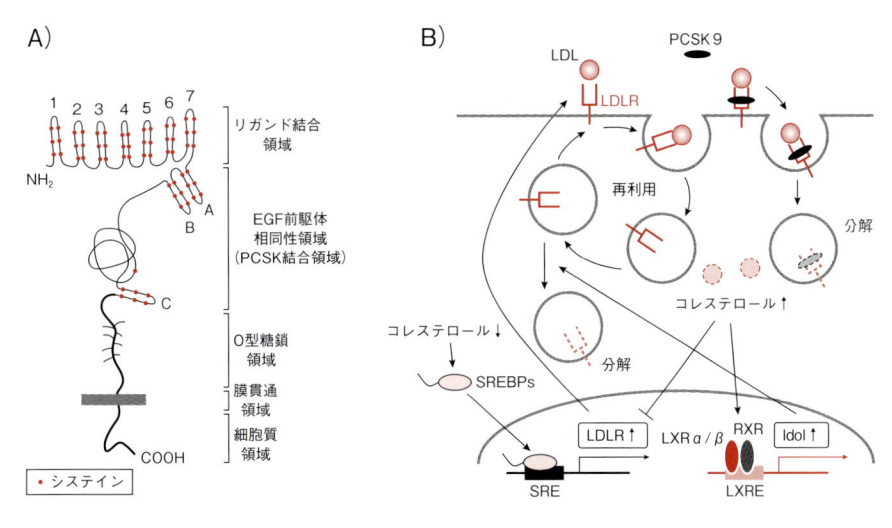

**図　LDL受容体の構造（A）と発現制御機構（B）**
A）文献3をもとに作成
B）LDL受容体はコレステロール代謝系遺伝子発現を調節する転写因子SREBPとLXRによって制御を受けている．PCSK9とIdolは，これらの転写因子の制御下に，直接LDL受容体の分解を促進する．LDLR：LDL受容体, LXR：liver X receptor, RXR：retinoid X receptor, LXRE：LXR応答配列, →：活性化/発現増強, ⊣：抑制

機能異常に基づくLDLの異化の遅延である．発症頻度は変異遺伝子を片親から受け継ぐ「ヘテロ接合体」が500人に1人以上，両親から受け継ぎ正常なLDL受容体が全くない重症な「ホモ接合体」が100万人に1人と推定されている．HMG-CoA還元酵素阻害薬スタチンは，細胞内コレステロール含量を低下させSREBP-2を活性化しLDL受容体の発現を増強することで血中コレステロール値を低下させる．本薬剤により家族性高コレステロール血症（ヘテロ接合体）の予後を改善させ，また通常の高コレステロール血症の治療薬としても広く普及している．

近年LDL受容体の量を制御する分子であるPCSK9（proprotein convertase subtilin/kexin type 9）やIdol（inducible degrader of LDL receptors）が同定され，新規創薬標的として注目を集めている．PCSK9は家族性高コレステロール血症の一つであるAutosomal dominant hypercholesterolemiaの原因遺伝子であり，その機能獲得型変異は高LDL血症と冠動脈疾患を引き起こし，逆に機能喪失型変異により血中LDLが低下し冠動脈疾患が減少する．PCSK9は主に肝臓，小腸，腎臓で72 kDaの可溶性酵素前駆体（ProPCSK9）として合成され，細胞外へと放出される．成熟型はLDL受容体のEGF前駆体相同性領域にあるEGF-AドメインとCa$^{2+}$依存性に相互作用し，エンドサイトーシスにより細胞内へ取り込まれ，LDL受容体の分解を促進する[4]．PCSK9は，LDL受容体とともにSREBP-2によって発現が誘導されることから，その生理作用としてLDLの過剰な取り込みの抑制が想定されている．Idolは細胞内ステロール濃度に応答して誘導され，LDL受容体をユビキチン化し分解へと導く[5]．これらの分子の阻害薬はLDL受容体の発現を増加させ，血中コレステロールを低下させることから，阻害作用を有する小分子化合物の同定や抗体・核酸医薬の開発が進められている．特にPCSK阻害薬が開発されれば，その単剤でのLDL低下作用はもちろん，スタチンとの併用による作用の増強も期待できる[6]ため注目を集めている．

＜文献＞
1) Goldstein, J. L. & Brown, M. S. : Nature, 343 : 425-430, 1990
2) Brown, M. S. & Goldstein, J. L. : Science, 232 : 34-47, 1986
3) Goldstein, J. L. et al. : The Metabolic and Molecular Basis of Inherited Disease, 8th ed, pp.2863-2913, McGraw-Hill, 2001
4) Horton, J. D. et al. : J. Lipid Res., 50 Suppl : S172-S177, 2009
5) Zelcer, N. et al. : Science, 325 : 100-104, 2009
6) Rashid, S. et al. : Proc. Natl. Acad. Sci. USA, 102 : 5374-5379, 2005

（松本道宏）

# 4章 肝臓

# HMG-CoA還元酵素

【本分子をターゲットにしている治療薬】
・スタチン（p.268参照）

## 本分子の研究の経緯

細胞レベルでのコレステロールホメオスターシスは，細胞内コレステロール量に応じて外因性経路と内因性経路からのその供給が厳密に制御されることで維持されている．外因性経路とは細胞外のリポタンパク質を主にLDL受容体（前項参照）を介して取り込み，リソソームで分解しコレステロールを利用する経路である．一方，内因性経路とは，アセチルCoAよりコレステロールを生合成する経路であり，メバロン酸経路ともよばれる．HMG-CoA（$\beta$-ヒドロキシ-$\beta$-メチルグルタリル-CoA）還元酵素はこの経路の律速酵素として同定された．肝臓におけるコレステロール合成は食餌性のコレステロールによって抑制されるが，これは本酵素の活性が細胞内ステロール濃度の上昇により強力に抑制されることが主因となっている．これまでの研究からHMG-CoA還元酵素の活性は，遺伝子転写レベルならびにタンパク質レベルでの発現量の調節，ならびにリン酸化などの翻訳後修飾により制御されることが明らかとなっている．また本酵素を分子標的とするHMG-CoA還元酵素阻害薬スタチンは高コレステロール血症治療薬として広く臨床で用いられている．

## 分子構造

HMG-CoA還元酵素（HMG-CoA reductase）は小胞体膜に結合した888個のアミノ酸からなる膜結合型の酵素である（図1）[1]．$NH_2$末端側には疎水性が強いアミノ酸で構成される小胞体膜を8回貫通する膜貫通領域があり[2]，ステロール依存性の本酵素の分解に重要なsterol-sensing domainもここに存在する．触媒領域からなるCOOH末端側は細胞質側に位置し，2つの領域はリンカー領域により結合されている．触媒領域は二量体となり活性をもつ[3]．酵素反応は，触媒領域に基質のHMG-CoAと電子供与体であるNADPHが結合することで起こる．

## 機能・役割

HMG-CoA還元酵素はコレステロール生合成経路（メバロン酸経路）の律速酵素であり，NADPHの存在下でアセチルCoA由来のHMG-CoAをメバロン酸へと変換する次の反応を触媒する（図1，2）．

HMG-CoA + 2NADPH + 2H$^+$ → メバロン酸 + CoA + 2NADP$^+$

ヒトはコレステロールを1日に食餌から約0.3 g摂取し，約1.5〜2.0 gを体内で生合成する．コレステロールは動物の細胞膜に必須の構成成分であることから，すべての細胞でその生合成が可能であり，HMG-CoA還元酵素が発現している．しかし，肝臓，小腸以外の組織でのその生合成量は少なく，約80％が肝臓で，約10％が小腸で行われている．コレステロールを多く含む食餌を摂取すると，肝臓におけるコレステロール生合成は抑制され，内因性コレステロール量は減少する．これは，HMG-CoA還元酵素の活性が細胞内ステロール量によるネガティブフィードバック機構により，遺伝子転写レベルならびにタンパク質発現レベルで厳格に制御されていることによる．

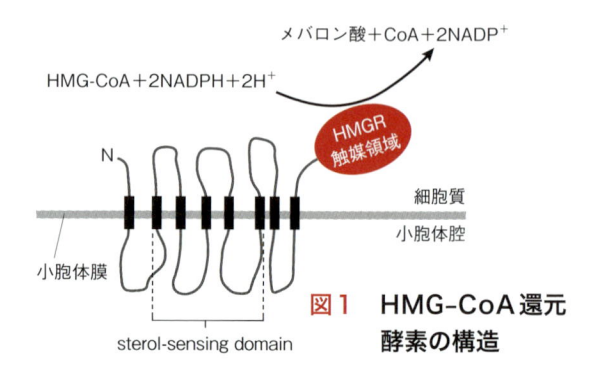

図1 HMG-CoA還元酵素の構造

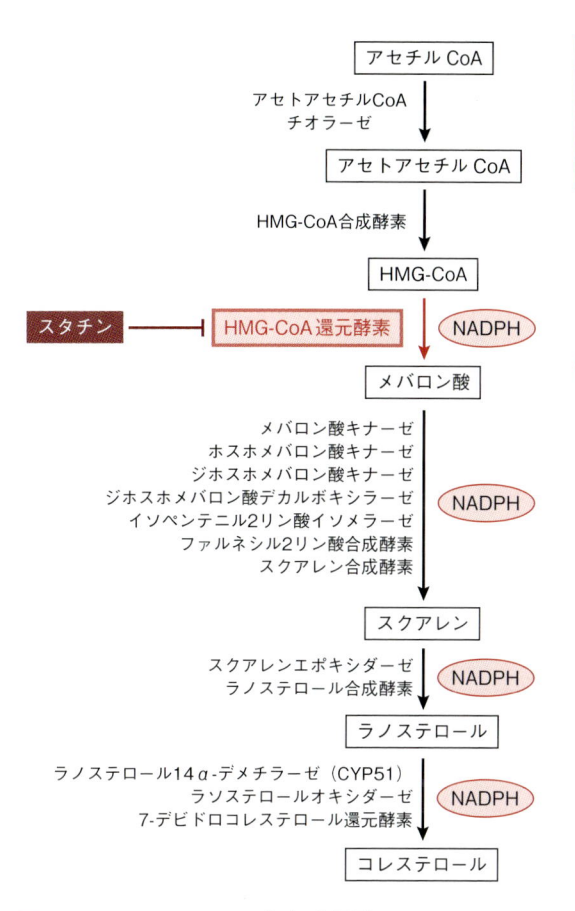

コレステロール生合成経路の主要酵素であるHMG-CoA還元酵素，HMG-CoA合成酵素，ファルネシル2リン酸合成酵素，スクアレン合成酵素（次項参照）などはその遺伝子プロモーター領域にsterol responsive element（SRE）が存在し，これに結合する転写因子SREBP（p.146）により遺伝子発現が調節されている（図2）．SREBP（特にSREBP-2）は細胞内ステロール濃度の低下により活性化され（詳細はSREBPの項参照），その結果HMG-CoA還元酵素などの標的遺伝子の発現が亢進する[4)5)]．

HMG-CoA還元酵素はタンパク質発現レベルでもステロールによる活性調節を受けている．ステロールの存在下では本酵素タンパク質の分解が亢進するが，これにはInsig（insulin inducing gene）が中心的な役割を果たしている．Insigはステロール依存的にHMG-CoA還元酵素に結合し，gp78やUbc7などからなるユビキチン転移酵素複合体をリクルートし，ユビキチン化させる．その結果，プロテアソームによる分解が亢進する[6)]．Insigを欠損するマウスの肝臓におけるHMG-CoA還元酵素活性は，対照の約14倍に増加することから，Insigを介したタンパク質量の制御は重要な活性調節機構と言える[7)]．

HMG-CoA還元酵素は，リン酸化修飾によっても活性が制御されている．細胞内のAMP/ATP比の上昇により活性化されるAMP-activated protein kinase（AMPK：p.118）はHMG-CoA還元酵素の872番目のセリンをリン酸化し，活性を抑制する[8)]．一方，protein phosphatase 2A（PP2A）は同部位の脱リン酸化を促進し，酵素活性を回復させることが知られている[9)]．ビグアナイド薬メトホルミンはAMPKを活性化することから，本剤の血中コレステロール低下作用にはAMPKによるHMG-CoA還元酵素のリン酸化が寄与している可能性がある．

## 糖尿病・代謝疾患との関連性・臨床的意義

2型糖尿病では軽度の高コレステロール血症（高LDL血症）がよく認められる．その原因の1つとして，インスリン抵抗性によるLDL受容体活性の低下に基づくLDLの異化の遅延が想定されているが，HMG-CoA還元酵素によるコレステロール生合成経路の関与については一定の見解は得られていない．高コレステロール血症治療薬スタチンは，HMG-CoA還元酵素に直接結合し活性を阻害することで，LDL受容体の発現を亢進させ，血中から細胞内へLDLの取り込みを増加させる．

**図2 コレステロール生合成経路**
図に示した酵素の遺伝子発現はいずれもSREBPによる調節を受ける

<文献>
1) Luskey, K. L. & Stevens, B.：J. Biol. Chem., 260：10271-10277, 1985
2) Olender, E. H. & Simon, R. D.：J. Biol. Chem., 267：4223-4235, 1992
3) Frimpong, K. & Rodwell, V. W.：J. Biol. Chem., 269：1217-1221, 1994
4) Goldstein, J. L. et al.：Cell, 124：35-46, 2006
5) Espenshade, P. J. & Hughes, A. L.：Annu. Rev. Genet., 41：401-427, 2007
6) Song, B. L. et al.：Mol. Cell, 19：829-840, 2005
7) Engelking, L. J. et al.：J. Clin. Invest., 115：2489-2498, 2005
8) Clarke, P. R. & Hardie, D. G.：EMBO J., 9：2439-2446, 1990
9) Friesen, J. A. & Rodwell, V. W.：Genome Biol., 5：248, 2004

（松本道宏）

# 4章 肝臓

# スクアレン合成酵素

**【本分子をターゲットにしている治療薬】**
- スクアレン合成酵素阻害薬（p.326 参照）

## 本分子の研究の経緯

　高 LDL コレステロール血症は動脈硬化性心血管疾患のリスクファクターであり，その予防のために HMG-CoA 還元酵素阻害薬（スタチン）による治療が行われてきた．一方，スタチンでは十分な LDL コレステロール低下が得られない症例や，筋障害，横紋筋融解症のような副作用を示す症例がみられることから，スタチンと異なる作用部位をもつコレステロール合成阻害薬の開発が期待されている．

　HMG-CoA 還元酵素（前項参照）は，HMG-CoA からメバロン酸への反応を触媒する酵素である（図）．これはコレステロール合成経路の主要な調節段階であり，そのためスタチンによる HMG-CoA 還元酵素の阻害は強い LDL コレステロール低下作用をもつ．一方メバロン酸経路は，ファルネシルピロリン酸，ユビキノンなどの非ステロール成分も合成しており（図），これらの生成阻害がさまざまな副作用を生じうる．

　スクアレン合成酵素（squalene synthase）は 2 分子のファルネシルピロリン酸からスクアレンを合成する酵素である．ファルネシルピロリン酸は非ステロール成分合成の最終分岐点であり，スクアレンの合成はコレステロール特異的な合成の最初のステップである（図）．そのためスクアレン合成酵素はコレステロール合成特異的な阻害の作用部位として注目されている[1]．

## 分子構造

　スクアレン合成酵素はほぼ α-ヘリックス構造からなり，酵素活性部位は配列の中央に存在している．その両側には保存されているアスパラギン酸，アルギニン残基が並んでおり，これらのアミノ酸はファルネシルピロリン酸との結合に必要である[2]．

## 機能・役割

　スクアレン合成酵素は 416 アミノ酸からなる 47 kDa のタンパク質であり，小胞体に局在する．スクアレン合成酵素をコードする遺伝子 farnesyl-diphosphate farnesyltransferse1（FDFT1）は，さまざまな臓器に広範に発現しているが，特に視床下部と肝臓に多い，また脊椎動物以外でも，酵母，細菌，植物でも保存されており，その重要性が伺える．本分子は 2 分子のファルネシルピロリン酸からスクアレンを合成する酵素である．本反応がコレステロール特異的な合成の最初のステップであるため，コレステロール合成経路阻害の新規創薬ターゲットとして注目されている．

　スクアレン合成酵素のホモノックアウトマウスは胎生 9.5〜12.5 日目に著明な発達障害と，神経管閉鎖不全によって死亡するが，ヘテロノックアウトマウスは正常に発達する．このヘテロノックアウトマウスでは肝臓におけるスクアレン合成酵素の活性が 50 % に低下しているが血清脂質の変化はみられない．これらの結果からスクアレン合成酵素が発生における神経管閉鎖に必要なこと，少なくともマウスではスクアレン合成酵素活性が 50 % 低下してもコレステロール低下作用を示さないことが明らかとなった[3]．

　一方，一過性にスクアレン合成酵素をマウスの肝臓に過剰発現させて，肝臓におけるスクアレン合成酵素活性を増加させると血清中の総コレステロール，LDL コレステロールが増加した[4]．また，スクアレン合成酵素阻害薬によって肝臓におけるコレステロール合成が低下することからも，スクアレン合成酵素はコレステロール合成に調節的な役割を果たしていると言える．

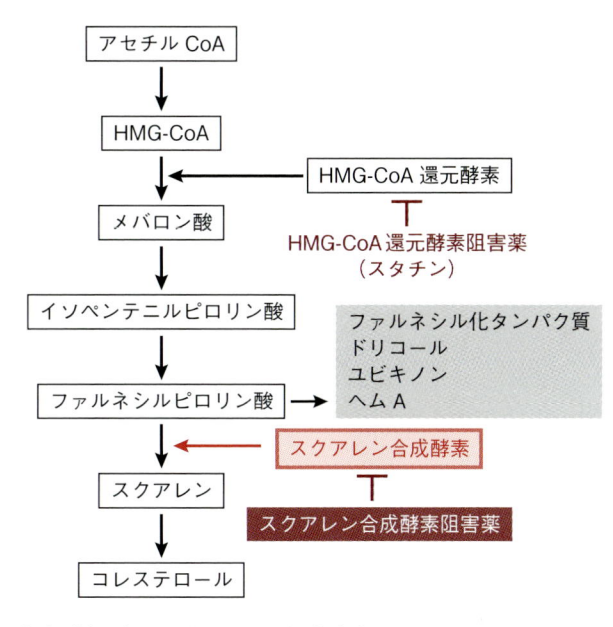

**図　コレステロール生合成経路とスクアレン合成酵素**
スクアレン合成酵素はコレステロール特異的な合成の最初のステップであり，その阻害薬は非ステロール成分の合成を阻害しない

## 糖尿病・代謝疾患との関連性・臨床的意義

　LDLコレステロールを低下させることで，糖尿病患者，非糖尿病患者における心血管疾患の発症は減少する．しかしインスリン抵抗性，メタボリックシンドローム，糖尿病罹患患者における心血管疾患の発症は依然として高率であり，脂質降下療法の改善が望まれる[5]．

　スタチンは現在最も効果的なLDLコレステロール降下剤であり，おおむね安全だが，副作用としてみられる筋肉痛から重篤な横紋筋融解症を含むさまざまな筋症状がその使用の妨げとなっている．スタチン誘発性筋障害のメカニズムは完全には明らかとなっていないが，コレステロール合成に特異的な障害がみられる遺伝性疾患では筋症状がみられないことから，イソプレノイドなどの非ステロール成分の生成阻害が原因と考えられている[6]．

　スクアレン合成酵素はイソプレノイドの生成を阻害しない点で，魅力的な創薬ターゲットであり，いくつかの阻害薬が合成されてきた．なかでも酢酸ラパキスタット（TAK-475）は第II／第III相臨床試験の結果，100 mg/日の単独投与でLDLコレステロールを21.6％減少させ，スタチンとの併用でも18.0％低下させたがALT上昇の発現頻度が高く開発中止となった[7]．スタチンと異なる作用機序で高い効果を発揮し，副作用が少ない薬剤の登場が待たれる．

### <文献>

1) Do, R. et al.：Clin. Genet., 75：19-29, 2009
2) Pandit, J. et al.：J. Biol. Chem., 275：30610-30617, 2000
3) Tozawa, R. et al.：J. Biol. Chem., 274：30843-30848, 1999
4) Okazaki, H. et al.：J. Lipid Res., 47：1950-1958, 2006
5) Rosenson, R. S. et al.：Atherosclerosis, 213：1-7, 2010
6) Harper, C. R. & Jacobson, T. A.：Curr. Atheroscler. Rep., 12：322-330, 2010
7) Stein, E. A. et al.：Circulation, 123：1974-1985, 2011

（酒井真志人，松本道宏）

*memo*

# 4章 肝臓

# FXR 【和文】胆汁酸受容体

【本分子をターゲットにしている治療薬】
・DSP-1747（INT-747）

## 本分子の研究の経緯

胆汁酸を内因性リガンドとするFXR（farnesoid X receptor）は核内受容体スーパーファミリーの一員である．肝臓，小腸，腎臓に高発現しており，主に胆汁酸・コレステロール代謝制御に重要な役割を果たしている[1]．また，最近では，脂質・糖代謝調節への関与も報告され，生活習慣病の治療標的として注目されている[2]．

## 分子構造

FXRは，核内受容体に共通の構造であるA～F領域からなる．リガンド非依存的な転写領域AF1を含むA/B領域，DNA結合ドメイン（DBD）として知られるC領域，リガンド結合ドメイン（LBD）であるE/F領域，そしてC領域とE/F領域をつなぐヒンジ領域（D領域）である．DBDにはジンクフィンガーが，LBDには疎水性アミノ酸に富む領域があり，それぞれDNA，リガンドとの相互作用に寄与している．

## 機能・役割

FXRへのリガンド結合により，レチノイドX受容体（RXR）とヘテロダイマーを形成し，標的遺伝子プロモーター領域のFXR応答配列に結合し，その遺伝子転写を制御する．

胆汁酸代謝においては，肝臓で胆汁酸センサーとして働き，胆汁酸合成のネガティブフィードバック機構に寄与する．胆汁酸濃度上昇により活性化したFXRはSHP（small heterodimer partner）の発現を促進し，胆汁酸合成に重要な律速酵素CYP7A1の発現を阻害する．同時に，種々の胆汁酸トランスポーターの発現を制御し，最終的に肝臓内胆汁酸濃度を低下させる．小腸では，胆汁酸の腸管からの再吸収および門脈血中への放出に寄与する．また，活性化された小腸FXRはFGF15の発現を誘導する．小腸から分泌されたFGF15は，門脈血を介して肝臓へと輸送され，SHPと相乗的にCYP7A1の発現を阻害し胆汁酸合成を抑制することも報告されている[3]．

一方，脂質・糖代謝調節においては，肝臓FXRはSHPの発現制御を介し，脂肪酸，トリグリセリド（TG）合成を制御するSREBP-1c（p.146）や，肝糖新生酵素であるPEPCK（p.136）およびG6Pase（p.140）の発現を抑制する．実際，胆汁酸の1つであるコール酸によるFXR活性化は，糖新生酵素遺伝子（PEPCK，G6Pase）の発現を減少させ，血中TG値および血糖値を低下することが報告されている[4]．また，小腸においてFXRの活性化に伴い増加するFGF15は，CREBを脱リン酸化し不活化することにより，PGC-1α（p.122）の発現を抑制するとともに肝糖新生系酵素の発現を阻害することが報告されている（図）[5]．

## 糖尿病・代謝疾患とのかかわり/臨床的意義

糖尿病モデルZuckerラットではFXR発現量が低下していること[6]，およびFXR欠損マウスでは，インスリン抵抗性・糖代謝異常を呈すること[2]，血中胆汁酸，コレステロール，TG濃度が増加することが報告されている[7]．糖尿病モデルマウス（KK-Ay, db/db, ob/ob）では，FXRリガンド投与による，血中コレステロール・TG濃度減少，肝臓TG蓄積，VLDL分泌抑制，高インスリン血症抑制および耐糖能改善が示された[2,8,9]．また，糖尿病fa/faラットへの新規FXRアゴニスト6α-ECDCA（6α-エチルケノデオキシコール酸）投与が耐糖能異常およびインスリン抵抗性を改

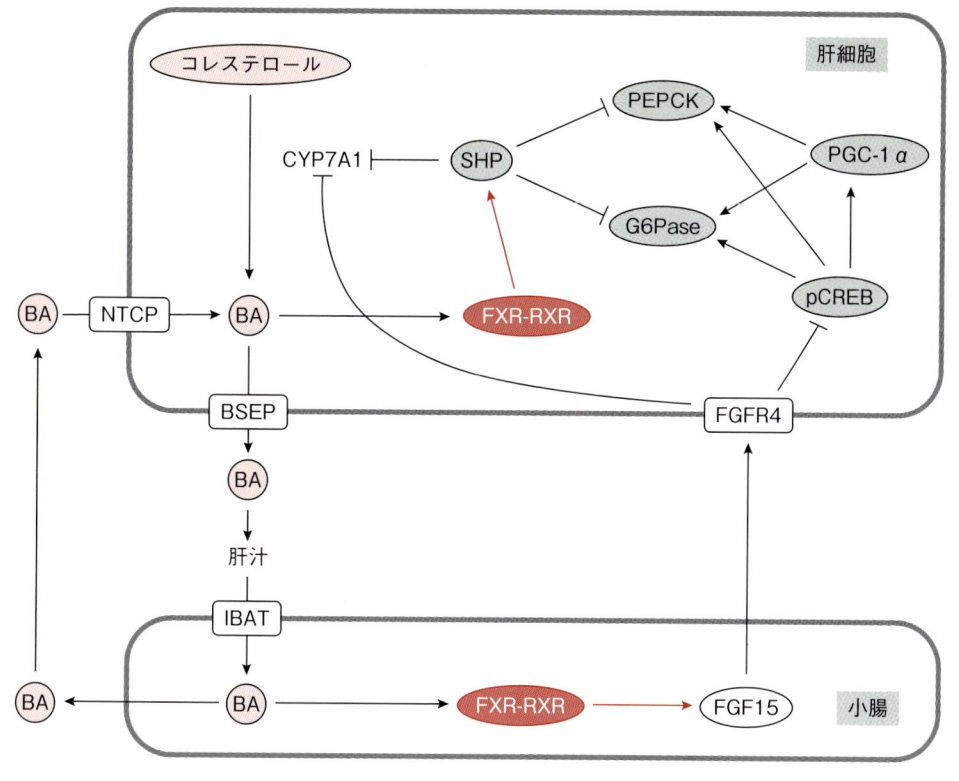

**図　FXRは肝臓および小腸において，胆汁酸代謝，脂質糖代謝に関与する**

肝臓において活性型FXRはSHP発現誘導を介して胆汁酸合成律速酵素CYP7A1の発現を抑制すると同時に，肝臓からの胆汁酸（BA）除去に寄与する．さらに小腸で活性型FXRにより発現誘導されたFGF15は肝臓へと輸送され，CYP7A1の発現を抑制する．一方，糖新生に関しても同様にSHPおよびFGF15を介する．すなわち，SHPが脂肪合成および糖新生酵素遺伝子発現を抑制する．FGF15は，CREB不活性化を介して糖新生酵素遺伝子の発現を抑制する

善することが報告された[10]．さらに近年，NAFLD（非アルコール性脂肪肝）と推定されるⅡ型糖尿病患者へのFXRアゴニスト（INT-747，6α-ECDCA）の投与により，体重低下，インスリン感受性改善が認められている[11]．以上の知見は，脂質糖代謝改善の新規候補化合物としてのFXRアゴニストの可能性を示唆している．一方で，合成リガンドGW4064の投与では，血糖値の増加はみられず，PEPCK発現が増加するという報告もあり[12]，FXRの糖代謝に対する役割に関して，今後さらなる検討が期待される．

＜文献＞
1) Makishima, M. et al. : Science, 284 : 1362-1365, 1999
2) Zhang, Y. et al. : Proc. Natl. Acad. Sci. USA, 103 : 1006-1011, 2006
3) Stroeve, J. H. et al. : Lab. Invest., 90 : 1457-1467, 2010
4) Ma, K. et al. : J. Clin. Invest., 116 : 1102-1109, 2006
5) Potthoff, M. J. et al. : Cell Metab., 13 : 729-738, 2011
6) Duran-Sandoval, D. et al. : Diabetes, 53 : 890-898, 2004
7) Sinal, C. J. et al. : Cell, 102 : 731-744, 2000
8) Watanabe, M. et al. : J. Clin. Invest., 113 : 1408-1418, 2004
9) Cariou, B. et al. : J. Biol. Chem., 281 : 11039-11049, 2006
10) Cipriani, S. et al. : J. Lipid Res., 51 : 771-784, 2010
11) Porez, G. et al. : J. Lipid Res., 53 : 1723-1737, 2012
12) Stayrook, K. R. et al. : Endocrinology, 146 : 984-991, 2005

（稲葉有香，井上　啓）

# 4章 肝臓

# キサンチンオキシダーゼ

【本分子をターゲットにしている治療薬】
・キサンチンオキシダーゼ阻害薬（p.280参照）

## 本分子の研究の経緯

キサンチンオキシダーゼ（xanthine oxidase）はプリン代謝経路においてヒポキサンチンからキサンチン，キサンチンから尿酸への反応を触媒する酵素である（図）．多くの哺乳類はウリカーゼ（尿酸分解酵素）を有しており，尿酸は水溶性の高いアラントインに分解され体外に排泄されるが，ヒトはウリカーゼを欠損しているため尿酸がプリン代謝経路の最終代謝産物となる．

キサンチンオキシダーゼの阻害によって尿酸生成量が減少し血清尿酸値が低下するため，本酵素は高尿酸血症，痛風の治療ターゲットである．キサンチンオキシダーゼ阻害薬アロプリノールは当初抗腫瘍薬として合成されたが，その後，尿中・血中尿酸値を低下させることが明らかとなった．以降40年以上にわたって，アロプリノールに匹敵する薬効をもつ阻害薬は登場しなかったが，最近になってアロプリノールとは異なるキサンチンオキシダーゼ阻害機構をもつフェブキソスタットが開発され，その有効性が確認されている[1]．

高尿酸血症は高血圧，腎疾患，メタボリックシンドロームとの合併が多いことが指摘されていた．近年，高尿酸血症は上記の疾患に合併するだけでなく，その原因もしくは増悪因子となっていること，心血管合併症の独立した危険因子である可能性が高いことが報告されている．そのため本酵素およびその阻害薬は臨床でも高い注目を集めている．

## 分子構造

キサンチンオキシドレダクターゼは145 kDaのサブユニットからなる290 kDaのホモダイマーで，その活性中心はモリブドプテリンである[2]．本酵素は最初キサンチンデヒドロゲナーゼとして存在するが，タンパク質分解もしくはシステイン残基の酸化によるジスルフィド結合の形成によってキサンチンオキシダーゼに変換される[3]．キサンチンデヒドロゲナーゼの電子受容体は$NAD^+$だが，キサンチンオキシダーゼの電子受容体は酸素分子であるため反応によって活性酸素が発生する．

## 機能・役割（図）

キサンチンオキシダーゼはヒポキサンチンからキサンチン，キサンチンから尿酸への反応に必要であり，ヒトではプリン代謝の最終段階を触媒する酵素である．肝臓，消化管，腎臓をはじめとしてさまざまな組織の細胞に発現している[4)5]．

キサンチンオキシダーゼの遺伝子変異が原因のキサンチン尿症タイプIは，稀な常染色体劣性の遺伝疾患である．キサンチンオキシダーゼの作用不足によって，キサンチンが蓄積し尿中で析出することによる尿路結石の形成がみられ，筋肉や関節へのキサンチン結晶の沈着による症状をきたすことがある．ただし，変異ホモ接合体でも無症状の患者もいる[6]．

キサンチンオキシダーゼは活性酸素の主な産生系としても知られている．キサンチンオキシダーゼによって生成される$O_2^-$，$H_2O_2$は，虚血再還流時における活性酸素産生や血管内皮細胞の障害に寄与すると考えられている[7]．

## 糖尿病・代謝疾患との関連性・臨床的意義

高尿酸血症は尿酸塩沈着症（痛風関節炎，腎障害など）の原因であり，血清尿酸値が7.0 mg/dLを超えるものと定義されている．キサンチンオキシダーゼ阻害

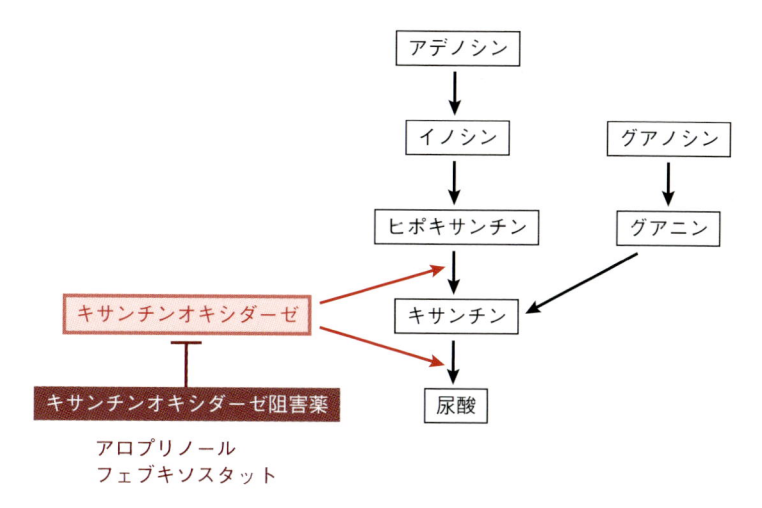

**図 プリン代謝経路とキサンチンオキシダーゼ**
キサンチンオキシダーゼはプリン代謝の最終段階であるヒポキサンチンからキサンチン，キサンチンから尿酸への反応を触媒する

薬アロプリノールは当初抗腫瘍薬として合成されたが，その後尿中，血中尿酸値を低下させることが明らかとなり，1960年代より痛風・高尿酸血症の治療薬として使用を開始された．

尿酸は体液に難溶性であり，尿酸濃度の上昇，pHの低下などにより尿酸塩が析出する．関節腔内の尿酸塩はマクロファージによって貪食され，活性化されたマクロファージはIL-1$\beta$を放出する．IL-1$\beta$は滑膜の血管内皮細胞を刺激し，血管内皮細胞から放出されたIL-8，TNF-$\alpha$（p.94）などのサイトカインによって好中球が集積し急性炎症が生じる．これが痛風関節炎である．キサンチンオキシダーゼ阻害薬は尿酸生成量を減少させることによって，尿酸濃度を減少させ尿酸塩の析出を防ぎ痛風関節炎，腎障害を予防することができる．

また，高尿酸血症は高血圧，メタボリックシンドローム，虚血性心疾患，脳血管疾患との合併が多いだけでなく，酸化ストレスの増加，レニン-アンギオテンシン系の活性化やeNOSの抑制を介して，心血管疾患の進展に寄与している可能性が指摘されている[8)～10)]．キサンチンオキシダーゼ阻害薬によって高血圧の発症や心血管合併症が減少するのか，生命予後が改善するのかが今後の検討課題である．

アロプリノール投与によりときに腎不全，肝障害，血管炎，皮膚炎といった副作用がみられる．プリン体に似た構造を有するため，キサンチンオキシダーゼ以外の核酸代謝酵素を阻害することが原因と考えられてきた．最近開発されたフェブキソスタットは，非プリン型であるため他の核酸代謝酵素の阻害作用を示さず，アロプリノールとは異なる強力なキサンチンオキシダーゼ機構をもつため注目を集めている．

＜文献＞
1) Becker, M. A. et al.：N. Engl. J. Med., 353：2450-2461, 2005
2) Okamoto, K. et al.：Proc. Natl. Acad. Sci. USA, 101：7931-7936, 2004
3) Nishino, T. et al.：FEBS J., 275：3278-3289, 2008
4) Xu, P. et al.：Biochem. Biophys. Res. Commun., 199：998-1004, 1994
5) Saksela, M. et al.：Biol. Neonate, 74：274-280, 1998
6) Kudo, M. et al.：Pharmacogenet. Genomics, 18：243-251, 2008
7) Li, J. M. & Shah, A. M.：Am. J. Physiol. Regul. Integr. Comp. Physiol., 287：R1014-R1030, 2004
8) Feig, D. I. et al.：N. Engl. J. Med., 359：1811-1821, 2008
9) Corry, D. B. et al.：J. Hypertens., 26：269-275, 2008
10) Khosla, U. M. et al.：Kidney Int., 67：1739-1742, 2005

（酒井真志人，松本道宏）

# 第1部 糖尿病・代謝疾患の分子標的用語

## 5章 中枢神経系

### 概論 中枢性摂食・代謝調節機構の標的分子

箕越靖彦

【本章の用語】AgRP，NPY，MCH，オレキシン，α-MSH，MC4R，CART，Nesfatin-1，モノアミントランスポーター，セロトニン2c受容体，ドーパミンD2受容体，カンナビノイド受容体

### はじめに

　中枢神経系は，個体全体のエネルギー状態，また個々の臓器，組織の代謝状態を常にモニターし，これら情報を統合することによって摂食，代謝を制御している．事実，ごはん一杯分のカロリーを毎日余分に摂取し，そのエネルギーがすべて脂肪組織に蓄積すると，体重は1年間で約10 kg増加する．しかし，現実にはそのようなことは稀である．このことは，中枢神経系が摂食とエネルギー消費のバランスを巧みに調節することを示唆する．一方，われわれは，「おいしい」食事に対してしばしば過食になる．このように，われわれの体は，代謝恒常性を維持する機構と，代謝恒常性を越えてさらに摂食する機構を有しており，一般に前者を「homeostatic」，後者を「hedonic」調節とよぶ．homeostatic調節を行う代表的な領域は，視床下部と脳幹である（概略図1，2）[1)～5)]．また，hedonic調節には，「報酬系」を司る中脳腹側被蓋野から外側野（内側前脳束）を通り嗅球，辺縁系，新皮質に至るドーパミンニューロンが重要である（概略図1）．脂肪細胞産生ホルモンであるレプチン（p.86）と胃で産生される摂食促進ホルモン，グレリン（p.207）は，両者に調節作用を及ぼす．

### 視床下部における調節

　視床下部にはさまざまな神経ペプチドが発現しており，摂食行動を調節する神経回路網を形成している．その中でも，視床下部弓状核のニューロンに発現する摂食抑制神経ペプチド**α-MSH**（alpha-melanocyte stimulating hormone）と，摂食促進神経ペプチド**NPY**（neuropeptide Y）および**AgRP**（agouti-related peptide）は，摂食を相反的に調節する神経機構として解析が最も進む神経回路である（概略図2）[1)～5)]．α-MSHは，POMC（pro-opiomelanocortin）転写産物からつくられ，主としてメラノコルチン（melanocortin：MC）4型受容体（**MC4R**）を介して摂食を抑制する．弓状核α-MSHニューロンからは**CART**（cocaine and amphetamine-regulated transcript）も分泌され，α-MSHと同様に摂食を抑制する．またNPYとAgRPは，弓状核において同一ニューロンに存在し，各々NPY受容体，MC4受容体を介して摂食行動を促進する．AgRPは，MC4受容体の内因性拮抗阻害ペプチドであり，α-MSHと拮抗することによって摂食行動を促進する．レ

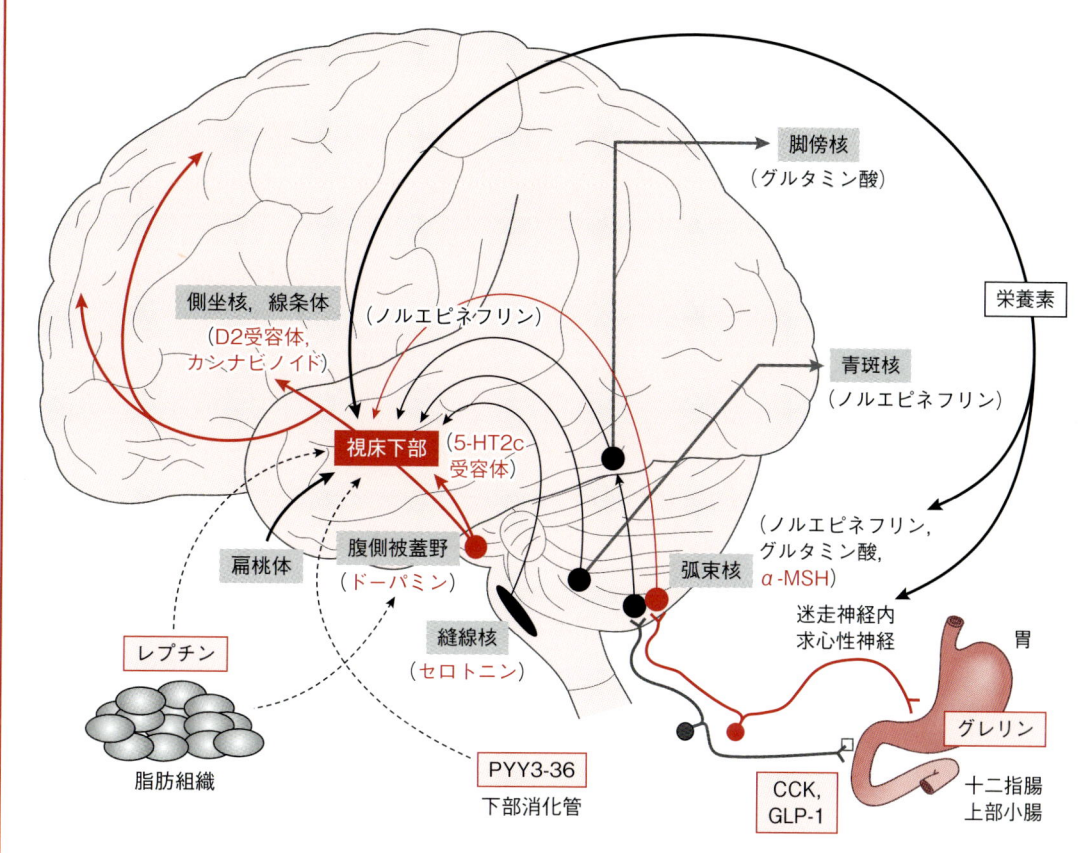

## 概略図1　摂食・代謝調節にかかわる脳領域と視床下部への神経経路

摂食・代謝調節にかかわる脳領域から視床下部への神経回路を，特に代謝情報を処理する脳領域を中心に記載した．そのほかにも，海馬，梨状皮質，前頭前野も摂食調節に関与する

プチンなど摂食を抑制するシグナルは，弓状核のα-MSHニューロンを活性化すると同時に，NPY/AgRPニューロンの活動を抑制する．その結果，投射先のMC4受容体，NPY受容体の活性を変化させ，摂食抑制を引き起こす．逆に，胃から分泌される摂食促進ホルモンであるグレリンは，迷走神経求心路，そして孤束核（NTS）を介してNPY/AgRPニューロンを活性化する．

弓状核のα-MSHニューロンとNPY/AgRPニューロンは，視床下部室傍核，腹内側核，外側核，背内側核などの視床下部神経核，さらには視床下部以外のさまざまな脳領域に神経軸索を送り，これらの領域のニューロン活動を直接制御する（概略図2）．特に室傍核は，NPYなどの摂食促進作用が最も強く惹起される脳領域であり，摂食調節にかかわる重要な視床下部神経核である．摂食調節にかかわるニューロンとして，CRH（corticotropin releasing hormone：副腎皮質刺激ホルモン放出ホルモン），TRH（thyrotropin releasing hormone：甲状腺刺激ホルモン放出ホルモン），ネスファチン（**Nesfatin**），オキシトシンニューロンがある．また，視床下部外側野（lateral hypothalamic area：LHA）には，摂食促進ペプチド**MCH**（melanin-concentrating hormone）と**オレキシン**ニューロンが存在する．

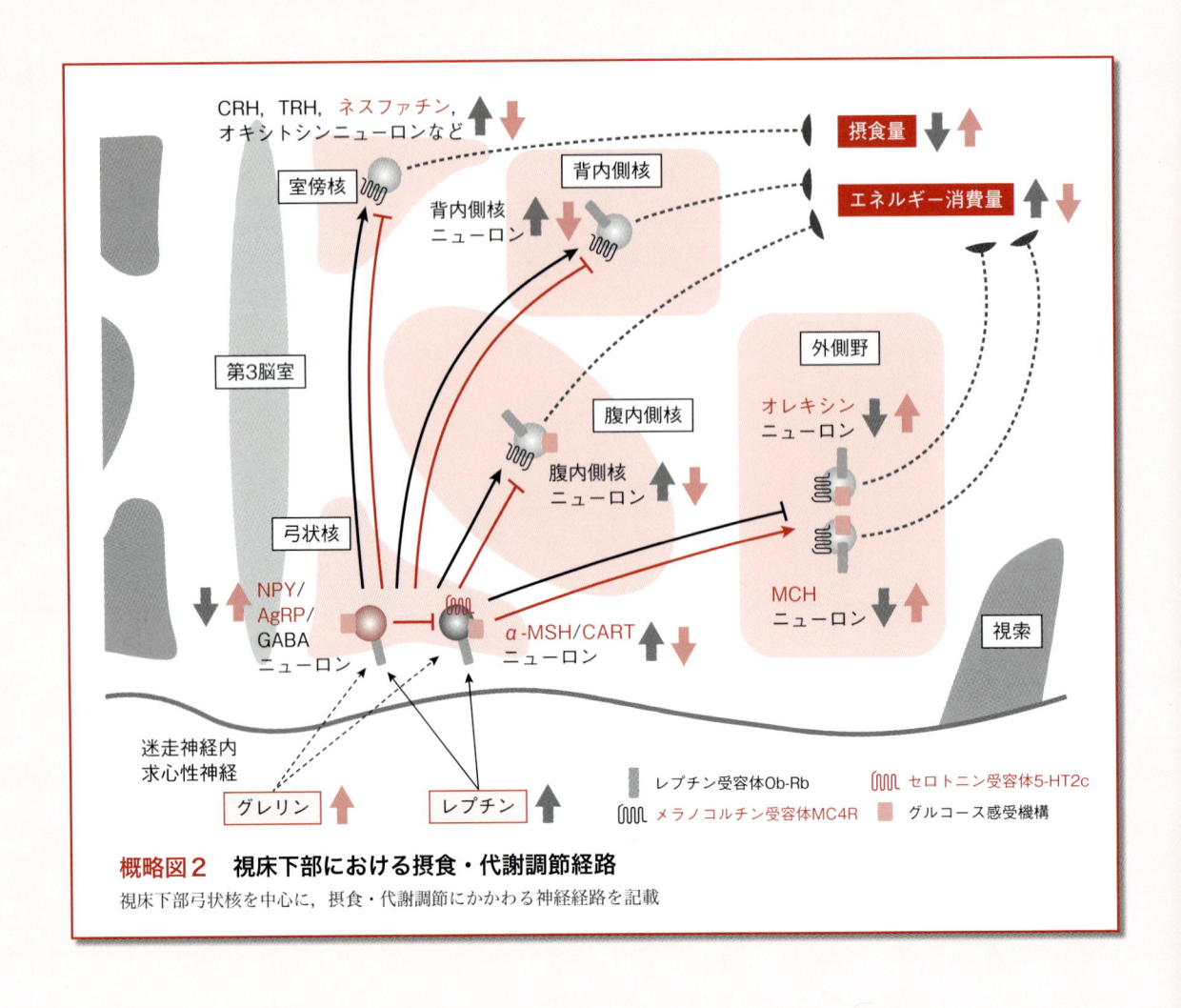

**概略図2　視床下部における摂食・代謝調節経路**
視床下部弓状核を中心に，摂食・代謝調節にかかわる神経経路を記載

　NPY/AgRPニューロンは，GABAを産生・分泌するGABA作動性ニューロンでもある（概略図2）．GABAは，POMCニューロンの活動を抑制するだけでなく，脚傍核の神経活動を抑制することによって摂食行動を維持する．脚傍核は，腹痛，悪心，嘔吐などの不快な感覚（malaise）が原因となり摂食を抑制する脳領域の1つであり，NPY/AgRPニューロンは恒常的に抑制作用を及ぼす．そのため，NPY/AgRPニューロンを破壊すると，脚傍核ニューロンが過剰に活性化して，摂食を強く抑制し，その結果，実験動物は餓死する．また，最近の研究によると，NPY/AgRPニューロンのGABAは，室傍核オキシトシンニューロンの活動を抑制することによって，摂食を促進することが示された．この神経回路は，NPY/AgRPニューロンを光刺激した時の摂食促進作用に必須である．
　視床下部腹内側核（ventromedial hypothalamus：VMH）は，古くから「満腹中枢」とよばれ，摂食および代謝調節にかかわる重要な神経核である（概略図2）[1)6)]．VMHもまたレプチン受容体を発現する．摂食・代謝の調節にかかわるVMHニューロンが永らく不明であったため，VMHは弓状核に比べて解析が遅れた．しかし，近年，転写因子SF-1/Ad4BP（steroidogenic factor 1/adrenal 4 binding protein）が脳の中でVMHに選択的に発現することが示され，その遺伝子プロモーターを用いてさまざまな遺伝子改変マウスが作成され，解析が進むようになった．これらの実験結果から，SF-1/Ad4BPニューロン

は，レプチン受容体を発現するグルタミン酸作動性ニューロンであり，摂食・代謝調節に関与することが明らかとなった．

視床下部には栄養素の変化を直接感知する機構も存在する（概略図1，2）[7]．弓状核，外側核，背内側核，そして腹内側核には，グルコースや脂肪酸などの栄養素を直接感知する化学感受ニューロンがあり，生体エネルギーレベルの情報を神経活動に変換して視床下部神経回路網に伝達する．これらの神経細胞には，グルコースによって神経活動が高まる"グルコース受容ニューロン"と，グルコース濃度の低下によって神経活動が増加する"グルコース感受ニューロン"がある．α-MSHニューロンは，"グルコース受容ニューロン"であり，NPY/AgRPニューロンはグルコース感受ニューロンである．グルコースが，どのようにして神経活動を変化させるかはいまだに不明な点が多いが，一部のニューロンはGLUT4（p.120）（またはGLUT2），グルコキナーゼ（p.44）および$K_{ATP}$チャネル（p.46）を介したグルコース感知機構を有する．また，AMPK（p.118）は，α-MSHニューロンとNPY/AgRPニューロンのグルコースによる神経活動の制御に必須である．

レプチンは，脂肪組織量に比例して血中に分泌され，視床下部に強く作用を及ぼすことによって摂食を抑制する（概略図1，2）．しかし，実際には，肥満したヒトが食事を制限することによって，肥満を解消することは困難である．その理由の一つは，肥満によって視床下部弓状核を中心にレプチン作用が減弱するためである．これを「レプチン抵抗性」とよぶ．レプチン抵抗性は，高脂肪食によって早期に引き起こされる．レプチン抵抗性を惹起した実験動物に，レプチンを作用させても，レプチン受容体Ob-Rbの細胞内シグナル分子であるSTAT3が活性化しない．

## ◆脳幹とその他の脳領域における調節

脳幹には，ドーパミン，ノルエピネフリン，セロトニンなどのモノアミン系ニューロンが存在し，多くは上行性に軸索を伸ばして視床下部，線条体，側坐核，大脳皮質などさまざまな脳領域に調節作用を及ぼす（概略図1）[4)6]．摂食および代謝調節にかかわる特に重要な領域として，ドーパミンニューロンが存在する中脳腹側被蓋野と，ノルエピネフリンニューロンが存在する青斑核および孤束核，セロトニンニューロンが存在する縫線核がある．孤束核は，肝臓や消化管の栄養素の情報，さらにはグレリン，CCK，GLP-1などのシグナルを，迷走神経を介して視床下部や他の脳領域に伝える．これらの作用の一部は，孤束核に存在するPOMCニューロン，グルタミン酸ニューロン，ノルエピネフリンニューロンが視床下部など上位中枢に伝達する．また孤束核は，室傍核からの調節も受け，室傍核を介した摂食調節に関与する．

選択的セロトニン再取り込み阻害薬（SSRI）など一部の抗うつ薬は，肥満症や過食症におけるある種の過食病態に対して，過食抑制作用を有する[7]．このことから，セロトニンは，過食症に対する治療ターゲットとして注目される．セロトニン作用を増強する薬物として，フェンフルラミン，デクスフェンフルラミン，シブトラミン，ロルカセリンがある．フェンフルラミン，デクスフェンフルラミンは，セロトニンの放出を促進することによって摂食抑制を引き起こす．シブトラミンはノルエピネフリンとセロトニンの神経末端への再吸収を阻害することによりこれら神経伝達物質の作用を増強し，摂食抑制を引き起こす．また，ロルカセリンは**セロトニン受容体**5-HT2cの選択的作動薬である．古くから食欲抑制薬として知られるマジンドールは，ノルエピネフリンの再取り込みを阻害する．

ハロペリドールなどの定型抗精神病薬は，一般に**ドーパミン2型（D2）受容体**の活動を阻害することによって統合失調症の陽性症状を抑制する．しかし，錐体外路症状や高プロラクチン血症などの副作用が強い．これに対して，非定型抗精神病薬であるクロザピンやオランザピンなどは，D2受容体を適度に抑制し，抗精神病作用を保ちつつ上記副作用も少ない．しかし，その一方で，非定型抗精神病薬は，セロトニン5-HT2cやヒスタミンH1受容体も抑制し，食欲亢進，肥満，糖尿病などを引き起こす[8]．また，D2受容体の阻害によっても摂食を促進する．肥満者では，線条体においてD2受容体の数が低下している[9]．

## 報酬系による調節

摂食行動など多くの行動には，欲求刺激の増加によってポジティブな情動を生起し，その行動を増加・維持する機構が備わる．この欲求刺激の呈示から，行動に至るまでの処理過程にかかわる脳部位を報酬系とよぶ．報酬系は，摂食行動や性行動などが完遂した際に起こる「快感」の発現と関連しており，薬物依存や過食行動に関与する．前述したように，中脳腹側被蓋野から側坐核へのドーパミンニューロンの投射経路は，「報酬系」の調節にかかわる重要な神経経路であり，レプチンやグレリンはこのニューロンを相反的に調節する（概略図1）．

内因性カンナビノイドは，神経伝達物質によって活性化したシナプス後細胞において産生され，シナプス前細胞に逆行性に作用を及ぼし，**カンナビノイド受容体**（CB1受容体）を介して神経活動を抑制する神経修飾物質である．内因性カンナビノイドとCB1受容体は摂食と代謝調節に関与する[2]．CB1受容体は，視床下部，脳幹，中脳皮質辺縁系経路などに多く発現しており，中脳皮質辺縁系経路による「報酬系」の働きを高める．リモナバンは，CB1受容体の働きを阻害することによって抗肥満効果を引き起こす．しかし，同時に気分障害などの副作用がある．ヨーロッパおよび米国では，これらの気分障害に加え，自殺願望や自殺企図行為が高まることを重視し，臨床試験を中止した．

＜文献＞
1）Wynne, K. et al.：J. Endocrinol., 184：291-318, 2005
2）Foster-Schubert, K. E. & Cummings, D. E.：Endocr. Rev., 27：779-793, 2006
3）Myers, M. G. et al.：Annu. Rev. Physiol., 70：537-556, 2007
4）Coll, A. P. et al.：Cell, 129：251-262, 2007
5）O'Rahilly, S.：Nature, 462：307-314, 2009
6）Myers, M. G. Jr et al.：Cell Metab., 9：117-123, 2009
7）Thorens, B.：Handb. Exp. Pharmacol., ：277-294, 2012
8）Renolds, G. P. & Kirk, S. L.：Pharmacol. Ther., 125：169-179, 2010
9）Stice, E. et al.：Curr. Top. Behav. Neurosci., 6：81-93, 2011

*memo*

# 5章 中枢神経系

# AgRP

【本分子をターゲットにしている治療薬】
- MC4R活性化薬

## 本分子の研究の経緯

AgRP (agouti-related peptide) は，agoutiタンパク質と相同性をもつタンパク質として発見された．agoutiは，皮膚メラノコルチン受容体MC1R活性を抑制することによって毛色を決定するタンパク質であり，Yellow agouti ($A^y$) マウスは，agoutiタンパク質がさまざまな組織で過剰発現するために，皮膚のメラノコルチン受容体MC1R活性が抑制され，毛が黄色となる．興味深いことに，このマウスではagoutiが脳にも発現し，摂食調節に重要なMC4R (p.180) を阻害することによって，肥満と代謝異常を引き起こす．さらに，その後，agoutiと同様に摂食促進作用をもつ，内因性の神経ペプチドAgRPが発見され，摂食，代謝調節を行うことが明らかにされた．AgRPは，視床下部，特に弓状核 (ARC) に多く発現し，MC3RとMC4Rを選択的に阻害することによって，摂食を促進する．

## 分子構造

ヒトAgRPは，132個のアミノ酸からなりagoutiタンパク質と25％の相同性がある．C末端において相同性が特に高い．C末端にはagoutiと同様に11個のシステインをもち，そのうち9個は立体構造上同じ位置にある．AgRPは，副腎，視床下核，視床下部に多く発現する．マウスAgRPは，131個のアミノ酸からなり，ヒトAgRPと81％の相同性がある．マウスAgRPも視床下部に多く発現する．視床下部では，特に，弓状核に多く発現する．ヒトAgRPとマウスAgRP遺伝子は，各々染色体16q22と8D1-D2領域に存在する．

## 機能・役割

AgRPは，レプチン遺伝子に異常をもつob/obマウス，レプチン受容体遺伝子に異常をもつdb/dbマウス，そして絶食にしたマウスなど，食欲が亢進するマウスにおいて発現が著しく亢進する．また，AgRPを脳室内に投与すると，摂食が亢進する[1)2)]．ARCに存在するAgRPニューロンには，抑制性神経伝達物質であるGABAとNPY (次項参照) が共存しており，これらと協調して摂食をより促進する．AgRPによる摂食亢進作用の特長は，その作用が長時間に及ぶことである．同じく摂食を強く促進するNPYは，通常，脳室内に投与して1〜2時間後には効果が消失するが，AgRPは摂食促進効果が数日続く．レプチン (p.86) は，AgRPニューロンを抑制，逆にグレリン (p.207) は活性化する (図)．

弓状核に存在するNPY/AgRPニューロンは，視床下部室傍核や視床下部外側野，脳幹などに投射し，主としてMC4Rを阻害することによって，摂食促進作用を引き起こす．外側野にはオレキシン (p.176) 産生ニューロンとMCH (p.174) 産生ニューロンが存在し，AgRPはMC4Rを抑制することによって，これらのニューロンに直接作用を及ぼす．AgRPは代謝調節にも関与することが明らかにされている．インスリンは，肝臓への直接作用に加えて，AgRPニューロンを抑制することによって肝臓での糖産生を抑制する[3)]．

MC4RはGsタンパク質共役型受容体であり，α-MSHによって活性化されたMC4Rは細胞内cAMPを上昇させる．これに対して，AgRPはMC4Rに作用して逆にcAMPを低下させる．レプチンは，弓状核α-MSH産生ニューロンの神経活動を活性化，逆にNPY/AgRP産生ニューロンの活動を抑制する．NPY/AgRP産生ニューロンはGABAも分泌しており，これによってα-MSH産生ニューロンの電気活動を抑制する．MC4R遺伝子をノックアウトしたマウスは著しい肥満となる．

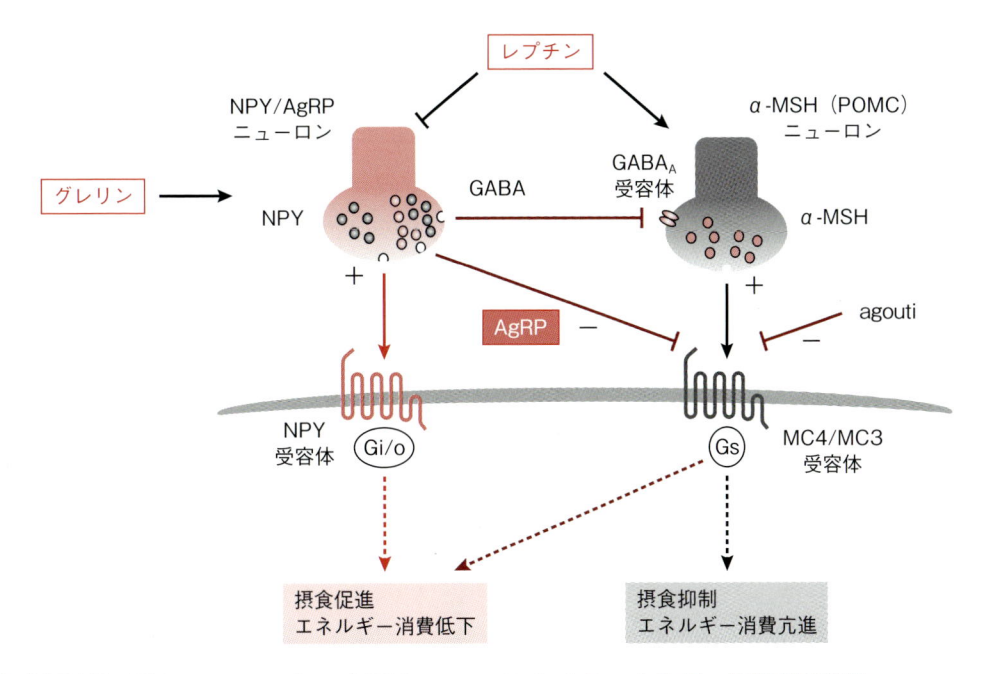

**図 NPY/AgRPニューロンとα-MSHニューロンによるエネルギー代謝調節機構**

NPYとAgRPは，弓状核において同じニューロンから分泌される．NPYはNPY受容体を介して，AgRPはMC4受容体活性を阻害することによって摂食を促進する．α-MSHは，POMCニューロンからつくられ，MC4（またはMC3）受容体を介して摂食を抑制する．NPY/AgRPニューロンから産生されるGABAは，POMCニューロンの活動を抑制することにより摂食を促進する．レプチンは，NPY/AgRPニューロンを抑制し，POMCニューロンを活性化する．グレリンはNPY/AgRPニューロンを活性化する

## ◆ 糖尿病・代謝疾患との関連性・臨床的意義

　マウスに高脂肪食を与えて肥満させると，視床下部においてレプチン抵抗性が引き起こされ，レプチンによるAgRPニューロンの活動抑制，α-MSHニューロンの活性化が阻害される．レプチン抵抗性は，とりわけ弓状核において早期に引き起こされる．この異常の少なくとも一部は，視床下部において引き起こされる炎症反応が関与する．弓状核の炎症反応とレプチン抵抗性は，高脂肪食摂取を開始後，1週間以内に起こる[4]．このような炎症反応は，マウスのみならずヒトにおいても起こることが，近年，明らかとなった[5]．肥満者では，視床下部弓状核において炎症反応に伴うグリアの増生が起こる．

### <文献>

1) Dinulescu, D. M. & Cone, R. D. : J. Biol. Chem., 275 : 6695-6698, 2000
2) Cone, R. D. : Endocr. Rev., 27 : 736-749, 2006
3) Könner, A. C. et al. : Cell Metab., 5 : 438-449, 2007
4) Zhang, X. et al. : Cell, 135 : 61-73, 2008
5) Thaler, J. P. et al. : J. Clin. Invest., 122 : 153-162, 2012

（箕越靖彦）

*memo*

# 5章　中枢神経系

# NPY

【本分子をターゲットにしている治療薬】
- ベルネペリット（p.294 参照）

## 本分子の研究の経緯

NPY（neuropeptide Y）は，Tatemotoらにより，36個からなる神経ペプチドとして発見された．Tatemotoらは，多くの神経・腸管ペプチドのC末端がアミド化されていることに着目し，C末端のアミド化を指標に脳から精製した．脳に存在するC末端がアミド化されたペプチドの中で，NPYは量が最も多い．NPYの命名は，C末端のアミノ酸チロシンがアミド化されていることに由来する（Yは，C末端のアミノ酸チロシンを意味する）．NPYは，交感神経，副腎髄質においてノルエピネフリン（NE）およびATPと共存している．NPYは，神経活動に伴いこれら神経伝達物質と一緒に分泌され，ノルエピネフリンによる血管収縮を増強する．さらに，その後，NPYは摂食を強く促進することが明らかにされ，摂食調節神経ペプチドとして注目されるようになった．

## 分子構造

NPYは，36個からなるペプチドであり，C末端のアミノ酸チロシンがアミド化されている．

## 機能・役割

NPYは，大脳皮質など脳の多くの領域に存在するが，摂食調節では視床下部弓状核（ARC）のNPY/AgRPニューロンが重要である[1]．ARCのNPYは，AgRP（前項参照），GABAと共存して分泌され，絶食したマウスやob/obやdb/dbなどの肥満マウスにおいて発現が著しく増加する．同様に，視床下部背内側核に存在するNPYニューロンも，これらの肥満動物において発現が増加する．背内側核のNPYニューロンは，AgRPと共存しない．

NPYには少なくとも5つのGPCR型受容体（Y1，Y2，Y4，Y5，Y6）が存在し，摂食にはY1とY5が関与する．いずれの受容体もGiまたはGo共役型受容体である．弓状核のNPY/AgRPニューロンは，室傍核，背内側核，腹内側核，外側核，孤束核などに軸索を送る．とりわけ，弓状核から室傍核への神経経路は，摂食調節にかかわる経路として重要である．事実，NPYによる摂食促進作用は，室傍核に投与した時が最も強いと言われている．

NPYによる摂食促進作用は，現在知られている摂食促進物質の中で，最も強力な神経ペプチドである[1)2)]．NPYを脳室内に投与すると，ただちに摂食が開始され，1時間以内に一日摂取量の約半分を摂食する．すでに満腹となった実験動物にNPYを投与しても，同様に摂食を促進する．また，実験動物を絶食させると，弓状核においてNPYの発現が著しく増加する．さらに，ob/obやdb/dbなどの肥満マウスにおいて発現が著しく高い．しかし，NPY遺伝子を破壊したマウスがやせることはない（AgRP遺伝子も同様）．この理由として，摂食を促進する他の神経回路が，NPYの機能を代償するためではないかと考えられるが，詳細は不明である．

脳におけるNPYのその他の機能として，アルコール摂取の促進のほか[3)]，抗てんかん作用，抗不安作用がある．また，末梢交感神経から分泌されるNPYは，血管収縮のほか，免疫細胞に調節作用を及ぼす．さらに，ストレスによって末梢交感神経からNPYの分泌が増加し，NPYのY2受容体を介して，脂肪細胞の肥大，脂肪組織へのマクロファージの浸潤を引き起こす（図）[4)]．Y2受容体は，弓状核ではシナプス前受容体としてNPYの分泌調節にかかわる．消化管ホルモンであるPYY（peptide YY）3-36は，摂食抑制と脂肪の利用促進を引き起こすが，その作用は脳のY2受容体を活性化するためと考えられている．

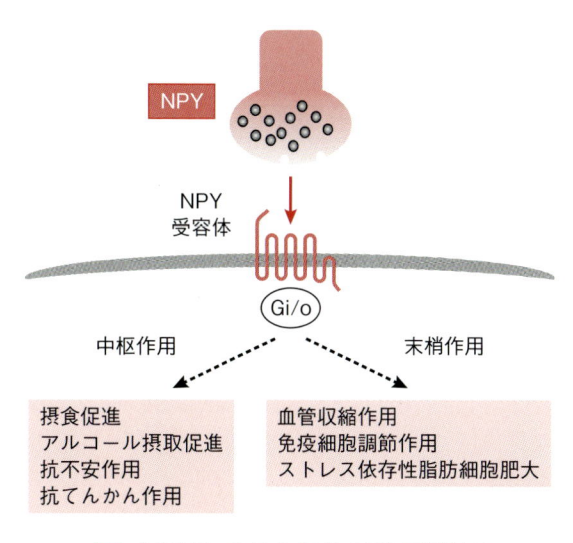

```
        NPY
         ↓
      NPY受容体
         ↓
        Gi/o
       ↙    ↘
    中枢作用   末梢作用

  摂食促進         血管収縮作用
  アルコール摂取促進  免疫細胞調節作用
  抗不安作用        ストレス依存性脂肪細胞肥大
  抗てんかん作用
```

**図　NPYによる中枢および末梢作用**

## 糖尿病・代謝疾患との関連性・臨床的意義

　NPYは，多くの遺伝的肥満動物の視床下部においてその発現が高まる．また，AgRPの項で述べたように，肥満者の視床下部弓状核では炎症反応に伴うグリアの増生が起こり，摂食調節機構に異常を来す．このことから，NPYは，ヒトの肥満や過食にも関与すると考えられる．Y1受容体とY5受容体は，NPYの摂食亢進作用を発現する主な受容体であり，アンタゴニストの開発が精力的に進められている[5]．これらのアンタゴニストの反復投与により摂食抑制および体重減少作用が認められる．しかしながら，Y5受容体のノックアウトマウスは，POMC遺伝子の発現低下を伴い，逆に肥満を引き起こす．

＜文献＞

1) Sahu, A. & Kalra, S. P. : Trends Endocrinol. Metab., 4 : 217-224, 1993
2) Zarjevski, N. et al. : Endocrinology, 133 : 1753-1758, 1993
3) Heilig, M. & Egli, M. : Pharmacol. Ther., 111 : 855-876, 2006
4) Kuo, L. E. et al. : Nat. Med., 13 : 803-811, 2007
5) Yulyaningsih, E. et al. : Br. J. Pharmacol., 163 : 1170-1202, 2011

（箕越靖彦）

*memo*

# 5章 中枢神経系

# MCH 【和文】メラニン凝集ホルモン

【本分子をターゲットにしている治療薬】
- MCH1R阻害薬

## 本分子の研究の経緯

メラニン凝集ホルモン（melanin-concentrating hormone：MCH）は，1983年北里大学のKawauchiらによって，サケ下垂体から発見されたペプチドホルモンである．サケにおいてMCHは，メラニン顆粒を凝集し皮膚を白色化する．ヒトを含む哺乳動物では，脳，特に視床下部外側野（LHA）に存在する．哺乳動物におけるMCHの機能は永らく不明であったが，これを脳内に投与すると摂食を促進することが示され，摂食促進神経ペプチドであることが明らかとなった[1]．さらにその後，ノックアウトマウス，トランスジェニックマウスが作成され，摂食調節ペプチドとしてのMCHの重要性が明確となった．

MCHの受容体（MCH1R）は，オーファン受容体のリガンド探索において発見された．オーファン受容体の1つであるSLC-1（somatostatin-like receptor-1，GPR24）が，MCH受容体（MCH1R）である．MCH1Rは，視床下部を始め，報酬系にかかわる側坐核など，多くの脳領域に発現する．現在，2種類のMCH受容体が発見されている（MCH1R，MCH2R）．

## 分子構造

19個のアミノ酸からなるペプチドであり，2つのシステインによって環状構造を形成している．ヒトのMCHは，ラット，マウスと共通である．

## 機能・役割

MCH遺伝子を破壊したマウスは，摂食が減少するとともにエネルギー消費が亢進して体重が減少する[2]．逆に，トランスジェニックマウスは肥満し，インスリン抵抗性などの代謝異常を示す．一般に，多くの摂食促進ペプチドは，その遺伝子を破壊しても実験動物が痩せることはない．このことからも，MCHは，摂食およびエネルギー代謝の調節に重要な神経ペプチドであることは明らかである．視床下部外側野は，古くから摂食中枢とよばれてきたが，MCHは，その摂食促進作用を担う重要な神経ペプチドの1つと考えられる[3]．とりわけ，MCH1Rは，側坐核にも多く発現することから，その摂食促進作用の一部は報酬系を介すると考えられる．一方，同じく外側野に発現するオレキシン（次項参照）ニューロンとは共存せず，これらのニューロンは各々異なる調節作用を担うと考えられる．弓状核のNPY/AgRPニューロンおよびPOMCニューロンは，MCHニューロンを直接制御する（図）．

## 糖尿病・代謝疾患との関連性・臨床的意義

MCH1Rに対するさまざまな阻害薬が開発され，摂食・エネルギー代謝に及ぼす効果が解析されている[4]．これらの阻害薬は，摂食を低下させるだけでなく，エネルギー消費を亢進させ，実験動物の体重を低下させる．事実，MCH1Rのノックアウトマウスは，過食になるにもかかわらず，運動量およびエネルギー消費が亢進して体重が低下する．このように，MCH1Rの阻害薬による抗肥満効果は，とりわけエネルギー消費を高める作用が強い．また，高脂肪食などマウスやラットにとって「美味な食餌」に対する食餌探索行動を抑制することが報告されており，報酬系への抑制作用もある．さらに，MCH1R阻害薬は，抗不安作用，うつ様症状に対する改善作用も有する．

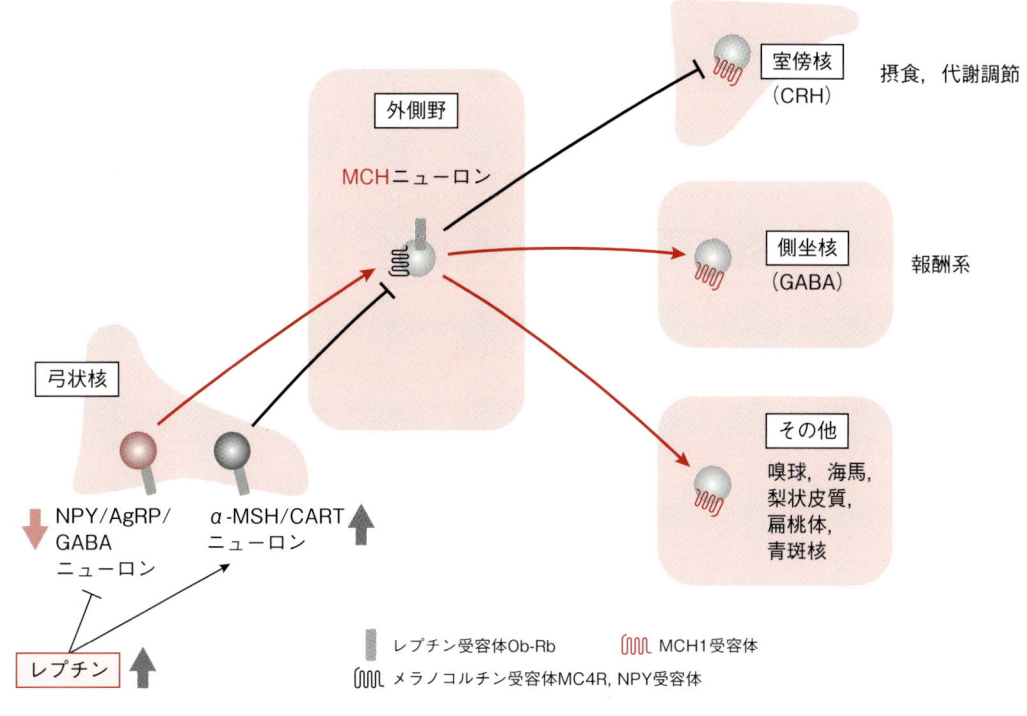

**図** MCHニューロンによる摂食，代謝，報酬系の調節作用

**＜文献＞**
1) Qu, D. et al.：Nature, 380：243-247, 1996
2) Shimada, M. et al.：Nature, 396：670-674, 1998
3) Pissios, P. et al.：Endocr. Rev., 27：606-620, 2006
4) Cheon, H. G.：Handb. Exp. Pharmacol., :383-403, 2012

（箕越靖彦）

*memo*

# 5章 中枢神経系

# オレキシン

## 本分子の研究の経緯

オレキシン（orexin）は，1998年，テキサス大学のYanagisawaらによりオーファン受容体のリガンド探索研究において発見された[1]．オレキシンには，オレキシンAとオレキシンBがある．別のグループも，同年，新規視床下部ペプチドとして，オレキシンAとオレキシンBを発見し，これをhypocretin 1とhypocretin 2と命名した．オレキシンAとBは，ともに視床下部外側野（一部は視床下部後野）に存在することから，摂食との関連が推測された．事実，Yanagisawaらは，オレキシンAを視床下部に投与すると摂食が亢進すること，逆に実験動物を絶食にすると，プレプロオレキシン遺伝子の発現が外側野で高まることを見出した．

一方，Yanagisawaらは，オレキシン・ノックアウトマウスの行動を詳細に解析し，このマウスがナルコレプシー（嗜眠症）様の症状を示すことを発見した．また，ほぼ同時に，スタンフォード大学のグループが，ナルコレプシー症状をもつイヌの遺伝子を解析し，この原因遺伝子がオレキシン受容体2（OX2）であることを明らかにした．受容体には，オレキシン受容体1と2（OX1，OX2）があり，オレキシンAは，OX1に対してオレキシンBよりも50倍親和性が高く，OX2受容体はオレキシンAとオレキシンBに対する親和性がほぼ等しい．

## 分子構造

オレキシンAは，33個のアミノ酸からなり，2つの分子内S-S結合をもつ．これに対して，オレキシンBは28個のアミノ酸からなる直鎖状のペプチドである．両ペプチドはプレプロオレキシン遺伝子から産生される．

## 機能・役割

オレキシンは，摂食および代謝を調節するのみならず，睡眠・覚醒調節，筋トーヌスの維持など多彩な調節作用を有する（図）[2][3]．オレキシンを脳室内に投与すると，摂食を促進すると同時に，交感神経活動が高まり，エネルギー消費が亢進する．これに対して，オレキシンニューロンを破壊したマウスは，摂食が低下する一方，エネルギー消費が低下し，結果として肥満する[4]．

オレキシンは，摂食時の糖代謝調節にも関与する．味覚刺激などによってオレキシンニューロンは活性化し，摂食を促進すると同時に，骨格筋を支配する交感神経を活性化する．これによって骨格筋での糖の利用を促進し，食後の血糖上昇を緩和させる．

オレキシン遺伝子をノックアウトしたマウスは，ナルコレプシーを引き起こす[4]．また，レム睡眠は，正常であればノンレム期を経た後で発生するが，このマウスは，入眠直後に発生する「入眠時レム睡眠期」が出現する．さらに，笑い，喜び，怒りなどの感情が誘因となり，筋トーヌスが突然低下するカタプレキシー（情動脱力発作）も起こる．

## 糖尿病・代謝疾患との関連性・臨床的意義

ナルコレプシーのうち，情動脱力発作を伴うナルコレプシー患者の多くは，脳脊髄液中のオレキシンAの濃度が有意に低く，補助診断基準の1つとなっている．オレキシンAの濃度が有意に低い原因として，患者の視床下部ではオレキシンニューロンが脱落しているためと考えられる．おそらく何らかの自己免疫疾患が原因と考えられているが，詳しくは不明である[5]．また，ナルコレプシーに罹患した患者は，肥満および2型糖尿病になりやすい．

睡眠導入薬として，オレキシン受容体拮抗薬の開発

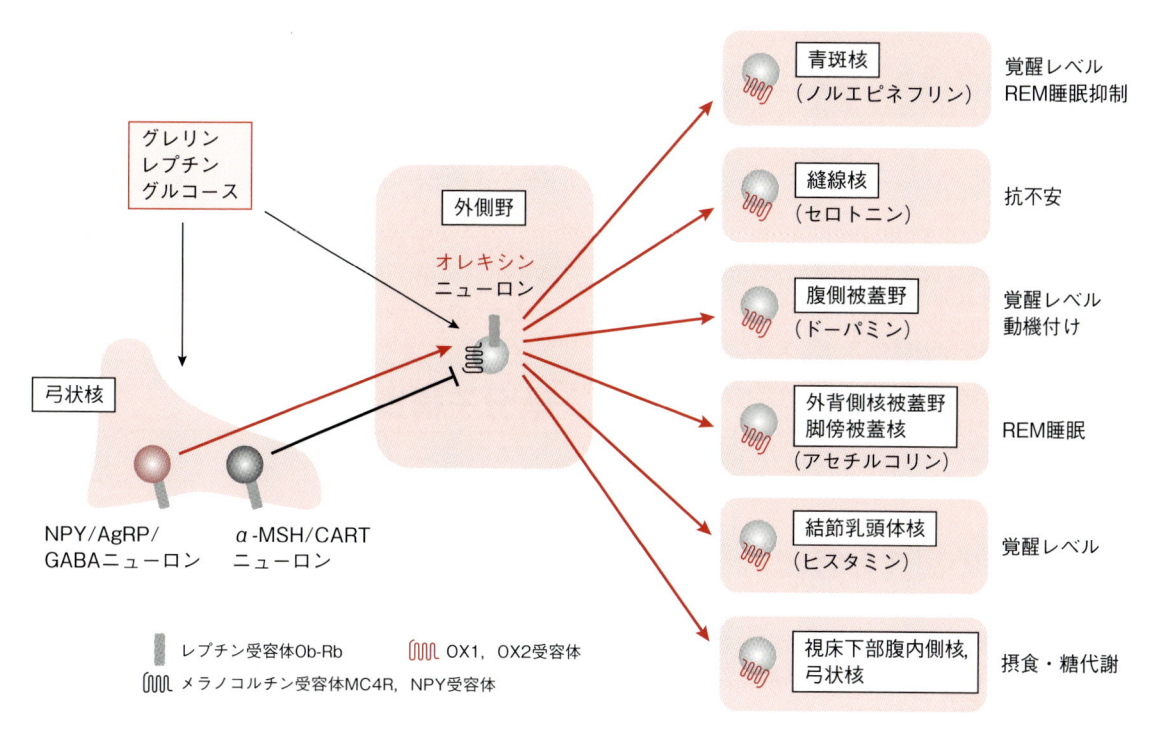

**図　オレキシンによる多彩な調節作用**

が進んでいる．オレキシン受容体拮抗薬が，カタプレキシーなどの副作用を引き起こさないのであれば，これまでの治療薬とは作用の全く異なる新しい睡眠導入薬となる．

＜文献＞
1）Sakurai, T. et al.：Cell, 92：573-585, 1998
2）Lin, L. et al.：Cell, 98：365-376, 1999
3）Chemelli, R. M. et al.：Cell, 98：437-451, 1999
4）Sakurai, T. & Mieda, M.：Trands Pharmacol. Sci., 32：451-462, 2011
5）Kornum, B. R. et al.：Curr. Opin. Neurobiol., 21：897-903, 2011

（箕越靖彦）

# 5章　中枢神経系

# α-MSH　【和文】色素細胞刺激ホルモン

**【本分子をターゲットにしている治療薬】**
- メラノコルチン受容体アゴニスト
- ブプロピオン（POMCニューロン活性化薬）
（p.293参照）

## 本分子の研究の経緯

α-MSH（α-melanocyte hormone）は，メラニン産生細胞に作用しメラニン顆粒を細胞全体に分散することによって細胞全体を黒くする作用をもつペプチドである．α-MSHのほか，β-MSH，γ-MSHがあり，副腎皮質刺激ホルモン（ACTH）を加えてメラノコルチンと総称される．メラノコルチンは，プロオピオメラノコルチン（pro-opiomelanocortin：POMC）を前駆体とする．POMC遺伝子はNakanishiなどによってクローニングされた．POMCは，α-MSHとACTHのほか，β-エンドルフィン，γ-エンドルフィン，β-MSH，γ-MSHなどをコードする（図）．

α-MSHは，摂食，代謝調節にとりわけ重要な神経ペプチドである[1)～3)]．これは，agoutiが，α-MSHの受容体であるメラノコルチン受容体のアンタゴニストとして働き，肥満を引き起こすこと（p.170, AgRPの項を参照），弓状核のα-MSHニューロンがレプチンによって活性化され，レプチンによる摂食抑制作用，エネルギー消費，代謝亢進作用に関与することが明らかになったことによる．

メラノコルチン受容体はMC1RからMC5Rの5種類が存在し，メラニン細胞への作用はMC1Rが，摂食，代謝調節作用にはMC3RとMC4R（次項参照）が関与する．摂食，代謝調節作用にはMC4Rが特に重要である．MC2Rは下垂体ACTH産生細胞に発現しており，ACTH受容体である．Melanotan-ⅠとⅡは，MCRを強力に活性化するアゴニストであり，当初，メラノーマに対する治療薬として開発された．エネルギー代謝の研究には，MC4Rを特に強く活性化するMelanotan-Ⅱ（MT-Ⅱ）が使われている．

## 分子構造

α-MSHは，13個のアミノ酸からなり，ACTHからプロセシングを受けて切断されることにより作出される（図）．α-MSHとACTHの前駆体であるPOMCは，脳，下垂体，皮膚などで産生され，それぞれの細胞において選択的なプロセシングを受ける．これらのプロセシングには，PC（prohormone convertase）I，PC2，PC3，そしてCPE（carboxypeptidase E）などが関与する．下垂体では，前葉細胞において主にACTHが産生され，皮膚ではα-MSHが，脳ではα-MSH，エンドルフィン，エンケファリン（enkephalin）が産生される．両生類ではα-MSHは下垂体中葉で産生，分泌され，全身の皮膚の色を調節するが，ヒトには下垂体中葉はほとんどなく，血中に分泌されるα-MSHの量は少ない．

## 機能・役割

α-MSHは，メラニン産生細胞の刺激作用，摂食・代謝調節作用を有するほか，交感神経系の活性化作用，心臓・循環調節作用がある．Melanotan-Ⅱは，実験動物の摂食を抑制し，エネルギー消費を亢進させる．また，Melanotan-ⅠとⅡは，男性勃起機能の改善，性欲増強効果がある．

視床下部弓状核に存在するα-MSHは，NPY/AgRP産生ニューロンとともに，レプチンによる摂食・代謝調節に関与する．これらのニューロンは，視床下部室傍核などに軸索を伸ばし，主としてMC4Rを介して摂食を抑制すると同時に，エネルギー消費を亢進させる．またα-MSHは，交感神経を介して脂肪細胞からの脂肪分解を引き起こす．また，骨格筋においてグルコースの取り込みとAMPK（p.118）の活性化を引き起こ

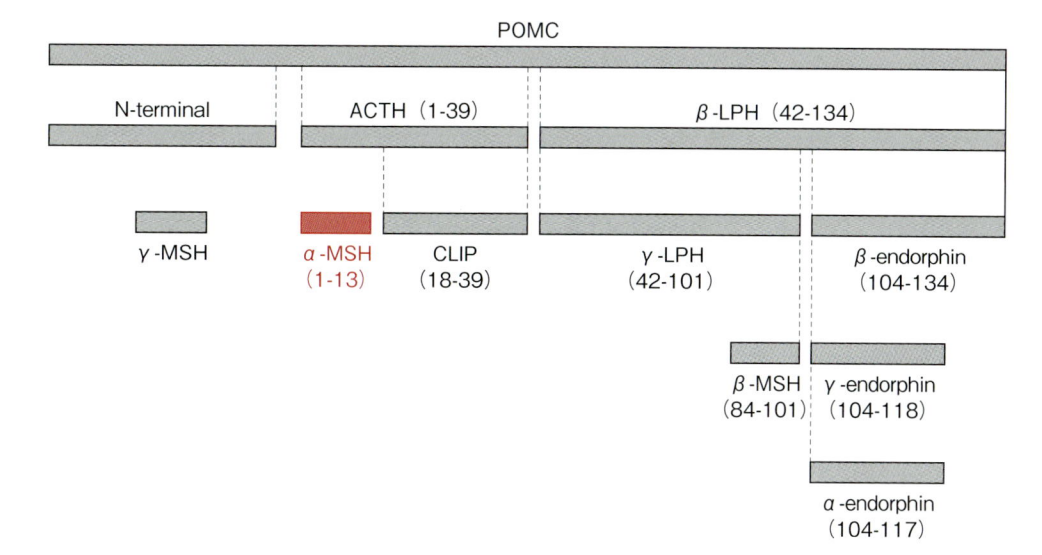

```
POMC
├── N-terminal ── ACTH (1-39) ── β-LPH (42-134)
│     │            │                │
│   γ-MSH        α-MSH  CLIP      γ-LPH          β-endorphin
│                (1-13) (18-39)   (42-101)       (104-134)
│                                    │
│                                 β-MSH    γ-endorphin
│                                 (84-101) (104-118)
│                                              α-endorphin
│                                              (104-117)
```

**図　POMCのプロセシングとα-MSHの産生**
LPH：lipotropin

す．Melanotanによる勃起機能の改善，性欲増強作用も中枢作用と考えられる．

MC4RはGsタンパク質共役型受容体であり，α-MSHによって活性化されたMC4Rは細胞内cAMPを上昇させる[1)3)]（AgRPの項参照）．レプチン（p.86）は，弓状核α-MSH産生ニューロンの神経活動を活性化する．α-MSHの前駆体であるPOMC遺伝子，MC4R遺伝子をノックアウトしたマウスは著しい肥満となる．

## 糖尿病・代謝疾患との関連性・臨床的意義

POMC，MC4R，PC1遺伝子の変異に起因する高度ヒト肥満家系が報告されている[2)4)]．これらの肥満は，幼児期より過食となり早期に肥満となる．また，呼吸商が高く，脂肪分解とその利用が抑制されていることを示唆する．MC4R遺伝子異常による肥満は，優性遺伝であり，高度肥満を発症するヒト肥満のうち，1〜6％を占め，単一遺伝子によるヒト遺伝子疾患の中で最も多い．現在，100を越えるMC4R遺伝子異常が見つかっている．このうち，30％はフレームシフトかナンセンス変異であり，残り70％はcAMPシグナル伝達に異常を来すミスセンス変異である．

＜文献＞

1) Cone, R. D.：Nat. Neurosci., 8：571-578, 2005
2) Farooqi, I. S. & O'Rahilly, S.：Nat. Clin. Pract. Endocrinol. Metab., 4：569-577, 2008
3) Garfield, A. S. et al.：Trends Endocrinol. Metab., 20：203-215, 2009
4) Ramachandrappa, S. & Farooqi, I. S.：J. Clin. Invest., 121：2080-2086, 2011

（箕越靖彦）

*memo*

# 5章 中枢神経系

# MC4R 【和文】メラノコルチン4型受容体

**【本分子をターゲットにしている治療薬】**
- MC4R活性化薬

## ◆ 本分子の研究の経緯

プロオピオメラノコルチン（POMC）のプロセシングにより産生される色素細胞刺激ホルモン（MSH）などの一連のペプチドをメラノコルチン（melanocortin）と総称し，これらのペプチドを認識する受容体をメラノコルチン受容体とよび，これらのペプチドと受容体をまとめてメラノコルチン系と称する．メラノコルチン4型受容体（MC4R）はメラノコルチン受容体ファミリーの4番目の受容体として1993年にGantzらにより報告された[1]．現在ではMC5Rもクローニングされ，5つのサブタイプの存在が明らかになっている．MC1R，MC2R，MC5Rの3つのサブタイプレセプターは，主に末梢細胞に発現しており，MC3RとMC4Rが中枢神経系に分布している．MC4Rは主に，皮質，視床，視床下部，脳幹，脊髄の中枢神経に広く分布し，そのmRNAの発現は特に海馬，腹内側核，室傍核，扁桃体，迷走神経背側核に豊富であることが報告されている[2]．1997年に初めてMC4Rノックアウトマウスを解析した論文が発表され[3]，MC4Rが，中枢神経系において摂食，エネルギー代謝調節に重要であることが明らかになった．MC4Rの生理的なリガンドは α-MSH（前項参照）である．

## ◆ 分子構造

MC1～5Rの5種類のアイソフォームはいずれも7回膜貫通型のGタンパク質共役型受容体である[4]．ヒトMC4Rは332のアミノ酸残基からなる[2]．糖鎖が付加されており，その付加部位はN末端部の細胞外ループの3個のほか，第2膜貫通領域と第1細胞外ループに1カ所ずつ存在する．ヒトMC4RとMC1R，MC2R，MC3Rの塩基配列の相同性はそれぞれ50，48，63％であり，MC3Rとの相同性が最も高い．MC4Rは γ-MSHに対する親和性が低く，他のメラノコルチンに対しては同程度の親和性を示す．MC4Rとその他のメラノコルチン受容体サブタイプの比較を図Aに示した．

## ◆ 機能・役割

1997年，MC4Rノックアウトマウスが作成され，その表現型は過食，肥満，高インスリン血症，高血糖など肥満症の症状であった[3]．このことからMC4Rは，摂食抑制およびエネルギー亢進をつかさどる重要な受容体であることが明らかになった．MC4R阻害薬の脳室内投与でも摂食は亢進する（図B）．メラノコルチン系活性化因子の代表はアディポカインのレプチン（p.86）であることがよく知られている．現在レプチンやオキシトシンなどを含め多くの摂食抑制ペプチドが報告されているが，これらの摂食抑制ペプチドの脳室内投与による摂食抑制がメラノコルチン受容体阻害薬で消失または減弱する[5,6]ことから，多くの摂食抑制ペプチドはメラノコルチン系を介して摂食を抑制する．

さらにMC4Rの活性化は体温[7]や血圧[8]を上昇させるという報告が存在し，体温調節，血圧調節などの自律神経系制御に重要な役割を果たすことが明らかになっている．

また，ストレス誘導性の摂食抑制はMC4Rの阻害薬でブロックされるという報告[9]もありMC4Rとストレス反応やうつとの関連も示唆されており，MC4Rの阻害薬は特に強いストレス下での，抗不安，抗うつ作用があるとされている[10]．さらにMC4Rは，脊髄や体性感覚神経などを介して，勃起などの性機能にも関与していることが明らかになっている[11]．

## ◆ 糖尿病・代謝疾患との関連性・臨床的意義

レプチンはメラノコルチン系の強力な活性化因子で

A) メラノコルチン受容体ファミリーの比較

| 受容体 | 発現部位 | カップリング | リガンド親和性 | 作用 |
|---|---|---|---|---|
| MC1 | メラノサイト | $G_s$ | $\alpha$-MSH = $\beta$-MSH = ACTH > $\gamma$-MSH | 色素沈着制御 |
| MC2 | 副腎皮質・脂肪細胞 | $G_s$ | ATCH | ステロイド合成制御 |
| MC3 | 視床下部・視床・海馬・胎盤・膵臓・胃・十二指腸 | $G_s$ | $\gamma$-MSH = $\alpha$-MSH = $\beta$-MSH = ACTH | エネルギー消費亢進・抗炎症 |
| MC4 | 視床下部・視床・辺縁系・後脳・脳幹・皮質・脊髄 | $G_s$ | $\alpha$-MSH = $\beta$-MSH = ACTH > $\gamma$-MSH | 摂食抑制・エネルギー消費亢進・交感神経活性化・性行動制御 |
| MC5 | 皮質・小脳・線条体・中脳・脳幹・嗅球・筋肉・脂肪細胞・脾臓・精巣・骨髄・下垂体・心臓・肺・腎臓・肝臓 | $G_s$ | $\alpha$-MSH > $\beta$-MSH = ACTH > $\gamma$-MSH | ナトリウム利尿・発汗・脂肪合成 |

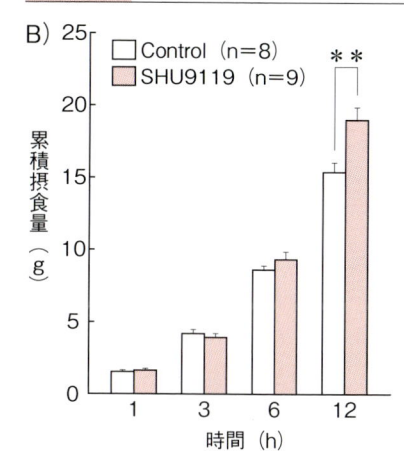

図 MC4Rと他のメラノコルチン受容体の比較（A）およびMC4Rの摂食制御作用（B）

A) MC4Rとその他のメラノコルチン受容体ファミリーの比較．メラノコルチン受容体ファミリーはすべて$G_s$カップリングであるが，それらの分布部位，メラノコルチンリガンドの親和性，機能は異なる．MC4Rは特に中枢神経系に発現するサブタイプであり，摂食抑制およびエネルギー消費亢進に働く

B) MC3/4R阻害の摂食量への作用．ラットの第3脳室にメラノコルチン3/4型受容体の阻害薬であるSHU9119（500 pmol）を投与すると，累積摂食量の亢進がみられる．$**P<0.01$

あるが，肥満症においてはレプチン抵抗性が惹起されており，MC4Rの活性化も減弱され，肥満症を悪化させる．そのような状態においてMC4Rを活性化させることは，肥満症治療に非常に有効な手段となる．過去の報告においてMC4RのアゴニストであるMelanotan-Ⅱ（MT-Ⅱ）は摂食を抑制し，体重を減少させる．しかし，MC4Rの生理的役割には前述のように，摂食や代謝のみならず，血圧や，情動，性機能にも影響を及ぼすため，適正な容量，投与量，投与方法などを慎重に検討する必要がある．

近年MC4Rの遺伝子異常が認められており，欧米では早期発症重度肥満者の1〜6％にMC4Rの遺伝子変異が見つかっている[12]．MC4Rの遺伝子異常は，肥満症の原因となる単一遺伝子異常の中で最も頻度の高いものである．しかし，MC4Rの遺伝子異常患者の多くはヘテロ接合であるために，MC4Rアゴニストが有効であることは十分に考えられる．

<文献>
1) Gantz, I. et al.：J. Biol. Chem., 268：15174-15179, 1993
2) Mountjoy, K. G. et al.：Mol. Endocrinol., 8：1298-1308, 1994
3) Huszar, D. et al.：Cell, 88：131-141, 1997
4) Probst, W. C. et al.：DNA Cell. Biol., 11：1-20, 1992
5) Marsh, D. J. et al.：Nat. Genet., 21：119-122, 1999
6) Maejima, Y. et al.：Cell Metab., 10：355-365, 2009
7) Bartness, T. J. et al.：Int. J. Obes. (Lond)., 34 Suppl 1：S36-S42, 2010
8) Maier, T. & Hoyer, J.：Nephrol. Dial. Transplant, 25：674-677, 2010
9) Liu, J. et al.：Endocrinology, 148：5531-5540, 2007
10) Chaki, S. & Okubo, T.：Curr. Top. Med. Chem., 7：1145-1151, 2007
11) Van der Ploeg L. H. et al.：Proc. Natl. Acad. Sci. USA, 99：11381-11386, 2002
12) Lubrano-Berthelier, C. et al.：Ann. N. Y. Acad. Sci., 994：49-57, 2003

（前島裕子，矢田俊彦）

# 5章 中枢神経系

# CART

【本分子をターゲットにしている治療薬】
・カンナビノイド受容体（CB1）拮抗薬（p.295参照）

## 本分子の研究の経緯

CART（cocaine and amphetamine-regulated transcript）は，その名の通り，コカインあるいはアンフェタミンによって脳で増加する遺伝子産物として発見された[1]．CARTを脳室内に投与すると，摂食が抑制されるとともに，CART抗体を脳室内に投与すると摂食が亢進する[2]．CARTは，脳に広く分布するが，視床下部弓状核では摂食抑制作用をもつα-MSH（p.178）と共存する．CARTはまた，報酬系にも作用を及ぼす．CARTの受容体は，現在もなお発見されていない．しかし，CARTを作用させた時の細胞内シグナル伝達機構の解析から，Gi/Go共役型GPCRが推定されている．

## 分子構造

CARTの前駆体はさまざまなペプチドが産生する．その中で，55～102番目のアミノ酸からなるペプチドと62～102番目のペプチドが，脳で最も多く，作用も最も強い．

## 機能・役割

CART（55-102）は，視床下部弓状核においてα-MSHと共存し，α-MSHとともに強い摂食抑制作用をもつ．弓状核CART産生ニューロンは，室傍核に投射し，TRH（thyrotropin releasing hormone）の分泌を促進する．弓状核におけるCARTの発現は，レプチン（p.86），グレリン（p.207）などによって変化する．レプチンシグナルに異常をもつob/obおよびdb/dbマウスでは，弓状核においてCARTの発現が著しく低下している．CARTを第4脳室に投与すると，味覚に対する嫌悪学習を引き起こし，非特異的に摂食を抑制する．視床下部においてCARTはカンナビノイド受容体（CB1）と共存している．CB1拮抗薬リモナバンは薬物による過食を抑制するが，CART遺伝子欠損マウスでは抑制されない．このことから，CB1拮抗薬リモナバンによる摂食抑制作用にCARTが関係している可能性がある[3]．

CARTは脳に広く分布するが，腹側被蓋野，側坐核にも存在する．腹側被蓋野ドーパミンニューロンは，視床下部外側核（内側前脳束）を通って側坐核などに至り，報酬系の調節にかかわる領域である．CARTを側坐核に投与すると，摂食が抑制される．コカイン中毒のヒト脳では，CARTの発現が側坐核で増加し，逆に腹側被蓋野で低下している．さらに，メタンフェタミン，MDMA（3,4-methylenediozy-N-methyl-amphetamine），エタノールを動物に与えると，側坐核においてCARTの発現が高まる．CARTを実験動物に投与すると，コカインの自己投与が減少するなど，コカインに対する依存性を低下させる．これらの実験から，CARTは腹側被蓋野ドーパミンニューロンを中心とする報酬系に作用を及ぼすと考えられる．CARTを脳室内に投与すると，不安様行動が増加するとの報告もある[4]．

CARTは，ストレスに伴う視床下部－下垂体－副腎系の活性化と密接に関連する．CARTを脳室内に投与すると，室傍核CRH（corticotropin releasing hormone）ニューロンを活性化する．また，強制水泳などのストレスによって室傍核でのCARTの発現が高まる．さらに，副腎皮質を摘除すると，視床下部や海馬においてCARTの発現が著しく低下する．

CARTは，また，膵臓ランゲルハンス島を支配する自律神経とソマトスタチン産生細胞に発現している．CART遺伝子をノックアウトしたマウスは，インスリ

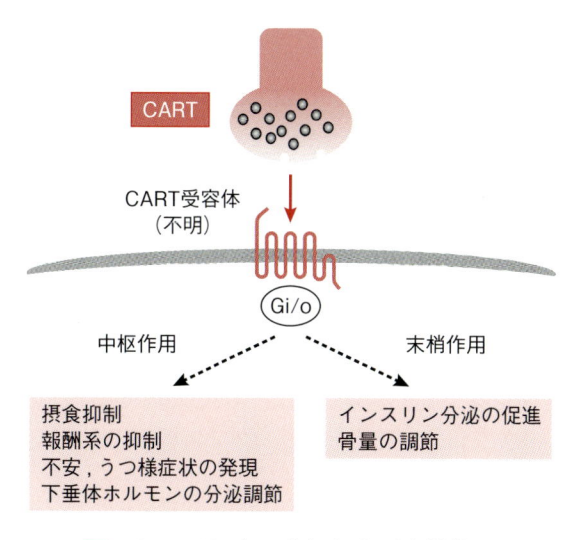

図　CARTによる中枢および末梢作用

ン分泌が低下して耐糖能が悪化する．また，CARTはGLP-1（p.198）によるインスリン分泌を増強する．

近年，CARTが骨量を調節することが報告された．CARTの欠損マウスは破骨細胞の数とその機能が亢進し，骨量が低下する[5]．また，メラノコルチン4受容体（MC4R：前項参照）の欠損マウスでは，CARTが過剰発現する結果，骨量が増加する（図）．

## 糖尿病・代謝疾患との関連性・臨床的意義

CARTの遺伝子変異による肥満家系が報告されている．この肥満家系では，CARTの34番目のアミノ酸ロイシンがフェニルアラニンに置換しており，その結果，CARTの分泌が低下している[6]．この遺伝子変異をもつ人は，不安・うつ傾向を有することも報告されている．そのほか，CART遺伝子の多型性と，肥満，アルコール依存症との関連が報告されている．

<文献>
1) Douglass, J. et al.：J. Neurosci., 15：2471-2481, 1995
2) Kristensen, P. et al.：Nature, 393：72-76, 1998
3) Vicentic, A. & Jones, D. C.：J. Pharmacol. Exp. Ther., 320：499-506, 2007
4) Rogge, G. et al.：Nat. Rev. Neurosci., 9：747-758, 2008
5) Karsenty, G.：Cell Metab., 4：341-348, 2006
6) del Giudice, E. M. et al.：Diabetes, 50：2157-2160, 2001

（箕越靖彦）

*memo*

# 5章　中枢神経系

# Nesfatin-1 【和文】ネスファチン-1

## ■ 本分子の研究の経緯

2型糖尿病の治療薬として用いられているチアゾリジン誘導体の添加により発現増加が起こる新規摂食調節因子の探索を行ったところ、新たな摂食抑制因子としてNEFA/nucleobindin2 (NUCB2) -Encoded Satiety and Fat-Influencing Protein (Nesfatin) が発見された[1]。Nesfatin-1はNUCB2よりプロセシングを受けて産生されるペプチドであり、中枢と脂肪組織とに存在する。Nesfatin-1の脳室内投与（ICV）は摂食を抑制し、Nesfatin-1/NUCB2の特異的抗体の脳室内投与により摂食量が亢進することから、Nesfatin-1は生理的摂食抑制因子であると考えられる。Nesfatin-1は視床下部において弓状核（ARC），室傍核（PVN），外側野（LHA），視索上核（SON），延髄孤束核（NTS）に分布することがわかっている。しかし、絶食により室傍核のNesfatin-1発現が選択的に低下することから，PVN Nesfatin-1が摂食調節に重要であると考えられる。Nesfatin-1を室傍核に局所投与すると摂食抑制がみられることから、室傍核は少なくともNesfatin-1の作用部位の1つである。Nesfatin-1は室傍核において、バソプレッシン（AVP），オキシトシン（Oxt），corticotropin releasing hormone（CRH）ニューロンと共局在している[2]ことも明らかになっている。

Nesfatin-1の摂食抑制作用はオキシトシン[3]やCRH[4]を介する。一方、PVN Nesfatin-1の発現を調節する上流因子は十分わかっていないが、弓状核から室傍核に投射するニューロンの神経伝達物質α-MSH（p.178）[1]，また食後に血中で増加する、グルコースやインスリン[5]がPVN Nesfatin-1ニューロンを活性化することが明らかになっている。

## ■ 分子構造

NUCB2はプロホルモン変換酵素により切断されることでNesfatin-1, 2, 3に分けられる（図A）。その中でもNUCB2のN末端の82個のアミノ酸（分子量約1万）で構成されるNesfatin-1のみが脳室内投与により摂食抑制を示す（図B）。NUCB2/Nesfatin-1はヒト、ラット、マウスで高い相同性を示し、ヒトNUCB2/Nesfatin-1に対し、ラットで87.9％、マウスで87.4％の相同性をもつことがわかっている[6]。Nesfatin-1の受容体は同定されていないが、Gタンパク質共役型受容体であることを示唆する報告がある[7]。

## ■ 機能・役割

Nesfatin-1には摂食調節機能のほか、糖代謝にも深く関与しており、インスリン分泌促進作用が明らかになった[8]。

摂食に密接に関連するストレス反応については、拘束ストレスによりPVN Nesfatin-1ニューロンの活性化が報告されており、Nesfatin-1のICVはストレス負荷による副腎皮質刺激ホルモン（ACTH）およびコルチコステロンの分泌を促進し、視床下部-下垂体-副腎皮質軸を活性化させる[9]。またNesfatin-1の脳室内投与により不安様行動が増加することも報告されている[10]。また、セロトニンKOマウスで視床下部のNUCB2 mRNAが減少し、セロトニン受容体（p.188）アゴニストの末梢投与により視床のNUCB2 mRNAが増加した[11]ことからセロトニンは視床下部NUCB2の上流制御因子であることが推測される。しかし、Nesfatin-1によるストレス反応亢進と摂食抑制機能を結びつける報告は今のところない。

中枢におけるNesfatin-1の作用として血圧増加作用があげられる[12]。この血圧増加作用はメラノコルチン阻害薬およびβ-adrenergic阻害薬で消失することから、Nesfatin-1はメラノコルチン系を活性化し、交感神経活動を活性化することで血圧を上昇させていることが推測される。

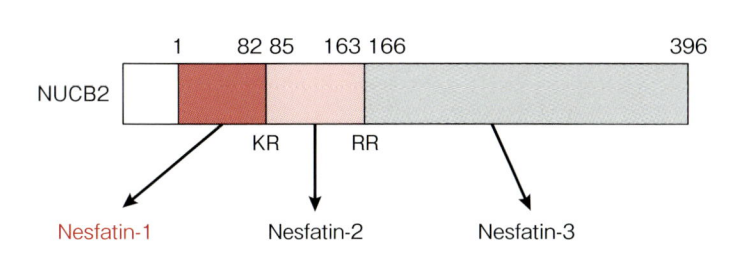

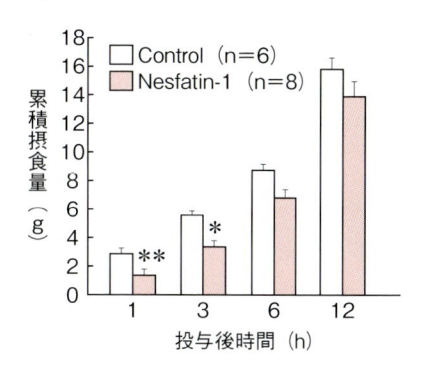

**図 NUCB2の構造とNesfatin-1による摂食抑制作用**

A) NUCB2のアミノ酸配列はプロホルモン変換酵素によりプロセシングされ，Nesfatin-1，Nesfatin-2，Nesfatin-3がつくられると推定される．Nesfatin-1のみが摂食抑制作用をもつ
B) Nesfatin-1 100 pmolを脳室内投与後12時間までの摂食量を示す．$**P<0.05$，$*P<0.01$

## 糖尿病・代謝疾患との関連性・臨床的意義

　Nesfatin-1は肥満動物において血中レベルが増加することが知られている．一方ヒトではBMIとの正の相関[13]，負の相関[14] または相関しないという報告[15] があり，統一した所見が得られていないため，病態的意義についても不明確である．しかし，Nesfatin-1はレプチン抵抗性の肥満モデルラットであるZucker fattyラットへのICV投与で摂食を抑制することから肥満治療に有効である可能性がある．さらにNesfatin-1のmid segmentの30個のアミノ酸ペプチド（M30）は，マウスへの末梢投与で摂食抑制効果がみられ[16]，さらにレプチン欠損db/dbマウスにおいても摂食を抑制する[16]．このようにNesfatin-1，M30は肥満病態の特徴であるレプチン抵抗性に影響されずに過食・肥満改善作用を発揮することから，Nesfatin-1を基盤とした抗肥満薬の開発が期待される．

<文献>

1) Oh-I, S. et al.：Nature, 443：709-712, 2006
2) Kohno, D. et al.：Endocrinology, 149：1295-1301, 2008
3) Maejima, Y. et al.：Cell Metab., 10：355-365, 2009
4) Stengel, A. et al.：Endocrinology, 150：4911-4919, 2009
5) Gantulga, D. et al.：Biochem. Biophys. Res. Commun., 420：811-815, 2012
6) 清水弘行：糖尿病学2010（岡　芳知，谷澤幸生/編），pp.31-37，診断と治療社，2010
7) Brailoiu, G. C. et al.：Endocrinology, 148：5088-5094, 2007
8) Nakata, M. et al.：Endocr. J., 58：305-313, 2011
9) Yoshida, N. et al.：Aging (Albany NY)., 2：775-784, 2011
10) Merali, Z. et al.：Psychopharmacology (Berl), 201：115-123, 2008
11) Nonogaki, K. et al.：Biochem. Biophys. Res. Commun., 372：186-190, 2008
12) Yosten, G. L. & Samson, W. K.：Am. J. Physiol. Regul. Integr. Comp. Physiol., 297：R330-R336, 2009
13) Ramanjaneya, M. et al.：Endocrinology, 151：3169-3180, 2010
14) Tsuchiya, T. et al.：Clin. Endocrinol. (Oxf)., 73：484-490, 2010
15) Li, Q. C. et al. Regul. Pept., 159：72-77, 2009
16) Shimizu, H. et al.：Endocr. J., 56：537-543, 2009

（前島裕子，矢田俊彦）

## 5章 中枢神経系

# モノアミントランスポーター

**【本分子をターゲットにしている治療薬】**
- ブプロピオン（p.293 参照）
- テソフェンシン，マジンドール（p.294 参照）
- シブトラミン（p.294 参照）
- フェンテルミン（p.290 参照）

## ◆ 本分子の研究の経緯

モノアミントランスポーター（monoamine transporters：MAT）はノルアドレナリンの交感神経終末への取り込みを観測したJulius Axelrod（1970年ノーベル生理学・医学賞）らによって提唱され，後に電子顕微鏡的に確認された．三環系抗うつ薬の標的分子であることが判明してからは，創薬のターゲットとして注目されている．

## ◆ 機能・役割

中枢神経系における情報伝達はセロトニン（5-HT，次項参照）やドーパミン（DA，p.190），ノルエピネフリン（norepinephrine：NE）などのモノアミンによって行われているが，このモノアミンのシナプス間隙への放出・再取り込みにMATが関与している．神経終末からシナプス間隙に放出されたモノアミンは，それぞれセロトニントランスポーター（serotonin transporter：5-HTT），ドーパミントランスポーター（dopamine transporter：DAT），ノルエピネフリントランスポーター（norepinephrine transporter：NET）によって前シナプスに再取り込まれ，そのシナプス間隙での濃度が制御されている．神経終末に再取り込まれたモノアミンはモノアミンオキシダーゼ（monoamine oxidase）により分解されるか，一部はシナプス小胞に再び蓄えられ再利用される．この小胞にモノアミンを蓄えるのがシナプス小胞トランスポーター（vesicular monoamine transporter：VMAT）である．VMATはMATとは違い，モノアミンに非特異的な輸送体であり，VMATにより小胞内にはモノアミンが細胞質内の1万倍も濃縮される．ほかにもVMATは，細胞質で合成されたモノアミンをシナプス小胞に貯蔵し，モノアミン放出に備える（図）．

## ◆ 分子構造

5-HTT，DAT，NETは12回膜貫通型タンパク質であり，細胞内にN末端とC末端をもつ．$Na^+$，$Cl^-$の細胞内輸送と共役してモノアミンが細胞内に輸送される．細胞内にいくつかのリン酸化部位を有し，リン酸化により活性調節を受ける．

一方，VMATは小胞内外の$H^+$の電気化学的ポテンシャル差を駆動力として伝達物質を小胞内に能動輸送する．12回膜貫通型で，細胞質内にN末端とC末端を，小胞内に面して糖鎖付着部分をもっていると考えられている．VMAT-1およびVMAT-2がクローニングされており，前者はクロム親和性細胞顆粒に，後者はシナプス小胞に存在する．

## ◆ 糖尿病・代謝疾患との関連性・臨床的意義

MATの機能や発現は，さまざまな薬物により影響を受けるため，新しい薬物の標的として興味がもたれている．特に抗肥満薬の標的として，いくつかの報告があるので紹介する．

● **ブプロピオン（Bupropion：Wellbutrin®）**

NE・DAの再取り込み抑制とともに，ニコチン受容体のアンタゴニストとして作用する．もともとは抗うつ薬・禁煙薬として開発されたが，臨床研究では生活スタイルの改善とともに1年にわたって肥満者の体重を減少させた[1]．現在は他の薬物との合剤との開発が進められているが，心血管系へのリスクについてのさらなる調査が求められている．

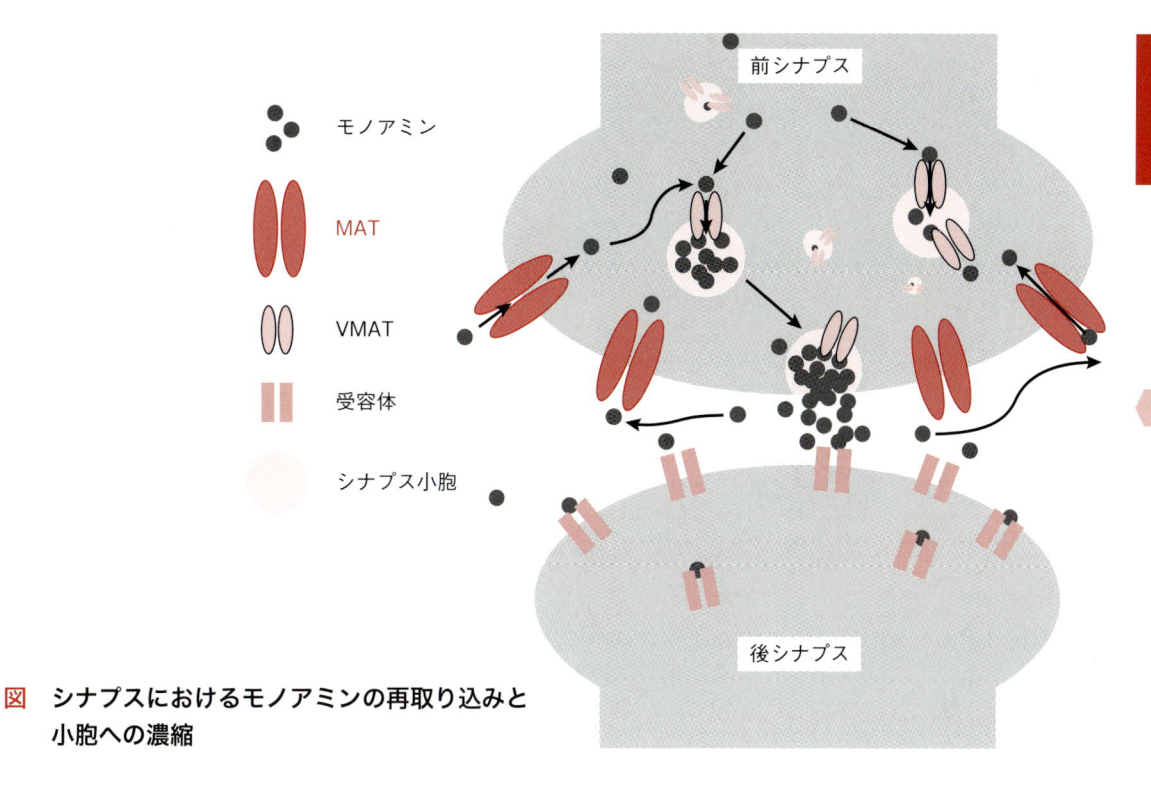

**図　シナプスにおけるモノアミンの再取り込みと小胞への濃縮**

● **テソフェンシン（Tesofensine）**

　もともとはアルツハイマー病の治療薬として開発されていたが，用量依存性に体重減少効果があることがわかった．NE・DA・5-HTの再取り込み抑制により摂食を抑えると考えられており，血圧には影響を及ぼさないが，心拍数を増加させることがわかっている[2]．

● **マジンドール（Mazindol：Sanorex®）**

　本邦でも承認されている肥満治療薬である．その作用機序として，摂食中枢である視床下部室傍核への直接作用と，NE再取り込み抑制が報告されているが，モノアミンの分泌促進作用はないため，薬物依存や覚醒作用はあまりないと言われている[3]．マジンドールは本邦ではBMI 35以上の高度肥満において3カ月の処方を限度に保険適用となっているが，交感神経刺激作用による循環系への影響などの問題が指摘されている[4]．

● **シブトラミン（Sibutramine：Meridia®, Reductil®）**

　1997年にメキシコ・米国で承認されたNE・5-HT再取り込み阻害薬である．中枢性に作用し，満腹感の亢進によりエネルギー摂取を減少させるとともに，軽度の熱産生作用をもつことから抗肥満薬として注目されている．その後の研究でデクスフェンフルラミン（Dexfenfluramine）ほどではないもののシブトラミンが循環器系への作用をもつことにより，非致死的であるが心血管イベントの発症を有意に増加させることがわかった[5]．

● **フェンテルミン（Phentermine：Adipex-P Oral®）**

　MATに作用はしないが，抗肥満薬として興味深い．かつてはフェンフルラミン（Fenfluramine）と合わせてFen-Phen療法として使用された．フェンテルミンはDA, NEの放出を刺激することで摂食を抑制していると考えられる．現在は抗てんかん薬トピラマート（Topiramate）との合剤（Qsymia®）が抗肥満薬として米国で使用が検討されている．

＜文献＞

1）Valentino, M. A. et al.：Clin. Pharmacol. Ther., 87：652-662, 2010
2）Astrup, A. et al.：Lancet, 372：1906-1913, 2008
3）森　豊：日本臨床 増刊号，肥満症 第二版：633-636, 2010
4）サノレックス添付文書（http://product.novartis.co.jp/rex/pi/pi_rex.pdfより　2012年7月9日アクセス）
5）James, W. P. et al.：N. Engl. J. Med., 363：905-917, 2010

（倉持素樹，矢田俊彦）

## 5章　中枢神経系

# セロトニン2c受容体

【別名】5-HT2c受容体

【本分子をターゲットにしている治療薬】
- ロルカセリン（p.295参照）

## ◆本分子の研究の経緯

　脳内セロトニン系は，不安，うつなどの感情の制御との関連が従来より知られている．中枢ではセロトニンは縫線核を主とし延髄から中脳のB1～B9ニューロンに存在している．セロトニン（serotonin, 別名5-hydroxytryptamine：5-HT）は末梢では消化管や血小板にも存在している．セロトニン受容体は細胞内情報伝達系の特性から7つのファミリーに分類され，ファミリー間でも分子構造の違いからいくつかのサブタイプに分類される．セロトニン2c受容体（5-HT2c受容体）はその1つであり，精神疾患との関連が示唆されてきた．抗精神病薬にはセロトニン2c受容体阻害作用を有するものも多い．セロトニン2c受容体ノックアウトマウスは易けいれん性であり，過食を呈することから，てんかんや摂食障害との関連も指摘されてきた[1]．

## ◆分子構造

　セロトニン受容体は3型受容体を除き，7回膜貫通，Gタンパク質共役型の受容体である[2]．特にセロトニン2c受容体は，ヒトでは457個のアミノ酸からなり，共役しているGタンパク質はGqであり，ホスホリパーゼC（PLC）を活性化しIP$_3$上昇を介して，細胞内Ca$^{2+}$濃度を上昇させる．セロトニン2c受容体は中枢性の神経伝達物質の受容体に多くみられるRNA編集による修飾を受ける．RNA編集は，転写後修飾により塩基の挿入，欠失，置換などが起こる現象である．RNA編集は，第2細胞内ループ内の5カ所で起こりアミノ酸置換が起こる[3]．このアミノ酸置換によりセロトニンやアゴニストの結合効率が低下する．RNA編集は脳内セロトニン濃度に関連し，濃度が増加すればRNA編集が増加する．RNA編集の頻度は動物種間の中でもさまざまである．セロトニン合成酵素のtryptophan hydroxylase 2の遺伝子が認められているBalb/cマウスでは，セロトニン合成が低下しており，セロトニン2c受容体のRNA編集の頻度が少ない．一方，C57/B16マウスではRNA編集の修飾を受けた受容体が主である．この違いが両マウス間のストレス反応性や不安行動の違いに関連している．

## ◆機能・役割

　脳内セロトニン系は，不安，うつなどの感情の制御との関連が知られている．セロトニン2c受容体は脳脈絡叢，辺縁系（海馬，扁桃体，側坐核），基底核（線条体，黒質），視床下部，延髄，脊髄など中枢神経系に広く分布している．視床下部では弓状核，室傍核，腹内側核に発現が認められる．
　動物実験ではセロトニン2c受容体アゴニストは不安行動を誘発し，アンタゴニストは不安行動を抑制する[4]．うつ病や不安障害の患者ではセロトニン2c受容体の機能が亢進しており，選択的セロトニン再取り込み阻害薬（SSRI）はシナプス間隙のセロトニン濃度を低下させることによりセロトニン2c受容体伝達亢進を是正することで治療効果を上げている．

## ◆糖尿病・代謝疾患との関連性・臨床的意義

　前述のようにセロトニン2c受容体ノックアウトマウスは，過食と行動量の増加を呈する．しかし，若年期の体重と脂肪組織重量は野生型と差がなく，レプチン（p.86）やインスリン濃度も正常に保たれる．またコルチコステロン濃度も差を認めない．つまり視床下部－下垂体－副腎（HPA）軸やエネルギー代謝は正常に

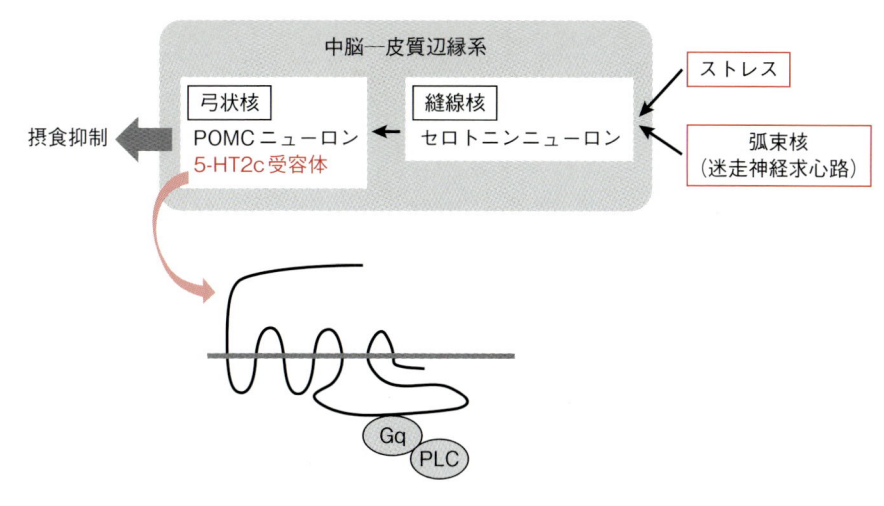

**図　セロトニンニューロンによる摂食抑制作用**

セロトニンはストレス反応と関係する神経伝達物質であり，セロトニンニューロンは縫線核に主に存在する．視床下部弓状核POMCニューロンは5-HT2c受容体を発現しており，セロトニンの刺激により活性化される．5-HT2c受容体はGqタンパク質結合型受容体であり，ホスホリパーゼC（PLC）を活性化する

保たれるが過食を呈する．さらに，SSRIのフェンフルラミンやセロトニン2c受容体（5-HT2c）アゴニストは摂食抑制作用を有することと併せて考えると，セロトニン2c受容体は摂食抑制に関与していることが示唆される．

　末梢組織からの求心性繊維による摂食調節に関与していることが知られているのは迷走神経である．門脈内グルコースやCCK（p.206），グレリン（p.207）は迷走神経求心路を介して延髄孤束核に情報入力する．その情報は孤束核からセロトニンニューロンが多く分布する縫線核へ投射されている．つまり末梢組織からの代謝情報はセロトニンニューロンに伝達され，その情報は視床下部の弓状核や室傍核に伝達される．弓状核の強力な摂食抑制系ニューロンであるPOMCニューロンはセロトニン2c受容体を発現していることが報告されており，セロトニン2c受容体アゴニストで活性化される[5]（図）．室傍核のCRHニューロンにもセロトニン2c受容体が発現しており，アゴニストはCRHニューロンを活性化して摂食抑制作用を起こす[6]．セロトニンの摂食抑制はセロトニン1b受容体を介して摂食亢進系の弓状核NPY/AgRPニューロンの活性を抑制する機序もある[7]．

　過食による肥満と筋緊張低下を主徴とするPrader-Willi症候群の関連遺伝子は第15染色体に存在し，その領域から同定されたノンコーディングRNAであるMouse brain type-Ⅱ-52（MBⅡ-52）はセロトニン2c受容体のmRNAと結合することが報告されている[8]．

　オランザピン（Olanzapine）をはじめとする第2世代非定型抗精神病薬は重篤な体重増加や耐糖能異常の副作用が問題視されているが，この機序としてセロトニン2c受容体阻害による過食肥満が指摘されている．一方，選択的セロトニン2c受容体アゴニストのロルカセリン（Lorcaserin）は，抗肥満薬として2012年6月にFDAで承認され，今後の成果が期待されている．

＜文献＞
1) Tecott, L. H. et al.：Nature, 374：542-546, 1995
2) Hoyer, D. et al.：Pharmacol. Rev., 46：157-203, 1994
3) Burns, C. M. et al.：Nature, 387：303-308, 1997
4) Wood, M. D. et al.：CNS Neurol. Disord. Drug Targets, 5：445-452, 2006
5) Heisler, L. K. et al.：Science, 297：609-611, 2002
6) Heisler, L. K. et al.：J. Neurosci., 27：6956-6964, 2007
7) Dryden, S. et al.：Peptides, 17：943-949, 1996
8) Doe, C. M. et al.：Hum. Mol. Genet., 18：2140-2148, 2009

（中田正範，矢田俊彦）

5章 中枢神経系

# ドーパミンD2受容体

【本分子をターゲットにしている治療薬】
・ドーパミンD2受容体作動薬（p.332 参照）

## 本分子の研究の経緯

ドーパミン（dopamine：DA）は脳内に最も多く含まれるカテコールアミンである．脳内のドーパミンニューロンには，黒質－線条体系，中脳－皮質辺縁系，漏斗－下垂体系の3つの大きな経路がある．黒質－線条体系は運動機能に関係し，黒質のドーパミンニューロンの脱落がパーキンソン病の病因である．中脳－皮質辺縁系は情動・快感報酬行動に関係しており，食嗜好に大きく関与している．漏斗－下垂体系は視床下部のドーパミンが下垂体中葉の$\alpha$-MSH（p.178），下垂体前葉のプロラクチン分泌を抑制する．

## 分子構造

ドーパミンの受容体はD1～D5受容体がありすべて7回膜貫通型のGタンパク質関連受容体である．構造と機能から，D1受容体サブタイプ（D1，D5）とD2受容体サブタイプ（D2，D3，D4）に分類される[1]．D1受容体サブタイプはC末端が長く，第3細胞内ドメインが短い．一方，D2受容体サブタイプはC末端が短く，第3細胞内ドメインが長い．第3細胞内ドメインの違いによりD1受容体サブタイプはGsタンパク質が，D2受容体サブタイプはGi/oタンパク質が結合する．D2受容体の第3細胞内ドメインには種々のタンパク質が結合することが明らかになってきている．カルシウム・カルモジュリンが第3細胞内ドメインに結合するとD2受容体のGタンパク質を介した活性化が阻害される[2]．ほかにもNSF（N-ethylmaleimide-sensitive facto），DAT（dopamine transporter）も結合する．ヒトD2受容体は第3細胞内ループの選択的スプライシングによって$D_{2S}$受容体（415アミノ酸）と$D_{2L}$受容体（443アミノ酸）の2つのスプライシングバリアントがあり，アイソフォームmRNAの発現比率は各組織で異なっている[3]．$D_{2S}$受容体は自己受容体として黒質－線条体系ドーパミンニューロンの神経終末に発現している．$D_{2L}$受容体は辺縁系，線条体の後シナプスに発現している．

## 機能・役割

黒質－線条体系は錐体外路性運動機能調節に関係している．ドーパミンニューロンは線条体のGABAニューロンに投射している．線条体には，サブスタンスPを含有しD1受容体を発現しているGABAニューロンとエンケファリンを含有しD2受容体を発現しているGABAニューロンが存在している．D2受容体GABAニューロンは淡蒼球外節に投射し，淡蒼球外節からの出力を抑制する．パーキンソン病ではD2受容体経路が障害され，運動量減少，筋緊張亢進を呈する[4]．D2受容体阻害薬投与マウスやD2受容体ノックアウトマウスはパーキンソン様症状と運動量の低下を呈する．D2受容体アゴニストはパーキンソン病初期の治療薬として使われている．

中脳－皮質辺縁系は情動行動に関係しており，統合失調症や注意欠陥多動性障害などの精神疾患ではこの系の活性が亢進している．このドーパミンニューロンの過剰興奮に対して，シナプス後膜のD2受容体阻害が統合失調症の陽性症状の抑制に重要であり，抗精神病薬のほとんどがD2受容体拮抗作用を有している．

## 糖尿病・代謝疾患との関連性・臨床的意義

ヒトは美味しい食事をすると，快感，至福感を感じ（快情動），これを記憶する．また，満腹になった後でも好物を食べられる感覚（別腹）をもっている．これ

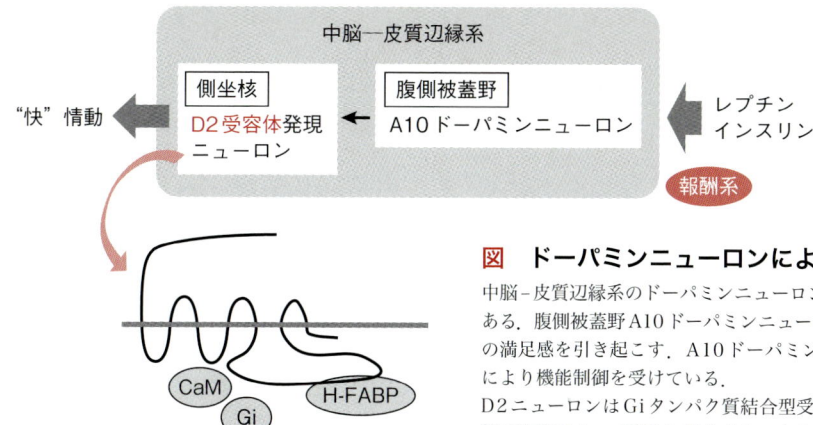

**図　ドーパミンニューロンによる食欲調節作用**

中脳−皮質辺縁系のドーパミンニューロン経路は情動行動（報酬系）に重要である．腹側被蓋野A10ドーパミンニューロンは側坐核のD2受容体を介して食の満足感を引き起こす．A10ドーパミンニューロンはレプチン，インスリンにより機能制御を受けている．
D2ニューロンはGiタンパク質結合型受容体であり，Giタンパク質の結合は第3細胞内ループ部位に結合する．カルモジュリン（CaM）はGiタンパク質の結合を阻害する．第3細胞内ループにはH-FABPが結合し，脂肪酸の修飾を受ける可能性がある

は，エネルギー代謝状況に依存した（homeostatic）食行動と独立した，快感に駆動される（hedonic）食行動として位置づけられる．これには中脳−皮質辺縁系が大きく関連している．大脳辺縁系は食行動を含む個体維持や種族保存などの本能的な行動や情動を司る．快情動には腹側被蓋野（ventral tegmental area：VTA）のドーパミンニューロン（A10ニューロン）から線条体（特に側坐核）への経路が重要である（図）．

VTAへのインスリンの局所投与は摂食を抑制し，中脳ドーパミンニューロン特異的インスリン受容体ノックアウトマウスは過食を呈することから，ドーパミンニューロンはインスリンの標的ニューロンの1つである[5]．インスリンはVTAのドーパミンニューロンを活性化することで食欲に対する快情動を亢進し，食行動を止めると考えられる．またインスリンはIRS-2からPI3-kinase-PDK1経路によりDATの発現を増加させる[6]．このことは，インスリンはドーパミンニューロンのホメオスターシスにも関与していることを示唆している．逆に，ヒト肥満者では，VTAの投射先である側坐核のドーパミンD2受容体の食事による活性化が低下していることが報告されている[7]．肥満に伴うインスリン抵抗性がドーパミンニューロン系に生じると，食事に対する満足感が減少している可能性があることを示している．

レプチン（p.86）遺伝子異常の患者は，食に応答するVTA−側坐核系の活性化が亢進している[8]．レプチン受容体もVTAのドーパミンニューロンに発現しており，レプチンのVTAへの局所投与により摂食は抑制され，VTAのレプチン受容体のノックダウンは摂食を亢進する．そして，ドーパミンニューロンにおけるレプチンシグナリングにはJAK2-STAT経路が重要である．

側坐核のD2ドーパミン受容体のノックダウンマウスは，摂食亢進を示す[9]．またob/obマウスにD1/D2受容体アゴニストを投与すると，過食，肥満が抑制される．肥満2型糖尿病患者に対してD2アゴニストのブロモクリプチン（Bromocriptine）が効果的であるとの報告もある．D2受容体が肥満治療の標的となり得る可能性が示唆される．

<文献>
1) Missale, C. et al.：Physiol. Rev., 78：189-225, 1998
2) Liu, X. Y. et al.：Neuron, 52：897-909, 2006
3) Giros, B. et al.：Nature, 342：923-926, 1989
4) Guridi, J. & Obeso, J. A.：Brain, 124：5-19, 2001
5) Konner, A. C. et al.：Cell Metab., 13：720-728, 2011
6) Russo, S. J. et al.：Nat. Neurosci., 10：93-99, 2007
7) Wang, G.J. et al.：Lancet, 357：354-357, 2001
8) Farooqi, I. S. et al.：Science, 317：1355, 2007
9) Johnson, P. M et al.：Nat. Neurosci., 13：635-641, 2001

（中田正範，矢田俊彦）

# 5章 中枢神経系

# カンナビノイド受容体

**【本分子をターゲットにしている治療薬】**
- リモナバン（p.295参照）

## 本分子の研究の経緯

マリファナは多様な精神神経作用を有する．マリファナの主成分はΔ⁹-tetrahydrocannabinolであり，この受容体がカンナビノイド（cannabinoid：CB）受容体である．1990年にCB1受容体が，1993年にはCB2受容体がクローニングされた[1)2)]．内因性リガンドとして1992年にアナンダミドと1995年に2-アラキドノイルグリセロール（2-AG）が同定されている．アナンダミド合成系の酵素としてN-アシルホスファチジルエタノールアミン-ホスホリパーゼD（NAPE-PLD）が，分解系の酵素として2種の脂肪酸アミド水解酵素（FAAH，NAAA）が同定されている．2-AGの合成はイノシトールリン脂質からホスホリパーゼCとジアシルグリセロール・リパーゼを介した経路とホスホリパーゼA1とホスホリパーゼCを介した経路が考えられている．分解系の酵素はモノアシルグリセロールリパーゼ，モノアシルグリセロールキナーゼが同定されている．

## 分子構造

カンナビノイド受容体CB1およびCB2は7回膜貫通，Gタンパク質共役型の受容体（GPCR）であり，CB1受容体は主に中枢および末梢神経末端で発現し，CB2受容体は免疫細胞などで多く発現している．CB1受容体は，ヒトでは472個のアミノ酸からなり，共役しているGタンパク質はGoまたはGiであり，細胞内シグナルとしてはアデニル酸シクラーゼの阻害，電位依存性$Ca^{2+}$チャネルの抑制，電位依存性$K^+$チャネルの活性化などが報告されている．CB1受容体はシナプス前終末に存在し，逆行性シグナル伝達に関与している[3)4)]．CB2受容体は，ヒトでは360個のアミノ酸からなりCB1受容体との相同性は44％であり，共役Gタンパク質はGoまたはGiである．他のGPCRと異なりCB1受容体のリガンドの結合部位は脂質二重膜内の膜貫通領域にある．脂質分子である内因性カンナビノイドは細胞膜に溶け込んだのち，作用するものと考えられる．

## 機能・役割

CB1受容体は中枢神経系に広く分布し，CB2受容体は免疫系の細胞に発現している．マリファナの作用は多様であり，ヒトが摂取すると夢幻的陶酔状態となり，時間感覚・空間感覚の異常短期記憶障害，多幸感，幻覚など多彩な精神神経症状を呈するが，これらの症状の大部分はCB1受容体を介していると考えられる．CB1受容体は，大脳皮質（高次脳機能），海馬（記憶・学習），扁桃体（情動行動），小脳や基底核（運動機能調節）に発現しており，これらの部位でCB1は逆行性シナプス伝達調節に関与している．刺激によるシナプス後部ニューロンの活性化（電位依存性Caチャネルを介した$Ca^{2+}$の流入，ホスホリパーゼCβの活性化）により内在性カンナビノイド（2-AG）が放出される．放出された2-AGは，神経シナプス前終末に局在しているCB1受容体に作用し，さらなる神経伝達物質の放出を抑制する．この逆行性シナプス伝達は長期抑制（long-term depression：LTD）にも関与している[3)4)]．

## 糖尿病・代謝疾患との関連性・臨床的意義

食行動の目的は生命活動に必要なエネルギーの補給であり，空腹や満腹という感覚による食行動の調節は重要である．これに加えて，食行動には，甘い物を食

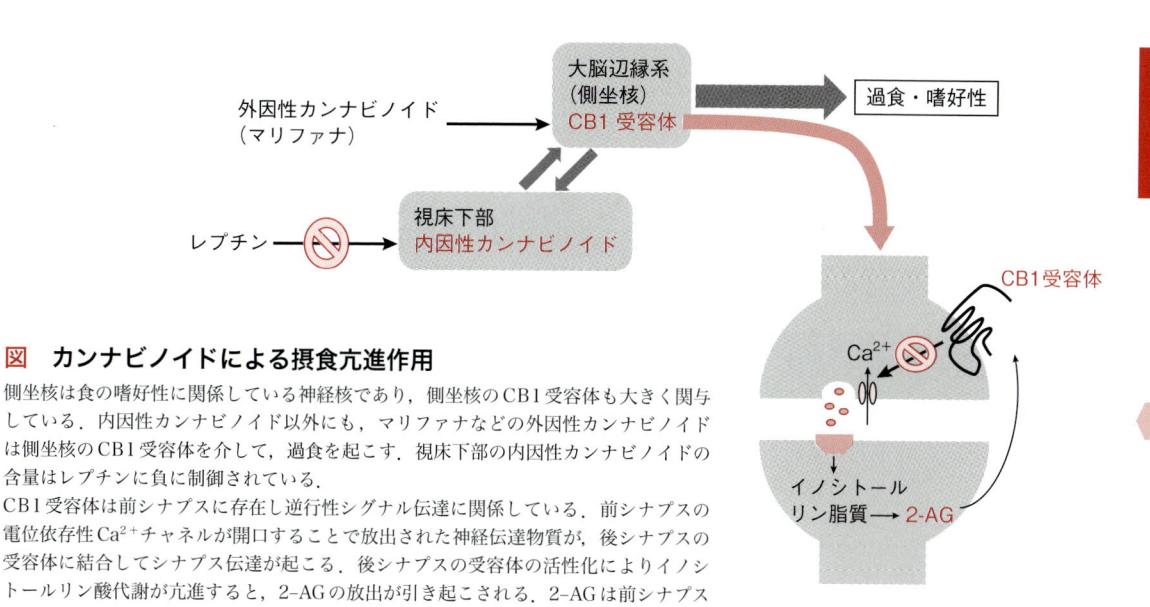

### 図 カンナビノイドによる摂食亢進作用

側坐核は食の嗜好性に関係している神経核であり，側坐核のCB1受容体も大きく関与している．内因性カンナビノイド以外にも，マリファナなどの外因性カンナビノイドは側坐核のCB1受容体を介して，過食を起こす．視床下部の内因性カンナビノイドの含量はレプチンに負に制御されている．
CB1受容体は前シナプスに存在し逆行性シグナル伝達に関係している．前シナプスの電位依存性$Ca^{2+}$チャネルが開口することで放出された神経伝達物質が，後シナプスの受容体に結合してシナプス伝達が起こる．後シナプスの受容体の活性化によりイノシトールリン酸代謝が亢進すると，2-AGの放出が引き起こされる．2-AGは前シナプスのCB1受容体を介して，電位依存性$Ca^{2+}$チャネルを抑制してシナプス伝達を抑制する

べたい，脂っこい物を食べたいという嗜好性も関与する．欲求の充足を快と感じる神経系が報酬系であり，食の満足度，嗜好性には報酬系調節が重要である．報酬系には腹側被蓋野（ventral tegmental area：VTA）から線条体（特に側坐核）への経路が関与している（図）．恐怖刺激により側坐核ではCB1受容体の発現が増加し，逆行性シナプス伝達抑制が増強される[5]．また側坐核の2-AG含量はエタノール投与により増加し，モルヒネにより減少する．報酬系においてCB1受容体は重要な分子である．CB1受容体アンタゴニストのリモナバン（Rimonabant）は摂食量，特に嗜好物の摂餌を減少させることから，CB1受容体は食の嗜好性に関連していると考えられる[6]．

一方，視床下部のCB1受容体も重要である．視床下部のカンナビノイド含量は血中レプチン（p.86）により負に制御されている[7]．さらに摂食制御に関連したメラノコルチン（p.178），摂食促進に関連したNPY（p.172）・グレリン（p.207）・オレキシン（p.176）・CRHとの相互作用も報告されている．

このようにカンナビノイドはCB1受容体を介して摂食亢進作用を示すことから，リモナバンは肥満治療を目的とした臨床応用試験が行われた．しかし，抗肥満作用は認められたが，うつや自殺企図を誘発し中止となった．

膵β細胞や肝臓や脂肪細胞にもCB1受容体は発現している．内因性エンドカンナビノイドの代謝分解酵素であるFAAHの酵素活性は脂肪酸の増加で抑制されることから，肥満状態ではカンナビノイドの分解は低下する[8]．その結果，増加したカンナビノイドは膵β細胞では，短期的にはインスリン分泌抑制，長期的には膵β細胞のインスリンシグナル阻害による細胞障害に関係する[9][10]．肝臓や脂肪細胞でも脂肪蓄積を促進する．

＜文献＞

1) Matsuda, L. A. et al.：Nature. 346：561-564, 1990
2) Munro, S. et al.：Nature. 365：61-65, 1993
3) Kreitzer, A. C. et al.：Neuron, 29：717-727, 2001
4) Ohno-Shosaku, T. Neuron, 29：729-738, 2001
5) Kamprath, K. et al.：Neuropsychopharmacology, 36：652-663, 2011
6) Arnone, M. et al.：Psychopharmacology (Berl), 132：104-106, 1997
7) Di Marzo, V. et al.：Nature, 410：822-825, 2001
8) Starowicz, K. M. et al.：Obesity (Silver Spring), 16：553-565, 2008
9) Nakata, M. & Yada, T.：Regul. Pept., 145：49-53, 2008
10) Kim, W. et al.：Sci. Signal., 5：ra23, 2012

（中田正範，矢田俊彦）

# 第1部 糖尿病・代謝疾患の分子標的用語

## 6章 消化管

### 概論 インクレチンなどによる代謝・摂食調節機構

山田祐一郎

【本章の用語】GLP-1, GIP, DPP-4, PYY, オキシントモジュリン, CCK, グレリン, α-グルコシダーゼ, NPC1L1, ACAT, MTP, DGAT, GPR119

## はじめに

　代謝とは生体内における化学反応であり，生体に入ってくるものと生体から出ていくもののバランスによって代謝の恒常性が維持されている．なかでも生体内に入ってくる食事の影響は大きく，代謝疾患における食事療法の重要性は高い．しかしながら，外界と生体の接点である消化管は，食事の消化や吸収の場にとどまらない．食事から得られた情報を生体内へ発信する起点となっており，これを応用した代謝の薬物療法も始まっている．

## 情報発信の起点としての消化管

　20世紀初頭に十二指腸粘膜抽出物を糖尿病患者に投与すると尿糖の減少することが示されたが，この抽出物には膵β細胞からのインスリン分泌を促進する因子が含まれていると考えられ，その因子がインクレチンと命名された．血中インスリン濃度を測定するRIA (radio-immuno-assay) が開発されると，同程度の血糖上昇でも，経口でグルコースを負荷したほうが，静脈内に直接負荷するより多くのインスリン分泌が得られることがわかった．この違いを担っているのがインクレチンであり，インクレチンとは，消化管で産生され，食後に血中レベルが上昇し，膵β細胞からのインスリン分泌を促進する因子と捉えられた（概略図1）．このような因子の探索が行われ，最初に同定された因子が**GIP**（gastric inhibitory polypeptide，あるいはglucose-dependent insulinotropic polypeptide）である．また，グルカゴンの前駆タンパク質であるプログルカゴンから産生される**GLP-1**（glucagon-like peptide-1）もインクレチンの条件を満たしていた．その後，GLP-1やGIPの受容体がクローニングされ，これら受容体の欠損したマウスが作製されるようになった．これらのマウスでは，腹腔内糖負荷試験（消化管を経ずに静脈内にグルコースが流入）では血糖上昇に野生型マウスと差異を認めないが，経口糖負荷試験では血糖上昇がより顕著になることから，GLP-1やGIPのインクレチンとしての役割が生理的であることが示された[1)2)]．経口で負荷したグルコース量に応じて，インクレチンによるインスリン分泌促進効果は増強する．したがって，インクレチンは生体内において食事に応じたインスリン分泌調節を担っており，インクレチンによって食後の糖代謝の恒常性が維持されていると考えられる．また，膵β細胞においては，グルコースに応じたインスリン分泌は，糖輸送担

**概略図1　情報発信の起点としての消化管**

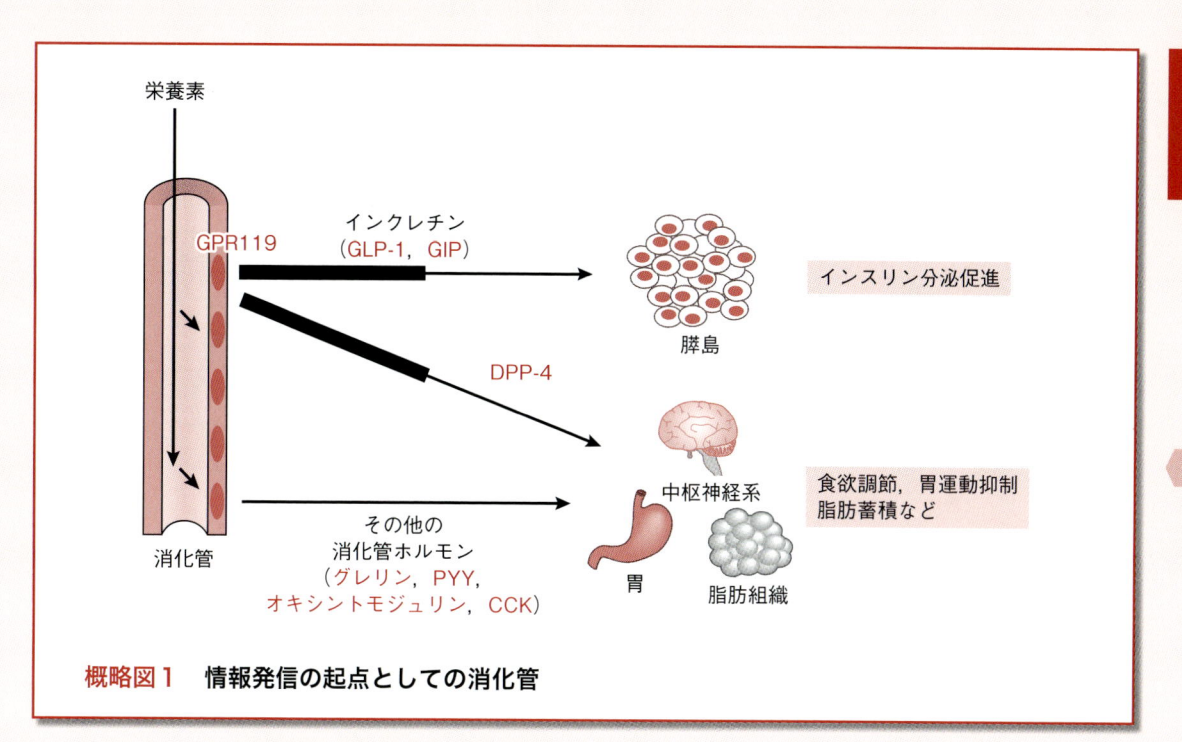

体GLUT2，解糖系とミトコンドリアによるATP産生，ATP感受性カリウムチャネル（$K_{ATP}$チャネル），電位依存性カルシウムチャネル，細胞内カルシウム濃度上昇と開口放出という惹起経路とよばれる一連の分子機構が担っているが，インクレチンによるインスリン分泌は，インクレチン受容体，細胞内cAMP濃度上昇による開口放出の効率増強という増幅経路とよばれる一連の分子機構が担っている（概略図2）．したがって，インクレチンは，ATP感受性カリウムチャネルを閉鎖することで惹起経路を活性化するSU（スルホニル尿素）薬やグリニド薬とは異なる経路で活性化するため，新たな糖尿病治療薬として開発が進められた．課題は，インクレチンはいずれも生体内ではタンパク質分解酵素の**DPP-4**（dipeptidyl-peptidase-4）によって分解され不活性型となるため，半減期が短いことである．これを解決するために2つの手法がとられた．1つは，DPP-4によって分解されないインクレチンであるGLP-1受容体作動薬の開発で，ペプチドであり皮下注射が必要であるが，非常に高い薬理的な血中レベルが得られる．もう1つは，DPP-4そのものの活性を抑制するDPP-4阻害薬の開発で，小分子であり経口投与が可能であり，通常の数倍程度の血中レベルが得られる．このようなインクレチン関連薬による糖尿病の治療がわが国でも2009年から始まり，非常に多くの糖尿病患者で使われるようになっている．

このようなインクレチン関連薬の有効性ならびに安全性から，上記以外の機序でインクレチンシグナルを活性化する薬剤の開発や従来の経口血糖降下薬の再評価も進められている．例えば，BG（ビグアナイド）薬は主として肝臓におけるAMPK（AMPキナーゼ）の活性化によるインスリン抵抗性改善が作用機序と考えられてきたが，ASBT（胆汁酸輸送体）を阻害することで再吸収されなかった胆汁酸がGLP-1産生細胞であるL細胞に発現するTGR5（胆汁酸受容体，Gタンパク質共役受容体の1つ）に作用しGLP-1分泌を促進することも報告されている．さらに，L細胞にはTGR5とは異なるGタンパク質共役受容体で脂質をリガンドとする**GPR119**も発現し，この受容体を特異的に刺激する小分子によっ

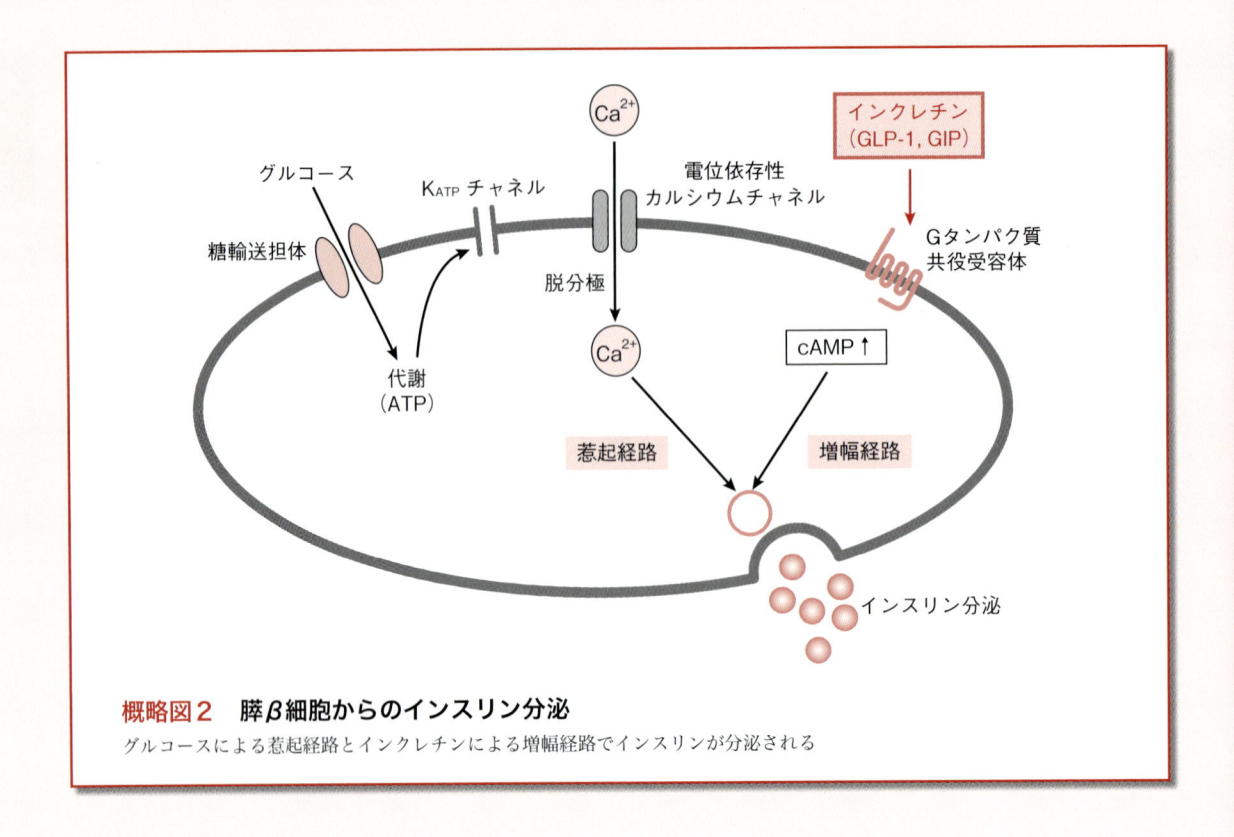

**概略図2　膵β細胞からのインスリン分泌**
グルコースによる惹起経路とインクレチンによる増幅経路でインスリンが分泌される

てGLP-1やインスリン分泌の増加ならびに血糖コントロール改善が示されている．さらに，α-グルコシダーゼ阻害薬は炭水化物の吸収の場を小腸上部から小腸中～下部に移動させるが，これに伴いGIP分泌が抑制され，GLP-1分泌が促進する．このように，GLP-1の分泌を増強する薬剤の開発あるいは再評価が行われている．

　消化管はインスリン分泌を調節するだけではない．インクレチンの膵外作用として，さまざまな作用があり，また，インクレチン以外の消化管ホルモンにも中枢神経系など多くの作用が報告されている（概略図1）．例えば，小腸から分泌されるGLP-1やPYY，**オキシントモジュリン**，**CCK**は中枢神経系に作用し食欲を抑制するが，胃から分泌される**グレリン**[3]は食欲を促進するなど，食事による摂取エネルギー量に応じて食行動を調節している．GLP-1受容体作動薬によるHbA1c値や体重の改善作用の一部はGLP-1の膵外作用で説明できる．

## ◆栄養素の消化吸収の場としての消化管

　もちろん，消化管は栄養素の消化吸収にも大きな作用を示しており，この作用を調節することが生体内の代謝にも大きな効果を示している．炭水化物は唾液腺や膵臓から分泌される消化酵素のアミラーゼによって二糖・オリゴ糖に，小腸の刷子縁に発現する**α-グルコシダーゼ**によって単糖に消化され，SGLT（ナトリウム依存性糖輸送担体）によって吸収される．通常は，小腸上部で吸収されるが，α-グルコシダーゼを阻害すると単糖の吸収を小腸上部から小腸中～下部に移行され，結果として単糖の吸収を遅延させ，食後の血糖上昇を抑制することができる．

また，血液中の主な脂質はコレステロールと中性脂肪であるが，コレステロールは胆汁酸・脂肪酸とともにミセルを形成し，小腸上皮細胞に発現する**NPC1L1**（Niemann-Pick C1-like-1）とよばれる膜タンパク質によって取り込まれる．上皮細胞内で**ACAT**（アシルCoA：コレステロールアシル転移酵素）によってエステル化され，カイロミクロンに取り込まれる．消化管内で胆汁酸を吸着する薬剤であるクレスチミドや，NPC1L1タンパク質を阻害する薬剤であるエゼチミブ[4]は高コレステロール血症の治療に用いられている．

　摂取した中性脂肪は膵リパーゼなどによってモノアシルグリセロールと脂肪酸に消化され，小腸上皮細胞に吸収される．上皮細胞内でモノアシルグリセロールはMGAT（モノアシルグリセロールアシル基転移酵素）ならびに**DGAT**（ジアシルグリセロールアシル基転移酵素）によってトリグリセリドへと再合成される．再合成されたトリグリセリドは**MTP**（ミクロソームトリグリセリド運搬タンパク質）によってアポリポタンパク質B48と結合し，カイロミクロンに組み込まれ，細胞外へと放出される．DGATあるいはMTPの活性を抑制することは中性脂肪の吸収を抑制し，高トリグリセリド血症を改善する可能性があるので，開発が進められている．

＜文献＞
1) Scrocchi, L. A. et al.：Nat. Med., 2：1254-1258, 1996
2) Miyawaki, K. et al.：Proc. Natl. Acad. Sci. USA, 96：12843-12847, 1999
3) Nakazato, M. et al.：Nature, 409：194-198, 2001
4) Altmann, S. W. et al.：Science, 303：1201-1204, 2004

*memo*

# 6章 消化管

# GLP-1

【本分子をターゲットにしている治療薬】
- GLP-1受容体作動薬（p.256参照）

## 本分子の研究の経緯ならびに分子構造

BellらはグルカゴンのcDNAをクローニングしたところ，グルカゴンの前駆タンパク質（プログルカゴン）にグルカゴンと類似したアミノ酸配列を見出し，GLP-1 (glucagon-like peptide-1) とGLP-2 (glucagon-like peptide-2) と命名した[1]．成熟タンパク質はプロホルモン転換酵素などによって前駆タンパク質から切断されてできるが，成熟タンパク質の前後にしばしば連続する2つの塩基性アミノ酸（リジンやアルギニンなど）が存在するため，プログルカゴンのアミノ酸配列からGLP-1は37個のアミノ酸からなるGLP-1 (1-37) が成熟タンパク質とされた．その後の研究で，6番目アルギニンのC側で切断され，N末端は当初想定された7番目のアミノ酸であること，37番目のアミノ酸であるグリシンが外れてC端がアミド化されることもあることがわかり，31個あるいは30個のアミノ酸からなるGLP-1 (7-37) あるいはGLP-1 (7-36) amideが活性型GLP-1であることがわかった（図）．活性型GLP-1の2番目のアミノ酸はアラニンであるため，血中などに存在するDPP-4 (p.202) によって，GLP-1 (9-37) あるいはGLP-1 (9-36) amideとなる．これらのペプチドは一般的に不活性型であり，DPP-4阻害薬を用いてDPP-4活性を抑制すると活性型を増やすことができる（p.202，DPP-4の図参照）．

## 機能・役割

GLP-1は，標的細胞の膜に発現するGタンパク質共役受容体のGLP-1受容体（p.64）と結合し，細胞内cAMP濃度を上昇させる．GLP-1受容体はさまざまな細胞に発現しており，その作用は多彩である．

最も重要な作用の1つが膵β細胞のインスリン分泌促進作用である．GLP-1はインクレチンであり，インスリン分泌の増幅経路を活性化する[2]．膵β細胞に対する作用として，アポトーシスの抑制・増殖の促進など，膵β細胞量を増加させる作用も，糖尿病モデル動物細胞を用いた in vivo での研究，ヒト膵島を用いた in vitro の研究など，多くの報告がある．また，α細胞からのグルカゴン分泌を抑制する作用も報告されている．これは，α細胞への直接作用，β細胞からのインスリン分泌促進，あるいはδ細胞からのソマトスタチン分泌促進を介した間接作用が想定されている．

GLP-1の膵外作用についても，数多く報告されている．中枢神経系に直接，あるいは迷走神経の求心路を介して間接的に作用し，食欲を抑制する．ただし，この作用は薬理学的な高いGLP-1濃度を必要とする．また，胃に作用し，胃運動を抑制する．これも高いGLP-1濃度を必要とする．さらに，血管内皮細胞・腎・マクロファージなど多様な組織・細胞においてGLP-1が作用することが報告されている．ただし，マクロファージなどGLP-1受容体の発現が不明瞭な細胞

| | |
|---|---|
| GLP-1 (7-37) | His-Ala-Glu-Gly-Thr-Phe-Thr-Ser-Asp-Val-Ser-Ser-Tyr-Leu-Glu-Gly-Gln-Ala-Ala-Lys-Glu-Phe-Ile-Ala-Trp-Leu-Val-Lys-Gly-Arg-Gly |
| GLP-1 (7-36) amide | His-Ala-Glu-Gly-Thr-Phe-Thr-Ser-Asp-Val-Ser-Ser-Tyr-Leu-Glu-Gly-Gln-Ala-Ala-Lys-Glu-Phe-Ile-Ala-Trp-Leu-Val-Lys-Gly-Arg-amide |

図　ヒト活性型GLP-1

での報告もあり，直接作用でないのかもしれない．また，長時間にわたってGLP-1が作用すると，tachyphylaxisによってGLP-1の作用が減弱〜消失する場合がある．このように，濃度（薬理学的あるいは生理的）や継続時間によって，発揮される膵外作用が異なる可能性がある．

## ◆ 糖尿病・代謝疾患との関連性・臨床的意義

GLP-1によるインスリン分泌促進作用は生理的であり，食事に応じたインスリン分泌を調節することで，食後の血糖上昇抑制を担っており，GLP-1のみでは低血糖をきたしにくい．また，2型糖尿病患者において，経年的に機能的な$\beta$細胞量が低下していることが報告されているが，ヒトにおいて，生理的あるいは薬理的なGLP-1レベルが膵$\beta$細胞量維持にどの程度関与しているか不明である．

GLP-1によって胃運動が抑制されると，糖の生体内への吸収が遅延する．したがって，GLP-1のこの作用も食後の血糖上昇抑制に関与している．また，GLP-1が中枢神経系に作用すると食欲も抑制し，体重減少・インスリン抵抗性の改善が期待できる．このような膵作用ならびに膵外作用は血糖コントロールの改善に寄与する．

さらに，糖尿病の合併症への効果として，血管内皮・マクロファージ・腎糸球体などへの作用によって，血圧の低下・動脈硬化の改善・尿アルブミンの軽減などが期待されている．

<文献>
1) Bell, G. I. et al.：Nature, 302：716-718, 1983
2) Scrocchi, L. A. et al.：Nat. Med., 2：1254-1258, 1996

（山田祐一郎）

*memo*

## 6章 消化管

# GIP

### 本分子の研究の経緯ならびに分子構造

Brownらはブタの小腸から胃酸分泌を抑制する42個のアミノ酸からなるペプチドを見出し，GIP（gastric inhibitory polypeptide）と命名した[1]．その後，このペプチドがグルコース濃度依存性にインスリン分泌を促進することがわかり，glucose-dependent insulinotropic polypeptide とも称されている．ヒトのアミノ酸配列は，TakedaらがGIPの前駆タンパク質（プロGIP）cDNAをクローニングした結果わかり，ブタと同様に42個のアミノ酸から構成されている[2]．グルカゴンやGLP-1（前項参照）とは相同性が高いが，別の遺伝子（GIP遺伝子）によってコードされている．

GIP（1-42）が活性型GIPであり（図），GLP-1と同様に，血中などに存在するDPP-4（次項参照）によって2個のアミノ酸が切断され，不活性型のGIP（3-42）となる．DPP-4阻害薬を用いてDPP-4活性を抑制すると活性型を増やすことができる（DPP-4の図参照）．

### 機能・役割

GIPは，標的細胞の膜に発現するGタンパク質共役受容体のGIP受容体と結合し，細胞内cAMP濃度を上昇させる．GIP受容体はさまざまな細胞に発現しており，その作用は多彩である．GLP-1受容体とは，組織特異的な発現様式が異なるため，必ずしも同じ作用を発揮するのではない．

最も重要な作用の1つが膵β細胞のインスリン分泌促進作用であり，インクレチンとして，インスリン分泌の増幅経路を活性化する[3]．膵β細胞に対する作用として，アポトーシスの抑制・増殖の促進など，膵β細胞量を増加させる作用も報告されている．膵α細胞に対しては，GLP-1と異なり直接作用でグルカゴン分泌を促進することが報告されている．

GIPの膵外作用についても，数多く報告されている．脂肪細胞に直接，あるいは膵β細胞からのインスリン分泌促進を介して間接的に作用し，脂肪細胞での栄養素蓄積を促進する．この作用は生理的なGIP濃度で発揮される．また，骨芽細胞に作用しカルシウムの骨への沈着を促進する．GIP受容体が発現する細胞・組織はこれら以外にも多く，GIP作用の全貌はまだ十分わかっていない．

### 糖尿病・代謝疾患との関連性・臨床的意義

GIPのインスリン分泌促進作用は生理的であり，GLP-1とともに食事に応じたインスリン分泌を調節することで，食後の血糖上昇抑制を担っている．ただし，糖尿病状態ではGIPによるインスリン分泌促進作用は減弱，すなわちGIP抵抗性をきたすが，この分子機構は不明である．高血糖の是正とともに，GIP抵抗性は改善することが示されている．

また，GIPの脂肪細胞への作用によって，肥満が惹起される．したがって，GIPのシグナルを抑えると，体重減少が期待できる．

---

**GIP（1-42）**　Tyr-Ala-Glu-Gly-Thr-Phe-Ile-Ser-Asp-Tyr-Ser-Ile-Ala-Met-Asp-Lys-Ile-His-Gln-Gln-Asp-Phe-Val-Asn-Trp-Leu-Leu-Ala-Gln-Lys-Gly-Lys-Lys-Asn-Asp-Trp-Lys-His-Asn-Ile-Thr-Gln

**図　ヒト活性型GIP（1-42）**

最近，GIP受容体遺伝子のSNP（single nucleotide polymorphism）と食後のインスリン分泌との連関が報告された[4]．ある種のSNPをもっていると，糖負荷後のインスリン分泌が低下するのであるが，脂肪細胞へのGIP作用も減弱し，BMIも低下する．結果として，糖尿病の発症リスクとはならなかった．

<文献>

1) Brown, J. C. et al.：Can. J. Biochem., 49：867-872, 1971
2) Takeda, J. et al.：Proc. Natl. Acad. Sci. USA, 84：7005-7008, 1987
3) Miyawaki, K. et al.：Proc. Natl. Acad. Sci. USA, 96：12843-12847, 1999
4) Saxena, R. et al.：Nat. Genet., 42：142-148, 2010

（山田祐一郎）

*memo*

# 6章　消化管

# DPP-4　【別名】CD26

【本分子をターゲットにしている治療薬】
- DPP-4阻害薬（p.251参照）

## 本分子の研究の経緯ならびに分子構造

DPP-4（dipeptidyl-peptidase-4；EC 3.4.14.5）は，N端から2番目のアミノ酸がプロリンあるいはアラニンのペプチドの場合，そのC側で切断するタンパク質分解酵素である．リンパ球の細胞膜上に発現しているため，CD26とも称される．ヒトでは766個のアミノ酸で構成され，細胞膜を1回貫通し，長いC端は細胞外に存在する．切断されて，可溶性の形で血中にも存在する．活性型GLP-1（p.198）やGIP（前項参照）のN端から2番目のアミノ酸がアラニンであること，in vitroの研究でDPP-4がこれらのペプチドの分解を促進したことから[1]，糖尿病への応用が考えられた．

## 機能・役割

DPP-4は，活性型GLP-1であるGLP-1（7-37）やGLP-1（7-36）amide，さらには活性型GIPであるGIP（1-42）を分解し，それぞれGLP-1（9-37），GLP-1（9-36）amide，GIP（3-42）とする．DPP-4欠損マウスでは糖負荷後のインスリン分泌の増強と血糖上昇の抑制があることから，DPP-4が生体でもインクレチンの分解に関与することが考えられた．実際，DPP-4阻害薬をGIP受容体欠損マウスやGLP-1受容体欠損マウスに投与するとインスリン分泌は増強されるが，ダブル受容体欠損マウスではインスリン分泌の増強はないことから[2]，DPP-4は少なくともマウスにおいては，GIPやGLP-1の分解を促進すると考えらえた．したがって，DPP-4を抑制することはインクレチ

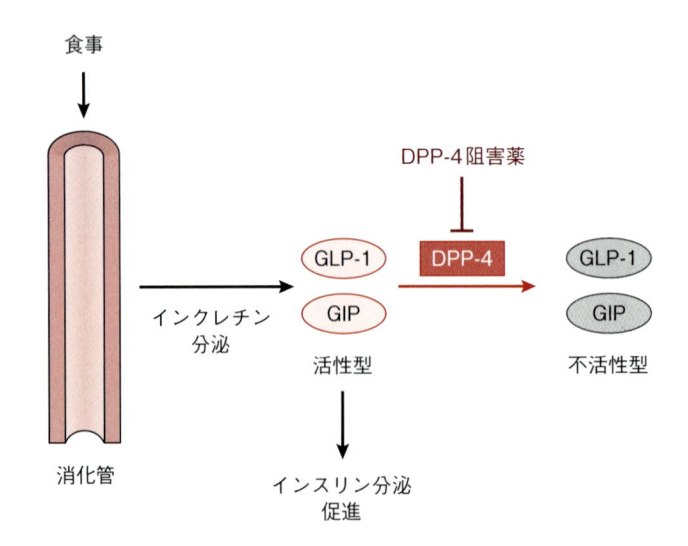

**図　DPP-4の作用機序**
GLP-1，GIPなどのインクレチンは，消化管で産生され，膵島からのインスリン分泌を促進することによって血糖降下作用を発揮する．生体内では，インクレチンは血中などに存在するDPP-4によって分解されるため半減期が短いが，DPP-4阻害薬を用いてDPP-4活性を抑制すると活性型を増やすことができる

ンの血中レベルを増加させ，糖代謝の改善に繋がる可能性が確認された（図）．

ただし，DPP-4の基質はGIPとGLP-1のみではない．PYY（次項参照）も基質であり，このペプチドはDPP-4によって分解されることで活性型となる．また，これら以外にも多種のペプチドが基質であることが，*in vitro*の研究で示されているが，生体内における役割についてはまだ十分わかっていない．

## 糖尿病・代謝疾患との関連性・臨床的意義

DPP-4は，DPP-8などとファミリーを構成している．したがって，DPP-4活性を特異的に阻害することが求められ，さまざまな構造を有するDPP-4阻害薬が開発されてきた．これらの薬剤によってDPP-4を阻害することが糖代謝を改善することに関しては疑いない．

DPP-4阻害薬で心血管イベントを抑制する可能性が副作用報告などの集積で示されているが，これは血糖コントロールやGLP-1などの上昇だけではなく，ケモカインの1つであるSDF-1α（stromal cell-derived factor 1α）の不活性化を抑制する可能性も示唆されており，DPP-4阻害薬の役割はさらに広がるかもしれない．

<文献>
1) Mentlein, R. et al.：Eur. J. Biochem., 214：829-835, 1993
2) Hansotia, T. et al.：Diabetes, 53：1326-1335, 2004

（山田祐一郎）

# 6章 消化管

# PYY

## ◆本分子の研究の経緯ならびに機能・役割

　PYY（ペプチドYY）は，小腸L細胞で産生・食事摂取に伴い分泌されるペプチドホルモンである．36個のアミノ酸からなるPYY（1-36）とDPP-4（p.202）によってN端2個のアミノ酸が切断されてできるPYY（3-36：図）があり，PP（膵ポリペプチド）やNPY（ニューロペプチドY：p.172）と相同性が高い．PYY（1-36）はY1，Y2，Y4，Y5受容体にいずれも親和性が高いが，PYY（3-36）はY2受容体への親和性が高い．

　Batterhamらは，中枢神経系の弓状核に存在するNPY細胞にはY2受容体が強く発現しているのに着目し，Y2受容体の作動薬であるPYY（3-36）を末梢からマウスに投与したところ食餌摂取量が顕著に低下することを見出した[1]．PYY（3-36）投与によって，NPY遺伝子発現が低下することや，Y2受容体欠損マウスにはこのような作用がないことから，PYY（3-36）はY2受容体を介し，NPY細胞を抑制し，これが食欲低下につながると考えられた．

## ◆糖尿病・代謝疾患との関連性・臨床的意義

　Batterhamらは肥満者では血中のPYY（3-36）濃度が低く，空腹時のPYY（3-36）濃度はBMIと逆相関すること，PYY（3-36）を投与すると食事摂取量が低下することを報告している[2]．したがって，血中のPYY（3-36）濃度の低下していることが肥満の成因となっている可能性を示すとともに，肥満者でもPYY（3-36）の食欲抑制作用が保持されていることを明らかにした．

＜文献＞

1) Batterham, R. L. et al.：Nature, 418：650-654, 2002
2) Batterham, R. L. et al.：N. Engl. J. Med., 349：941-948, 2003

（山田祐一郎）

PYY（3-36）　Ile-Lys-Pro-Glu-Ala-Pro-Gly-Glu-Asp-Ala-Ser-Pro-Glu-Glu-Leu-Asn-Arg-Tyr-Tyr-Ala-Ser-Leu-Arg-His-Tyr-Leu-Asn-Leu-Val-Thr-Arg-Gln-Arg-Tyr-amide

図　ヒト活性型PYY（3-36）

*memo*

# 6章 消化管

# オキシントモジュリン

【本分子をターゲットにしている治療薬】
- オキシントモジュリン誘導体

## 本分子の研究の経緯ならびに機能・役割

　オキシントモジュリン（oxyntomodulin）は，29個のアミノ酸から構成されるグルカゴンのC端に8個のアミノ酸が伸長したペプチドである（図）．もともと血中に抗グルカゴン抗体と反応する因子が存在することで見つけられたペプチドである．膵α細胞では，プログルカゴンからプロホルモン転換酵素PC2によって産生されるが，消化管L細胞では，プログルカゴンからプロホルモン転換酵素PC1/3によって，GLP-1（p.198），GLP-2に加えて，オキシントモジュリンも産生される．中枢神経系の孤束核でもオキシントモジュリンが産生される．

　興味深いことに，オキシントモジュリンはグルカゴン受容体に作用するだけではなく，GLP-1受容体にも作用することがわかったが，最も着目されているのがオキシントモジュリンの体重減少作用である．オキシントモジュリンを野生型マウスの脳室内に投与すると，著明に食餌摂取量が低下するが，GLP-1受容体拮抗薬のエキセンディン（Exendin）(9-39)をともに投与すると作用は消失した．また，GLP-1受容体欠損マウスではオキシントモジュリンの食欲抑制効果がないことからも，オキシントモジュリンはGLP-1受容体を介して食欲を抑制していると考えられた[1]．ただし，オキシントモジュリンによる心拍数の増加や消費エネルギーの亢進はGLP-1受容体欠損マウスでも認められることより，GLP-1受容体を介さない経路も存在すると考えられる．実際，オキシントモジュリンによる肝臓のグリコーゲン分解はグルカゴン受容体を介するものである[2]．

## 糖尿病・代謝疾患との関連性・臨床的意義

　Wynneらは，過体重〜肥満の方を対象として，4週間にわたって毎食前にオキシントモジュリンを皮下注するランダム化二重盲検の臨床試験を行い，摂取エネルギー量が低下し1週間当たり平均0.45 kgの体重減少が得られたことを報告している[3]．ただ，オキシントモジュリンは半減期が短いので，タンパク質分解酵素に抵抗性のペプチドがいくつか開発されている．これらは，オキシントモジュリンと同様に，GLP-1受容体とグルカゴン受容体の両方に作用するが，親和性はペプチドによって異なり，その結果として得られる効果にも違いがある．

＜文献＞
1) Baggio, L. L. et al.：Gastroenterology, 127：546-558, 2004
2) Du, X. et al.：Am. J. Physiol. Endocrinol. Metab., 303：E265-E271, 2012
3) Wynne, K. et al.：Diabetes, 54：2390-2395, 2005

（山田祐一郎）

| | |
|---|---|
| オキシントモジュリン | His-Ser-Gln-Gly-Thr-Phe-Thr-Ser-Asp-Tyr-Ser-Lys-Tyr-Leu-Asp-Ser-Arg-Arg-Ala-Gln-Asp-Phe-Val-Gln-Trp-Leu-Met-Asn-Thr-Lys-Arg-Asn-Arg-Asn-Asn-Thr-Ala |
| グルカゴン | His-Ser-Gln-Gly-Thr-Phe-Thr-Ser-Asp-Tyr-Ser-Lys-Tyr-Leu-Asp-Ser-Arg-Arg-Ala-Gln-Asp-Phe-Val-Gln-Trp-Leu-Met-Asn-Thr |

図　ヒトオキシントモジュリンとグルカゴン

## 6章 消化管

# CCK

## ◆ 本分子の研究の経緯ならびに機能・役割

　CCK（cholecystokinin）は，小腸L細胞で産生され，胆嚢の収縮や膵液分泌促進などの活性を有する古典的な消化管ホルモンである．さまざまな大きさのCCK（CCK58，CCK33，CCK22，CCK8）が血中や小腸に発現する．血中では33個のアミノ酸からなるCCK33が主たるCCKである[1]．また，8個のアミノ酸からなるCCK8が中枢神経系に発現し，これを脳室内に投与すると食餌摂取量が低下することが報告された．さらには，末梢からCCK8を投与しても食事摂取量を抑制できるが，迷走神経を切断すると，CCKの食欲に対する作用が認められないことが報告され[2]，消化管による食欲調節におけるCCKならびに迷走神経求心路の意義に注目されてきた．

　CCKの受容体には，CCK-1受容体とCCK-1受容体があるが，迷走神経求心路にはCCK-1受容体が発現している．この受容体を介し，CCKは迷走神経求心路を刺激し，中枢神経にシグナルを送っているものと考えられる（5章概略図1参照）．

## ◆ 糖尿病・代謝疾患との関連性・臨床的意義

　OLETF（Otsuka Long Evans Tokushima Fatty）ラットは，自然発症の肥満・2型糖尿病モデルであるが，このラットのCCK-1受容体遺伝子に変異があることがわかった[3]．しかしながら，CCK-1受容体欠損マウスには体重の変化がなく，胃腸の動きを促進しコレステロール吸収を促進することや胆嚢を拡張しコレステロール結石ができやすくすることなど，異なる表現型が認められた[4]．CCKには2種類の受容体があること，ならびに多種の細胞に受容体が発現していることから，CCKの作用は多彩であり，治療薬として長期的に使うには，組織選択性をいかにして確保するかが重要と考えられる．

<文献>
1) Rehfeld, J. F. et al.：J. Clin. Endocrinol. Metab., 86：251-258, 2001
2) Smith, G. P. et al.：Science, 213：1036-1037, 1981
3) Funakoshi, A. et al.：Biochem. Biophys. Res. Commun., 210：787-796, 1995
4) Wang, D. Q. et al.：J. Clin. Invest., 114：521-528, 2004

（山田祐一郎）

*memo*

# 6章 消化管

# グレリン

【本分子をターゲットにしている治療薬】
- グレリン受容体作動薬

## 本分子の研究の経緯ならびに分子構造

グレリン（ghrelin）は，下垂体のGHS受容体（成長ホルモン分泌促進因子受容体）の内在性リガンドとして同定されたペプチドホルモンである[1]．胃のX/A-like細胞で産生され，絶食時に強く分泌され，食事摂取に伴い分泌が抑制される[2]．28個のアミノ酸からなり，3番目のセリンがオクタノイル化修飾を受け活性型となる（図）．

## 機能・役割

グレリンには2つの大きな生理作用がある．1つは下垂体に作用し成長ホルモン分泌を促進する作用である．もう1つは視床下部に作用し摂食行動を刺激する作用である．胃から分泌されたグレリンは，迷走神経の求心路を介して中枢神経系の孤束核に情報を伝達し，それが弓状核のNPY神経細胞やAgRP神経細胞を介し，摂食亢進に繋がる（5章参照）．

## 糖尿病・代謝疾患との関連性・臨床的意義

食欲亢進を期待して，神経性食欲不振症の症例に対して臨床試験が進められたが，当初の目標を達成できずに開発が中止となった．また，グレリンの受容体は末梢組織にもあり，グレリン投与によって，心室駆出率の増加やカヘキシアの是正なども認められている．したがって，心不全やカヘキシア治療への応用も進められている．

＜文献＞
1) Kojima, M. et al.：Nature, 402：656-660, 1999
2) Nakazato, M. et al.：Nature, 409：194-198, 2001

（山田祐一郎）

### グレリン

Gly-Ser-Ser-Phe-Leu-Ser-Pro-Glu-His-Gln-Arg-Val-Gln-Gln-Arg-Lys-Glu-Ser-Lys-Lys-Pro-Pro-Ala-Lys-Leu-Gln-Pro-Arg
　　　|
　　　O
　　　|
　O=C−(CH$_2$)$_6$−CH$_3$

図　ヒト活性型グレリン

*memo*

## 6章 消化管

# α-グルコシダーゼ

【本分子をターゲットにしている治療薬】
- α-グルコシダーゼ阻害薬（p.259参照）

## ◆ 本分子の研究の経緯

　炭水化物は，唾液腺あるいは膵臓外分泌腺からのアミラーゼによって，二糖〜オリゴ糖にまで消化されるが，生体内に吸収されるには単糖まで消化される必要がある．α-グルコシダーゼ（α-glucosidase）は，小腸刷子縁に存在し，二糖（あるいはオリゴ糖）を単糖に加水分解する酵素である．単糖は通常速やかに消化され，小腸上部から吸収される（図）．そこで，小腸上部における単糖の消化を抑制することで，生体内への単糖の吸収を遅延させ，食後の血糖上昇を緩やかにすることが考えられた．

## ◆ 機能・役割

　α-グルコシダーゼはスクラーゼ，マルターゼなどの総称であるが，それぞれの酵素はそれぞれ二糖との親和性に差異がある．スクラーゼはスクロースをグルコースとフルクトースに，イソマルターゼはイソマルトースを2分子のグルコースに，マルターゼはマルトースを2分子のグルコースに，ラクターゼはガラクトースとグルコースに，トレハラーゼはトレハロースを2分子のグルコースに加水分解する．これらの活性を阻害する薬剤がα-グルコシダーゼ阻害薬であるが，現在わが国において3種類の薬剤が上市されているが，各薬剤によって，それぞれの酵素に対する阻害作用は異なる．

## ◆ 糖尿病・代謝疾患との関連性・臨床的意義

　そもそも2型糖尿病患者ではα-グルコシダーゼ活性が強いことが報告されており，糖尿病発症の1つの成因と考えられる．α-グルコシダーゼを阻害することで，食後の血糖上昇は抑制される．また，GIP（p.200）産生細胞は小腸上部を中心に存在し，GLP-1（p.198）産生細胞は小腸下部を中心に存在している．インクレチンの分泌を促進する分子機構はまだ十分にはわかっていないが，グルコースの吸収が重要な因子と考えられ，小腸上部から分泌されるGIPが速やかに，かつ強く分泌される．α-グルコシダーゼ阻害薬を用いると，単糖の吸収が小腸上部から小腸中〜下部に移行するのに伴い，インクレチン分泌の様式が変わり，GIP分泌が低下しGLP-1分泌が増加する．α-グルコシダーゼ阻害薬による糖尿病発症の抑制，心血管イベントの抑制ならびに体重の減少には，このようなインクレチンの分泌様式の調節も関与しているのかもしれない．

<文献>
1) Tandon, R. K. et al.: Am. J. Clin. Nutr., 28: 621-625, 1975
2) Narita, T. et al.: Diabet. Med., 26: 187-188, 2009

（山田祐一郎）

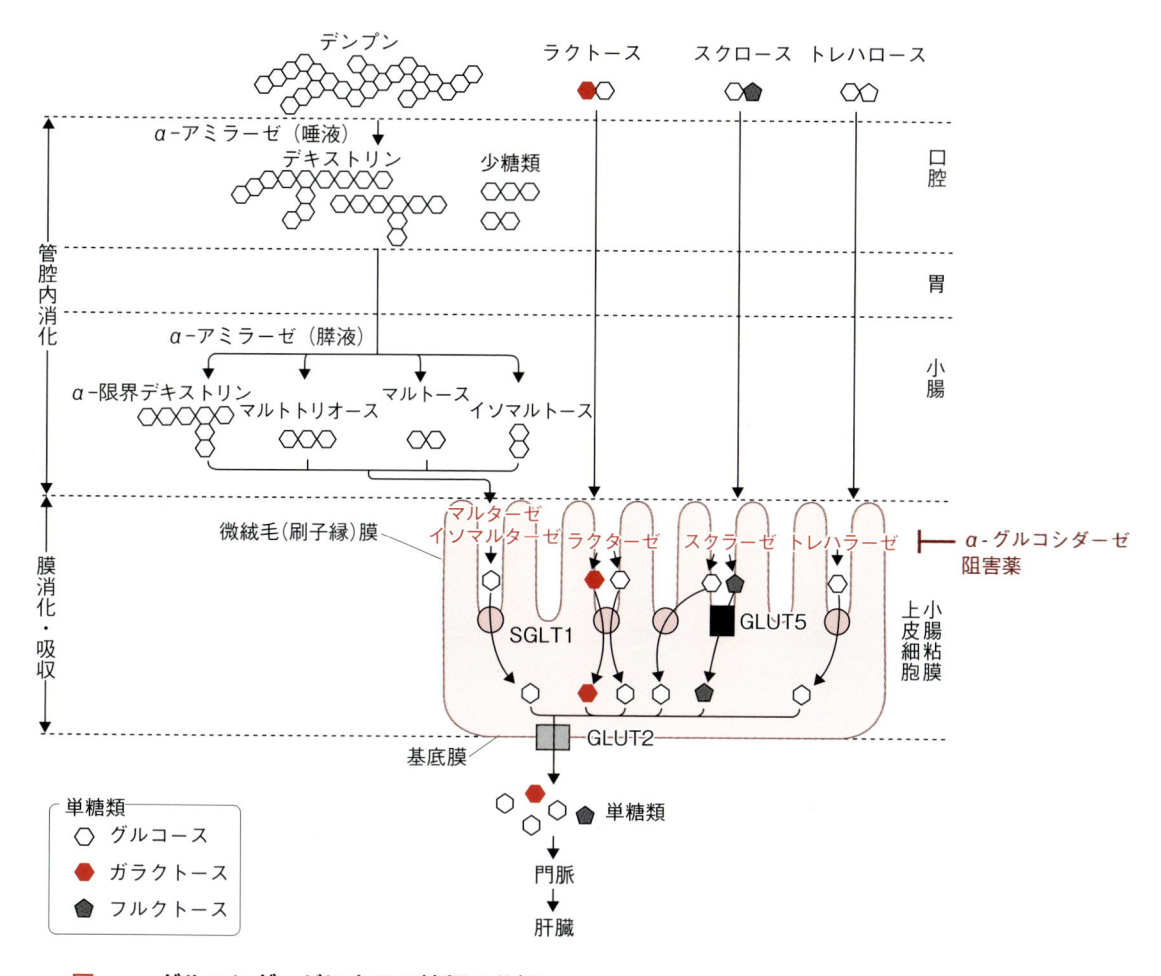

**図　α-グルコシダーゼによる二糖類の分解**

α-グルコシダーゼは，スクラーゼ，マルターゼ，イソマルターゼ，ラクターゼ，トレハラーゼなどの二糖類分解酵素である

*memo*

# 6章 消化管

# NPC1L1

【本分子をターゲットにしている治療薬】
・エゼチミブ（p.277参照）

## 本分子の研究の経緯

コレステロールが小腸から吸収されることはわかっていたが，その分子機構は不明であった．小腸上皮細胞に発現するいくつかのトランスポーターが候補にあげられてきたが，それらの欠損マウスでもコレステロール吸収は低下していなかった．そこで，小腸からのコントロール吸収にかかわる分子を同定するために，Altmannらはラットの空腸粘膜などのcDNAライブラリーを作製し[1]，これらの遺伝子配列を網羅的に解析した．コレステロールの輸送や感知にかかわる可能性のあるアミノ酸配列を有するcDNAを探索することで，同定されたのがNPC1L1である．正式名はNiemann-Pick C1-like-1タンパク質で，コレステロールなどがリソゾームに蓄積するNiemann-Pick病C型の原因遺伝子NPC1と約50％の相同性を有する．

## 機能・役割

小腸上皮細胞の管腔側に発現し，コレステロールの吸収に関与するタンパク質である（図）ことは，NPC1L1欠損マウスの解析で確認された．また，すでにコレステロール吸収を抑制することがわかっていたが標的分子が不明であったエゼチミブ（Ezetimibe）をNPC1L1欠損マウスに投与してもコレステロール吸収抑制効果を示さないことから，エゼチミブはNPC1L1の機能を特異的に抑制することがわかった．

NPC1L1タンパク質は肝臓においても発現しており，消化管で吸収されたコレステロールを肝臓に取り込むことに関与していると想定されている．

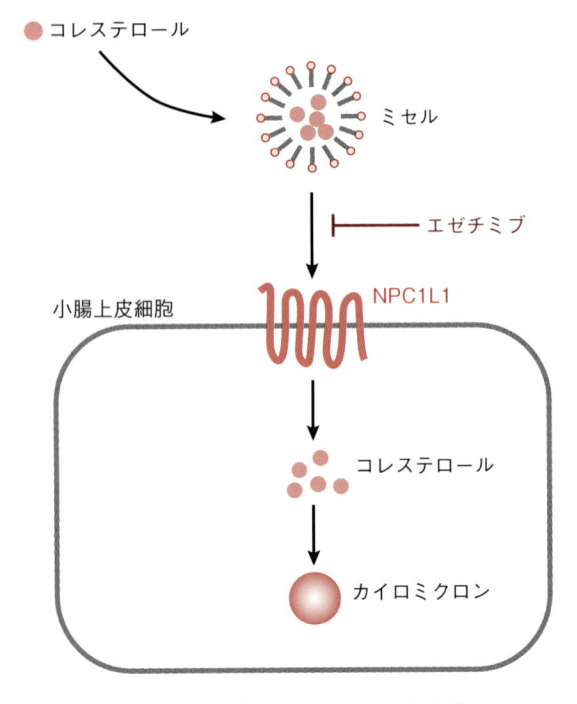

図　NPC1L1によるコレステロール吸収

## 糖尿病・代謝疾患との関連性・臨床的意義

吸収されたコレステロールは，上皮細胞内でACATによってエステル化を受けてカイロミクロンに取り込まれる．したがって，NPC1L1タンパク質を抑制すると，コレステロール吸収が抑制されると考えられる．これを特異的に抑制する小分子がエゼチミブであり，コレステロールの吸収を抑制することで，血中コレステロール値の低下につながる．

<文献>
1) Batterham, R. L. et al. : Nature, 418 : 650-654, 2002

（山田祐一郎）

## 6章 消化管

# ACAT

**【本分子をターゲットにしている治療薬】**
- ACAT阻害薬（p.319参照）

## ● 本分子の研究の経緯ならびに機能・役割

ACAT（acyl-CoA cholesterol acyltransferase；アシルCoA：コレステロールアシル転移酵素）は，コレステロールに長鎖アシルCoAのアシル基を転移させ，コレステロールエステルを生成する酵素である．ACATにはACAT-1とACAT-2の2つのアイソザイムがあり，小腸では主としてACAT-2が発現している[1)2)]．

小腸の上皮細胞においてNPC1L1によって取り込まれたコレステロールは，ACATによってエステル化され，カイロミクロンに組み込まれる（図）．ACAT-2欠損マウスでは，高脂肪食摂取下のコレステロール吸収が抑制されたことから，ACAT-2の阻害薬はコレステロール吸収を抑制することが期待される．また，ACAT-1は肝臓やマクロファージにも発現し，特にマクロファージではACAT-1活性を抑制すると，泡沫化の改善ならびに動脈硬化の発症・進展を抑制することが期待される．

## ● 糖尿病・代謝疾患との関連性・臨床的意義

ACAT-1単独欠損マウスでは予想に反して動脈硬化がかえって進行したことが報告された．また，ACAT-1とACAT-2を同等に抑制する薬剤〔パクチミブ（Pactimibe）〕の臨床試験において，かえって動脈硬化を進行させる可能性が報告された[3)]．したがって，今後はACAT-2に対する選択性が高い薬剤が求められる．

<文献>
1) Miyazaki, A. et al.：Arterioscler. Thromb. Vasc. Biol., 18：1568-1574, 1998
2) Cases, S. et al.：J. Biol. Chem., 273：26755-26764, 1998
3) Nissen, S. E. et al.：N. Engl. J. Med., 354：1253-1263, 2006

（山田祐一郎）

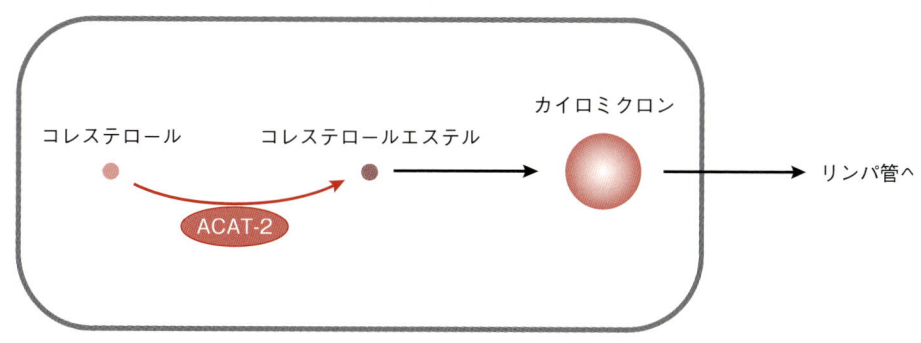

図 ACAT-2によるコレステロールエステル化

# 6章 消化管

# MTP

【本分子をターゲットにしている治療薬】
- MTP阻害薬（p.317参照）

## 本分子の研究の経緯ならびに機能・役割

　MTP（microsomal triglyceride transfer protein：ミクロソームトリグリセリド運搬タンパク質）は，小腸上皮や肝細胞のミクロソームに局在する．小腸においては，吸収された中性脂肪やコレステロールエステルをアポリポタンパク質B48と結合して，カイロミクロンを産生する（図）．肝細胞においては，中性脂肪とコレステロールエステルをアポリポタンパク質B100と結合して，VLDLを産生する．

## 糖尿病・代謝疾患との関連性・臨床的意義

　MTP活性を抑制すると，コレステロールエステルや中性脂肪の会合を抑制することができるため，血液中の中性脂肪値やコレステロール値を下げることができる．しかしながら，小腸や肝臓においては，中性脂肪などを放出できないため蓄積が進む可能性がある．

　最近，家族性高コレステロール血症（ホモ）の症例に，MTP阻害薬であるロミタピド（Lomitapide）を投与した臨床成績が報告された[1]．その結果，40％前後のLDLコレステロール値の低下が長期間にわたって認められた．ASTやALTの上昇を認める症例もあったが，薬剤の減量か一時的な中止で改善し，脱落した症例はいなかった．このように，既存の薬剤では十分な効果が得られない症例では選択肢の1つとなるかもしれない．

<文献>
1) Cuchel, M. et al.：Lancet, 381：40-46, 2013

（山田祐一郎）

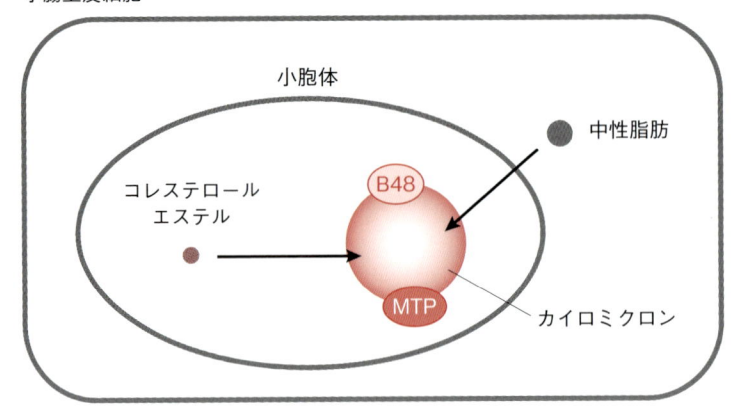

図　MTPによるアポリポタンパク質B48，コレステロールエステル，中性脂肪の会合

# 6章 消化管

# DGAT

**【本分子をターゲットにしている治療薬】**
- DGAT阻害薬（p.325参照）

## ◆ 本分子の研究の経緯ならびに機能・役割

　小腸の上皮細胞に吸収された2-モノアシルグリセロールと脂肪酸は，MGAT（monoacylglycerol acyltransferase：モノアシルグリセロールアシル基転移酵素）ならびにDGAT（diacylglycerol acyltransferase：ジアシルグリセロールアシル基転移酵素）によってトリグリセリドに再合成され，アポリポタンパク質B48と結合し，カイロミクロンとなる．DGATは小腸に加え，肝細胞や脂肪細胞にも発現し，VLDLの合成や脂肪蓄積にも必要な酵素である．DGAT1とDGAT2の2つのアイソザイムがあり，小腸には主にDGAT1が発現している．

## ◆ 糖尿病・代謝疾患との関連性・臨床的意義

　DGAT1欠損マウスでは体重減少・インスリン抵抗性の改善が認められ，この酵素を抑制する意義が示されている[1]．一方，DGAT2欠損マウスではホモ欠損では生後すぐに死亡し，ヘテロ欠損ではこのような食餌に伴う体重増加の抑制は認められなかった[2]．このようなマウスの成績から，肥満や食後の高中性脂肪血症を抑制する薬剤として，主としてDGAT1阻害薬の開発が進められ，一部の薬剤は臨床試験が行われて，マウスで認められた効果が確認されている．

<文献>
1) Smith, S. J. et al.：Nat. Genet., 25：87-90, 2000
2) Stone, S. J. et al.：J. Biol. Chem., 279：11767-11776, 2004

（山田祐一郎）

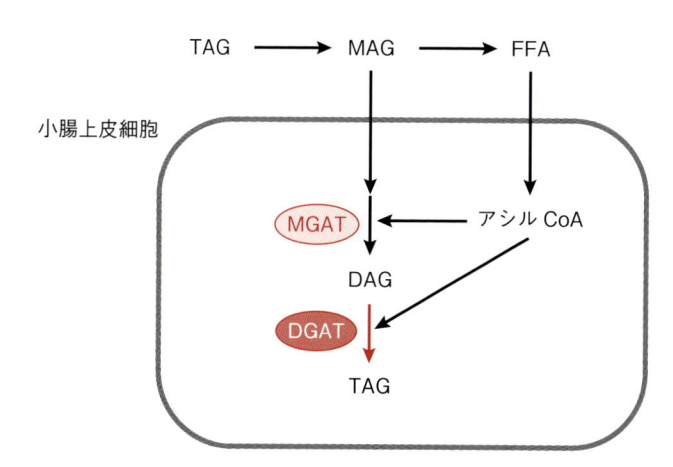

TAG：トリグリセリド
DAG：ジアシルグリセロール
MAG：モノアシルグリセロール
FFA：脂肪酸

**図　DGATとトリグリセリドの再合成**

## 6章 消化管

# GPR119

【本分子をターゲットにしている治療薬】
・GPR119アゴニスト（p.303参照）

## ◆本分子の研究の経緯ならびに機能・役割

　GPR119（G protein coupled receptor 119：Gタンパク質共役受容体119）は，当初リガンドが不明のオーファン受容体として同定されたクラスAのGsタンパク質に共役する受容体である．ヒトでは335個のアミノ酸から構成され，細胞膜を7回貫通する構造をしている．消化管に加えて膵β細胞に発現している．内因性のリガンドとしてはオレイン酸を含むリゾホスファチジルコリンやモノアシルグリセロール，さらにはカンナビノイドが考えられ，この受容体を刺激すると細胞内cAMP濃度が上昇する．

　膵β細胞において細胞内cAMP濃度を上昇させることはインスリン分泌の増幅経路の促進につながる．実際，種々のリガンドを in vitro で投与すると，グルコース濃度依存性のインスリン分泌促進効果が認められている．また，小分子のGPR119作動薬が開発されているが，これを経口で投与すると食後の血糖上昇が抑制され，この効果はGPR119欠損マウスでは消失することから，GPR119が関与していることが明らかとなった[1]．また，L細胞にはGPR119は発現している．そこで，L細胞株にGPR119作動薬を投与すると，GLP-1（p.198）の分泌は増強する．また，in vivo においてもGPR119作動薬の投与で，血中GLP-1レベルの増加が確認され，この効果はGPR119欠損マウスでは消失した[2]．したがって，食事に含まれる中性脂肪の消化で産生されるモノアシルグリセロールはL細胞のGPR119受容体を刺激することで，GLP-1分泌に寄与していることが示唆されている．

## ◆糖尿病・代謝疾患との関連性・臨床的意義

　このように，GPR119を刺激すると，インクレチンやインスリンの分泌を促進することができる．今までのインクレチン関連薬は，食事→GLP-1→インスリン分泌の経路で，GLP-1の分解抑制とペプチドによるGLP-1受容体刺激をすることで，この経路を活性化してきた．GPR119作動薬は，GLP-1分泌の促進という異なる経路で活性化することに加えて，GLP-1受容体（p.64）はクラスBのGタンパク質受容体で，経口摂取が可能な小分子による受容体作動薬の開発が困難であったが，GPR119はクラスAのGタンパク質受容体で，比較的小分子の開発が容易であることに利点がある．

　このようにGPR119作動薬は膵β細胞に直接作用し濃度依存性にインスリン分泌を促進するだけではなく，GLP-1分泌促進を介してもインスリン分泌を促進することが期待できる．また，PYY（p.204）などの分泌促進を介して，体重減少効果も期待されており，各種の薬剤の開発が進められている．

＜文献＞
1) Chu, Z. L. et al.：Endocrinology, 148：2601-2609, 2007
2) Chu, Z. L. et al.：Endocrinology, 149：2038-2047, 2008

（山田祐一郎）

*memo*

# 第1部 糖尿病・代謝疾患の分子標的用語

# 7章 合併症

## 概論 糖尿病細小血管症の発症にかかわる要因と治療の分子標的

山本靖彦

【本章の用語】アルドース還元酵素，PKC，AGE，RAGE

## ◆ はじめに

　糖尿病合併症は急性合併症と慢性合併症に大別されるが，糖尿病の臨床上最も問題視されるのが慢性合併症である．慢性合併症は，細小血管症と大血管症に大別されるが，細小血管症は糖尿病に特有の合併症であり，持続する高血糖状態が糖尿病細小血管症の発症・進展の原因であることは，厳格な血糖コントロールによってその発症が抑制される事実より明らかである[1]．糖尿病細小血管症の1つである網膜症は糖尿病罹病期間とともにその累積頻度は直線的に増加するが，腎症の頻度は20～25年で全体の30％程度でその後一定状態となり以後の発症はほとんどないことが知られている．つまり，糖尿病細小血管症の発症進展においては，糖尿病自体を引き起こす遺伝性素因に加え，細小血管症を増悪させる遺伝因子がかかわる可能性がある．これに加え，食事，ストレス，運動，感染症をはじめとした多彩で複雑な環境因子も深く関連すると考えられる．これまでの多くの研究によって，高血糖により生じるポリオール経路，ヘキソサミン経路，プロテインキナーゼC（protein kinase C：**PKC**）経路の亢進などにみられる細胞内代謝異常（概略図），糖化ストレスとも称されるadvanced glycation end-products（**AGE**）の形成・蓄積，酸化ストレスの亢進，小胞体（endoplasmic reticulum：ER）ストレスの亢進，ミトコンドリア機能異常，サイトカインの上昇にみられる炎症などが糖尿病細小血管症の発症・進展に関与していることが明らかにされてきている[2]．最近では，血管内皮前駆細胞（endothelial progenitor cells：EPC）の数・質の低下，糖尿病合併症にかかわるマイクロRNA（miRNA），さらにエピジェネティクスに関する報告もされるようになっている．

## ◆ 糖尿病合併症遺伝素因

　細胞内代謝異常であるポリオール代謝経路の亢進，PKC経路，糖化ストレスについては各用語解説の項を参照されたい．まず，糖尿病合併症の遺伝素因として，腎症ではレニン-アンジオテンシン系，特にアンジオテンシン変換酵素（angiotensin-converting enzyme：ACE）遺伝子の多型が，網膜症においてはVEGF遺伝子プロモーター，**アルドース還元酵素**（AKR1B1）の5'端リピート，**RAGE**遺伝子プロモーターの多型とミスセンス多型，エリスロポエチン遺伝子プロモーター多型，plasminogen activator inhibitor-1（PAI-1），

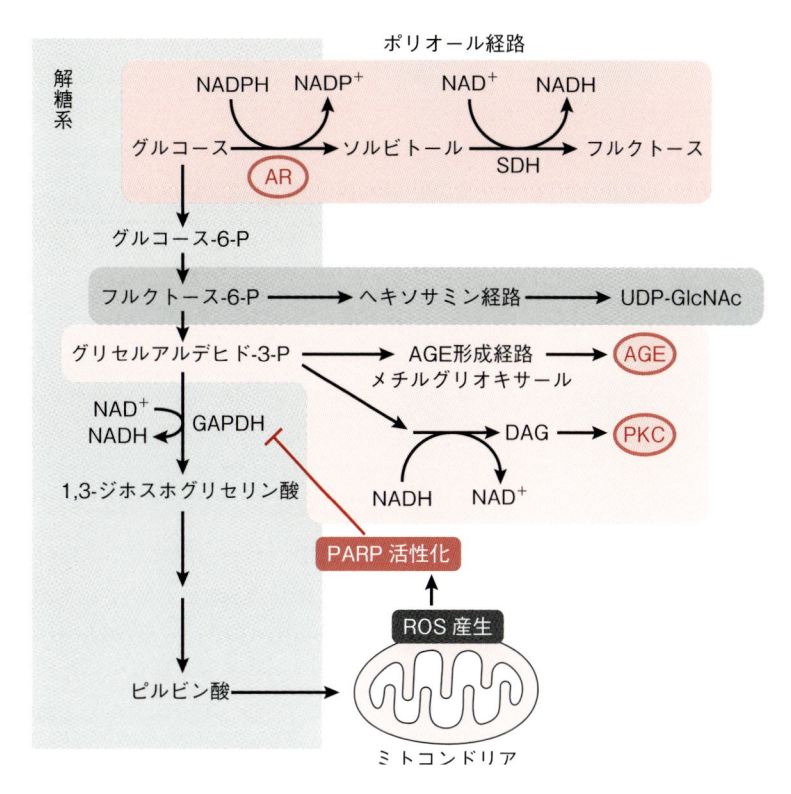

**概略図 糖尿病における細胞内代謝異常**

AR：aldose reductase（アルドース還元酵素）
SDH：sorbitol dehydrogenase（ソルビトール脱水素酵素）
GAPDH：glyceraldehyde 3-phosphate dehydrogenase
UDP-GlcNAc：uridine 5'-diphospho-N-acetylglucosamine
AGE：advanced glycation end-products
PKC：protein kinase C（プロテインキナーゼC）
PARP：poly（ADP-ribose）polymerase
ROS：reactive oxygen species（活性酸素種）
DAG：diacylglycerol

paraoxonase 1（PON1），nitric oxide synthase 3（NOS3, endothelial NOS）多型などが報告されている．ゲノムワイド解析からは，SLC12A3遺伝子（Na/Cl共輸送体），ELMO1遺伝子（アポトーシスの細胞貪食），NCALD遺伝子（neurocalcin）などが腎症と相関すると報告されている[3]．miRNAとは細胞に存在する長さ20〜30塩基程度の一本鎖RNAであり，その機能はターゲットである遺伝子の発現抑制にあるが，現在，糖尿病腎症においてはmiR-21がPTENの発現を介して，網膜症腎症の両者においてはmiR-29およびmiR-192がコラーゲン遺伝子，miR-93がVEGF遺伝子発現を介してかかわっていると報告されている[4]．今後，さらなる遺伝子機能解析や長期予後との関係の解明が待たれる．

## 高血糖により生じる代謝異常と細胞障害

　高血糖代謝異常によるDNAメチル化やヒストン修飾などの，いわゆるエピゲノム調節が細小血管症の発症・進展にもかかわると考えられている．その中でも高血糖によるヒストンH3K3，H3K9のメチル化・脱メチル化とのかかわりが報告されている[5]．酸化ストレスは，細胞内外に発生する活性酸素種（ROS）あるいは活性窒素種（NOS）により組織や細胞が受けるストレスのことである．糖尿病においては，酸化ストレス産生系の亢進とともに，スーパーオキシドジスムターゼ（superoxide dismutase：SOD），カタラーゼ，グルタチオンペルオキシダーゼ，ペルオキシレドキシンなどの消去系の低下も生じる．ポリオール経路の亢進，ヘキソサミン経路の亢進，PKC活性化やAGE生成の過程においても酸化ストレスが増強しうる．糖尿病ではミトコンドリアにおける酸化ストレスの亢進がpoly(ADP-ribose) polymerase（PARP）活性化を介して解糖系のglyceraldehyde 3-phosphate dehydrogenase（GAPDH）をポリADP-リボシル化し不活性化させる[6]．その結果，ポリオール経路の亢進，ヘキソサミン経路の亢進，PKC活性化やAGE生成をさらに亢進しうる．糖尿病状態は酸化ストレスの増強，虚血，低酸素，細胞内栄養飢餓などの環境変化が原因となりERストレスが増強し，細胞障害を引き起こす．また，糖尿病における高血糖は炎症性サイトカイン〔IL-1β（p.66），TNF-α（p.94），IL-6（p.96）など〕の分泌を促し，血管内皮細胞における接着因子の発現を増加させ白血球の浸潤・集積をきたすといった炎症と同一の現象を引き起こす．炎症の場所は主として血管であり，その程度もごく軽度であることからlow grade inflammationあるいはmicroinflammationとも表現される．EPCは糖尿病においてその数が低下し，血管内皮細胞への分化成熟という質の面でも低下することが知られている[7]．EPCは骨髄に由来し末梢血中に出て成熟分化し血管内皮細胞になる以外にも，最近では血管新生を促すような活性をもつ細胞自体がEPCとして位置付けられている．通常は，末梢血中のEPCと骨髄のEPCは生体に何らかの刺激がない限り数的には平衡を保っているが，必要時に末梢血中のEPC数が増加し血管新生の活性化に深くかかわり血管のホメオスタシスの維持を行う．またEPCの障害は直接，血管内皮細胞のホメオスタシス維持機構を低下させ，細小血管症発症・進展に繋がると考えられる．

＜文献＞

1) The Diabetes Control and Complications Trial Research Group：N. Engl. J. Med., 329：977-986, 1993
2) Rask-Madsen, C. & King, G. L.：Cell Metab., 17：20-33, 2013
3) Doria, A.：Curr. Diab. Rep., 10：467-475, 2010
4) Kantharidis, P. et al.：Diabetes, 60：1832-1837, 2011
5) Cooper, M. E. & El-Osta, A.：Circ. Res., 107：1403-1413, 2010
6) Hammes, H. P. et al.：Diabetes, 60：9-16, 2011
7) Saito, H. et al.：Am. J. Physiol. Cell Physiol., 302：C891-901, 2012

*memo*

# 7章 合併症

# アルドース還元酵素

【本分子をターゲットにしている治療薬】
・エパルレスタット（p.287参照）

## 本分子の研究の経緯

　生理的状態では，インスリン依存または非依存的に細胞内に取り込まれたグルコースは解糖系で代謝されそれによりATPが産生され，生体活動のエネルギーになる．しかし，インスリン作用の不足による高血糖時にはポリオール代謝経路が亢進し細胞内の代謝を変化させる．ポリオール経路は解糖系の側副路であり，律速酵素であるアルドース還元酵素（aldose reductase：AR）によりグルコースからソルビトールに，さらにソルビトール脱水素酵素（sorbitol dehydrogenase：SDH）によりソルビトールはフルクトースに変換される（図）．ARのグルコースとの親和性は低いため正常血糖状態においてはソルビトールの生成はきわめて少ないが，高血糖ではこの経路が亢進しソルビトールが細胞内に蓄積する．ソルビトールの蓄積は浸透圧上昇を引き起こし直接の細胞障害の原因となりうる．

## 機能・役割

　ARはポリオール代謝経路を構成するのみならず生体内のアルデヒドを還元する作用も有している[1]．腎臓，水晶体，網膜，副腎，生殖器，末梢神経に発現し，特に副腎，生殖器においてはステロイド代謝にもかかわる．

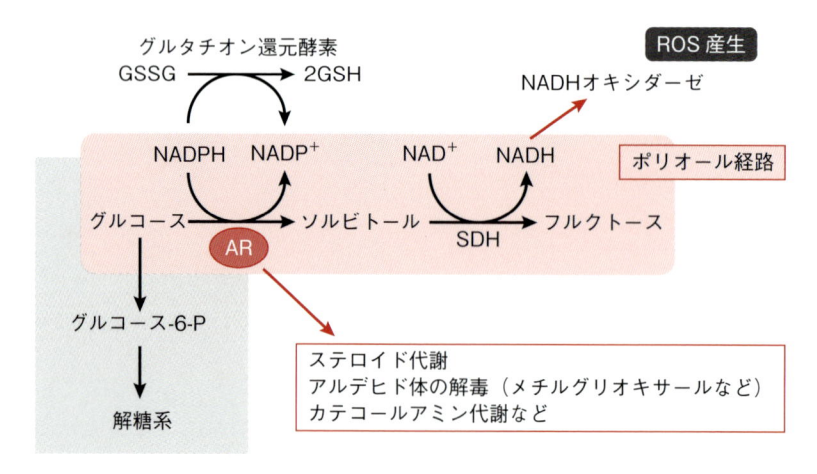

**図　ポリオール代謝経路とアルドース還元酵素**
AR：aldose reductase（アルドース還元酵素）
SDH：sorbitol dehydrogenase（ソルビトール脱水素酵素）
GSSG：glutathione-S-S-glutathione（酸化型グルタチオン）
GSH：glutathione-SH（還元型グルタチオン）
ROS：reactive oxygen species（活性酸素種）

## 糖尿病・代謝疾患との関連性・臨床的意義

インスリン作用の不足による高血糖時にはポリオール代謝が亢進し，①ソルビトールの合成増加は細胞内浸透圧の上昇を引き起こし細胞障害を引き起こす．②AR活性化は，ARの補酵素であるNADPHの減少をもたらし，③内皮型NO合成酵素（eNOS）の活性低下によるNO産生の減少，④グルタチオン還元酵素の活性低下による$H_2O_2$産生の増加を引き起こす．同時に⑤SDHの活性化は，SDHの補酵素である$NAD^+$の浪費をもたらし，$NADH/NAD^+$の増加による細胞内のredox state変化を引き起こす．さらに⑥SDHの活性化は，ソルビトールからフルクトースの増加をもたらし，⑦フルクトースはグルコースよりも数倍強い糖化反応を引き起こし細胞内タンパク質の糖化〔AGE（p.224）の形成〕が亢進する．ポリオール経路が亢進しNADPHが消費されるためグルタチオン還元酵素の活性が低下する．それにより酸化型グルタチオンから還元型グルタチオンへの変換が減少し，酸化ストレス消去機構として重要な還元型グルタチオンによる$H_2O_2$に対する$H_2O$への代謝が減少する．その結果，$H_2O_2$が増加し酸化ストレス増加に傾くと考えられ，さらに連鎖反応的な種々の細胞内異常が生じ細胞機能を障害していくと考えられる．アルドース還元酵素阻害薬が開発され臨床的に使用されてきたが国際的なコンセンサスはいまだ得られていない[2]．詳細については糖尿病神経障害治療薬の項（p.286）を参照されたい．

〈文献〉
1) Rask-Madsen, C. & King, G. L.：Cell Metab., 17：20-33, 2013
2) Tang, W. H. et al.：Front. Pharmacol., 3：87, 2012

（山本靖彦）

*memo*

# 7章 合併症

# PKC

【本分子をターゲットにしている治療薬】
- PKCβ阻害薬（p.331 参照）

## 本分子研究の経緯

プロテインキナーゼC（protein kinase C：PKC）は少なくとも10種類以上のアイソザイムから構成されるタンパク質ファミリーである．1977年に西塚泰美らによって発見された．活性化PKCはセリン・スレオニン残基をリン酸化する．

## 分子構造

構造により従来型（conventional PKC：cPKC），新型（novel PKC：nPKC），非典型（atypical PKC：aPKC）の3つのサブファミリーに分類される．cPKCは活性化にジアシルグリセロール（diacylglycerol：DAG），$Ca^{2+}$，リン脂質を必要とし，$\alpha$，$\beta$，$\gamma$のアイソザイムがある．nPKCは活性化にDAGを必要とするが$Ca^{2+}$は必要とせず，$\delta$，$\varepsilon$，$\eta$，$\theta$のアイソザイムがある．aPKCには$\iota$，$\zeta$，$\lambda$などのアイソザイムがあり，DAGと$Ca^{2+}$をともに必要としない．

## 糖尿病・代謝疾患との関連性・臨床的意義

高血糖により細胞内に過剰に取り込まれたグルコースが$\alpha$グリセロールリン酸へ代謝され，パルミチン酸やオレイン酸と反応してDAGが過剰に産生される．この反応は，ポリオール経路の亢進によるNADH/$NAD^+$の増加によって促進される．さらに高血糖により細胞内に過剰に取り込まれたグルコースの代謝産物はPKC

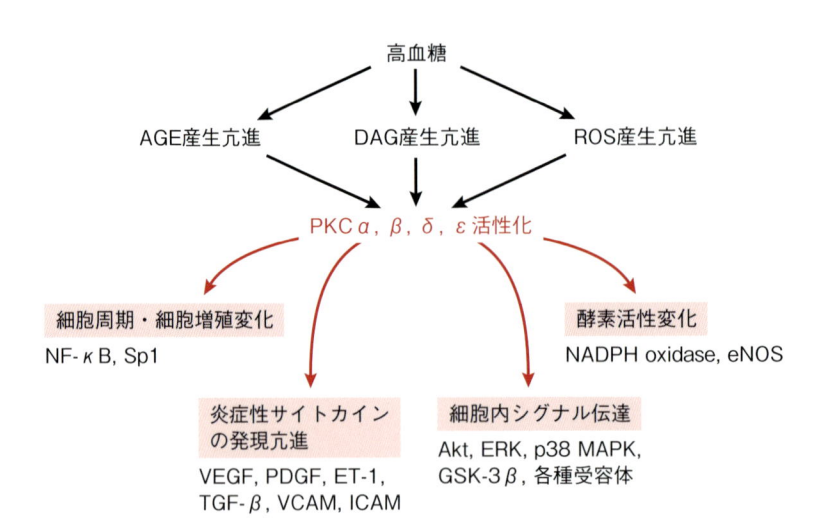

図 PKCの活性化と糖尿病合併症
DAG：diacylglycerol（ジアシルグリセロール）
AGE：advanced glycation end-products
PKC：protein kinase C（プロテインキナーゼC）
図は文献1をもとに作成

を活性化し，糖代謝障害の結果増加したアンジオテンシンⅡ，vascular endothelial growth factor（VEGF），platelet derived growth factor（PDGF）などのサイトカイン，増殖因子によってもPKCが活性化される．また，細胞を高濃度グルコース，糖化アルブミン，AGE（次項参照）で培養すると活性酸素種が生成され，それがPKCβを活性化するという報告がある（図）．PKCのアイソフォームの中でも，網膜ではPKCα，β1，β2，εが，腎臓ではそれらに加えてδの活性化も報告されている．実験動物においてPKCβ阻害薬は網膜症，腎症，神経症ともに効果があると報告されている[1]．

&lt;文献&gt;
1) Geraldes, P. & King, G. L.：Circ. Res., 106：1319-1331, 2010

（山本靖彦）

# 7章 合併症

# AGE

**【本分子をターゲットにしている治療薬】**
- アミノグアニジン（p.297参照）

## 本分子の研究の経緯

グルコースに代表される還元糖のアルデヒド基とタンパク質のアミノ基が非酵素的に反応することによりAGE（advanced glycation end-products）が形成される．フランスのMaillardが1912年にこの反応を初めて報告したことによりMaillard反応とも称される[1]．その後に生体内でもこのような反応が生じることが証明され，1970年代には現在では糖尿病治療の指標として必須のヘモグロビン$A_{1c}$（$HbA_{1c}$）が同定された．$HbA_{1c}$はAGE形成反応におけるアマドリ転位物である[1]．

AGEは，グルコースからだけでなく，グルコースの自動酸化物や分解産物より生成したグリセルアルデヒド（glyceraldehyde），グリコールアルデヒド（glycolaldehyde：GA），メチルグリオキサール（methylglyoxal：MGO），グリオキサール（glyoxal：GO），3-デオキシグルコソン（3-deoxyglucosone：3-DG）などのアルデヒドからも生成される[2]．AGEの生成反応は循環血液中，細胞外マトリックス，細胞内いずれにおいても起こりうる．また最近では，体内に蓄積するAGEの供給源として，外界からつまり食餌由来のAGEの重要性も認識されているが，実際の生体への影響についてはいまだ不明な点も多い．

## 分子構造

AGEとは，タンパク質がグルコースなどの還元糖と非酵素的に反応して糖化修飾されるメイラード反応によって生じる分子の総称であり，一定の構造を示す化合物ではない．現在までに知られている構造体には，

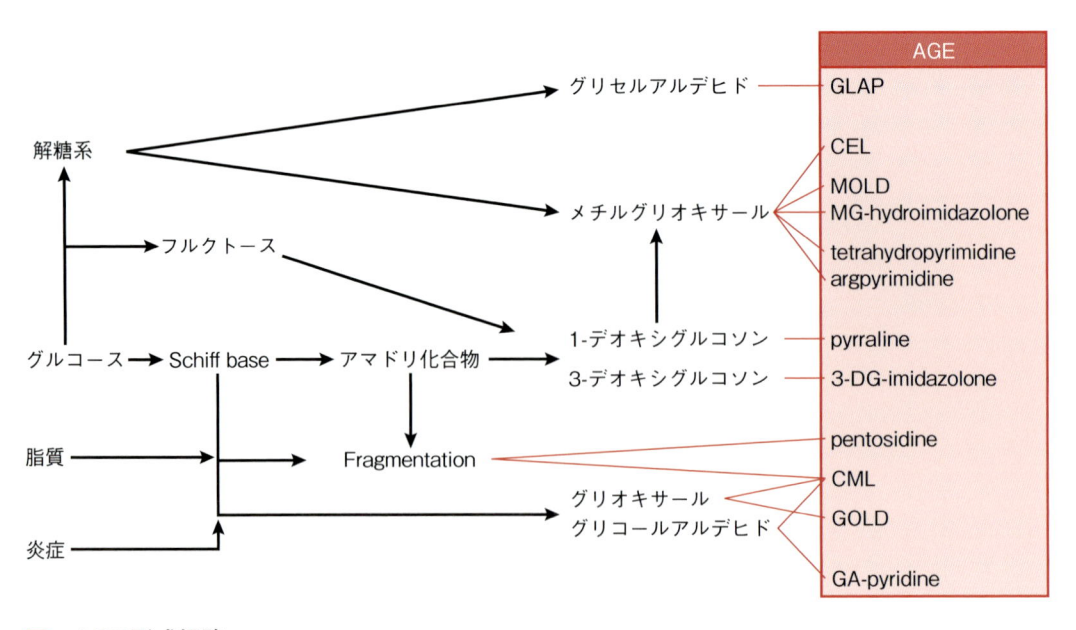

**図　AGE形成経路**
文献3をもとに作成

蛍光をもつpentosidine, crossline, glyoxal-lysine dimer (GOLD), methylglyoxal-lysine dimer (MOLD)や蛍光をもたない$N^\varepsilon$-carboxymethyl lysine (CML), $N^\varepsilon$-carboxyethyl lysine (CEL), pyrraline, GA-pyridineなどがある（図）[1)3)].

### ◆糖尿病・代謝疾患との関連性・臨床的意義

糖尿病においては，持続的な高血糖によってAGE形成が促進され，糖尿病細小血管症を引き起こす原因となりうる．生体内には，AGE消去系も存在しアマドリ化合物を分解するアマドリアーゼ (amadoriase), MGOを代謝するグリオキサラーゼ (glyoxalase) がある．しかし，これらの消去系酵素は，高血糖状態によってその活性が抑制されることが報告されており，さらなるAGEの蓄積が助長される．また，グルタチオンペルオキシダーゼやスーパーオキシドジスムターゼ (SOD) などの抗酸化酵素も，細胞内でAGE化され，これらの酵素の活性低下により酸化ストレスが増加することも報告されている．RAGE（次項参照）はAGEを認識する細胞表面受容体である．

<文献>
1) Nagai, R. et al.：Anti-aging Med., 7：112-119, 2010
2) Yamamoto, Y. & Yamamoto, H.：J. Diabetes Invest., 2：155-157, 2011
3) Monnier, V. M. et al.：Ann. NY Acad. Sci., 1043：533-544, 2005

（山本靖彦）

*memo*

# 7章 合併症

# RAGE

【本分子をターゲットにしている治療薬】
- チアゾリジン薬（p.263 参照）
- スタチン系薬剤（p.268 参照）
- アンジオテンシン変換酵素阻害薬
- アンジオテンシンⅡ受容体拮抗薬
- 低分子ヘパリン

## 本分子の研究の経緯

RAGE（receptor for advanced glycation end-products）は，1992年にAGE（前項参照）と結合する細胞表面受容体としてウシ肺から分離同定された1回膜貫通型の1型膜タンパク質であり，細胞内シグナル伝達によって細胞障害を引き起こす．

## 分子構造

糖鎖修飾を受けた完全長RAGEの分子量は55 kDaである．RAGEはイムノグロブリンスーパーファミリーに属し，細胞外領域に3つの免疫グロブリン様ドメインをもつ．そして最もN末端にある免疫グロブリン可変領域様ドメイン部分の内部にAGE結合部位が存在している．最近になりRAGEには分子多様性があり，その多様性によって病態に与える影響も複雑であることがわかってきた．1つの遺伝子から選択的スプライシングによってつくり出される全長膜結合型RAGEに加え，C端側の膜貫通領域を欠き分泌型となるRAGEが存在する．この内在性分泌型RAGEタンパク質はendogenous secretory RAGE（esRAGE）と命名された[1]．生体においては，スプライシングによる内在性のesRAGEのみならず全長膜結合型RAGEがmatrix metalloproteinase（MMP）9やADAM10などの酵素によって細胞膜直上で切断（shedding）され，soluble RAGE（sRAGE）を形成することもわかってきた[2]．esRAGEとともにsRAGEはリガンド結合部位をもつため，細胞外でAGEをはじめとするリガンドを捕捉し細胞表面のRAGEとの相互作用を阻害しデコイ受容体として働く可能性が考えられている（図）[2]．

## 機能・役割

RAGEに結合するのはAGEのすべての分子種ではなく，$N^\varepsilon$–carboxymethyl lysine（CML），そしてグリセルアルデヒドおよびグリコールアルデヒドによって修飾されたものであることがわかってきた．そのほかAGE以外にも，酸化損傷生成物で酸化ストレスのメディエーターと考えられているadvanced oxidation protein products（AOPP），アルツハイマー病に関連するアミロイド$\beta$，がん転移との関連および炎症との関連が指摘されているhigh mobility group B-1（HMGB-1），免疫系細胞から分泌される炎症メディエーターS100タンパク質〔S100A7，S100A8（calgranulin A），S100A9（calgranulin B），S100A12（calgranulin C），S100bなど〕，白血球の細胞表面にあるMac1/CD11b，細菌の膜構成成分であるlipopolysaccharide（LPS），アポトーシス細胞表面上のホスファチジルセリンなどもRAGEのリガンドになることが報告されている[3]．このようにRAGEはマルチリガンド受容体として，最近ではtoll-like受容体（TLRs）と同様にパターン認識受容体（pattern-recognition receptors：PRRs）の一員としてさまざまな病態形成に関与していると考えられてきている．RAGEの細胞内シグナル伝達経路の代表的な1つは，細胞内酸化ストレスの増強とそれに引き続くras/MAPキナーゼ経路を介した転写因子NF-$\kappa$Bの活性化である．

## 糖尿病・代謝疾患との関連性・臨床的意義

RAGEは糖尿病合併症を引き起こし原因的に働く．

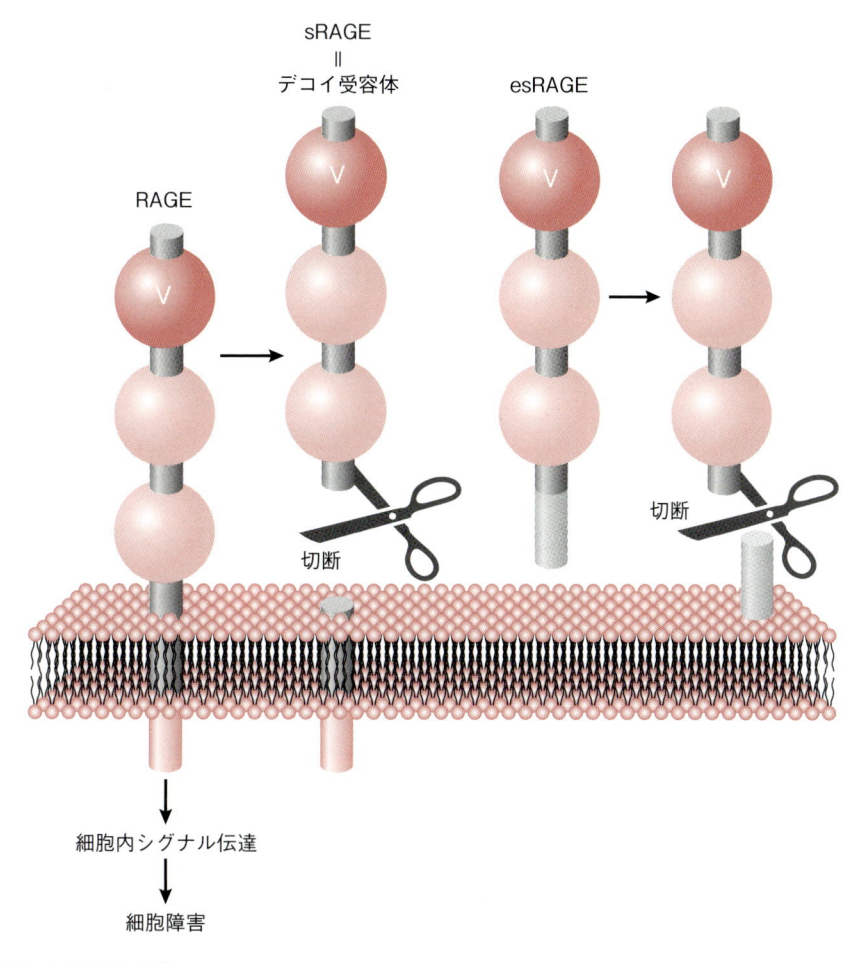

**図　RAGEの分子多様性**
RAGE：膜型RAGE
sRAGE：soluble RAGE
esRAGE：endogenous secretory RAGE
V：免疫グロブリン可変領域様ドメイン

つまりRAGE作用の阻害によって糖尿病合併症の予防・治療に繋がる可能性がある．アンジオテンシン変換酵素阻害薬などはesRAGEの分泌促進に働いている可能性が考えられている．チアゾリジン系薬剤，スタチン系薬剤，アンジオテンシンⅡ受容体アンタゴニストなどもsRAGEレベルを上昇させる作用がある．また，ヘパリンを分解して分画した低分子ヘパリンにはRAGEアンタゴニストとして働く作用がある．

&lt;文献&gt;
1) Yonekura, H. et al.：Biochem. J., 370：1097-1109, 2003
2) Yamamoto, Y. et al.：Arterioscler. Thromb. Vasc. Biol., 27：e33, 2007
3) Yamamoto, Y. & Yamamoto, H.：J. Diabetes Invest., 2：155-157, 2011

（山本靖彦）

# 8章 その他

# SGLT2

【和文】ナトリウム・グルコース共輸送体2

【本分子をターゲットにしている治療薬】
- SGLT2阻害薬（p.265参照）

## 本分子の研究の経緯

1835年フランスの科学者によってリンゴの根皮からフロリジン（phlorhizin）が精製された．当初フロリジンは発熱や感染症，マラリアなどに効くと考えられていたが，1886年に高用量のフロリジンが尿糖を誘発することが報告され，その後フロリジンは腎生理学の研究で使用されるようになった[1]．1970年代に，フロリジンは尿細管でのグルコース再吸収系の抑制を介して尿糖を生じさせることが明らかにされた．1980年代後半から1990年代前半にかけてSGLT（sodium-dependent glucose cotransporters）ファミリーが明らかにされ，1994年SGLT2が金井らにより報告された[2]．その後現在にかけてSGLT阻害薬が2型糖尿病の治療薬候補として研究が進むようになった．

フロリジンは最初のSGLT2阻害薬といえるが，経口摂取での生物学的利用能が非常に低いこと，SGLT2だけでなく腸管にも発現しているSGLT1も阻害するため高率に浸透圧性下痢が生じることにより，臨床応用には至らなかった．

## 分子構造

SGLTは，solute carrier family 5に属している膜14回貫通型のトランスポーターである．

第13～14膜貫通セグメント間のループ構造はフロリジン結合部位と考えられている．同じくC末端側の第10～13セグメントはグルコースの認識に関与する．N末端側の第4～5セグメントはナトリウムイオンの認識とグルコースの結合ならびにナトリウム–糖–共輸送にかかわる[3]．

## 機能・役割

グルコース恒常性の維持において，腎は糖新生および，グルコースの糸球体での濾過・近位尿細管での再吸収の働きを担っている．腎糸球体濾過液のグルコース濃度は血液のそれと同じであるが，その後近位尿細管でほぼすべて再吸収され，さらに遠位尿細管でも再吸収される．近位尿細管は形態学的にS1～S3の分画があり，グルコースの尿細管での再吸収は，主に管腔のグルコース濃度の高いS1分画に存在する低親和性でグルコース輸送能が大きいSGLT2が約90％を，グルコース濃度の低いS3分画に存在する高親和性でグルコース輸送能が小さいSGLT1が約10％を担っている．SGLT2は，腎特異的に発現が認められ，SGLT1と59％の相同性を有する．SGLT2は側底膜側の$Na^+$-$K^+$ATPaseによって形成されたナトリウム勾配を利用し，$Na^+$と共役してグルコースを細胞内に取り込む二次的能動輸送である（図）[4]．SGLT2はNa：グルコースのカップリング比は1：1であるが，SGLT1はその比は2：1と異なる．

健常者では濾過されたグルコース負荷量は375 mg/分を超えることは通常ないが，高血糖状態でグルコース負荷量が375 mg/分を超えると，SGLT2の再吸収容量を超過し，再吸収しきれなくなった過剰なグルコースは尿糖として排出される．またグルコース再吸収が飽和した点をグルコース尿細管再吸収極量（transport maximum of glucose：$T_{MG}$）というが，糸球体ごとに$T_{MG}$がばらついていること，SGLT2のグルコース親和性が低いことにより，実際には$T_{MG}$に達する前から尿糖が出現する．

## 糖尿病・代謝疾患との関連性・臨床的意義

2型糖尿病患者から採取した近位尿細管培養細胞では，健常者のものと比しSGLT2のmRNA，タンパク

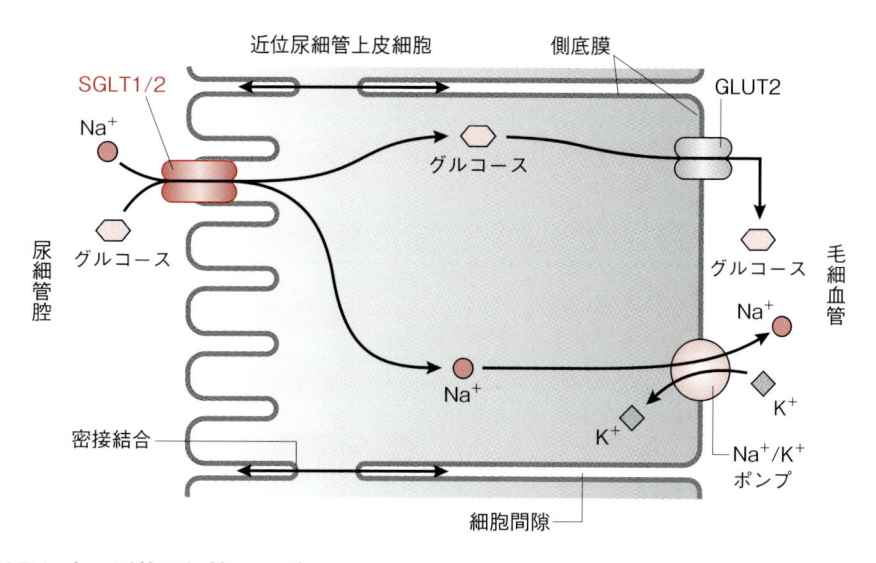

**図 SGLTによる近位尿細管でのグルコースの輸送**

尿細管上皮細胞内への内向きのNa$^+$濃度勾配は，側底膜側のNa$^+$-K$^+$ ATPaseによるNa$^+$の能動輸送により維持されており，SGLT2によりNa$^+$とともにグルコースが1：1で管腔側から尿細管上皮細胞内へ輸送される．細胞内へ入ったグルコースはGLUT2を通じて濃度勾配に従い細胞外へ排出される．文献1をもとに作成

質発現レベルが，高血糖を代償するように上昇していることが報告されている[5]．これまでSGLT輸送系を阻害し，尿細管でのグルコース再吸収閾値を下げることで尿糖の排泄を増やし高血糖を是正することが考えられてきた．

SGLT2の遺伝子（SLC5A2）変異によりT$_{MG}$が低下すること，SGLTとグルコースの親和性が低下することで，常染色体劣性の腎性尿糖が起こる．これらの患者では，1日当たり100 g以上のグルコースが尿糖として排泄されるが，肝臓での糖新生の亢進により代償され血中グルコース濃度は正常に保たれる[6]．

糖尿病モデル動物を用いた研究では，SGLT阻害薬は尿糖排泄を増やすことで糖毒性を解除し，正常耐糖能に戻し，膵β細胞機能やインスリン感受性を改善させることが報告されている[7]．すでにダパグリフロジン（Dapagliflozin），トフォグリフロジン（Tofogliflozin），カナグリフロジン（Canagliflozin）などのいくつかの薬剤は現在臨床研究も進んでおり，ダパグリフロジンは糖尿病患者において用量依存的にHbA1c低下，体重減少作用を示すことが報告されている[8]．

すでにダパグリフロジンは2012年11月に欧州医薬品庁（EMA）に承認され，カナグリフロジンも近く米国食品医薬品局（FDA）で承認の見通しとなっている．

**＜文献＞**

1) White, J. R. : Clin. Diabetes, 28 : 5-10, 2010
2) Kanai, Y. et al. : J. Clin. Invest., 93 : 397-404, 1994
3) Wright, E. M. et al. : J. Intern. Med., 261 : 32-43, 2007
4) Chao, E. C. & Henry, R. R. : Nat. Rev. Drug Discov., 9 : 551-559, 2010
5) DeFronzo, R. A. et al. : Diabetes. Obes. Metab., 14 : 5-14, 2012
6) van den Heuvel L. P. et al. : Hum. Genet., 111 : 544-547, 2002
7) Rossetti, L. et al. : Diabetes Care, 13 : 610-630, 1990
8) Zhang, L. et al. : Diabetes. Obes. Metab., 12 : 510-516, 2010

（志鎌明人，矢作直也）

*memo*

# 8章 その他

# URAT1

【本分子をターゲットにしている治療薬】
- 尿酸排泄促進薬（p.278参照）

## 本分子の研究の経緯

尿酸はヒトにおいて，食事あるいは内因性に産生されたプリン体の最終産物であり，腎臓をはじめとしたさまざまな臓器によって恒常性が保たれている．多くの生物では尿酸をアラントイン（allantoin）へ酸化させる酵素であるウリカーゼ（uricase）を有していることから，最終代謝産物はアラントインである．しかし，ヒトをはじめとする霊長類は約2,000万年前，アスコルビン酸（ビタミンC）の合成酵素であるL-gulonolactone oxidaseを失ったのとほぼ同時期にウリカーゼの欠損を起こしている[1]．これは抗酸化物質であるアスコルビン酸の合成能力を放棄した代わりに，別の抗酸化物質である尿酸の分解系を排除し，進化の過程で他生物に比して高い血中尿酸濃度を獲得したものと考えられている．

尿酸は体内で有機酸として存在することから，その輸送体は有機陰イオントランスポーター（OAT）ファミリーに属する可能性が予測されていた．2002年に榎本らにより，有機陰イオントランスポーターの配列をもとにした in silico クローニングによって，尿細管腔側で尿酸再吸収を担うトランスポーターの1つとしてURAT1（SLC22A12）は同定された[2]．その後，カエルの卵母細胞を用いた in vitro の実験において，URAT1による尿酸取り込みが尿酸降下薬であるベンズブロマロン（Benzbromarone：ユリノーム®）の添加により阻害されることが判明し，URAT1がベンズブロマロンの標的分子であることが明らかになった．

また，2010年には日本人を対象としたゲノムワイド関連解析（genome wide association study：GWAS）によって，血清尿酸値と関連する遺伝子の報告がなされており，これらの解析によってもURAT1トランスポーター遺伝子が血清尿酸値や痛風の罹患率と関連することが示唆されている[3]．

## 分子構造

ヒトURAT1は553アミノ酸よりなり，他のOATトランスポーター群と同様にトランスポーターの構造として一般的である12回膜貫通型構造をとる．また，OAT4と高い相同性を示す．

## 機能・役割

URAT1は主に近位尿細管の管腔側に発現し，細胞内の乳酸やニコチン酸，ピラジンカルボン酸などの有機酸との交換輸送により，糸球体で濾過された尿中の尿酸を尿細管腔側から再吸収する尿酸/陰イオントランスポーターである．また，運動後急性腎不全・血尿・尿路結石を特徴とする遺伝性腎性低尿酸血症1型の患者において，URAT1の遺伝子変異が複数認められており，URAT1が血中の尿酸レベルの調節を行っていることが判明した．

Johsonらのグループは URAT1が腎近位尿細管のみならず，血管平滑筋細胞・血管内皮細胞・肥満細胞に発現していることを実験的に示し，尿酸の取り込み経路である可能性を指摘している[4]．しかし，これらの細胞がなぜURAT1を発現しているのかについては，その生理学的意義はいまだ明らかになっておらず，今後の研究が必要と考えられている．図に腎近位尿細管に存在するURAT1を含む尿酸トランスポーター群を示す．

## 糖尿病・代謝疾患との関連性・臨床的意義

URAT1の遺伝子変異により管腔側からの尿酸再吸収

**図　腎近位尿細管における尿酸トランスポーター**

（図中ラベル）
ロサルタン
プロベネシド
ベンズブロマロン

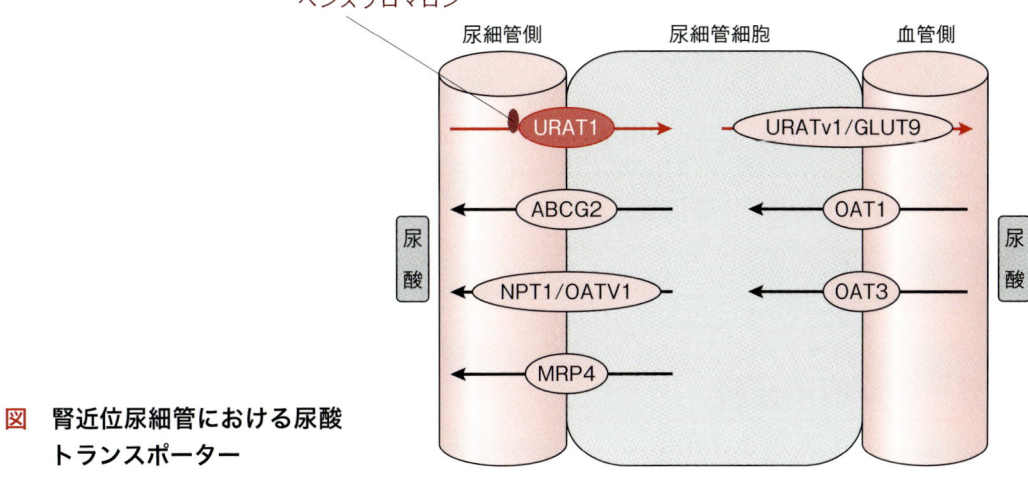

尿細管側　尿細管細胞　血管側
URAT1　URATv1/GLUT9
ABCG2　OAT1
NPT1/OATV1　OAT3
MRP4
尿酸

機能が失われると，腎臓からの尿酸クリアランスが増加し低尿酸血症を呈するようになる．腎性低尿酸血症1型がこれに該当し，運動後急性腎不全や血尿・尿路結石などを呈する．また，血管側の尿酸再吸収の排出口として安西らが2008年に報告したURATv1/GLUT9（SLC2A9）[5]の遺伝子変異により，腎性低尿酸血症2型を呈する．URAT1の過剰発現を伴う遺伝性疾患は現在までに報告されていない．

メタボリックシンドロームの上流にある内臓脂肪蓄積は，インスリン抵抗性から高インスリン血症を起こし，尿酸の腎臓からの排泄を低下させることにより，高尿酸血症や痛風を引き起こす．このメカニズムとして，インスリンが腎近位尿細管にある$Na^+$依存性モノカルボン酸トランスポーター（SMCT1）に作用し，$Na^+$の再吸収を亢進させるため高血圧を起こし，その際$Na^+$と同時に再吸収されるモノカルボン酸が尿酸トランスポーターURAT1を介して排泄され，それと交換に尿酸が再吸収されることから，結果として尿酸の排泄低下による高尿酸血症を起こす．

また，多数の臨床研究から血清尿酸値は将来における高血圧発症の独立した予測因子と考えられており[6]，ShafiuらはURAT1の遺伝子多型が白人においてメタボリックシンドロームおよび高血圧の発症と関連していることを報告している[7]．

高尿酸血症の治療薬としては，尿酸産生抑制薬であるアロプリノール（Allopurinol）やフェブキソスタット（Febuxostat），尿酸排泄促進薬であるプロベネシド（Probenecid）やベンズブロマロンが用いられる．プロベネシドやベンズブロマロンはURAT1の作用を抑制することで尿酸の尿細管側からの再吸収を抑制し，血清尿酸値を低下させる．また，高血圧治療薬のロサルタン（Losartan）は他のアンジオテンシンII受容体阻害薬には認められない尿酸低下作用を有することが知られているが，この作用もURAT1阻害効果によるものである．ベンズブロマロンは強力な血清尿酸低下作用をもつが，致死性の劇症肝炎を起こす場合があり，これらの副作用を低減したURAT1阻害薬である，Lesinurad（第III相）やRDEA3170（第I相）の治験が現在進行中である．

<文献>

1) Challem, J. J. : Med. Hypotheses, 48 : 387-392, 1997
2) Enomoto, A. et al. : Nature, 417 : 447-452, 2002
3) Kamatani, Y. et al. : Nat. Genet., 42 : 210-215, 2010
4) Price, K. L. et al. : J. Am. Soc. Nephrol., 17 : 1791-1795, 2006
5) Anzai, N. et al. : J. Biol. Chem., 283 : 26834-26838, 2008
6) 日本痛風・核酸代謝学会ガイドライン改訂委員会：高尿酸血症・痛風の治療ガイドライン第2版，メディカルレビュー社，pp.49-52, 2010
7) Shafiu, M. et al. : Kidney Blood Press. Res., 35 : 477-482, 2012

（大崎芳典，矢作直也）

# 8章 その他

# リパーゼ

**【本分子をターゲットにしている治療薬】**
- リパーゼ阻害薬（p.296 参照）

## 本分子の研究の経緯

リパーゼ（lipase）とは脂質を構成するエステル結合の加水分解を触媒する酵素の総称である．語源は，ギリシャ語の"lipos（脂肪）"＋"ase（酵素）"に由来する．通常はその中で特にトリグリセリド（グリセロールの脂肪酸エステル）を分解して脂肪酸を遊離するトリアシルグリセリドリパーゼを指す．

リパーゼは150年以上前から研究[1]されており，1981年に膵臓型リパーゼ〔pancreatic lipase：PL（PNLIP）〕のアミノ酸配列が同定され，1986年にlipoptotein lipase（LPL，p.110）との相同性が明らかにされている．

その後，肝臓型リパーゼ（hepatic lipase：HL）も，LPLとの共通配列をもつことが示され，さらにpancreatic lipase–related protein 1/2（PLRP1/2）がPLのサブファミリーに属すことが見出された[2)3)]．本項では膵臓型リパーゼ〔PL（PNLIP）〕を中心に述べる．

## 分子構造

多くのリパーゼの活性中心を構成するアミノ酸残基群は，セリン，酸性アミノ酸残基（アスパラギン酸など）およびヒスチジンと同定されており，これらはセリンプロテアーゼの活性中心と共通している．この活性部位はβシート構造と近位αヘリックスの分子構造中央部にあり"弓状求核体構造"をとる．この活性中心を覆うようにβシート構造のフタ構造があることがリパーゼの立体構造の特徴である．このフタ構造により，リパーゼ非活性時には，分解活性部位は分子表面構造内に埋没し，基質との結合が妨げられる（図）．一方，活性化時にはフタ構造が開大してリパーゼ活性部位とトリアシルグリセロール$sn-1$位とが結合し，リパーゼ活性を発揮する[4]．

## 機能・役割

PLは膵臓外分泌腺細胞で産生され膵液中に分泌されて，小腸の内腔で消化酵素として働く．ヒトのPL欠損症では，脂肪の吸収障害のため，幼少期から脂肪性下痢を呈する[5]．PL遺伝子欠損マウスは高脂肪食飼育下では中性脂肪の吸収障害が認められるものの，普通食下では明らかな中性脂肪の吸収障害がみられず，これはPLRP2やCEL（carboxyl ester lipase）など他のリパーゼファミリーの酵素が代償的に機能しているためと考えられる[6]．なお，PL遺伝子欠損マウスにはコレステロールの吸収障害も認められ，脂肪の乳化がコレステロール吸収にも影響を及ぼすことが示唆された[7]．

## 糖尿病・代謝疾患との関連性・臨床的意義

生体は食物中の脂質成分を消化吸収し，余剰エネルギーを脂肪組織中へ貯蔵し中性脂肪として備える．中性脂肪を小腸から吸収する際にトリグリセリドから，ジ，モノグリセリドと脂肪酸へ加水分解することで近位小腸腸管粘膜壁内へ吸収される．オルリスタット（Orlistat）はPL阻害剤であり，腸管からの脂肪吸収を抑えることで，リンパ管への輸送を阻害する．これにより，本薬の1年間の投与でプラセボ群のbody mass index（BMI）が15.7％増加したのに対して，オルリスタット群では0.55％の減少を示し，26.5％の被験者のBMIが5％以上減少した[8]．リパーゼファミリーは，脂質代謝に深く関与し，肥満，糖尿病，動脈硬化のメカニズムを担う鍵役者であり，さらなる基礎研究の発展が望まれる．

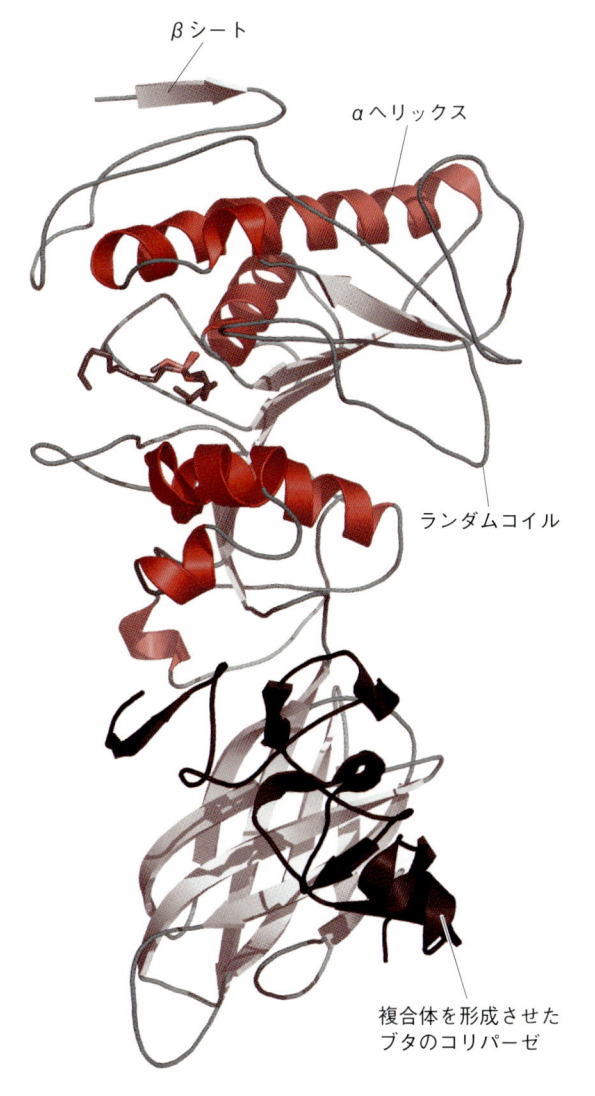

βシート
αヘリックス
ランダムコイル
複合体を形成させた
ブタのコリパーゼ

**図　ヒトの膵臓型リパーゼ（PL）の構造**
出典：Protein Data Bank

<文献>
1) Bernard, C. 1849. Rechérches sur les usages du sac pancréatique dans la digestion. Acad. Sci. 28：249–285.
2) Kirchgessner, T. G. et al.：Proc. Natl. Acad. Sci. USA, 86：9647–9651, 1989
3) Roussel, A. et al.：Proteins, 32：523–531, 1998
4) Wong, H. et al.：J. Lipid Res., : 43：993–999, 2002
5) Figarella, C. et al.：J. Pediat., 96：412–416, 1980
6) Gilham, D. et al.：J. Biol. Chem., 282：24642–24649, 2007
7) Huggins, K. W. et al.：J. Biol. Chem., 278：42899–42905, 2003
8) Chanoine, J. P. et al.：JAMA, 293：2873–2883, 2005

（泉田欣彦，矢作直也）

*memo*

# 8章 その他
# GPR120

【本分子をターゲットにしている治療薬】
・GPR120アゴニスト（p.305参照）

## 本分子の研究の経緯

近年，オーファン受容体の解析が進められる中で，複数のGタンパク質結合型受容体（GPCR）の天然リガンドが脂肪酸であることが報告された[1]．GPR120はその中の1つであり，食物由来の中鎖および長鎖脂肪酸により活性化される．腸管，脂肪組織，舌，肺およびマクロファージに多く発現していることが知られており，さまざまな生理機能にかかわる重要な働きがあることが明らかになりつつある．はじめに，腸管内分泌細胞に発現するGPR120が脂肪酸リガンドの刺激により，GLP-1（p.198）やコレシストキニン（CCK, p.206）などの腸管ホルモンの分泌を促進することで脂質および糖代謝のコントロールに重要な役割を果たしていることが示され，腸管における役割が注目されてきた[2]．さらに，近年，GPR120がマクロファージ上でn-3脂肪酸（EPAやDHA）の受容体として働くことが発見され，GPR120の新たな機能としてマクロファージでの抗炎症作用が報告された[3]．

## 分子構造

GPR120は7回膜貫通構造をもち，ヒトとマウスで高い相同性を保つ．しかし非常に類似した脂肪酸をリガンドとするGPR40（p.60）とは相同性は10％と低く，進化系統樹でも離れた場所に位置することがわかっている．長鎖脂肪酸はGPR120を介して細胞内カルシウム濃度を上昇させるが，cAMP産生は引き起こさないことから，GPR120はGsおよびGi/o型ではなく，Gqファミリーに属するGαタンパク質と共役していることが示唆される[1,4]．GPR120の活性化は，ホスファチジルイノシトール3（PI3）キナーゼの活性化，ERK1/2の活性化，および，セリン/スレオニンプロテインキナーゼAktの活性化を引き起こし，それぞれ，インクレチンの分泌，細胞増殖，グルコース取り込みとアポトーシス抑制などに関与していると言われている[5]．さらに，マクロファージや視床下部におけるGPR120の抗炎症作用においては，GPR120と結合したβ-アレスチン2（β-arr2）がさらにTGF-β-activated kinase 1 binding protein 1（TAB1）と結合することで，toll like receptor（TLR）やTNF-α（p.94）といった炎症誘導シグナル経路上のTGF-β-1 activated kinase1（TAK1）を阻害することでNF-κBやJNK経路を抑制し，炎症を抑制することが報告されている[3,6]（図）．

## 機能・役割

GPR120は，腸管においてはGLP-1，コレシストキニンの分泌促進作用をもち，マクロファージでは免疫応答を抑制することでインスリン抵抗性を惹起する慢性炎症を抑えることが示唆されている．前駆脂肪細胞3T3-L1細胞を用いた検討では，脂肪細胞の分化，成熟にGPR120がかかわっていることが示されている．In vivoの実験では，野生型マウスではn-3脂肪酸処置が抗炎症，全身性インスリン感受性上昇を引き起こすのに対し，GPR120欠損マウスではそれがみられず，これらの結果はGPR120がn-3遊離脂肪酸の機能的な受容体であり，マクロファージ誘導性の炎症を抑制することによりインスリン感受性の上昇や抗糖尿病作用をもたらすことを示している[3]．また，高脂肪食を摂取したGPR120欠損マウスは野生型と比較して，脂肪肥大と脂肪肝を伴う肥満，インスリン抵抗性を呈し，これらはインスリンシグナル伝達の低下ならびに脂肪組織での炎症増加との関連が示されている[7]．また別の報告では，食餌誘導性肥満ラットの視床下部にn-3脂肪酸を投与すると，GPR120を介して視床下部での

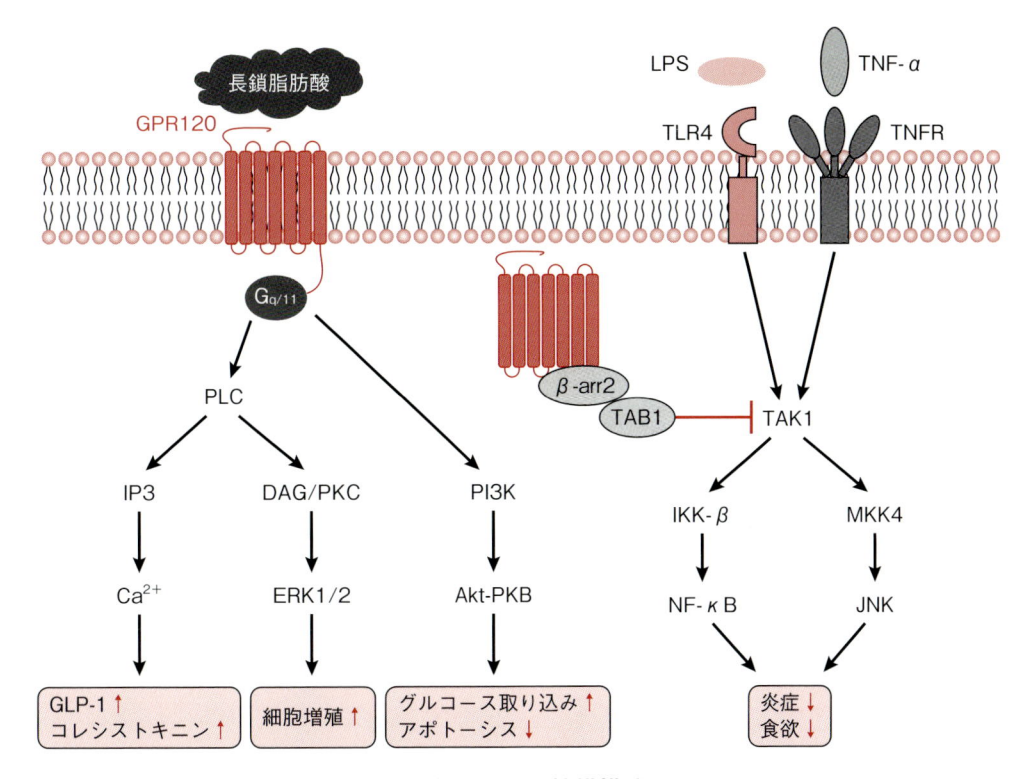

**図　GPR120によって調節される生理作用の分子機構模式図**
長鎖脂肪酸リガンドが結合することにより，種々の経路で生理作用を示す．n-3脂肪酸によるGPR120の刺激により，LPSおよびTNF-α誘導性TAK1の活性化が抑制され，抗炎症作用を示す．文献5をもとに作成

炎症が抑制され，食欲の低下と肥満の改善がみられたという[6]．そのほかにも，舌では，特に有郭乳頭の味蕾細胞にGPR120の発現が組織染色により確認されており，マウスやラットの油脂に対する嗜好性の特異性とよく一致していることより，油脂の受容に対する生理的な関与が示唆されている．以上よりGPR120はさまざまな臓器で脂肪酸センサーとして機能し，体内のエネルギーバランスに重要な働きをしていると考えられる．研究はまだ発展段階といえ，今後，未知の生理的役割の可能性も注目される．

## 糖尿病・代謝疾患との関連性・臨床的意義

ヒトにおけるGPR120と肥満の関係について，2つの非同義突然変異であるp.R270Hとp.R67Cが見出された[7]．p.R270H変異の出現頻度は肥満とインスリン抵抗性と相関が強いことが明らかになり，p.R67C変異においても同様の傾向が認められている．変異受容体を用いた実験では脂肪酸リガンド刺激によるカルシウム応答が減弱していた結果からも，肥満・インスリン抵抗性においてGPR120の働きは重要であり，その活性化が2型糖尿病やその進行に対する創薬標的として期待され，研究が進められている．ある種のキノコ子実体由来天然化合物，PPARγアゴニストを基本骨格とした合成リガンド，最近ではnMオーダーで活性を示す合成リガンドが報告され，動物での検討，臨床応用に向けたさらなる展開が期待される．

### <文献>

1) Civelli, O. : Trends Pharmacol. Sci., 26 : 15-19, 2005
2) Hirasawa, A. et al. : Nat. Med., 11 : 90-94, 2005
3) Oh, D. Y. et al. : Cell, 142 : 687-698, 2010
4) Hara, T. et al. : Mol. Pharmacol., 75 : 85-91, 2009
5) Mo, X. L. et al. : Prog. Mol. Biol. Transl. Sci., 114 : 251-276, 2013
6) Cintra, D. E. et al. : PLoS One, 7 : e30571, 2012
7) Ichimura, A. et al. : Nature, 483 : 350-354, 2012

（煙山紀子，矢作直也）

# 8章 その他

# CETP

【本分子をターゲットにしている治療薬】
- CETP阻害薬（p.321 参照）

## 本分子の研究の経緯

血漿リポタンパク質間での脂質の交換は脂質転送タンパク質とよばれる一連のタンパク質によって行われるが、このうちコレステロールエステル（CE）とトリグリセリド（TG）の交換を特異的に促進するのがCETP（cholesterol ester transfer protein）である。

CETPに関する研究が進む契機となったのは、1980年代にわが国において初めてCETP欠損症が報告され、またヒトCETP cDNAのクローニング[1]がされたことである。家族性高HDL血症の症例において、そのリポタンパク質像がCETP活性のきわめて低いラットと類似していたことから、CETP活性の欠損が判明し、その後CETP cDNAがクローニングされてCETP遺伝子異常が明らかとなり、CETP欠損症の発見に至った[2]。家族性高HDL血症はGlueckらによって提唱された疾患であり、動脈硬化性疾患の発症がきわめて低く、90歳以上の長寿者がしばしば見出されることから長寿症候群と命名された[3]。また、冠動脈疾患ハイリスク患者を追跡したフラミンガム研究（Framingham study）で血中HDL濃度と冠動脈疾患発生には逆相関があると報告されていたことから、CETP欠損症による高HDL血症においても抗動脈硬化作用が認められるのかどうか研究が進められた。さらに、CETPの働きを阻害して血中HDLレベルを上昇させることによって、動脈硬化が抑制されることを期待して、CETP阻害薬の開発が始まった。しかし、冠動脈疾患を増加させるとの報告もあり、CETPと動脈硬化との関連性については現在もさまざまな議論がなされている。

## 分子構造

ヒトCETPは、476個のアミノ酸からなる分子量約68～74 kDaの強い疎水性の糖タンパク質である。肝臓、小腸、膵臓、脂肪組織、副腎、腎臓、骨格筋などで産生され、血中では主にHDL上に存在する。

ネガティブ染色を利用した電子顕微鏡での観察で、CETPは先細りのN末端領域と球状のC末端領域をもつバナナ形の非対称な分子であり、N末端がHDLに貫入し、C末端がLDLまたはVLDLと相互作用し、三重複合体を形成して、CETPの両端に穴を開けてトンネルを形成し、その中をCEが移動することが示された[4]。

## 機能・役割

CETPは、CEとTGの交換を促進する転送タンパク質で、その作用によりCEは成熟HDLからVLDLやIDL、LDLなどのアポリポタンパク質B（ApoB）含有リポタンパク質へ転送され、逆にTGがHDLへと転送される。ApoB含有リポタンパク質へと転送されたCEは、肝臓のLDL受容体、レムナント受容体を介して細胞内に取り込まれて代謝される。CETPは末梢組織から過剰なコレステロールを引き抜き肝臓に転送するコレステロール逆転送系（RCT）がうまく回転するために重要な役割を果たしている（図）。したがってCETP活性が低下または欠損すると、HDL中のコレステロールが肝臓に転送されず、血中HDL-Cは上昇する。

## 糖尿病・代謝疾患との関連性・臨床的意義

CETP欠損症は、わが国で比較的高頻度に存在する常染色体優性遺伝形式の疾患であり、約10種類のCETP遺伝子異常が発見され、頻度の高い変異はイントロン14のスプライス異常（G→A）とエキソン15のD442Gのミスセンス異常である[5]。ホモ接合体では

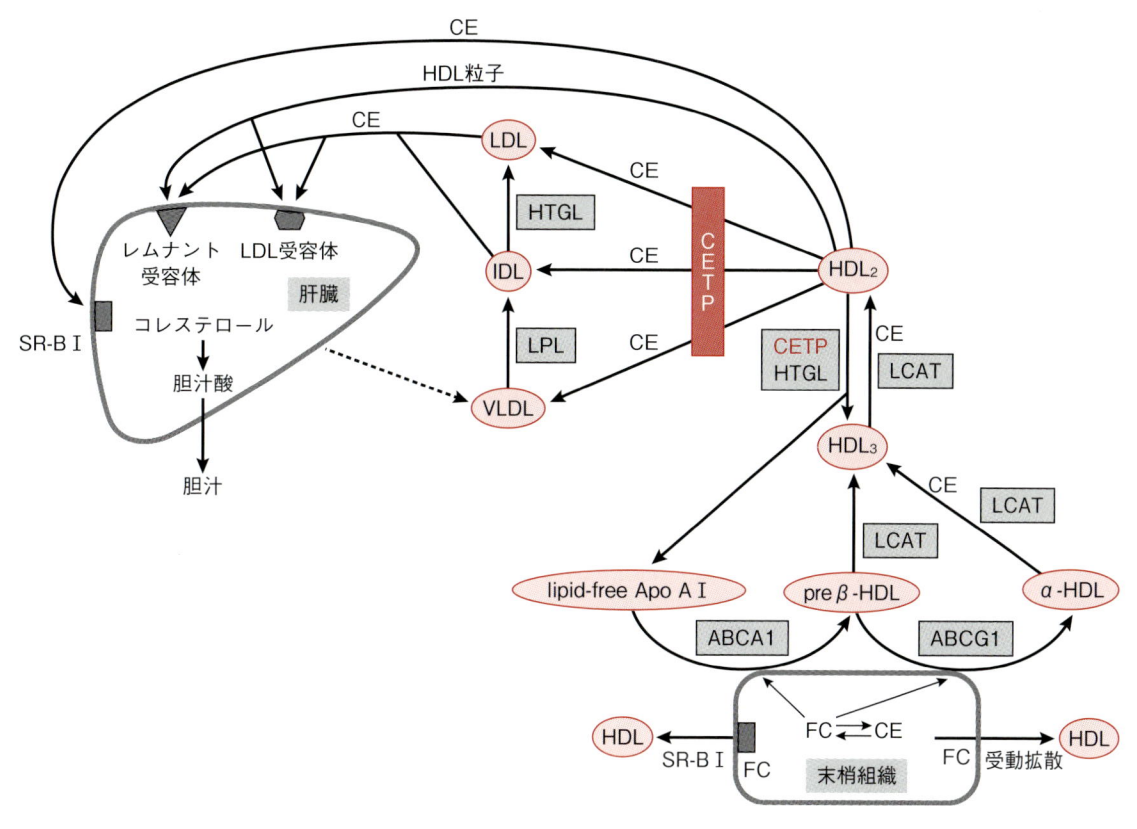

### 図　コレステロール逆転送系とCETP

Lipid-free Apo A I やpreβ-HDLは末梢細胞から遊離コレステロール（FC）を引き抜き，LCAT（レシチン・コレステロールアシルトランスフェラーゼ）の作用も受けてエステル化され，円盤状の成熟HDLとなる．HDL中のCEが肝臓に転送される経路として，CETPによりApoB含有リポタンパク質にTGと交換する形で引き渡され，LDL受容体経路で肝臓に転送される経路や，SR-BIを介して選択的に肝臓に取り込まれる経路，HDL粒子そのものが肝臓に取り込まれる経路などがある．
HTGL：肝性トリグリセライドリパーゼ，LPL：リポタンパク質リパーゼ，SR-BI：スカベンジャー受容体B1

通常の3～6倍の高HDL-C血症となる．また，血清ApoAI，CIII，Eも著しく上昇する一方，ApoBは低値傾向である．$HDL_3$分画は正常範囲内である一方，$HDL_2$分画のみで著しい増加が認められ，粒子サイズは増大し，LDLの平均サイズは縮小する．また，CETP欠損症ホモ接合体患者のCEの少ないLDLは正常LDLに比べて線維芽細胞LDL受容体に対する親和性が乏しく，さらに患者$HDL_2$は正常$HDL_2$がもっている泡沫化マクロファージからのコレステロール引き抜き能が低いなどの異常を有している[6]．CETP欠損症が集積する秋田県大曲地域の疫学調査では，CETP欠損による高HDL-C血症は長寿症候群ではなく，冠動脈疾患のリスクになると報告されている[7]．

CETP阻害薬であるトルセトラピブ（Toracetrapib）は動物モデルでの検討において動脈硬化を減少させ，ヒトにおいて有意に血中HDL-Cレベルを上昇させたことから，CETP阻害薬がヒトにおいても動脈硬化を抑制し，心血管イベントも抑制するのではないかと関心を集めた．しかし，心血管疾患のハイリスク患者に対して，HMG-CoA還元酵素阻害薬のアトルバスタチン（Atorvastatin）を投与した群に対して，アトルバスタチンにトルセトラピブを加えた群は，全死亡，心血管疾患による死亡も多いことが，ILLUMINATE trialの結果で明らかとなった[8]．この原因として，アルドステロン増加による血圧上昇，HDLの質の問題などが指摘された[9]．また，ダルセトラピブ（Dalcetrapib）も冠動脈疾患による死亡などに差がなかったため臨床第III相試験dal-OUTCOMESは中止され[10]，現在，アナセトラピブ（Anacetrapib），エバセトラピブ（Evacetrapib）の臨床試験が行われている．コレステロー

ル低下薬の1つであるプロブコール（Probucol）はCETP阻害薬とは逆に血中HDL-Cを低下させるが，これはCETPを活性化させRCT系を促進するためと考えられ，血中HDL-Cは低下するが動脈硬化防御にとってむしろ好ましいとする見方もある．

CETPの動脈硬化に及ぼす影響については，現在のところ明確なコンセンサスはないが，リポタンパク質代謝の状況によって異なり，またHDLは単に増やせばよいのではなく，その質的な面，あるいはRCT系の活性化の程度から評価することが重要である．

＜文献＞
1) Drayna, D. et al.：Nature, 327：632-634, 1987
2) Glueck, C. J. et al.：Metabolism., 24：1243-1265, 1975
3) Brown, M. L. et al.：Nature, 342：448-451, 1989
4) Zhang, L. et al.：Nat. Chem. Biol., 8：342-349, 2012
5) Nagano, M. et al.：J. Atheroscler. Thromb., 11：110-121, 2004
6) Ishigami, M. et al.：J. Biochem., 116：257-262, 1994
7) Hirano, K. et al.：Arterioscler. Thromb. Vasc. Biol., 17：1053-1059, 1997
8) Barter, P. J. et al.：N. Engl. J. Med., 357：2109-2122, 2007
9) Singh, I. M. et al.：JAMA, 298：786-798, 2007
10) Schwartz, G. G. et al.：N. Engl. J. Med., 367：2089-2099, 2012

（久芳素子，矢作直也）

*memo*

# 第2部
# 分子標的治療薬／阻害薬ライブラリー

**概論** さまざまなタイプの治療薬とその効果，開発の現状 …………… *240*

| | |
|---|---|
| スルホニル尿素薬 …………… *246* | GK activator …………… *299* |
| グリニド薬 …………… *249* | DAPD …………… *301* |
| DPP-4阻害薬 …………… *251* | GPR40アゴニスト …………… *302* |
| GLP-1受容体作動薬 …………… *256* | GPR119アゴニスト …………… *303* |
| α-グルコシダーゼ阻害薬 …………… *259* | GPR120アゴニスト …………… *305* |
| ビグアナイド薬 …………… *261* | PPARα/γデュアルアゴニスト …………… *307* |
| チアゾリジン薬 …………… *263* | PPARδアゴニスト …………… *308* |
| SGLT2阻害薬 …………… *265* | 11β-HSD1阻害薬 …………… *309* |
| 高脂血症薬①-スタチン …………… *268* | グルカゴン受容体アンタゴニスト …………… *311* |
| 高脂血症薬②-フィブラート製剤 …………… *272* | β3アドレナリン受容体アゴニスト …………… *312* |
| 高脂血症薬③-陰イオン交換樹脂 …………… *274* | インスリン作用促進薬 |
| 高脂血症薬④-その他 …………… *276* | （インスリン類似薬）…………… *314* |
| 痛風・高尿酸血症①-尿酸排泄促進薬 …………… *278* | MTP阻害薬 …………… *317* |
| 痛風・高尿酸血症②-尿酸生成抑制薬 …………… *280* | ACAT阻害薬 …………… *319* |
| 痛風・高尿酸血症③-尿酸分解促進薬 …………… *281* | CETP阻害薬 …………… *321* |
| インスリン製剤 …………… *282* | DGAT-1阻害薬 …………… *325* |
| 糖尿病神経障害治療薬 …………… *286* | スクアレン合成酵素阻害薬 …………… *326* |
| 糖尿病腎症治療薬 …………… *288* | 生物学的製剤・ワクチン …………… *328* |
| 抗肥満症薬① …………… *290* | PKCβ阻害薬 …………… *331* |
| 抗肥満症薬②-中枢性食欲抑制薬 …………… *292* | ドーパミンD2受容体作動薬 …………… *332* |
| 抗肥満症薬③-リパーゼ阻害薬 …………… *296* | その他の薬剤 …………… *334* |
| その他の治療薬 …………… *297* | |

## 概論 さまざまなタイプの治療薬とその効果，開発の現状

加来浩平

### ◆ はじめに

　糖尿病やその他代謝疾患の多くは生活習慣病であり，疾病管理には，ライフスタイルの改善が何よりも重要であるが，長期の管理に薬物療法が果たす役割は大きい．糖尿病治療薬すなわち血糖降下薬は，スルホニル尿素（SU）薬とビグアナイド（BG）薬しかない時代が長く続いたが，近年，新規血糖降下薬の開発は目覚ましく，糖尿病薬物治療は大きく変わりつつある．一方，高脂血症管理については1990年代にHMG-CoA還元酵素阻害薬（スタチン薬）が登場したことで，管理目標の達成率は大幅に向上している．本項では，既存の糖尿病・代謝疾患の治療薬の中でも，特に糖尿病治療薬を中心に特徴と臨床上の役割について述べるとともに，開発中あるいは開発が期待される製剤について概説する．

### ◆ 治療薬開発の歴史と薬物治療の考え方

　本邦における経口血糖降下薬の臨床応用は，前述のSU薬，メトホルミンを代表とするBG薬が登場した1950年代に始まる．1990年代に入り，α-グルコシダーゼ阻害薬（α-GI薬）アカルボース，ボグリボースが登場した．さらに速効短時間型インスリン分泌促進薬（グリニド薬），チアゾリジン系薬（TZD薬）が20世紀末までに臨床応用が始まった．その後10年間の空白を経て，2009年にインクレチン関連薬として最初のDPP-4阻害薬が登場した（図）．

　これらの創薬，開発に日本が果たしてきた役割は大きく，α-GI薬，グリニド薬，TZD薬，DPP-4阻害薬の多くが含まれる．特にα-GI薬とグリニド薬は，食後血糖改善薬として広く認知されているが，海外での使用実績はわが国に比し，少ない．病態やライフスタイルにおける民族差とともに医療環境の違いなどが背景にあると考えられる．

　2型糖尿病では血糖降下薬の併用頻度はきわめて高く，治療薬選択の基準は，現在また今後も大きな課題といえる．わが国では，日本糖尿病学会が提唱する，患者ごとに病態などを勘案して最適な治療薬を選択するという考え方が受け入れられており，一定の治療薬選択アルゴリズムは存在しない．欧米では，当初は相当の開きがあったが，患者中心の治療（patient-centered approach）の概念を背景に，2012年に改訂されたアルゴリズムにおいて，メトホルミンを第一選択薬とする以外は，患者個々の状況に応じたフレキシブルな選択を求めており，基本的な考え方はわが国と大きな違いはなくなった[1]．一方で，欧米の新アルゴリズムにはα-GI薬やグリニド薬は含まれておらず，血糖管理のあり方については，必ずしも同一ではない．

　一方，脂質管理のゴールは糖尿病と同様に血管合併症抑制にあるが，スタチン製剤の登場は，LDLコレステロール管理を容易にし，心血管イベント抑制のエビデンスが数多く蓄

| 1950年 | | | |
|---|---|---|---|
| | 1956年 | 第一世代SU薬：トルブタミド | |
| 1960年 | 1961年 | BG薬：メトホルミン | |
| 1970年 | 1971年 | 第二世代SU薬：グリベンクラミド | |
| | (1979年 | 米国：乳酸アシドーシスの副作用によりBG薬：フェンホルミン使用禁止) | |
| 1980年 | | | |
| 1990年 | 1984年 | 第二世代SU薬：グリクラジド | |
| | 1993年 | α-グルコシダーゼ阻害薬：アカルボース | |
| | 1994年 | α-グルコシダーゼ阻害薬：ボグリボース | |
| | (1994年 | 米国：BG薬：メトホルミンの承認) | |
| | 1999年 | グリニド薬：ナテグリニド，TZD薬：ピオグリタゾン | |
| 2000年 | 2000年 | 第三世代SU薬：グリメピリド | |
| | 2004年 | グリニド薬：ミチグリニド | |
| | 2006年 | α-グルコシダーゼ阻害薬：ミグリトール | |
| | 2009年 | DPP-4阻害薬：シタグリプチン | |
| 2010年 | 2010年 | 高用量メトホルミン：メトグルコ®  DPP-4阻害薬：ビルダグリプチン，アログリプチン | |
| | 2011年 | グリニド薬：レパグリニド，DPP-4阻害薬：リナグリプチン | SU薬：スルホニル尿素薬 |
| | 2012年 | DPP-4阻害薬：アナグリプチン | BG薬：ビグアナイド薬 |
| | 2013年 | DPP-4阻害薬：サキサグリプチン  SGLT2阻害薬承認申請 | TZD薬：チアゾリジン系薬 |

図　日本における経口血糖降下薬の臨床応用の歴史
()内は海外での状況

積された．最近ではいわゆる残余リスク管理の観点から，高トリグリセリド血症の抑制のための薬物治療として，フィブラート薬とともにEPAあるいはDHA製剤の役割も今後増大するものと思われる．

# 既存治療薬とその有用性

　糖尿病の管理目標が血管合併症抑制によるQOLの維持と健康人と同様の寿命の確保にあり，そのための手段として，いわゆるレガシー効果，メタボリックメモリーの言葉で，薬物による発症早期からの介入の重要性が問われている[2)3)]．さらに日常の血糖管理のあり方についても良質なHbA1cの達成，すなわちHbA1cの量的，質的改善が求められるようになり，血糖降下薬の役割は変貌をとげつつある．以下に主な治療薬を，作用機序で分類し，ごく簡単に臨床的意義について概説する．

## 1）血糖降下薬
### ●インスリン分泌促進薬

　SU薬とグリニド薬に大別される．SU薬のHbA1c低下効果は最も強力であり，1.5〜2％の低下が期待できる一方，低血糖や体重増加をきたしやすく，長期有効性は得られにくい．したがって血糖レベルが高いもののインスリン非依存期にある2型糖尿病患者の糖毒性改善目的には，第一選択薬となりうる．近年は少量での使用が受け入れられつつある．
　グリニド薬は速効性のインスリン分泌薬で主に食後高血糖の是正に有効である．食直前投与法が，α-GI薬と同様に受け入れられやすい環境にあるわが国で最も普及している．

HbA1c低下効果は1％未満であるが，低血糖リスクが低く，早期からの介入に適している．

● インスリン抵抗性改善薬

BG薬は欧米において第一選択薬の地位を得ている．主にAMPキナーゼ活性化によるミトコンドリア機能改善，肝糖代謝系酵素活性調節など，近年，続々と作用機構に関する新知見が得られている．本邦でも高用量メトホルミンが使用可能となり，重大な副作用として乳酸アシドーシスに留意が求められる．TZD薬はPPARγ作動薬として，アディポネクチンを介して多彩な抗糖尿病作用を発揮する．効果の長期持続性に優れている一方で，体重増加あるいは閉経後女性での骨折などの問題点があげられる．

● α-GI薬

二糖類水解酵素活性を阻害することで，食後の急峻な血糖上昇を抑制する．デンプン質摂取量が多い本邦で，より高い有効性が得られ，諸外国に比し，比較的多用されている．

● インクレチン関連薬

経口薬であるDPP-4阻害薬はインクレチン分解酵素のDPP-4活性阻害によって，体内でのGLP-1，GIPを生理的濃度に維持するもので，血糖依存性のインスリン分泌促進，グルカゴン分泌抑制によって血糖コントロールに寄与する．GLP-1受容体作動薬は薬理学的濃度で，受容体を刺激するため，中枢での食欲抑制効果も期待できる．

## 2）インスリン製剤

2000年以降，ヒトインスリンアナログ製剤が登場し，より生理的なインスリン補充の利点から病型を問わず広く使用されている．一方，基礎補充インスリン製剤には作用持続時間が短い，作用にピークがありかつ一定しないなどの弱点があった．今年，世界に先駆けて本邦で使用可能となったインスリンデグルデクは長い作用持続時間と作用にばらつきが少ないといった特徴をもつ．既存薬との比較試験で，同等の血糖管理下で低血糖リスク，特に夜間低血糖リスクが有意に減少している[4)5)]．今後の基礎補充インスリンの基準薬となりうる可能性を秘めている．

# ◆ 開発の現状

新規糖尿病治療薬の開発は，他領域と比較し，急ピッチで進んでいる感がある．とりわけ2型糖尿病では病態が多様性に富み，しばしば併用療法が必要となるため作用機序の異なる種々の薬剤が登場しやすい背景もある．臨床開発の候補品は数多い（表）が，ここでは臨床第II相が終了し，臨床応用できる可能性が高い2製剤についてとりあげる．

## 1）SGLT2（sodium-glucose cotransporter-2）阻害薬

既存抗糖尿病薬とは全く異なり，インスリン作用に依拠しない機序で血糖調節に働く新規血糖降下薬である．SGLT2は主に腎臓の近位尿細管にのみ発現し，約90％のグルコースを再吸収する．残りのグルコースはSGLT1で完全に再吸収される2段構えの機構となっている[6)]．腎臓全体では，SGLT2のほうが圧倒的に高発現しており，SGLT2がグルコース再吸収を担う主要なトランスポーターである．糖尿病治療薬として選択的SGLT2阻害薬あるいはSGLT1/2阻害剤の開発が進められている．本邦は，SGLT2阻害薬開発の先進国で

**表　日本における新規経口血糖降下薬の開発状況**

すでに臨床第Ⅲ相試験まで進んでいるもの

1) SGLT2阻害薬（一部承認申請済み）
　・イプラグリフロジン（Ipragliflozin）
　・ダパグリフロジン（Dapagliflozin）
　・トフォグリフロジン（Tofogliflozin）
　・カナグリフロジン（Canagliflozin）
　・ルセオグリフロジン（Luceogliflozin）
　・エンパグリフロジン（Empagliflozin）
2) GPR40作動薬
　・ファシグリファム（Fasiglifam）：開発コードTAK875
3) 持効型DPP-4阻害薬（週1回製剤）
　・開発コード：SYR472

臨床開発が今後進展する可能性があるもの

1) GK活性化薬
2) 選択的11$\beta$-HSD阻害薬
3) 選択的PPAR$\gamma$調節薬
4) PPAR$\alpha$/$\gamma$デュアルアゴニスト
5) GPR119およびGPR120アゴニスト
6) グルカゴン受容体阻害薬

(2013年3月時点)

あり，すでに6製剤が臨床第Ⅲ相試験の進行中あるいは終了し，承認申請の段階である．
　ダパグリフロジンの日本人を対象とした第Ⅱ相試験成績では，1 mgから10 mgの1日1回投与で，HbA1cはプラセボに比し，-0.49％～-0.81％であった[7]．安全性の面からは，浸透圧利尿の影響として，投与初期の脱水，血中ケトン体の軽度上昇，尿路および性器感染症のわずかに増加が傾向としてみられる程度で，重大な副作用は報告されていない．作用機構上，同一クラス内での有効性や安全性のプロファイルは差別化が困難と思われるが，今後，第Ⅲ相試験結果をふまえて，臨床使用上の役割が明確になると思われる．特に約5％程度の体重減少を認める点は肥満患者には福音となる可能性がある．すでにダパグリフロジンが欧州で，カナグリフロジンがFDAにより承認を受けている．

## 2) GPR40（G-protein-coupled receptor 40）アゴニスト

　2003年に，Gタンパク質共役型受容体（G-protein-coupled receptor：GPCRs）の1つであり，膵$\beta$細胞に高発現しているGPR40のリガンドが長鎖遊離脂肪酸であり，グルコース依存性にインスリン分泌を刺激することが報告された[8]．低血糖リスクの少ない新規インスリン分泌促進薬の標的分子として有望視されている．
　最も臨床開発が進んでいる開発コード名TAK875（一般名：Fasiglifam）の国外，国内での臨床第Ⅱ相試験成績から至適用量は50 mgの1日1回投与と設定され，SU薬グリメピリドと同等のHbA1c低下効果を示した[9)10]．本邦の第Ⅱ相試験結果では，投与12週間でHbA1c値約1.2％の低下をみている[10]．低血糖の出現頻度もグリメピリドに比し，少ない傾向にあった．現在臨床第Ⅲ相試験が順調に進行しており，近い将来に臨床の場に登場するものと期待される．

### 3) その他の開発候補品

上記の2製剤以外にも，2型糖尿病治療薬の候補品として，膵インスリン分泌促進あるいは肝での糖代謝促進に働くグルコキナーゼ（GK）活性化薬，主に肝臓や脂肪組織でインスリンに拮抗作用を惹起する11β-HSD1の活性阻害薬，インスリン感受性増強に働く可能性を期待したSIRT1活性化薬，さらにはアディポネクチン受容体AdipoR/AMPK/ACC活性調節をターゲットした創薬なども進められている．有効性，安全性の面から，さらなる検討を要するものも多く，臨床開発には，さらなる時間を要するものと思われる．

## おわりに

2型糖尿病の病態が多様性に富み，治療の選択肢が広がっている現状を考えると，今後も新規作用機序をもつ糖尿病治療薬の開発は必然的に求められるものである．SU薬やメトホルミンは臨床応用開始時点で，作用機構は不明であった．しかし最近では，作用点，作用機構が，ある程度，明確になったうえで臨床開発が進められている．糖尿病の病態基盤を形成するさまざまな分子を標的とした薬剤の開発がさらに進むと思われるが，標的となる分子は多くの臓器，細胞に発現しており，必然的に，薬剤の作用機序は多岐にわたってリンクしている可能性が高い．したがって，有効性評価についても，従来のHbA1cを代表とする糖代謝改善効果だけではなく，広範な評価法が求められよう．単に血糖低下だけでなく，糖尿病の病態そのものの改善，あるいは合併症の発症・進展抑制をめざす抗糖尿病薬としての役割も期待できる薬剤の開発を今後，大いに期待するところである．

### 文献

1) Inzucchi, S. E. et al.：Diabetes Care, 35：1364-1379, 2012
2) Holman, R. R. et al.：N. Engl. J. Med., 359：1577-1589, 2008
3) Nathan, D. M. et al.：N. Engl. J. Med., 353：2643-2653, 2005
4) Birkeland, K. I. et al.：Diabetes Care, 34：661-665, 2011
5) Heller, S. et al.：Lancet, 379：1489-1497, 2012
6) Marsenic, O.：Am. J. Kidney Dis., 53：875-883, 2009
7) Kaku, K. et al.：Diabetes Obest Metab 2012 Nov 29. [Epub ahead of print] PMID：23194084
8) Itoh, Y. et al.：Nature, 422：173-176, 2003
9) Chaeles, F. B. et al.：Lancet, 379：1403-1411, 2012
10) Kaku, K. et al.：Diabetes Care, 36：245-250, 2013

*memo*

# スルホニル尿素薬

(長嶋一昭, 稲垣暢也)

## 特徴と主な作用機序

スルホニル尿素（SU）薬は，1955年にカルブタミド（Carbutamide）が開発されて以来，長い歴史を有する経口血糖降下薬である．SU薬による主たるインスリン分泌機序は，同薬が膵$\beta$細胞膜面に発現しているATP感受性K$^+$（K$_{ATP}$）チャネルに結合することからはじまる．K$_{ATP}$チャネルは，ATP結合部位を有し内向き整流性K$^+$チャネルに属するKir6.2と，ATP binding cassette（ABC）タンパク質に属するSUR1の2種類のサブユニットの各々4個でヘテロ八量体構造をとって機能しており，SU薬はSUR1サブユニットに結合して薬効を発揮する[1)2)]．

SU薬は，SUR1に結合するうえで重要な薬剤構造を有している．その代表的な構造がすべてのSU薬が共通に有しているSU構造である．さらに，一部のSU薬のみが有するベンズアミド（benzamide）構造（またはベンズアミド類似構造）が，SU薬とSUR1の結合関与構造と考えられている．**グリクラジド**（Gliclazide），**トルブタミド**（Tolbutamide），**グリクロピラミド**（Glyclopyramide），**アセトヘキサミド**（Acetohexamide）および**クロルプロパミド**（Chlorpropamide）はSU構造のみを有しSUR1の1カ所（トルブタミド結合部位）でのみ結合し，**グリベンクラミド**（Glibenclamide）および**グリメピリド**（Glimepiride）はSU構造に加えてベンズアミド構造（またはベンズアミド類似構造）を有し，SUR1の2カ所（トルブタミド結合部位とベンズアミド結合部位）に結合する[3)4)]．

通常，非刺激状態では，膵$\beta$細胞のK$_{ATP}$チャネルはある一定の頻度（開口率）でチャネルの開口と閉鎖を繰り返しており，細胞内から細胞外へカリウムイオン（K$^+$）が一定量放出され細胞内・外のK$^+$濃度平衡が保たれている．ところがSU薬が結合しK$_{ATP}$チャネルの閉鎖が起こると，細胞内から細胞外へのK$^+$排出が滞り，細胞内にK$^+$が溜まることにより細胞膜電位が上昇する．非刺激時の膜電位は約$-70$ mV程度から$-40$ mV前後にまで膜電位が上昇すると，その上昇した膜電位に反応して電位依存性Ca$^{2+}$チャネル（VDCC）が開口する．細胞内と細胞外のCa$^{2+}$濃度には著しい濃度差があり（非刺激時細胞内Ca$^{2+}$濃度は約0.0001 mM程度，細胞外Ca$^{2+}$濃度は2 mM程度），VDCCの開口により細胞外から細胞内へのCa$^{2+}$流入が起こる．細胞内へのCa$^{2+}$流入刺激により，インスリン分泌顆粒の細胞膜への結合，またはすでに細胞膜に結合していた分泌顆粒の細胞膜との融合が起こり，結果としてインスリン分泌が惹起される．この経路は，K$_{ATP}$チャネル閉鎖以降は，グルコース刺激による主要なインスリン分泌機序とされているK$_{ATP}$チャネルを介する経路（triggering pathway）と同一である．

このように，これまでSU薬の標的タンパク質としては，膵$\beta$細胞においてはK$_{ATP}$チャネルのSUR1サブユニットが知られていたが，最近，トルブタミド，グリベンクラミドなど一部のSU薬が，インクレチンなどによるインスリン分泌経路であるcAMP依存性インスリン分泌経路の中の特にPKA非依存性調節性分泌に関与するEpac2A（cAMP-GEFⅡ）に結合し，低分子量GタンパクRap1を活性化することによりインスリン分泌を促進させうることが報告された[5)]．上記SU薬のEpac2Aへの結合はcAMP類似体によって置換されなかったことから，SU薬のEpac2Aへの結合部位はcAMPとは異なる部位である可能性が高く，さらに同じSU薬でもグリクラジドはEpac2Aを介したインスリン分泌増強作用を示さなかった[5)]．これらの新知見により一部のSU薬によるインスリン分泌促進作用には，K$_{ATP}$チャネルを介する経路だけでなく，Epac2Aを介する経路が関与することが明らかとなった．本経路の生理的条件下で担う重要性の程度およびSU薬間でのEpac2A結合の差異に関する機序などについては，今後の詳細な検討が必要である．

## 代表的薬剤と治験の情報

現在使用されている薬剤として，グリメピリド，グリベンクラミド，グリクラジド，トルブタミド，グリクロピラミド，アセトヘキサミド，クロルプロパミドがある．現時点で進行中のスルホニル尿素薬の治験なし．

<文献>
1) Inagaki, N. et al.: Science, 270: 1166-1170, 1995
2) Miki, T. et al.: J. Mol. Endocrinol., 22: 113-123, 1999
3) Ashfield, R. et al.: Diabetes, 48: 1341-1347, 1999
4) Mikhailov, M. V. et al.: FEBS Lett., 499: 154-160, 2001
5) Zhang, C. L. et al.: Science, 325: 607-610, 2009

## アセトヘキサミド (Acetohexamide) 　製品名：ジメリン®

MW 324.40

**標的分子**
SUR1
(p.48 参照)

◆ 適応
2型糖尿病（ただし，食事療法・運動療法のみで十分な効果が得られない場合に限る）

◆ 薬剤の種類
経口血糖降下薬

◆ 特徴
第一世代のSU薬と称される．
血中半減期：約3.17時間（糖尿病患者に250 mg単回経口投与），肝代謝，腎排泄．

## グリクラジド (Gliclazide) 　製品名：グリミクロン®，グリミクロンHA®

MW 323.41

**標的分子**
SUR1
(p.48 参照)

◆ 適応
2型糖尿病（ただし，食事療法・運動療法のみで十分な効果が得られない場合に限る）

◆ 薬剤の種類
経口血糖降下薬

◆ 特徴
第二世代のSU薬と称される．主に肝で代謝され，血中半減期は約12.3時間（糖尿病患者に40 mg単回経口投与）と長い．抗酸化作用，血小板凝集抑制作用，線溶能亢進作用などの膵外作用の存在が示唆されている．主に腎排泄．

## グリクロピラミド (Glyclopyramide) 　製品名：デアメリンS®

MW 303.77

**標的分子**
SUR1
(p.48 参照)

◆ 適応
2型糖尿病（ただし，食事療法・運動療法のみで十分な効果が得られない場合に限る）

◆ 薬剤の種類
経口血糖降下薬

◆ 特徴
第一世代のSU薬と称される．主に腎排泄．

## グリベンクラミド（Glibenclamide）　製品名：オイグルコン®，ダオニール®

MW 494.00

**標的分子**
SUR1（p.48 参照），
Epac2A（p.52 参照）

◆**適応**
2型糖尿病（ただし，食事療法・運動療法のみで十分な効果が得られない場合に限る）

◆**薬剤の種類**
経口血糖降下薬

◆**特徴**
第二世代のSU薬と称される．主にCYP3A4で代謝され，血中半減期は約2.7時間（糖尿病患者に2.5 mg単回経口投与）．標的受容体であるSUR1に強く結合するため薬効作用時間は長く強力な血糖降下作用を有する．膵β細胞でのインスリン分泌促進作用以外に膵臓以外の臓器での作用（膵外作用）の存在が示唆されており，心筋・骨格筋型$K_{ATP}$チャネルへの結合を介した心筋虚血時心筋保護作用を抑制する可能性が議論されている．

## グリメピリド（Glimepiride）　製品名：アマリール®

MW 490.62

**標的分子**
SUR1（p.48 参照），
Epac2A（p.52 参照）

◆**適応**
2型糖尿病（ただし，食事療法・運動療法のみで十分な効果が得られない場合に限る）

◆**薬剤の種類**
経口血糖降下薬

◆**特徴**
SU薬の中では比較的新しく，第三世代のSU薬と称されることもある．主に肝代謝酵素CYP2C9で代謝され，血中半減期は約1.5時間（糖尿病患者に1 mg単回経口投与）である．膵β細胞でのインスリン分泌促進作用以外に，インスリン抵抗性改善作用などの膵外作用の存在も示唆されている．

## クロルプロパミド（Chlorpropamide）　製品名：アベマイド®

MW 276.74

**標的分子**
SUR1
（p.48 参照）

◆**適応**
2型糖尿病（ただし，食事療法・運動療法のみで十分な効果が得られない場合に限る）

◆**薬剤の種類**
経口血糖降下薬

◆**特徴**
第一世代のSU薬と称される．血中半減期は約36時間（健常人に250 mg単回経口投与）と長く，長時間作用が持続する．主に肝代謝，腎排泄．

## トルブタミド（Tolbutamide）　製品名：ヘキストラスチノン®

MW 270.35

**標的分子**
SUR1 （p.48参照），
Epac2A （p.52参照）

◆**適応**
2型糖尿病（ただし，食事療法・運動療法のみで十分な効果が得られない場合に限る）

◆**薬剤の種類**
経口血糖降下薬

◆**特徴**
1956年に開発された現在使用可能な最古のSU薬であり，第一世代のSU薬と称される．主に肝で代謝され，血中半減期は約8時間（健常人に2ｇ単回経口投与）と比較的長い．

# ● グリニド薬
（坂口一彦）

## ◆ 特徴と主な作用機序

グリニド薬は膵β細胞の細胞膜の$K_{ATP}$チャネルを形成するスルホニル尿素（SU）薬受容体（SUR1）に結合し$K_{ATP}$チャネルを閉鎖し，β細胞の脱分極を起こさせ，電位依存性の$Ca^{2+}$チャネルが開き，細胞内に$Ca^{2+}$が流入し，β細胞内のインスリン分泌顆粒よりインスリンが放出されて，血糖降下作用を来す．SU薬と異なり，グリニド薬はSU基を有さず，かわりにすべてのグリニド薬はカルボキシル基を有する．SU薬のSU基と，グリニド薬のカルボキシル基は，三次元構造上類似していることが報告されている．この差異により，グリニド薬はSUR1との結合親和性は弱く，結合後の解離が早く，その結果インスリン分泌作用は短時間で消失する．加えて水溶性の物性に起因し消化管からの吸収も早く経口投与後速やかに作用を発揮する．経口投与後の血中半減期は**ナテグリニド**（Nateglinide）で約0.8時間，**ミチグリニド**（Mitiglinide）で約1.2時間，**レパグリニド**（Repaglinide）で0.8時間，作用時間はそれぞれ約3時間，約3時間，約4時間である．このような特徴のため，グリニド薬は2型糖尿病（T2DM）患者によく見られる食後の早期インスリン分泌の低下・遅延を是正し，食後の過血糖を改善する薬剤と位置づけられている．

## ◆ 代表的薬剤と治験の情報

グリニド薬は食後過血糖の改善を期待して使用されるが，ナテグリニドをメトホルミンと併用した群は，グリベンクラミドをメトホルミンと併用した群よりも，同等のHbA1cに達した場合の体重増加や低血糖の発生頻度は有意に少なかったと報告[1]されている．

ミチグリニドは本邦においてα-グルコシダーゼ阻害薬（α-GI）との合剤が存在する唯一のグリニド薬である．通常量のミチグリニドで食後血糖の改善が不十分な場合，ミチグリニドの倍量投与かα-GIとの併用かを比較した報告[2]では，ミチグリニドを増量した方が，HbA1cやグリコアルブミンの低下は大きかったが，食後1時間までのインスリン濃度や体重に関してはα-GIとの併用の方が有利という結果であった．

新規発症T2DM患者に対しレパグリニド，グリメピリド，グリクラジドという3種類のインスリン分泌促進薬で介入した試験では，同等なHbA1cに達しているものの，血糖変動を表すMAGEはレパグリニドが最も低く，酸化ストレスマーカーも唯一改善したという結果であった[3]．

境界型糖尿病患者にグリニドを使用することで，T2DMの発症予防や大血管イベント抑制につながるかを検討したNAVIGATOR試験では，グリニド薬で好ましい結果は得られなかった[4]．グリニド薬の使用量が不十分で食後血糖が十分低下していなかった可能性や，体重増加をきたしてしまったことなどが理由と考えら

れている．一方，各種インスリン分泌系薬の単独使用による総死亡や心血管死への効果の検討をした報告[5]では，心筋梗塞の既往の有無にかかわらず大部分のSU薬はメトホルミンと比較し死亡や心血管イベントのリスクを高めていたが，グリニド薬であるレパグリニドとグリクラジドは，メトホルミンと有意差がなかった．

<文献>
1) Gerich, J. et al. : Diabetes Care, 28 : 2093-2099, 2005
2) Katsuno, T. et al. : J. Diabet. Invest., 2 : 204-209, 2011
3) Li, Y. et al. : Diabetes Res. Clin. Pract., 88 : 42-47, 2010
4) Holman, R. R. et al. : N. Engl. J. Med., 362 : 1463-1476, 2010
5) Schramm, T. K. et al. : Eur. Heart J., 32 : 1900-1908, 2011

## ナテグリニド (Nateglinide)　製品名：ファイティック®，スターシス®

MW 317.43

**標的分子**
SUR1
(p.48 参照)

◆ 適応
2型糖尿病における食後血糖推移の改善．ただし，下記のいずれかの治療で十分な効果が得られない場合に限る
① 食事・運動療法のみ
② 食事・運動療法に加えてα-グルコシダーゼ阻害薬を使用
③ 食事・運動療法に加えてビグアナイド系薬剤を使用
④ 食事・運動療法に加えてチアゾリジン系薬剤を使用
（2012年2月17日現在）

◆ 薬剤の種類
経口血糖降下薬

◆ 特徴
食後早期のインスリン分泌を促進し，食後過血糖を改善する．NASH（非アルコール性脂肪肝炎）の改善の報告もある．

## ミチグリニド (Mitiglinide)　製品名：グルファスト®

MW 704.91

**標的分子**
SUR1
(p.48 参照)

◆ 適応
2型糖尿病における食後血糖推移の改善．ただし，下記のいずれかの治療で十分な効果が得られない場合に限る
① 食事・運動療法のみ
② 食事・運動療法に加えてα-グルコシダーゼ阻害薬を使用
③ 食事・運動療法に加えてチアゾリジン系薬剤を使用
（2012年6月22日現在）

◆ 薬剤の種類
経口血糖降下薬

◆ 特徴
同じく食後過血糖改善薬であるα-グルコシダーゼ阻害薬との合剤（グルベス）が臨床使用可能．

## レパグリニド (Repaglinide)　製品名：シュアポスト®

MW 452.59

**標的分子**
SUR1
(p.48 参照)

◆**適応**
２型糖尿病における食後血糖推移の改善．ただし，下記のいずれかの治療で十分な効果が得られない場合に限る
①食事・運動療法のみ
②食事・運動療法に加えてα-グルコシダーゼ阻害薬を使用
③食事・運動療法に加えてビグアナイド系薬剤を使用
④食事・運動療法に加えてチアゾリジン系薬剤を使用
(2013年3月現在)

◆**薬剤の種類**
経口血糖降下薬

◆**特徴**
HbA1cの改善効果が，他のグリニド薬に比べて強い．

# DPP-4阻害薬

(矢部大介)

## 特徴と主な作用機序

　DPP-4阻害薬は，DPP-4を選択的に阻害することで，特にインクレチンと総称される消化管ホルモンGLP-1およびGIPの分解を抑制し，血糖降下作用を発揮する[1)2)]．インクレチンは血糖依存的にインスリン分泌を促進するため，DPP-4阻害薬は単独で用いた場合，低血糖をきたしにくい．また，GLP-1によるグルカゴン分泌抑制作用を介して血糖降下作用を発揮する点で既存の経口糖尿病薬と異なる作用機序を有する．さらに体重増加をきたしにくいという特徴も有する．GLP-1およびGIPがインクレチン作用以外にさまざまな生理機能を有すること[3)]，また，DPP-4がSDF-1やPACAPなど多様な生理活性ペプチドの分解に関与することから，DPP-4阻害薬は血糖降下作用以外に多面的な作用を有すると考えられる[1)2)]．基礎的な研究から糖尿病合併症の進展抑制作用も期待される一方，臨床的には未知の副作用に対する注意深い観察が引き続き必要である．

## 代表的薬剤と治験の情報

　現在国内で使用可能な薬剤には，**シタグリプチン** (Sitagliptin)，**ビルダグリプチン** (Vildagliptin)，**アログリプチン** (Alogliptin)，**リナグリプチン** (Linagliptin)，**テネリグリプチン** (Teneligliptin)，**アナグリプチン** (Anagliptin) がある．薬剤間で代謝経路やDPP-4阻害率，DPP-4に対する特異性，組織移行性，併用可能な糖尿病薬に関して差異が認められる．国内外の一定規模のDPP-4阻害薬の臨床治験をまとめたメタ解析の結果から単独療法，併用療法によらず対照群に対して，体重増加をきたすことなくHbA1cを0.5～1.0％程度低下させることが示されている[4)5)]．特に日本人を含めアジア人では，他民族と比較してDPP-4阻害薬がより奏功する傾向にあることは大変興味深い[6)7)]．なお，DPP-4阻害薬上市後，SU薬にDPP-4阻害薬を追加投与した場合に意識障害を含む重篤な低血糖を起こす症例が相次いで報告され[8)]，「インクレチン（GLP-1受容体作動薬とDPP-4阻害薬）の適正使用に関する委員会」から高齢者や腎機能低下者（軽度を含む）に対してDPP-4阻害薬を追加投与する場合，SU薬の減量が望ましいとするrecommendationが出され，重篤な低血糖の発症は減少している．しかし，DPP-4阻害薬による治療が一般化される中，recommendationが遵守されないケースに重篤な低血糖が散見され，今一度留意する必要がある．現在，1日1回製剤の**サキサグリプチン** (Saxagliptin) に加えて，**トレラグリプチン** (Trelagliptin)，**オマリグリプチン** (Omarigliptin) な

ど週1回製剤の開発も進められている．

<文献>

1) Deacon, C. F. : Diabetes. Obes. Metab., 13 : 7-18, 2011
2) Seino, Y. et al. : J. Diabet. Invest., 1 : 9-23, 2010
3) Seino, Y. & Yabe, D. : J. Diabetes Investig., 4 : 108-130, 2013
4) Monami, M. et al. : Diabetes. Metab. Res. Rev., 27 : 362-372, 2011
5) Amori, R. E. et al. : JAMA, 298 : 194-206, 2007
6) Park, H. et al. : Ann. Pharmacother., 46 : 1443-1469, 2012
7) Kim, Y. G. et al. : Diabetologia, 56 : 696-708, 2013
8) 岩倉敏夫，他 : 糖尿病, 53 (7) : 505-508, 2010

# アナグリプチン（Anagliptin）　製品名：スイニー®

MW 383.45

**標的分子**
DPP-4
（p.202 参照）

◆ **適応**
2型糖尿病
ただし，下記のいずれかの治療で十分な効果が得られない場合に限る
①食事療法，運動療法のみ
②食事療法，運動療法に加えてα-グルコシダーゼ阻害薬を使用
③食事療法，運動療法に加えてビグアナイド系薬剤を使用
④食事療法，運動療法に加えてスルホニルウレア剤を使用
⑤食事療法，運動療法に加えてチアゾリジン系薬剤を使用
開発状況：上市済み（国内）
（2013年3月現在）

◆ **薬剤の種類**
経口血糖降下薬

◆ **特徴**
主に腎排泄（腎排泄率80％以上）
$IC_{50}$ 3.3 nM, $t_{1/2}$ 6.2 ± 3.1 時間
DPP-4 阻害率 77.3％（投与12時間後）
1日2回投与
投与量 200〜400 mg
重度腎機能障害患者は慎重投与

## アログリプチン（Alogliptin）　製品名：ネシーナ®

MW 461.51

**標的分子**
DPP-4
（p.202参照）

◆**適応**
2型糖尿病
ただし，下記のいずれかの治療で十分な効果が得られない場合に限る
①食事療法，運動療法のみ
②食事療法，運動療法に加えてα-グルコシダーゼ阻害薬を使用
③食事療法，運動療法に加えてチアゾリジン系薬剤を使用
④食事療法，運動療法に加えてスルホニル尿素薬を使用
⑤食事療法，運動療法に加えてビグアナイド系薬剤を使用
開発状況：上市済み（国内）
（2013年3月現在）

◆**薬剤の種類**
経口血糖降下薬

◆**特徴**
主に腎排泄（腎排泄率72％）
$IC_{50}$ 6.9 nM，$t_{1/2}$ 17.1±2.0時間
DPP-4阻害率80.6％（投与24時間後）
1日1回投与
投与量 6.25〜25 mg
中等度以上の腎機能障害患者または透析中の末期腎不全患者は慎重投与

## オマリグリプチン（Omarigliptin）　別名：MK-3102

MW 398.43

**標的分子**
DPP-4
（p.202参照）

◆**適応**
2型糖尿病（予定）
開発状況：：第Ⅲ相試験（国内）
（2013年3月現在）

◆**薬剤の種類**
経口血糖降下薬

◆**特徴**
週1回投与

## サキサグリプチン（Saxagliptin）

MW 315.41

**標的分子**
DPP-4
（p.202参照）

◆**適応**
2型糖尿病（予定）
開発状況：申請中（国内）
（2013年3月現在）

◆**薬剤の種類**
経口血糖降下薬

◆**特徴**
1日1回投与

## シタグリプチン (Sitagliptin)　製品名：ジャヌビア®，グラクティブ®

MW 523.32

**標的分子**
DPP-4
（p.202 参照）

・$H_3PO_4 \cdot H_2O$

◆**適応**
2型糖尿病
ただし，下記のいずれかの治療で十分な効果が得られない場合に限る
①食事療法，運動療法のみ
②食事療法，運動療法に加えてスルホニルウレア剤を使用
③食事療法，運動療法に加えてチアゾリジン系薬剤を使用
④食事療法，運動療法に加えてビグアナイド系薬剤を使用
⑤食事療法，運動療法に加えてα-グルコシダーゼ阻害薬を使用
⑥食事療法，運動療法に加えてインスリン製剤を使用
開発状況：上市済み（国内）
（2013年3月現在）

◆**薬剤の種類**
経口血糖降下薬

◆**特徴**
主に腎排泄（腎排泄率79〜88％）
$IC_{50}$ 19 nM，$t_{1/2}$ 11.4 ± 2.4 時間
DPP-4阻害率80.0％以上（投与24時間後）
1日1回投与
投与量25〜100 mg
中等度腎機能障害患者は慎重投与，重度腎機能障害患者は禁忌

## テネリグリプチン (Tenegliptin)　製品名：テネリア®

MW 628.86（無水物）

**標的分子**
DPP-4
（p.202 参照）

・$2\frac{1}{2}$HBr・xH₂O

◆**適応**
2型糖尿病
ただし，下記のいずれかの治療で十分な効果が得られない場合に限る
①食事療法，運動療法のみ
②食事療法，運動療法に加えてスルホニルウレア系薬剤を使用
③食事療法，運動療法に加えてチアゾリジン系薬剤を使用
開発状況：上市済み（国内）
（2013年3月現在）

◆**薬剤の種類**
経口血糖降下薬

◆**特徴**
代謝および腎排泄（腎排泄率45.4％）
$IC_{50}$ 0.889 nM，$t_{1/2}$ 24.2 ± 5.0 時間
DPP-4阻害率61.8％（投与24時間後）
1日1回投与
投与量20〜40 mg

## トレラグリプチン（Trelagliptin）　別名：SYR-472

MW 357.4

**標的分子**
**DPP-4**
（p.202 参照）

◆ 適応
　2型糖尿病（予定）
　開発状況：第Ⅲ相試験（国内）
　（2013年3月現在）

◆ 薬剤の種類
　経口血糖降下薬

◆ 特徴
　週1回投与

## ビルダグリプチン（Vildagliptin）　製品名：エクア®

MW 303.40

**標的分子**
**DPP-4**
（p.202 参照）

◆ 適応
　2型糖尿病
　開発状況：上市済み（国内）
　（2013年3月現在）

◆ 薬剤の種類
　経口血糖降下薬

◆ 特徴
　代謝および腎排泄（腎排泄率85％）
　$IC_{50}$ 9.7 ± 1.7 nM, $t_{1/2}$ 1.77 ± 0.23 時間
　DPP-4阻害率74.4％（投与12時間後）
　1日2回投与
　投与量50～100 mg
　中等度，重度腎機能障害患者は慎重投与

## リナグリプチン（Linagliptin）　製品名：トラゼンタ®

MW 472.54

**標的分子**
**DPP-4**
（p.202 参照）

◆ 適応
　2型糖尿病
　開発状況：上市済み（国内）
　（2013年3月現在）

◆ 薬剤の種類
　経口血糖降下薬

◆ 特徴
　主に胆汁排泄（腎排泄率約5％）
　$IC_{50}$ 1 nM, $t_{1/2}$ 105 時間（幾何平均値）
　DPP-4阻害率80.0％以上（投与24時間後）
　1日1回投与
　投与量5 mg

# GLP-1受容体作動薬

(山根俊介,稲垣暢也)

## 特徴と主な作用機序

　栄養素の摂取に伴って腸管から分泌され,膵β細胞からのインスリン分泌を促進するインクレチンの一つであるglucagon-like peptide-1(GLP-1)は血糖降下に有利な多くの生理的作用を有しており,さらにインクレチンのインスリン分泌増強作用は血糖依存性であることから,有効かつ低血糖をきたしにくい糖尿病治療薬としてGLP-1の作用を増強させる薬剤の開発がなされてきた.GLP-1は,生体内に広範囲に発現している酵素であるdipeptidyl peptidase-4(DPP-4)によって分解され数分間で活性を失う.そのためDPP-4を阻害するDPP-4阻害薬と,DPP-4によって分解されにくいGLP-1受容体作動薬とが開発され欧米および本邦で臨床での使用が開始された.GLP-1はアミノ酸で構成されるペプチドホルモンであるため,DPP-4阻害薬が経口薬であるのに対してGLP-1受容体作動薬は皮下注射による投与が原則となる.

　欧米人を対象とした研究でGLP-1受容体作動薬では有意な体重減少が見られたとの報告がある[1)2)]が,日本人における検討では体重減少効果は見られなかった[3)].

　GLP-1受容体作動薬では悪心・嘔気・便秘・下痢などの消化器症状が比較的高頻度に見られる.多くは軽症あるいは短期間で消失するが,生活に支障をきたすような重い消化器症状が持続する場合には,減量・休薬・他の薬剤への変更を検討する必要がある.

　またGLP-1受容体作動薬であるリラグルチド発売から約4カ月の間に,インスリン療法を中止してリラグルチドに切り替えた症例で4例の糖尿病性ケトアシドーシスが報告され,うち2例は死亡という転帰を辿った.GLP-1受容体作動薬はあくまでもインスリン分泌促進薬であってインスリンの代替とはならない.インスリン治療中の患者では,たとえ2型糖尿病と思われる症例であっても患者がインスリン依存状態にあるか,非依存状態にあるかについて慎重に評価を行ったうえで本剤使用の可否を判断するなど,使用にあたっては特に注意を要する.また海外ではGLP-1受容体作動薬の使用に伴う膵炎の報告[4)],げっ歯類を用いた検討で甲状腺腫瘍の報告[5)]があるが,これまでのところ国内で明らかな副作用の報告はない.日本人におけるGLP-1受容体作動薬の効果・使用適応については,今後さらなる検討を加える必要があり,また長期投与における安全性についても慎重に評価することが重要である.

## 代表的薬剤と治験の情報

　欧米では,2005年に**エキセナチド**(Exenatide:製品名Bayetta®),2009年に**リラグルチド**(Liraglutide:製品名Victoza®)が発売され,本邦でも2010年6月からリラグルチド(ビクトーザ®),2010年12月にエキセナチド(バイエッタ®)の販売が開始された.そのほかエキセナチドもしくはヒトGLP-1の構造に修飾を加え,半減期を延長させた長時間作用型製剤として**エキセナチドLAR**,**リキシセナチド**(Lixisenatide),**アルビグルチド**(Albiglutide)などが開発されている(各薬剤の構造・特徴・治験/承認の状況に関しては下記の治療薬リストを参照).

<文献>

1) Madsbad, S. et al.:Diabetes Care, 27:1335-1342, 2004
2) Klonoff, D. C. et al.:Curr. Med. Res. Opin., 24:275-286, 2008
3) Seino, Y. et al.:Diabetes Res. Clin. Pract., 81:161-168, 2008
4) Denker, P. S. & Dimarco, P. E.:Diabetes Care, 29:471, 2006
5) Bjerre, Knudsen L. et al.:Endocrinology, 151:1473-1486, 2010

## アルビグルチド（Albiglutide）

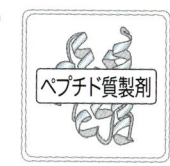

MW 72970.4029
**標的分子**
**GLP-1受容体**
（p.64参照）

◆ 薬剤の種類
注射薬（皮下注射）

◆ 特徴
ヒトGLP-1の8位のアラニンをリジンに置換してDPP-4に対し耐久化したペプチド2コピーをタンデムに配列させ，ヒトアルブミンを融合させた構造をもつ誘導体である．週1回の投与で効果が維持できる．海外では承認申請中，国内では第Ⅲ相の治験中である．（2013年3月時点）

## エキセナチド（Exenatide）　製品名：バイエッタ®

アミノ酸配列：下図参照
MW 4186.57
**標的分子**
**GLP-1受容体**
（p.64参照）

◆ 適応
食事療法および運動療法に加えてスルホニル尿素薬（ビグアナイド系薬剤またはチアゾリジン系薬剤との併用含む）を使用しても十分な効果が得られない2型糖尿病患者（2012年1月改定添付文書）

◆ 薬剤の種類
注射薬（皮下注射）

◆ 特徴
エキセナチドはトカゲの一種である *Heloderma suspectm* の唾液腺から単離されたペプチドで，ヒトGLP-1と50％以上のアミノ酸相同性がありGLP-1受容体作動薬としての作用を有する．血中半減期が60～90分と通常のGLP-1と比較して長いが，1日2回の皮下注射が必要である．

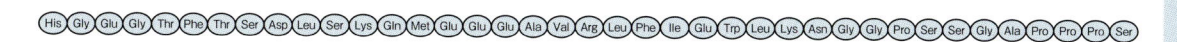

His-Gly-Glu-Gly-Thr-Phe-Thr-Ser-Asp-Leu-Ser-Lys-Gln-Met-Glu-Glu-Glu-Ala-Val-Arg-Leu-Phe-Ile-Glu-Trp-Leu-Lys-Asn-Gly-Gly-Pro-Ser-Ser-Gly-Ala-Pro-Pro-Pro-Ser

## エキセナチドLAR（Exenatide LAR）　製品名：ビデュリオン®

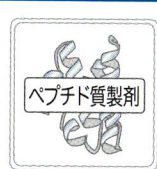

**標的分子**
**GLP-1受容体**
（p.64参照）

◆ 薬剤の種類
注射薬（皮下注射）

◆ 特徴
ポリマー性高分子微粒子にエキセナチドが封入されており，週1回2 mgの皮下注射で1日2回投与型のエキセナチドと同等のピーク濃度が得られる徐放型製剤である．欧州では，2011年6月に欧州委員会（EMA）により承認，米国では，2012年1月にFDAにより承認された．本邦でも2012年3月に製造承認を得た（薬価収載は2013年2月）

## リキシセナチド (Lixisenatide)

MW 4858.4904

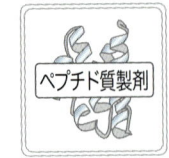

**標的分子**
GLP-1 受容体
（p.64 参照）

◆ 薬剤の種類
注射薬（皮下注射）

◆ 特徴
エキセナチドのC末端からプロリンを除去し，リジン基を6つ負荷することで半減期を延長している．1日1回の投与で有効な血中濃度が維持できる．米国では承認申請受理され，欧州で承認取得済，本邦でも承認申請中である（2013年3月時点）．

## リラグルチド (Liraglutide) 　製品名：ビクトーザ®

アミノ酸配列：下図参照
MW 3751.2

**標的分子**
GLP-1 受容体
（p.64 参照）

◆ 適応
食事療法および運動療法，あるいは食事療法および運動療法に加えてスルホニル尿素薬を使用しても十分な効果が得られない2型糖尿病患者（2012年4月改定添付文書）

◆ 薬剤の種類
注射薬（皮下注射）

◆ 特徴
リラグルチドは，GLP-1のペプチドにアシル鎖を付加し血中アルブミンと結合することによりDPP-4による分解が抑制され，半減期が12時間と安定で，1日1回の皮下注射が可能となっている．

His - Ala - Glu - Gly - Thr - Phe - Thr - Ser - Asp - Val - Ser - Ser - Tyr - Leu - Glu - Gly - Gln - Ala - Ala - Lys - Glu - Phe - Ile - Ala - Trp - Leu - Val - Arg - Gly - Arg - Gly

# α-グルコシダーゼ阻害薬

（柱本 満）

## 特徴と主な作用機序

　一般に食事で摂取する糖質は，約60％が炭水化物，約30％がショ糖であるが，これらの多糖類は，まず唾液，膵液中のα-アミラーゼにより二糖類にまで分解を受ける．二糖類は，小腸上部に到達し，小腸粘膜刷子縁に存在する二糖類分解酵素（α-グルコシダーゼ）によって単糖類に分解され，主として上部小腸で吸収される．α-グルコシダーゼ阻害薬（α-glucosidase inhibitor：α-GI）は，二糖類と競合することによって，種々の二糖類分解酵素の働きを阻害する薬剤であり，二糖類から単糖類への分解を抑制する[1]．α-GI投与により，通常単糖類が吸収される上部小腸で分解されなかった二糖類は，下部小腸に至って分解を受け吸収されることになる．すなわち，食後の糖類の吸収が，上部小腸だけでなく小腸全体に及んで行われるため，食後血糖値の上昇が緩やかで，血糖値の復帰に時間を要する血糖曲線が得られ，結果的に食後血糖ピーク値の低下が得られる．また，血糖値のピークが低下するため，境界型や発症早期の症例ではインスリンの過分泌が抑制でき，インスリン治療中の患者ではインスリン使用量を減少でき，結果的に肥満の抑制につながる．

　高頻度にみられる副作用は，腹部膨満・鼓腸・放屁・便秘・下痢などの消化器症状であるが，これらは，大腸に到達した未吸収の二糖類が腸内細菌により分解され，有機酸やガスが生成するためであるとされる．少量より開始し漸増することで，また服薬継続により軽減できることが多い．

## 代表的薬剤と治験の情報

　現在わが国で使用可能なα-GIは以下に示す3種類である．**ボグリボース**（Voglibose）と**ミグリトール**（Miglitol）はα-グルコシダーゼ阻害作用のみをもつが，**アカルボース**（Acarbose）はα-アミラーゼ阻害作用ももち，でんぷんからオリゴ糖への変換も阻害する．アカルボースとボグリボースはほとんど体内に吸収されずに排泄されるが，ミグリトールは，他の二剤と異なり50〜100％が上部小腸で吸収されるという特徴がある．このため，腸内での薬剤濃度は小腸上部で高く小腸下部で非常に低くなり，糖質の吸収阻害効果は十二指腸・空腸上部で非常に強く，空腸下部は非常に弱くなるという独特のパターンをとり，他の二剤とは異なり，食後血糖上昇のピークが遅延する血糖パターンを示す[2]．

　最近，α-GI服用時の食後インクレチン分泌パターンの変化が報告されている．すなわち，α-GIにより糖質吸収が小腸上部から下部へとシフトすると，小腸上部（L細胞）からのGIP分泌が減少し，小腸下部（K細胞）からのGLP-1分泌がより増強されるという機序が想定されている．このため，α-GI服用時にDPP-4阻害薬を併用すると，通常より高濃度の内因性GLP-1が利用でき，糖代謝改善に有利に働く可能性が指摘されている[3]．

　α-GIの服用により，糖尿病やIGT（耐糖能異常）患者の心血管疾患リスクが有意に抑制され，またIGTからの糖尿病発症率を有意に低下させ得ることが，数々の大規模臨床試験で示されている[4][5]．

### <文献>

1) Laube, H. et al. : Clin. Drug Invest., 22 : 141-156, 2002
2) Arakawa, M. et al. : Metabolism., 57 : 1299-v1306, 2008
3) Moritoh, Y. et al. : Diabetes. Obes. Metab., 12 : 224-233, 2010
4) Chiasson, J. L. et al. : JAMA, 290 : 486-494, 2003
5) Kawamori, R. et al. : Lancet, 373 : 1607-1614, 2009
6) Chiasson, J. L. et al. : Lancet, 359 : 2072-2077, 2002
7) Chiasson, J. L. et al. : JAMA, 290 : 486-494, 2003
8) Hanefeld, M. et al. : Eur. Heart J., 25 : 10-16, 2004
9) Kawamori, R. et al. : Lancet, 373 : 1607-1614, 2009

## アカルボース（Acarbose）　製品名：グルコバイ®

MW 645.61

### 標的分子
- 小腸粘膜由来：
  グルコアミラーゼ
  スクラーゼ
  マルターゼ
- 膵由来：α-アミラーゼ

（p.208参照）

◆ **適応**
糖尿病の食後過血糖の改善（ただし，食事療法・運動療法によっても十分な血糖コントロールが得られない場合，または食事療法・運動療法に加えて経口血糖降下薬もしくはインスリン製剤を使用している患者で十分な血糖コントロールが得られない場合に限る）

◆ **薬剤の種類**
経口血糖降下薬
【剤形／用量】50，100（mg）/150～300（mg）

◆ **特徴**
大規模臨床試験において，肥満IGT患者，2型糖尿病患者に対するアカルボース投与によって，糖尿病発症抑制効果，心筋梗塞発症抑制効果が確認されている（STOP-NIDDM Trial：文献6～8）．

## ボグリボース（Voglibose）　製品名：ベイスン®

MW 267.28

### 標的分子
小腸粘膜由来：
  スクラーゼ
  マルターゼ
  イソマルターゼ

（p.208参照）

◆ **適応**
- 糖尿病の食後過血糖の改善（ただし，食事療法・運動療法によっても十分な血糖コントロールが得られない場合，または食事療法・運動療法に加えて経口血糖降下薬もしくはインスリン製剤を使用している患者で十分な血糖コントロールが得られない場合に限る）
- 耐糖能異常における2型糖尿病の発症抑制の場合（0.2 mg錠のみ）（ただし，食事療法・運動療法を十分に行っても改善されない場合に限る）〔耐糖能異常（空腹時血糖が126 mg/dL未満かつ75 g経口ブドウ糖負荷試験の血糖2時間値が140～199 mg/dL）と判断され，糖尿病発症抑制の基本である食事療法・運動療法を3～6カ月間行っても改善されず，かつ高血圧症，脂質異常症（高トリグリセリド血症，低HDLコレステロール血症など），肥満（BMI 25 kg/m$^2$以上），2親等以内の糖尿病家族歴のいずれかを有する場合に限定すること〕

◆ **薬剤の種類**
経口血糖降下薬
【剤形／用量】0.2，0.3（mg）/0.6～0.9（mg）

◆ **特徴**
本邦における，日本人IGT患者を対象とした前向き大規模臨床試験（VICTORY研究：文献9）によって，糖尿病発症リスクの低下，正常血糖復帰率の上昇などが示され，心血管疾患ハイリスクIGT患者について，2型糖尿病発症抑制を目的としたボグリボース（0.6 mg/日）の使用が認可されるに至った．

## ミグリトール (Miglitol)　製品名：セイブル®

MW 207.28

**標的分子**
小腸粘膜由来：
　スクラーゼ
　マルターゼ
　イソマルターゼ
　ラクターゼ
（p.208参照）

◆ **適応**
糖尿病の食後過血糖の改善（ただし，食事療法・運動療法を行っている患者で十分な効果が得られない場合，または食事療法・運動療法に加えてスルホニル尿素薬，ビグアナイド系薬剤もしくはインスリン製剤を使用している患者で十分な効果が得られない場合に限る）

◆ **薬剤の種類**
経口血糖降下薬
【剤形/用量】25，50，75（mg）/150～225（mg）

◆ **特徴**
他の二剤と異なり50～100％が上部小腸で吸収されるため，食後血糖上昇のピークが遅延する血糖曲線を示す．

# ビグアナイド薬

（野村和弘，小川　渉）

## 特徴と主な作用機序

　本薬剤の血糖降下作用の主体は肝臓における糖産生の抑制にあると考えられているが，末梢組織で糖の利用促進作用や脂肪酸酸化亢進作用ももつ．これらの作用の少なくとも一部はAMP-activated protein kinase（AMPキナーゼ）を介して発揮される．ビグアナイド薬はミトコンドリア呼吸鎖に結合しその活性を抑制する作用があり，呼吸鎖抑制によるATP産生能の低下がADPやAMPを増加させ，AMPキナーゼの活性化を促す可能性が考えられている．また最近，増加したAMPは，AMPキナーゼを活性化するのみならず，アデニル酸シクラーゼを直接阻害することにより，グルカゴンによるcAMP増加を抑制し，PKA活性化の抑制を介して糖新生酵素の活性化を抑制する機序も考えられている[1]．ビグアナイド薬は低血糖を生じにくく，体重増加抑制作用をもつなど優れた臨床的特徴をもつ．またがんの発生および進展抑制作用や血管内皮機能改善といった多彩な薬理作用にも注目が集まっており，これらの多面的作用もAMPキナーゼの活性化によると考えられている[2]．なお，**メトホルミン**（Metformin）以外のビグアナイド薬が発売されている国はきわめて少ないため，薬理作用の検討はそのほとんどがメトホルミンを用いて行われているが，**ブホルミン**（Buformin）もミトコンドリア呼吸鎖抑制作用やAMPキナーゼ活性化作用をもつことが確認されている．

　ビグアナイド関連薬としてはAMPキナーゼ活性化薬も開発されており，培養細胞や動物実験レベルでは脂肪酸酸化亢進作用や糖新生抑制作用が示され[3]，今後の開発の進展が期待される．

## 代表的薬剤と治験の情報

　ブホルミン，**フェンホルミン**（Phenformin），メトホルミンの3種類のビグアナイド薬が1950年代後半に発売された．しかし，1970年代後半の米国でのフェンホルミンによる乳酸アシドーシスの多発を契機に，フェンホルミンの発売は世界のほとんどの国で中止となり，またビグアナイド薬の世界的な使用量も減少した．

　しかし，1995年米国における肥満を伴う2型糖尿病患者に対するメトホルミンの有効性についての解析Multicenter Metformin Study[4]で安全性および有効性が確認されたこと，1998年英国の大規模臨床試験UKPDS（UK Prospective Diabetes Study）[5]により大血管障害抑制作用が示されたこと，2002年の米国における大規模介入試験DPP（Diabetes Prevention Program）[6]で糖尿病新規発症予防効果が認められた

ことなどにより，その有用性・安全性が再認識され，安価なことも相まって，現在欧米ではメトホルミンが2型糖尿病治療における第一選択薬として用いられている．わが国でもフェンホルミンの発売中止以来，メトホルミンとブホルミンが限定的な症例に用いられてきた．しかしこのような海外での実績を踏まえて，日本でもビグアナイド薬の有用性が見直され，2型糖尿病治療の第一選択薬としての使用が可能となるとともに，欧米諸国で使用されているメトホルミン製剤を導入する形で臨床治験が行われ，2010年メトグルコ®が承認され，メトホルミンの最高投与量は欧米と同程度の2,250 mgまで引き上げられた．

＜文献＞

1) Miller, R. A. et al.：Nature, 494：256–260, 2013
2) Viollet, B. et al.：Clin. Sci. (Lond)., 122：253–270, 2012
3) Cool, B. et al.：Cell Metab., 3：403–416, 2006
4) DeFronzo, R. A. & Goodman, A. M.：N. Engl. J. Med., 333：541–549, 1995
5) UK Prospective Diabetes Study (UKPDS) Group：Lancet, 352：854–865, 1998
6) Diabetes Prevention Program Research Group：N. Engl. J. Med., 346：393–403, 2002

## フェンホルミン（Phenformin）（販売中止）

MW 205.26

**標的分子**
一部はAMPキナーゼを介する
(p.118参照)

◆ **薬剤の種類**
経口血糖降下薬

◆ **特徴**
致死的な乳酸アシドーシスを引き起こし，世界のほとんどの国で販売中止．

## ブホルミン塩酸塩（Buformin hydrochloride）　製品名：ジベトス®

MW 193.68

**標的分子**
一部はAMPキナーゼを介する
(p.118参照)

◆ **適応**
インスリン非依存型糖尿病（ただし，スルホニル尿素薬が効果不十分な場合あるいは副作用などにより使用不適当な場合に限る）
(2013年3月時点)

◆ **薬剤の種類**
経口血糖降下薬

◆ **特徴**
世界的に見るとブホルミンが発売されている国はきわめて少ない．

# メトホルミン塩酸塩（Metformin hydrochloride）

製品名：グリコラン®，メトグルコ®，ほか後発薬多数

MW 165.62

**標的分子**
一部はAMPキナーゼを介する（ミトコンドリア呼吸鎖抑制を介する可能性がある）
（p.118参照）

◆ **適応**
2型糖尿病，ただし下記のいずれかの治療で十分な効果が得られない場合に限る
①食事療法・運動療法のみ
②食事療法・運動療法に加えてスルホニル尿素薬を使用
（2013年3月時点）

◆ **薬剤の種類**
経口血糖降下薬

◆ **特徴**
海外ではメトホルミンのみが発売されている国が多い．臨床薬理作用の検討や培養細胞や実験動物を用いた基礎的検討は，そのほとんどがメトホルミンを用いて行われている．メトグルコ®の1日最高投与量は2,250 mgまでとなり，服用時点も「食直前または食後」に変更，またこれまで禁忌とされていた「高齢者」「軽度の腎機能障害」が慎重投与となった．

## ● チアゾリジン薬

（窪田直人，門脇 孝）

### ◆ 特徴と主な作用機序

チアゾリジン誘導体は脂肪細胞分化のマスターレギュレーターである核内受容体型転写因子peroxisome proliferator-activated receptor（PPAR）γに結合し，その作用を発揮する．チアゾリジン誘導体によるインスリン抵抗性改善機構は主に下記の2点が考えられる．

①チアゾリジン誘導体によるPPARγの活性化は脂肪細胞分化を誘導し[1]，白色脂肪組織における脂肪蓄積を強力に促進し，これにより，肥満に伴う骨格筋や肝臓の異所性脂肪蓄積を改善する．

②チアゾリジン誘導体によるPPARγの活性化は脂肪細胞分化によって新たに生じた小型脂肪細胞の増加とアポトーシスによる大型脂肪細胞の減少を引き起こし，脂肪組織としてその性質を回復させる．具体的には，肥満によって上昇していたインスリン抵抗性惹起分子（TNF-α，FFA，炎症性サイトカインなど）の発現・分泌を低下させ，インスリン感受性ホルモン，アディポネクチンの発現・分泌を促進する[2]．

チアゾリジン誘導体は，その投与により血糖値とともに血中のインスリン値も低下することから，インスリン分泌促進作用はなく，主にインスリン抵抗性改善により血糖降下作用を発揮していると考えられている．実際，単独投与では低血糖は少なく，グルコースクランプを用いた検討では肝臓および骨格筋におけるインスリン作用の増強が報告されている[3]．

### ◆ 代表的薬剤と治験の情報

#### 1）ロシグリタゾンに関するメタ解析による心血管イベントとの関連について

2007年5月にNissenらによって報告された**ロシグリタゾン**（Rosiglitazone）に関するメタ解析の結果は，大きな衝撃をもって受け止められた．ロシグリタゾンに関する116の臨床試験より，24週以上の試験継続期間があり，非投与対象群が置かれた無作為化抽出試験で心筋梗塞の発症率や心血管死亡率が含まれる42件の臨床試験が解析に使用された[4]．対象症例は27,847例，平均年齢は56歳，ベースラインのHbA1cは8.2％であった．その結果，ロシグリタゾン投与群の心筋梗塞発症のオッズ比は1.43（95％信頼区間1.03－

1.98，P＝0.03），心血管イベントによる死亡のオッズ比は1.64（95％信頼区間0.98－2.74，P＝0.06）であり，ロシグリタゾンの心血管リスクとの関連を強く示唆するものであった．

### 2）PROactive試験

PROactive（PROspective pioglitAzone Clinical Trial In macroVascular Event）studyは，大血管障害の既往を有するハイリスク2型糖尿病患者5,238例に対しInternational Diabetes Federation（IDF）欧州ガイドラインに従い，日常行われている診療に近い状態に**ピオグリタゾン**（Pioglitazone）を使用するか否かで心血管イベント発症に差が認められるかを検証した試験である[5]．追跡期間は平均3年，「総死亡・非致死性心筋梗塞・脳卒中」のイベント発症率が有意に抑制されていた．経口糖尿病薬による心血管イベント抑制効果をprospectiveに証明した初めての臨床試験であり，またピオグリタゾン以外，他の糖尿病薬の使用が制限されていないデザインとなっており，ピオグリタゾンの高いポテンシャルを示す結果であった．

### 3）ピオグリタゾンに関するメタ解析による心血管イベントとの関連について

ロシグリタゾンと同様，ピオグリタゾンについて行われたメタ解析では19の臨床試験，16,390例が解析の対象となった．ピオグリタゾン群は対照群（プラセボまたはSU薬，ビグアナイド薬，インスリン治療群）に対し，非致死性心筋梗塞，脳卒中，全死亡の複合エンドポイントを有意に減少し，非致死性心筋梗塞は有意ではなかったが減少させる傾向が認められた[6]．

### 4）ピオグリタゾンとロシグリタゾンの心血管イベントに対する相違について

ロシグリタゾンが心血管イベントを本当に増加させるのか，あるいは心血管リスクにおいてピオグリタゾンとロシグリタゾン間に差があるかどうかは厳密には不明であると言わざるを得ない．しかし，両剤の大規模臨床試験やメタ解析の結果を比較すると，ロシグリタゾンがピオグリタゾンに心血管イベント抑制作用において優れるとは言いにくく，この観点からは，同じように投薬できる状況にあれば，積極的にロシグリタゾンを選択する理由は見当たらないと思われる．

＜文献＞

1) Okuno, A. et al.：J. Clin. Invest., 101：1354-1361, 1998
2) Kadowaki, T. & Yamauchi, T.：Endocr. Rev., 26：439-451, 2005
3) Kawamori, R. et al.：Diabetes Res. Cli. Prac., 41：35-43, 1998
4) Nissen, S. E. et al.：N. Engl. J. Med., 356：2457-2471, 2007
5) Dormandy, J. A. et al.：Lancet, 366：1279-1289, 2005
6) Lincoff, A. M. et al.：JAMA, 298：1180-1188, 2007

# トログリタゾン（Troglitazone）

MW 441.54

**標的分子**
PPARγ
（p.80参照）

◆**適応**
2型糖尿病．ただし，重篤な肝障害により2000年，市場からの撤退を余儀なくされている

◆**薬剤の種類**
経口血糖降下薬

◆**特徴**
SU薬に代表される経口血糖降下薬に比べて低血糖のリスクが少ない．インスリン抵抗性改善作用が期待できる．

## ピオグリタゾン (Pioglitazone)　製品名：アクトス®

MW 356.44

**標的分子**
PPARγ
(p.80参照)

◆ 適応
2型糖尿病．ただし，次のいずれかの治療で十分な効果が得られない場合に限る
・食事療法，運動療法のみ
・食事療法，運動療法に加えてスルホニル尿素薬を使用
・食事療法，運動療法に加えてα-グルコシダーゼ阻害薬を使用
・食事療法，運動療法に加えてビグアナイド系薬剤を使用
・食事療法，運動療法に加えてインスリン製剤を使用

◆ 薬剤の種類
経口血糖降下薬

◆ 特徴
SU剤に代表される経口血糖降下薬に比べて低血糖のリスクが少ない．インスリン抵抗性改善作用が期待できる．

## ロシグリタゾン (Rosiglitazone)　製品名：Avandia®

MW 357.43

**標的分子**
PPARγ
(p.80参照)

◆ 適応
2型糖尿病．ただし，本邦では未承認（2013年3月時点）

◆ 薬剤の種類
経口血糖降下薬

◆ 特徴
SU薬に代表される経口血糖降下薬に比べて低血糖のリスクが少ない．インスリン抵抗性改善作用が期待できる．

# ● SGLT2阻害薬

(柏木厚典)

## ◆ 特徴と主な作用機序

　新しい作用機構による経口糖尿病治療薬として$Na^+$／グルコース共役輸送担体（$Na^+$/glucose co-transporter 2：SGLT2）阻害薬の開発が進められている．SGLT2は，腎近位尿細管S1セグメントの上皮細胞尿細管腔面に特異的に存在し，腎でのグルコース再吸収の約90％に関与する．SGLT2特異的阻害薬を糖尿病患者に投与すると，尿中グルコースが約50〜100g／日排泄され，空腹時血糖値，食後血糖値ともに低下し，HbA1c値が投与前値の約0.7〜1.3％低下する．高血糖の改善によりインスリン抵抗性，インスリン分泌の"糖毒性"が解除され，膵β細胞への過剰負荷が軽減される．さらに，高血糖状態では，尿細管上皮細胞のSGLT2やGLUT2のタンパク質発現が増加し，再吸収されるグルコース量が多くなっている（〜350g／日）．一方，家族性腎性糖尿患者では，SGLT2遺伝子異常が報告されているが，腎機能異常や生命予後，尿路感染症の頻度の異常は報告されていない．尿中へのグルコースの排泄量が増加するため，浸透圧利尿が誘導され，軽度の脱水とグルコースの尿中喪失により，エネルギー不足を生体が感知し，脂肪分解の亢進が誘導され，血清中性脂肪値の低下，血清ケトン体の上昇がみられ，体重減少，血圧の軽度低下が報告されている．

## ◆ 代表的薬剤と治験の情報

表1に現在開発中のSGLT2阻害薬のSGLT2およびSGLT1に対する阻害作用の特異性を示した．薬剤のSGLT2特異性は異なるが，その臨床効果や副作用の発現頻度との関連性は不明である．表2に示すように，化学構造上 O-グルコシド（O-glucoside）と C-グルコシド（C-glucoside）の2種類があって，後者が安定した化合物として開発が進められ，すでに多くの薬剤について第Ⅱ相，第Ⅲ相試験が終了している．現在最も開発が進んでいるのはダパグリフロジン（Dapagliflozin）で，SGLT2阻害薬に対する特異性が高く，安定性もあり，2型糖尿病患者への投与効果が報告されているが，2.5～50 mg/日，12週間の投与で薬剤の濃度依存性にHbA1cが低下し，最大約1％低下した．また体重の減少がみられ，重症の低血糖はみられなかったと報告されている．

SGLT2特異的阻害薬イプラグリフロジン〔Ipragliflozin（ASP1941）〕は，同様に2型糖尿病患者の血糖改善効果を示した．イプラグリフロジン1回/日投与で24週間追跡した結果，HbA1cは投与量依存性に低下し，50 mg/日の投与量で最大約1.3％低下し，体重が最大1.7 kg減少した．

現在までの本薬剤の特徴は以下にまとめられる．
① イプラグリフロジンの第Ⅱ，Ⅲ相臨床試験で，HbA1cは偽薬に比べて前値から最大1.3％低下した．
② 尿糖排泄量は，健常人で50 g/日程度，糖尿病患者で約80 g/日程度に増加した．
③ 体重，血圧が前値に比べて軽度低下した．
④ 単独使用で低血糖は基本的にみられない．
⑤ 血糖管理不良者でより改善効果が大きいが，肥満度による効果の差はみられない．
⑥ 頻尿，多尿の症状が認められ，軽度の女性外性器感染症，尿路感染症や軽度の脱水傾向がみられた．

そのほか類似の薬剤の臨床試験〔カナグリフロジン（Canagliflozin），ルセオグリフロジン（Luseogliflozin），エンパグリフロジン（Empagliflozin），トフォグリフロジン（Tofogliflozin）など〕が進行しているが，いずれもSGLT2に対する特異性には差があるものの臨床効果は類似している．

### 表1 SGLT2阻害薬のSGLT2特異性

| 化合物名 | 開発会社 | SGLT2阻害薬の特異性 | |
|---|---|---|---|
| | | SGLT2（$IC_{50}$：nM） | Selectivity vs. SGLT1 |
| ダパグリフロジン | アストラゼネカ／ブリストル・マイヤーズ スクイブ | 1.1 | 1,200 |
| カナグリフロジン | ジョンソン＆ジョンソン／田辺三菱製薬 | 2.2 | 200 |
| エンパグリフロジン（BI 10773） | ベーリンガーインゲルハイム／イーライリリー | 3.1 | >2,500 |
| イプラグリフロジン（ASP1941） | アステラス製薬 | 7.4 | 255 |
| トフォグリフロジン（CSG452/RG7201） | 中外製薬／ロシュ | 2.9 | 2,900 |
| ルセオグリフロジン（TS-071） | 大正製薬 | 2.3 | 1,650 |

表2 　SGLT2阻害薬の誘導体の化学構造と開発状況

| 誘導体 | 化学構造の例 | 候補化合物 |
|---|---|---|
| フロリジン（Phlorizin） | NA | NA |
| O-グルコシド（O-glucoside） | セルグリフロジン（Sergliflozin） | T-1095<br>AVE-2268<br>レモグリフロジン（Remogliflozin）<br>セルグリフロジン（Sergliflozin）<br>WAY-123783 |
| C-グルコシド（C-glucoside） |  | ASP1941<br>BI-10773<br>BI44847<br>カナグリフロジン（Canagliflozin）<br>ダパグリフロジン（Dapagliflozin）<br>LX4211<br>YM-543 |
| Dioxa-bicyclo [3.2.1] octane (bridged ketal) ring system | unknown | PF-04971729 |
| アンチセンスオリゴヌクレオチド（Antisense oligonucleotides） | unknown | ISIS-388626 |

# イプラグリフロジン（Ipragliflozin）　別名：ASP1941

MW 404.4518

**標的分子**

**SGLT2**
（p.228 参照）

◆ 適応
　2型糖尿病（2013年3月時点：国内にて承認申請中）

◆ 薬剤の種類
　経口血糖降下薬

◆ 特徴
　本文参照

# ダパグリフロジン（Dapagliflozin）　製品名：Forxiga®

MW 408.873

**標的分子**

**SGLT2**
（p.228 参照）

◆ 適応
　2型糖尿病（欧州にて承認／国内未承認）
　（2013年3月時点）

◆ 薬剤の種類
　経口血糖降下薬

◆ 特徴
　本文参照

# 高脂血症薬①－スタチン

（出口亜希子，石橋　俊）

## 特徴と主な作用機序

　HMG-CoA還元酵素阻害薬はスタチンと総称される脂質改善治療薬である．脂質代謝異常に対する脂質改善治療の主な目的は，冠動脈疾患をはじめとする動脈硬化性疾患の予防である．多くの大規模臨床試験が行われ，その優れた効果，忍容性，安全性から最も普及している脂質低下薬である．スタチンの原型は，1973年に三共株式会社（当時）醗酵研究所の遠藤 章博士のグループによって，青カビ（Penicillium Citrinum）から発見された．以来，世界で盛んに開発が進められ，現在わが国では6種のスタチン製剤が市販されている．

　内因性のコレステロールは，主に肝臓で合成される．コレステロール生成経路は，アセチルCoA→アセトアセチルCoA→HMG-CoA（hydroxymethylglutaryl CoA）→メバロン酸→コレステロール→遊離コレステロールプールである．HMG-CoA→メバロン酸のプロセスは，律速酵素であるHMG-CoA還元酵素が支配している．HMG-CoA還元酵素と，細胞外からの低比重リポタンパク質（LDL）取り込み経路であるLDL受容体が，細胞内コレステロールプールを調整している．

　スタチンが作用すると，細胞内コレステロールプールの調整機序が次のように働き，血液中LDL-Cが低下する．スタチンがHMG-CoA還元酵素を阻害すると，肝細胞小胞体膜のコレステロールレベルが低下する．それに続き，コレステロール恒常性維持のための細胞内センサーで，小胞体に結合しているsterol regulatory element binding protein-2（SREBP-2）が切断されてN末端側が核内へ移行し，SRE（sterol regulatory element）配列をもつ遺伝子の転写を正に制御する．その結果LDL受容体が増加し，それが循環中のLDL-Cを取り込むことにより血液中LDL-Cが減少する．

　強力なスタチンでは，特に初期値が高値である場合にTGを有意に低下させる．コレステロール生合成の強力な抑制により，TGを多く含むVLDLの分泌も抑制されるためと考えられる．しかし，Ⅱb型やⅣ・Ⅴ型高脂血症に対してのTG低下効果は不十分である．また，HDL-Cの増加作用も認める．

　スタチンの心保護作用の一部は，LDL-C低下以外の作用によってもたらされている可能性がある．血管内皮細胞，単球/マクロファージあるいは血小板に直接作用し，多彩な細胞機能を活性化させることが明らかにされている．これらはスタチンのpleiotropic effect（多面的効果）とよばれている．

　代表的な有害事象に，横紋筋融解症がある．特に腎機能障害のある患者やフィブラート系薬剤との併用により，発症しやすくなるため注意が必要である．また，妊娠中の女性への投与は禁忌である．一部のスタチンでは劇症肝炎の報告があり，重篤な肝障害がある患者では禁忌となっているスタチンが多い．妊婦・妊娠の可能性がある婦人への投与は禁忌である．

## 代表的薬剤

　現在国内では，**プラバスタチン**（Pravastatin），**シンバスタチン**（Simvastatin），**アトルバスタチン**（Atorvastatin），**ピタバスタチン**（Pitavastatin），**フルバスタチン**（Fluvastatin），**ロスバスタチン**（Rosuvastatin）の6種のスタチンが使用されている．

　プラバスタチン，シンバスタチンは微生物由来のコンパクチンから生成され，以降は，化学合成物である．アトルバススタチン以降の強力なスタチンは，ストロングスタチンとよばれ，半減期が，従来のスタチンが2～3時間であるのに対し，10時間以上と長い．

<参考文献>
1）各薬剤添付文書，インタビューフォーム
2）斉藤 康，編：「興和医報別冊　スタチンのすべて」，興服産業株式会社興和化学研究所，2004

## アトルバスタチン（Atorvastatin）　製品名：リピトール®

MW 1209.39

**標的分子**
**HMG-CoA還元酵素**
（p.156参照）

◆**適応**
高コレステロール血症，家族性高コレステロール血症
（2011年10月時点）

◆**薬剤の種類**
脂質異常症治療薬

◆**特徴**
販売開始：2000年5月
強力なコレステロール低下作用の背景には，長い血中半減期に加え，高い肝集積性があること，本剤の2つの活性代謝物がアトルバスタチンと同等のHMG-CoA還元酵素阻害活性を有することがある．糖尿病に対してスタチンで唯一慎重投与となっているが，糖尿病悪化や新規発症については大規模臨床試験で相反する結果がみられており，耐糖能悪化の機序も含め結論は得られていない．CYP3A4により代謝される．
用量：10～20 mg/日（ただし，家族性高コレステロール血症の場合，40 mg/日まで増量可），LDL-C低下率：30～50％

## シンバスタチン（Simvastatin）　製品名：リポバス®

MW 418.57

**標的分子**
**HMG-CoA還元酵素**
（p.156参照）

◆**適応**
高脂血症，家族性高コレステロール血症（2011年10月時点）

◆**薬剤の種類**
脂質異常症治療薬

◆**特徴**
販売開始：1991年12月
冠動脈疾患を有する高コレステロール血症を対象とした大規模臨床試験4Sにおいて，シンバスタチン投与が患者の延命に重要な役割を果たすことを示した．1987年，世界初のスタチン（ロバスタチン）がFDAから認可を受けてから4Sが発表されるまでの1994年まで，スタチンによる非心血管疾患死増加の懸念について議論があったなか，コレステロール論争に終止符が打たれた重要な臨床試験であった．主に肝代謝酵素CYP3A4により代謝され，イトラコナゾールなどが併用禁忌薬となる．
用量：5～20 mg/日，LDL-C低下率：25～30％

# ピタバスタチン (Pitavastatin)　　製品名：リバロ®

MW 880.98

**標的分子**
HMG-CoA 還元酵素
(p.156 参照)

◆ 適応
高コレステロール血症，家族性高コレステロール血症
(2012年1月時点)

◆ 薬剤の種類
脂質異常症治療薬

◆ 特徴
販売開始：2003年9月
腸肝循環がスタチンの中で最も高く75%に達する．便中排泄率が高く，腎機能に左右されない．CYPによりほとんど代謝されない（CYP2C9でわずかに代謝される）．ヒト肝ミクロソームを用いたフィブラート系薬剤との併用試験が行われ，ピタバスタチンの代謝反応はフィブラート系薬剤により軽度の阻害を受けたが未変化体の変動はわずかであったという結果が得られており，フィブラート系薬剤との併用による相互作用が少ない可能性が示唆されている．
用量：1～4 mg/日，LDL-C低下率：35～50%

# プラバスタチン (Pravastatin)　　製品名：メバロチン®

MW 446.51

**標的分子**
HMG-CoA 還元酵素
(p.156 参照)

◆ 適応
高脂血症，家族性高コレステロール血症（2011年9月時点）

◆ 薬剤の種類
脂質異常症治療薬

◆ 特徴
販売開始：1989年10月
水溶性であり，肝選択性が高く，全身臓器の副作用が少ないと考えられている．代謝にCYP3A4を介さず，CYP3A4を阻害する薬剤（イトラコナゾール，ジルチアゼム）やグレープフルーツジュースとの併用で有意な影響を与えなかったという報告がある．国内初の，スタチンを用いた大規模臨床試験MEGA Studyでは，虚血性心疾患の一次予防に関してプラバスタチンによる介入試験が行われ，プラバスタチン投与群で有意に予防効果を認めた．
用量：10～20 mg/日，LDL-C低下率：20～30%

## フルバスタチン（Fluvastatin）　製品名：ローコール®

MW 433.45

**標的分子**
HMG-CoA 還元酵素
（p.156 参照）

◆ 適応
高コレステロール血症，家族性高コレステロール血症
（2010年3月時点）

◆ 薬剤の種類
脂質異常症治療薬

◆ 特徴
販売開始：1998年9月
ビタミンEに類似したインドール環をもち，抗酸化作用が特徴である．酸化変性を受けたLDLは粥状動脈硬化の重要な成因であるが，フルバスタチン投与によりビタミンEとほぼ同等の酸化抑制効果が認められたとの報告がある．CYP3A4では代謝されず，主にCYP2C9で代謝を受けるため，薬物代謝酵素を介した相互作用の発現が比較的少ないと考えられる．
用量：20～60 mg/日，LDL-C低下率：25～30％

## ロスバスタチン（Rosuvastatin）　製品名：クレストール®

MW 1001.14

**標的分子**
HMG-CoA 還元酵素
（p.156 参照）

◆ 適応
高コレステロール血症，家族性高コレステロール血症
（2011年1月時点）

◆ 薬剤の種類
脂質異常症治療薬

◆ 特徴
販売開始：2005年4月
HMG-CoA還元酵素への強い結合を特性にもつ．従来のスタチンと同様の結合に加え，酵素のアルギニン側鎖と本剤のスルホン基との水素結合による強固な結合が寄与していると考えられる．親水性のため濃度勾配による組織移行は少なく，肝臓に特異的に発現しているトランスポーターを介して肝選択的に移行し，他の臓器に移行しにくい．また，CYP3A4やCYP2C9での代謝をほとんど受けず，併用薬との薬物相互作用を生じにくい．
用量：2.5～20 mg/日，LDL-C低下率：40～60％

# 高脂血症薬② − フィブラート製剤

(後藤田貴也)

## 特徴と主な作用機序

　フィブラート製剤は，主としてPPAR (peroxisome proliferator-activated receptor) αの活性化を介した多面的効果を有する．脂質代謝においては，脂肪酸のβ酸化を亢進し肝臓におけるトリグリセリド（TG）合成を強力に抑制するとともに，リポタンパク質リパーゼ（LPL）の活性化とアポタンパク質CⅢの減少を介したリポタンパク質の異化の亢進およびアポタンパク質AⅠ，AⅡとABCA1の増加を介したHDLの産生増加を引き起こす．その結果，血清脂質値では著明な血中TGの低下とHDL-Cの増加に加えて，中等度のLDL-C低下作用も示す．また，リポタンパク質プロファイル全体の改善を反映して，レムナントやsmall dense LDLなどのatherogenicなリポタンパク質の減少もみられる．そのほかにも，TNF-αやIL-6の低下を介する抗炎症作用，PAI-1やフィブリノーゲンの低下を介する抗血栓作用，eNOSの増加を介する血管内皮機能改善作用などを有することから抗動脈硬化的に働くことが考えられる．高TG血症治療の第一選択薬であり，糖尿病のようにインスリン抵抗性を伴いatherogenicリポタンパク質が増加を示す症例にも大きな効果が期待できる．

　フェノフィブラートは腎臓での尿酸再吸収に働くトランスポーターであるURAT1の発現低下を介した強力な尿酸低下作用を有し，またベザフィブラートはPPARαに加えてPPARγとPPARδの活性能も有するpanagonistとされる．フィブラート製剤の副作用として腎機能低下者やスタチン併用症例での横紋筋融解症が重要であるが，後者に関してはその後いずれも発売中止となった薬（セリバスタチンとゲムフィブロジル）どうしに特有な相互作用による可能性が高く，現在市販のスタチンとフィブラート製剤の併用は腎機能などに注意すれば比較的安全と考えられてきている．

## 代表的薬剤と治験の情報

　現在使用されている薬剤として，わが国では**フェノフィブラート**（Fenofibrate），**ベザフィブラート**（Bezafibrate），**クロフィブラート**（Clofibrate），**クリノフィブラート**（Clinofibrate）の4剤がある．

　糖尿病との関連ではフェノフィブラートが最もエビデンスを有し，特に2005年に発表されたFIELD試験は1万名近くの2型糖尿病患者を対象としたフィブラート製剤を用いた初めての大規模な前向き試験であり，スタチン薬とともにフェノフィブラートが2型糖尿病に合併する脂質異常症の治療にきわめて有効であることを示した[1]．その後のサブ解析やメタ解析から，フェノフィブラートは2型糖尿病患者における大血管障害だけでなく，網膜症・腎症・神経障害などの細小血管障害も有意に抑制し，スタチンとの併用も安全に行えることが示されている[2,3]．

　また，ベザフィブラートも二次予防試験であるBECAIT，SENDCAPにおいて冠動脈硬化の進展と冠血管イベント発症を有意に抑制することが知られていたが，BIP試験のサブ解析により，ベザフィブラートはメタボリックシンドローム群において心筋梗塞発症リスクを29％減少し，空腹時血糖異常群では糖尿病の発症リスクを36％減少することが示されている[4,5]．

＜文献＞
1) Keech, A. et al.：Lancet, 366：1849-1861, 2005
2) Jun, M. et al.：Lancet, 375：1875-1884, 2010
3) Ginsberg, H. N. et al.：N. Engl. J. Med., 362：1563-1574, 2010
4) Tenenbaum, A. et al.：Arch. Intern. Med., 165：1154-1160, 2005
5) Tenenbaum, A. et al.：Circulation, 109：2197-2202, 2004

## クリノフィブラート（Clinofibrate）　製品名：リポクリン

MW 468.58

**標的分子**

PPARα
（p.150 参照）

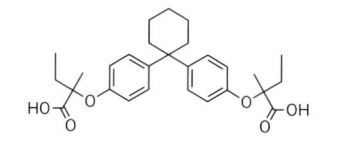

◆ 適応
高脂血症（2013年3月時点）

◆ 薬剤の種類
脂質異常症治療薬

◆ 特徴
妊婦・授乳婦で禁忌．

## クロフィブラート（Clofibrate）　製品名：ビノグラック®

MW 242.698

**標的分子**

PPARα
（p.150 参照）

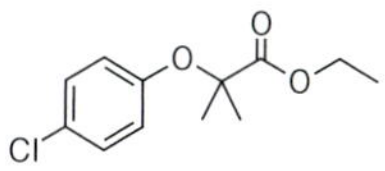

◆ 適応
高脂血症（2013年3月時点）

◆ 薬剤の種類
脂質異常症治療薬

◆ 特徴
胆石，妊婦・授乳婦で禁忌．

## フェノフィブラート（Fenofibrate）　製品名：リピディル®，トライコア®

MW 360.831

**標的分子**

PPARα
（p.150 参照）

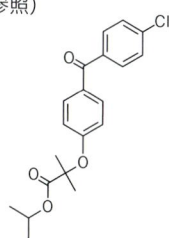

◆ 適応
高脂血症（家族性を含む）（2013年3月時点）

◆ 薬剤の種類
脂質異常症治療薬

◆ 特徴
糖尿病に関するエビデンスが豊富．尿酸低下作用も併せもつ．肝障害，中等度以上の腎障害（血清クレアチニン2.5 mg/dL以上），胆嚢疾患，妊婦・授乳婦で禁忌．

## ベザフィブラート (Bezafibrate)　製品名：ベザトールSR®，ベザリップ®

MW 361.819

**標的分子**

PPARα（部分的にPPARγとPPARδも）

(p.150, 80, 152参照)

◆ **適応**
高脂血症（家族性を含む）（2013年3月時点）

◆ **薬剤の種類**
脂質異常症治療薬

◆ **特徴**
Ⅱb型，Ⅲ型，およびⅣ型高脂血症によく反応．透析患者，肝障害，腎障害（血清クレアチニン2.0 mg/dL以上），妊婦で禁忌．

# 高脂血症薬③ - 陰イオン交換樹脂

（藍　真澄，吉田雅幸）

## 特徴と主な作用機序

　陰イオン交換樹脂は，胆汁酸を腸管内で吸着して糞便中に排泄させることにより，腸管での胆汁酸すなわちコレステロールの吸収を抑制する．もともと胆汁酸は肝臓でコレステロールから合成され，胆汁として腸管に分泌され，腸管内で脂肪の消化を担った後，腸管から再吸収されて肝臓に戻るため，腸管で胆汁酸が吸着されて腸肝循環を阻害されることにより，肝臓のコレステロールプールが減少し，その結果肝臓におけるLDL受容体が増加し，これを介したLDLの取り込みが亢進することから血中LDLコレステロール濃度が低下する[1]〜[3]．

　陰イオン交換樹脂の長所は，経口薬であるがそれ自体は腸管から吸収されないため安全性が高く，ときに腸閉塞が生ずることがあるものの，腎機能障害例や妊婦でも使用可能である．また，耐糖能に悪い影響を与えない．短所としては，脂質の吸着剤であるためにコレステロールのみならず脂溶性ビタミンや他の薬剤の腸管からの吸収が抑制される可能性があるので注意を要する．このような問題を解決するため，陰イオン交換樹脂の服用にあたっては，食事や他の薬剤の服薬時間と離す必要がある．また，服用量が多く服用しにくいため，アドヒアランスが悪くなりやすい．

　陰イオン交換樹脂の適応は高LDLコレステロール血症であるが，その低下作用はそれほど強くないため，単独で用いられることは稀である．実際に用いられるのは，高LDLコレステロール血症でその第一選択薬であるスタチンが副作用などの問題で服用できない場合や，スタチンのみでは治療目標値に到達できない場合の併用療法，高中性脂肪（TG）血症と高LDLコレステロール血症を合併している場合でのフィブラートとの併用療法の場合である．LDL受容体がない家族性高コレステロール血症ホモ接合体には，作用機序の面からみて無効である．

## 代表的薬剤と治験の情報

　脂質異常症治療薬として用いられる陰イオン交換樹脂で現在使用可能なのは，**コレスチラミン**(Cholestyramine)と**コレスチミド**(Colestimide)の2剤である．クエストラン™は1包9g中にコレスチラミン4gを含み，これを100 mLの水で懸濁液にしたものを1日2〜3回服用する．前述のように食事を

吸着してしまうため，服用後2時間程度時間をあけてから食事をとる[4]．コレバイン™はコレスチミド製剤で，顆粒あるいは500 mg錠を1回3錠，1日2回服用する[5]．食後服用可となっているが，可能であれば食事の時間と間隔をおくほうが望ましいと考えられる．

&lt;文献&gt;

1) Van Itallie, T. B. et al.：N. Engl. J. Med., 265：469-474, 1961
2) Huff, J. W. et al.：Proc. Soc. Exp. Biol. Med., 114：352-355, 1963
3) Kobayashi, M. et al.：Diabetes, 56：239-247, 2007
4) 医薬品インタビューフォーム，クエストラン粉末44.4%，第6版
5) 医薬品インタビューフォーム，コレバイン錠500mg，コレバインミニ83%，第10版

# コレスチミド（Colestimide）　製品名：コレバイン™，
# コレスチラミン（Cholestyramine）　製品名：クエストラン™

MW：コレスチラミン，コレスチミドともに高分子化合物であり分子量は表現できないが，（基本構造式）nという形で示す．
　コレスチミド：(174.68) n
　コレスチラミン：(211.73) n

**標的分子**
胆汁酸，脂質

◆ **適応**
高コレステロール血症，家族性高コレステロール血症

◆ **薬剤の種類**
脂質低下薬

◆ **特徴**
- 薬剤自体は吸収されないため，安全性は確立していないものの腎障害や妊婦でも使用可能
- 腸管での胆汁酸の吸着により腸肝循環を阻害することで効果を発揮する
- スタチンと全く異なる作用機序による脂質低下薬であるため，併用によりLDLコレステロールの低下効果が増強する
- 耐糖能を悪化させない

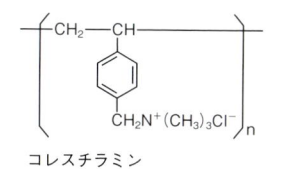

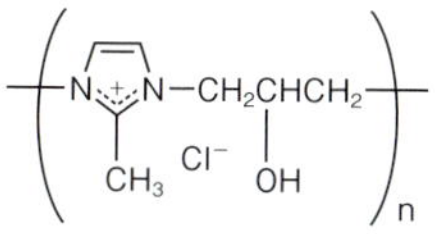

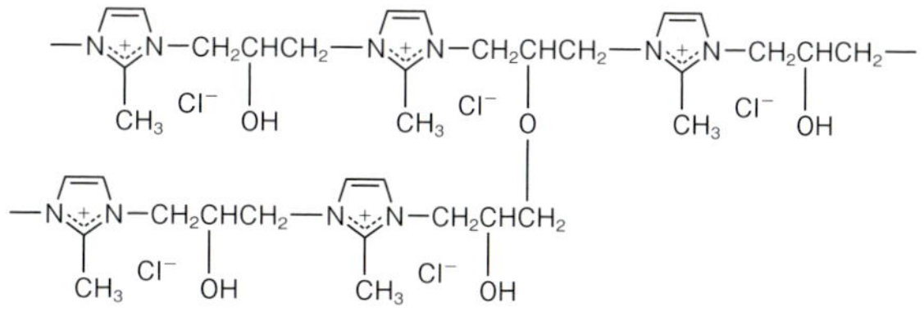

# 高脂血症薬④-その他

（藍　真澄，吉田雅幸）

## 特徴と主な作用機序

### 1）プロブコール

　プロブコール（Probucol）は，7αヒドロキシラーゼの活性化により，コレステロールからの胆汁酸合成を促進し，肝臓におけるコレステロールプールを減少させ，LDL受容体の増加を誘導し，血中LDLコレステロール濃度を低下させる[1]．また，肝臓においてLDL受容体を介さない経路によるLDL取り込み作用を増強させる．LDLコレステロールの低下とともに，HDLコレステロールの低下作用があり，これはコレステロールエステル転送タンパク質（CETP）の活性化により，HDLからLDLへのコレステロール転送が亢進することによって生じる．CETP活性が亢進するだけでは，HDLコレステロール濃度が低下してLDLコレステロール濃度は上昇すると考えられるが，実際にはプロブコールの投与によってLDLの代謝も亢進するため，LDLコレステロールも低下する．また，プロブコールは当初抗酸化剤として合成された経緯があり，強力な抗酸化作用があり，酸化LDLの生成を抑制し，マクロファージへの脂質蓄積を抑制する．これらの作用は結果的に高脂血症に随伴する黄色腫や，動脈硬化の退縮効果をもたらす．かつて善玉とされるHDLコレステロール低下作用が問題視され，米国で発売が中止された経緯から大規模臨床試験による冠動脈疾患などへの効果は証明されていない[2)3)]．しかし，プロブコールによるHDLコレステロール低下は少なくとも動脈硬化の促進にはつながらず，大局的には動脈硬化進展予防に有用な薬剤と考えるのが妥当である．

### 2）小腸コレステロールトランスポーター阻害薬（エゼチミブ）

　エゼチミブ（Ezetimibe）は，小腸において食事や胆汁中に含まれるコレステロールの吸収を選択的に阻害する．小腸におけるコレステロール吸収にかかわる分子としてNiemann-Pick C1 Like 1（NPC1L1）というコレステロールトランスポーターが同定され，その阻害薬としてエゼチミブが開発された．エゼチミブ自体も小腸で吸収され，速やかに代謝されグルクロン酸抱合され，経門脈的に肝臓に取り込まれ，さらに胆汁中に排泄される[4)5)]．このグルクロン酸抱合体も強いNPC1L1阻害活性を有するので，胆汁中のそれが再度腸管で作用する．エゼチミブ投与により，コレステロール吸収が抑制されるため，肝臓のコレステロールプールは減少し，LDL受容体の増加を誘導して血中LDLコレステロール濃度を低下させる．また，エゼチミブによる脂肪肝の改善効果がみられ，コレステロールのみならず脂肪蓄積そのものを抑制すると考えられる．血中においてもLDLコレステロールのみならず，トリグリセライド（TG）の低下作用も有する．また，NPC1LCがコレステロール以外の植物ステロールや甲殻類ステロールの吸収にもかかわることから，エゼチミブは植物ステロールの血中濃度が高値となるシトステロール血症の治療にも有効である．酸化コレステロールや劣化コレステロールの吸収も抑制する．糖代謝への影響はみられない．

　コレステロール合成を阻害するスタチンを投与すると代償的にコレステロール吸収が亢進する．特にこの吸収亢進が顕著な例ではスタチンによる動脈硬化進展抑制効果が弱いことが示されている．エゼチミブをスタチンに併用することによりスタチンによる吸収亢進に対して相補的に作用し，合成も吸収も抑制することで強力なLDLコレステロール低下作用が期待できる．また，もともとコレステロール吸収が亢進しているために高コレステロール血症をきたしている症例では第一選択薬になり得る．コレステロール吸収抑制をもたらす薬剤には陰イオン交換樹脂が従来からあるが，治療上必要な服薬量が非常に多くしかも脂質全般を吸着するため他の薬剤との併用に注意が必要であったが，エゼチミブはコレステロールを選択的に吸収阻害するため，このような問題は生じない．

　大規模臨床試験による冠動脈疾患などへの効果は，スタチンのように2年程度の短期間ではみられていないが，慢性腎疾患の症例では有意に抑制した．世界的にもまだ臨床使用開始後10年が経過したところであり，今後もたらされる結果に期待が集まっている．おそらく長期間の投与により，効果が期待できるものと

推測されている．

<文献>
1) 医薬品インタビューフォーム，ロレルコ錠，ロレルコ細粒50％，改訂第6版
2) Tomikawa, M. et al.：Atherosclerosis, 40：101-113, 1981
3) Kritchevsky, D. et al.：Proc. Soc. Exp. Biol. Med., 136：1216-1221, 1971
4) 医薬品インタビューフォーム，ゼチーア錠10mg，改訂第4版
5) Garcia-Calvo, M. et al.：Proc. Natl. Acad. Sci. USA, 102：8132-8137, 2005

## エゼチミブ（Ezetimibe）　製品名：ゼチーア®

MW 409.4

**標的分子**
NPC1L1
（p.210参照）

◆ **適応**
高コレステロール血症，家族性高コレステロール血症，ホモ接合体性シトステロール血症

◆ **薬剤の種類**
脂質低下薬

◆ **特徴**
・小腸コレステロールトランスポーター阻害薬であり，小腸でのコレステロール吸収を選択的に阻害することにより，LDLコレステロールを低下させる
・コレステロール吸収が亢進している症例でより強い効果が期待できる
・スタチンとの併用で強力なLDLコレステロール低下作用をもたらす
・陰イオン交換樹脂のように栄養素や他の薬剤の吸収に影響せず服薬しやすい
・シトステロール血症にも有効である
・耐糖能を悪化させない

## プロブコール（Probucol）　製品名：シンレスタール®

MW 516.84

**標的分子**
不明

◆ **適応**
高脂血症（家族性高コレステロール血症，黄色腫を含む）

◆ **薬剤の種類**
脂質低下薬

◆ **特徴**
・LDLコレステロールとともにHDLコレステロールも低下させる
・強力な抗酸化剤であり，酸化LDLを減少させる
・高脂血症に随伴する黄色腫の退縮をもたらす

# 痛風・高尿酸血症① – 尿酸排泄促進薬

（山﨑知行，丸川聡子，中島　弘）

## 特徴と主な作用機序

痛風の原因物質である尿酸は糸球体でほぼ完全に濾過されるが，実際の腎での尿酸クリアランスは糸球体濾過量の6～10％であり大半の尿酸は尿細管で再吸収される[1]．一方で一部の遺伝性低尿酸血症では尿酸排泄量は糸球体で濾過される量を上回っておりこのことから尿細管での尿酸分泌の存在が示唆される[2]．現在では全ゲノム関連解析などにより尿細管上皮細胞ではURAT1，OAT4/10，NPT1/4，MRP4，ABCG2などが管腔側に，またGlut9a，OAT1/3などが基底膜側において尿酸の移動にかかわっていることが示されている[1]～[3]．

URAT1は有機酸トランスポーター4との相同対の検索から2002年に同定された分子であり，12回膜貫通構造をもつ尿酸/有機アニオン交換輸送体である[2]．URAT1は近位尿細管の管腔側に存在すること，その異常が腎性低尿酸血症を呈することなどより尿酸の再吸収に重要な役割を果たしていると考えられる．代表的な尿酸排泄促進薬であるプロベネシドやベンズブロマロン，血清尿酸低下作用のあるアンギオテンシンⅡ受容体拮抗薬であるロサルタンはURAT1の尿酸輸送を阻害することが示されている．

## 代表的薬剤と治験の情報

### プロベネシド（Probenecid）

前述のようにURAT1の尿酸/有機アニオン交換輸送を阻害することにより尿酸の再吸収を抑制し血清尿酸値を低下させる．ペニシリン，パラアミノサリチル酸など他の多くの薬物の尿細管からの排泄を阻害し血中濃度を上昇させることが知られているが，薬物相互作用に注意すれば副作用は概して少ないとされている[4]．

### ベンズブロマロン（Benzbromarone）

プロベネシド同様にURAT1による尿酸再吸収を阻害する．CYP2C9により代謝されるが代謝産物である6-ヒドロキシ体にもURAT1の阻害作用がある．CYP2C9阻害作用があり，ワーファリンなどの血中濃度を上昇させることが知られており併用に注意が必要である[4]．稀に重篤な肝障害を起こすことが報告されている．

### ブコローム（Bucolome）

本邦で開発された非ステロイド型消炎鎮痛薬である．腎での尿酸の排泄を促進するがその機序についてはあまり検討が行われていない．CYP2C9の阻害作用がありワーファリンの血中濃度を上昇させることが知られている．

このほかにロサルタン（Losartan），脂質異常症治療薬であるフェノフィブラート（Fenofibrate）に尿酸排泄促進による血清尿酸低下作用があることが知られている．

現在，新規尿酸排泄抑制薬としてURAT1阻害作用をもつレシヌラド（Lesinurad）の開発が海外で進められている．

### ＜文献＞

1) 市田公美：痛風と核酸代謝，35：159-168，2011
2) 細谷龍夫：東京慈恵会医科大学雑誌，121：49-54，2006
3) Esparza, Martín N. & García, Nieto V.：Nefrologia, 31：44-50，2011
4) 日本痛風・核酸代謝学会ガイドライン改訂委員会編：高尿酸血症・痛風の治療ガイドライン第2版，メディカルレビュー社，2010

## ブコローム（Bucolome）　製品名：パラミヂン®

MW 266.34

**標的分子**
不明

◆**適応**
1）手術後および外傷後の炎症および腫脹の緩解
2）下記疾患の消炎，鎮痛，解熱
   関節リウマチ，変形性関節症，膀胱炎，多形滲出性紅斑，急性副鼻腔炎，急性中耳炎，子宮付属器炎
3）痛風の高尿酸血症の是正

◆**薬剤の種類**
高尿酸血症治療剤

◆**特徴**
本文参照

## プロベネシド（Probenecid）　製品名：ベネシッド®

MW 285.36

**標的分子**
URAT1
（p.230参照）

◆**適応**
痛風，ペニシリン，パラアミノサリチル酸の血中濃度維持

◆**薬剤の種類**
高尿酸血症治療剤

◆**特徴**
本文参照

## ベンズブロマロン（Benzbromarone）　製品名：ユリノーム®

MW 424.08

**標的分子**
URAT1
（p.230参照）

◆**適応**
下記の場合における高尿酸血症の改善
痛風，高尿酸血症を伴う高血圧症

◆**薬剤の種類**
高尿酸血症治療剤

◆**特徴**
本文参照

# 痛風・高尿酸血症②－尿酸生成抑制薬

（山﨑知行，丸川聡子，中島　弘）

## 特徴と主な作用機序

　痛風の原因物質として知られる尿酸はヒトにおいてはプリン体の最終異化産物である．プリン体は生体内では主として細胞内のエネルギー分子であるATPや核酸を構成するヌクレオチドの塩基として存在している．ヌクレオチドの分解に際してアデニンヌクレオチドではイノシンからヒポキサンチン，キサンチンを経て尿酸に，グアニンヌクレオチドではキサンチンから尿酸へと代謝される．これらの経路にあってヒポキサンチン→キサンチン，キサンチン→尿酸の反応を触媒する酵素がキサンチンオキシダーゼ（XO）である[1]．尿酸生成抑制薬はこのXOの反応を阻害することにより尿酸の生成を抑制する薬物である．

　高尿酸血症はその発生機序より尿酸産生過剰型と尿酸排泄低下型，両者の要因の複合する混合型に分類される．日本では尿酸生成抑制薬は尿酸産生過剰型，混合型に主として用いられるが，排泄低下型でも尿路結石などの合併症があり高尿酸尿症を回避する必要がある場合などには本剤が用いられる[2]．また，欧米では基本的に高尿酸血症の第一選択薬とされている[3][4]．

## 代表的薬剤と治験の情報

　現在，日本で上梓されている薬剤は**アロプリノール**（Allopurinol）と**フェブキソスタット**（Febuxostat）の2剤のみである．

　アロプリノールはプリン骨格をもちXOを競合的に阻害する．本剤自身がXOによって代謝された代謝産物であるオキシプリノールもXOに対する阻害活性を有している[5]．

　本剤の副作用として稀に無顆粒球症，皮膚障害（Stevens-Johnson症候群）が起きることが知られている．本剤およびその代謝産物であるオキシプリノールは腎排泄が主たる排泄経路であり腎機能障害例ではオキシプリノールの蓄積により副作用をきたしやすいとされる．このため腎機能に応じた減量が必要である[2]．

　フェブキソスタットはプリン骨格をもたずXOの基質結合部位のチャネル内に空間を埋めるように強固に結合することにより反応を阻害する[5]．排泄は尿中，糞便中にほぼ等量排泄され，中等度の腎機能障害までは容量調節の必要がないとされている[6]．

　現在，アロプリノールの特徴とフェブキソスタットの特徴を併せもつハイブリッド型の新規尿酸生成抑制薬としてトピロキソスタット[7]が製造承認申請中である．

<文献>
1) Murray, R. K. et al.：Harper's Biochemistry 25th Ed., Appleton & Lange, 1999
2) 日本痛風・核酸代謝学会ガイドライン改訂委員会編：高尿酸血症・痛風の治療ガイドライン第2版，メディカルレビュー社，2010
3) Zhang, W. et al.：Ann. Rheum. Dis., 65：1312-1324, 2006
4) Khanna, D. et al.：Arthritis Care & Research, 64：1431-1446, 2012
5) 岡本　研：薬理と治療，38：955-962, 2010
6) 日本痛風・核酸代謝学会ガイドライン改訂委員会編：高尿酸血症・痛風の治療ガイドライン第2版（2012年追補版），メディカルレビュー社，2012
7) 松本浩二：BIO Clinica, 27：157-162, 2012

## アロプリノール（Allopurinol）　製品名：ザイロリック®，他

MW 136.11

**標的分子**
キサンチンオキシダーゼ
（p.162参照）

◆ **適応**
下記の場合における高尿酸血症の是正
痛風，高尿酸血症を伴う高血圧症

◆ **薬剤の種類**
高尿酸血症治療剤

◆ **特徴**
本文参照

## フェブキソスタット（Febuxostat）　製品名：フェブリク®

MW 316.37

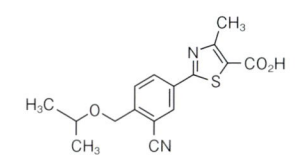

**標的分子**
キサンチンオキシダーゼ
（p.162参照）

◆ **適応**
痛風，高尿酸血症

◆ **薬剤の種類**
高尿酸血症治療剤

◆ **特徴**
本文参照

# ● 痛風・高尿酸血症③ – 尿酸分解促進薬

（山﨑知行，丸川聡子，中島　弘）

## ◆ 特徴と主な作用機序

　痛風の原因物質として知られる尿酸はヒトをはじめとする霊長類や鳥類，爬虫類などではプリン体分解の最終産物である．一方多くの哺乳類などでは尿酸はさらに尿酸酸化酵素（ウリカーゼ）によってアラントインに分解される[1]．化合物としての尿酸とアラントインの大きな違いとして水への溶解度があげられる．アラントインに対して尿酸は比較的水や血漿に溶けにくく，このため，尿酸は関節，腎などの組織内や尿中に尿酸塩結晶として析出・沈着し痛風や尿路結石など種々の疾病の原因となっている．

　尿酸の前駆体であるプリン体は体内では主としてATPなどの遊離ヌクレオチド，およびDNA，RNAなどの核酸の構成成分として存在しておりそれらの新陳代謝により一部のプリンヌクレオチドが尿酸へと分解される．白血病や固形がんに化学療法などを行い，大量の腫瘍細胞の細胞死が短時間に起こった場合には崩壊した腫瘍細胞から放出された核酸などに由来する多量のプリンヌクレオチドが一挙に尿酸へと代謝され著しい高尿酸血症をきたし，その結果，腎尿細管内に尿酸結晶が析出し急性腎不全を惹起することがある（腫瘍崩壊症候群[2]）．このような場合に血中の尿酸をアラントインへと分解することで急性障害を予防・治療するために尿酸分解促進薬が用いられる．

## ◆ 代表的な薬剤と治験の情報

　**ラスブリカーゼ**（Rasburicase）は *Aspergillus flavius* 由来の尿酸オキシダーゼを遺伝子組換えによって発現させたものであり，尿酸をアラントインに分解する活性を有している．従来行われていた尿酸生成抑

制薬や尿アルカリ化薬による治療が即効性をもたないのに対して、投与直後から尿酸値を速やかに低下させるとされている[3]．一方で人体にとっては異種タンパク質であり初回の投与で感作され抗体などが産生されることがあり、再投与では過敏症の発現が報告されている．このため再投与は推奨されていない．また、海外臨床試験において、グルコース-6-リン酸脱水素酵素（G6PD）欠損の患者に本剤を投与後、重篤な溶血性貧血が認められており、G6PD欠損症を含む赤血球酵素異常による溶血性貧血の患者では禁忌となっている．

PEG結合により安定性を高めたPEG化ウリカーゼ製剤の開発が現在進められている．

<文献>

1) Murray, R. K. et al.：Harper's Biochemistry 25th Ed., Appleton & Lange, 1999
2) Howard, S. C. et al.：N. Engl. J. Med., 364：1844-1854, 2011
3) 大野桂司, 田原一二：日本薬理学雑誌, 135：255-260, 2010

## ラスブリカーゼ（Rasburicase）　製品名：ラスリテック®

MW 34151.19

**標的分子**
尿酸

◆ **適応**
がん化学療法に伴う高尿酸血症

◆ **薬剤の種類**
高尿酸血症治療剤

◆ **特徴**
本文参照．構造式を以下に示す．

```
CH3CO- Ser Ala Val Lys Ala Ala Arg Tyr Gly Lys Asp Asn Val Arg Val Tyr Lys Val His Lys
       Asp Gly Lys Thr Gly Val Gln Thr Val Tyr Glu Met Thr Val Cys Val Leu Leu Glu Gly
       Glu Ile Glu Thr Ser Tyr Thr Lys Ala Asp Asn Ser Val Ile Val Ala Thr Asp Ser Ile
       Lys Asn Thr Ile Tyr Ile Thr Ala Lys Gln Asn Pro Val Thr Pro Pro Glu Leu Phe Gly
       Ser Ile Leu Gly Thr His Phe Ile Glu Lys Tyr Asn His Ile His Ala Ala His Val Asn
       Ile Val Cys His Arg Trp Thr Arg Met Asp Ile Asp Gly Lys Pro His Pro His Ser Phe
       Ile Arg Asp Ser Glu Glu Lys Arg Asn Val Gln Val Asp Val Val Glu Gly Lys Gly Ile
       Asp Ile Lys Ser Ser Leu Ser Gly Leu Thr Val Leu Lys Ser Thr Asn Ser Gln Phe Trp
       Gly Phe Leu Arg Asp Glu Tyr Thr Thr Leu Lys Glu Thr Trp Asp Arg Ile Leu Ser Thr
       Asp Val Asp Ala Thr Trp Gln Trp Lys Asn Phe Ser Gly Leu Gln Glu Val Arg Ser His
       Val Pro Lys Phe Asp Ala Thr Trp Ala Thr Ala Arg Glu Val Thr Leu Lys Thr Phe Ala
       Glu Asp Asn Ser Ala Ser Val Gln Ala Thr Met Tyr Lys Met Ala Glu Gln Ile Leu Ala
       Arg Gln Gln Leu Ile Glu Thr Val Glu Tyr Ser Leu Pro Asn Lys His Tyr Phe Glu Ile
       Asp Leu Ser Trp His Lys Gly Leu Gln Asn Thr Gly Lys Asn Ala Glu Val Phe Ala Pro
       Gln Ser Asp Pro Asn Gly Leu Ile Lys Cys Thr Val Gly Arg Ser Ser Leu Lys Ser Lys
       Leu
```

# ●インスリン製剤

（浜口朋也，難波光義）

## ◆ 特徴と主な作用機序

インスリンは1921年の発見以来、速やかに臨床応用がなされた最も歴史の長い抗糖尿病薬である．以前はブタやウシのインスリン製剤が治療に用いられたが、抗原性が支障となっていた．その後、遺伝子組換え技術によって1980年代にはヒトインスリン製剤が広く用いられるようになり、抗原性の問題はかなり軽減された．皮下投与後1～3時間に作用のピークを有する速効型（レギュラー）インスリンのほか、8～10時間にピークを有するNPH（neutral protamine hagedorn）などの中間型インスリン、およびその各種混合製剤が用いられている．さらにヒトインスリンのアミノ酸を置換するなど分子修飾を加えて、効果発現時間および最大作用時間が速効型よりも短く、持続時間も短くした超速効型インスリンアナログと、逆に持続時間を延長して、作用のピークを極力抑制した持効型溶解インスリンアナログがそれぞれ数種類、臨床応用されている．

インスリンは、インスリン受容体に結合してチロシ

ンリン酸化を介するシグナルカスケードを形成する．インスリンシグナルにより，脂肪細胞では脂肪酸合成の促進や脂肪分解の抑制，さらに脂肪細胞や骨格筋細胞ではGLUT4（glucose transporter 4）の細胞膜上へのトランスロケーションによりグルコース取り込みを促進するほか，肝糖新生酵素の抑制やグリコーゲン合成促進を介した肝糖放出の抑制効果がある．これら糖・脂質代謝調節作用だけでなく，タンパク質合成調節にも関与するほか，RasからMAPキナーゼを介した細胞増殖機構，Badの抑制などによる抗アポトーシス作用も知られている．糖尿病やメタボリックシンドロームに共通の病態であるインスリン抵抗性は，これら生理的なインスリンシグナルカスケードがさまざまなレベルで障害されることにより生じ，インスリン作用不足と高インスリン血症，高血糖・脂質異常症と動脈硬化などの細胞増殖機序の並存といったアンバランスが認められる．

## 代表的薬剤と治験の情報

現在使用されているインスリン製剤は多種にわたるため，成書を参照していただきたい．なかでも，超速効型インスリンアナログ〔**インスリンリスプロ**（Insulin lispro）[1]，**インスリンアスパルト**（Insulin aspart）[2]，**インスリングルリジン**（Insulin glulisine）〕[3]，およびその混合製剤や，持効型溶解インスリンアナログ〔**インスリングラルギン**（Insulin glargine）[4]，**インスリンデテミル**（Insulin detemir）〕[5] 製剤を用いる頻度が非常に高まってきた．これらは，食後高血糖の改善効果や低血糖頻度の低減効果において従来のヒトインスリン製剤よりも優れており，本邦で広く用いられるに至っている．さらに，より効果のばらつきが少なく，長時間にわたって持続したインスリン効果を示す超持効型製剤である**インスリンデグルデク**（Insulin degludec）[6] が最近臨床応用され，インスリングラルギンに対する効果の非劣性および低血糖頻度の低下が示されている．

<文献>
1) Howey, D. C. et al.: Diabetes, 43: 396-402, 1994
2) Kaku, K. et al.: Diabetes Res. Clin. Pract., 49: 119-126, 2000
3) Becker, R. H. et al.: Exp. Clin. Endocrinol. Diabetes, 113: 292-297, 2005
4) Lepore, M. et al.: Diabetes, 49: 2142-2148, 2000
5) Heise, T. et al.: Diabetes, 53: 1614-1620, 2004
6) Garber, A. J. et al.: Lancet, 379: 1498-1507, 2012

## インスリンアスパルト（Insulin aspart）　製品名：ノボラピッド注®

MW 5825.54

**標的分子**
インスリン受容体

◆ 適応
インスリン治療が適応となる糖尿病

◆ 薬剤の種類
インスリン製剤（超速効型）

◆ 特徴
効果発現時間が10〜20分と速効型インスリンに比べて早く，食直前の皮下注射で効果を現す．持続時間も3〜5時間と短く，次の食事前に低血糖をきたしにくい．

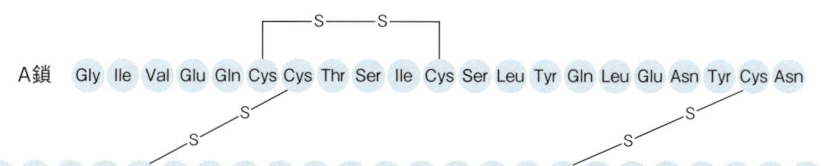

A鎖　Gly Ile Val Glu Gln Cys Cys Thr Ser Ile Cys Ser Leu Tyr Gln Leu Glu Asn Tyr Cys Asn

B鎖　Phe Val Asn Gln His Leu Cys Gly Ser His Leu Val Glu Ala Leu Tyr Leu Val Cys Gly Glu Arg Gly Phe Phe Tyr Thr (Asp) Lys Thr

白字：ヒトインスリンのアミノ酸と置換したアミノ酸

## インスリングルリジン（Insulin glulisine）　製品名：アピドラ注®

MW 5822.5816

**標的分子**
インスリン受容体

◆ 適応
インスリン治療が適応となる糖尿病

◆ 薬剤の種類
インスリン製剤（超速効型）

◆ 特徴
効果発現時間が15分未満，最大作用時間が30分〜1.5時間とすばやい効果で食後の高血糖を抑制し，持続時間も3〜5時間と短く，次の食事前に低血糖をきたしにくい．製剤中に亜鉛を含まない．

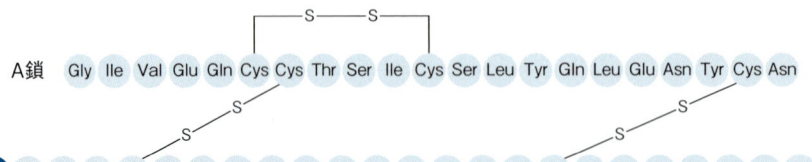

A鎖　Gly-Ile-Val-Glu-Gln-Cys-Cys-Thr-Ser-Ile-Cys-Ser-Leu-Tyr-Gln-Leu-Glu-Asn-Tyr-Cys-Asn

B鎖　Phe-Val-**Lys**-Gln-His-Leu-Cys-Gly-Ser-His-Leu-Val-Glu-Ala-Leu-Tyr-Leu-Val-Cys-Gly-Glu-Arg-Gly-Phe-Phe-Tyr-Thr-Pro-**Glu**-Thr

白字：ヒトインスリンのアミノ酸と置換したアミノ酸

## インスリンリスプロ（Insulin lispro）　製品名：ヒューマログ注®

MW 5807.57

**標的分子**
インスリン受容体

◆ 適応
インスリン治療が適応となる糖尿病

◆ 薬剤の種類
インスリン製剤（超速効型）

◆ 特徴
効果発現時間が15分未満，最大作用時間が30分〜1.5時間とすばやい効果で食後の高血糖を抑制し，持続時間も3〜5時間と短く，次の食事前に低血糖をきたしにくい．

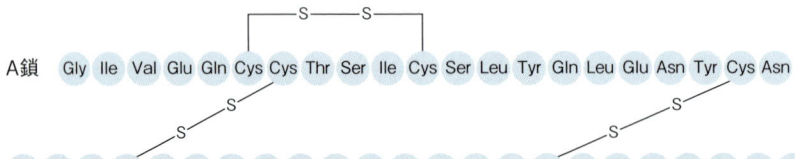

A鎖　Gly-Ile-Val-Glu-Gln-Cys-Cys-Thr-Ser-Ile-Cys-Ser-Leu-Tyr-Gln-Leu-Glu-Asn-Tyr-Cys-Asn

B鎖　Phe-Val-Asn-Gln-His-Leu-Cys-Gly-Ser-His-Leu-Val-Glu-Ala-Leu-Tyr-Leu-Val-Cys-Gly-Glu-Arg-Gly-Phe-Phe-Tyr-Thr-**Lys**-**Pro**-Thr

白字：ヒトインスリンのアミノ酸と置換したアミノ酸

## インスリングラルギン（Insulin glargine）　製品名：ランタス注®

MW 6062.89

**標的分子**
インスリン受容体

◆ 適応
インスリン治療が適応となる糖尿病

◆ 薬剤の種類
インスリン製剤（持効型）

◆ 特徴
本剤はpH 4.0付近の酸性条件下では溶解しているが，皮下投与によりpH 7.4の中性条件下では等電点沈殿を起こして結晶化する．そのため皮下注射後の吸収が遅延，安定化する．本剤は，効果発現時間が1～2時間で，明らかなピークを示さず，持続時間も約24時間と長く，安定した基礎インスリン補充に適している．

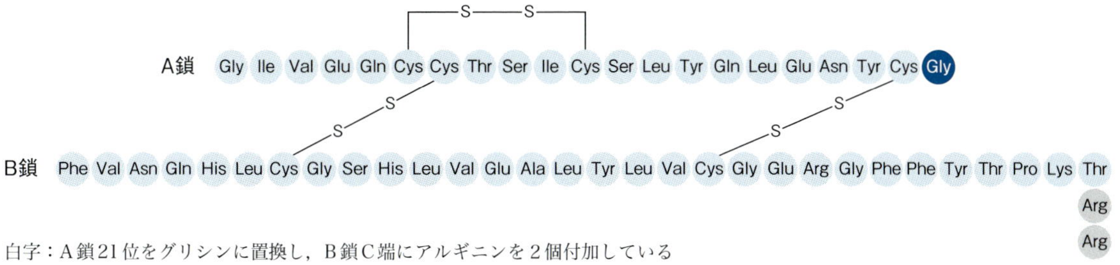

A鎖　Gly Ile Val Glu Gln Cys Cys Thr Ser Ile Cys Ser Leu Tyr Gln Leu Glu Asn Tyr Cys Gly

B鎖　Phe Val Asn Gln His Leu Cys Gly Ser His Leu Val Glu Ala Leu Tyr Leu Val Cys Gly Glu Arg Gly Phe Phe Tyr Thr Pro Lys Thr Arg Arg

白字：A鎖21位をグリシンに置換し，B鎖C端にアルギニンを2個付加している

## インスリンデテミル（Insulin detemir）　製品名：レベミル注®

MW 5916.82

**標的分子**
インスリン受容体

◆ 適応
インスリン治療が適応となる糖尿病

◆ 薬剤の種類
インスリン製剤（持効型）

◆ 特徴
本剤はインスリンB鎖のアミノ酸にミリスチン酸を付加した構造で，このミリスチン酸が皮下のアルブミンと結合することから，皮下注射後の吸収が遅延，安定化する．効果発現時間が約1時間で，最大作用時間3～14時間，持続時間が約24時間と長く，安定した効果を示す．

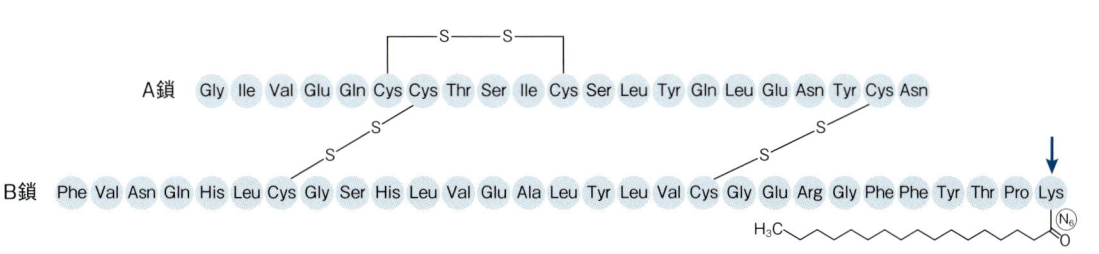

A鎖　Gly Ile Val Glu Gln Cys Cys Thr Ser Ile Cys Ser Leu Tyr Gln Leu Glu Asn Tyr Cys Asn

B鎖　Phe Val Asn Gln His Leu Cys Gly Ser His Leu Val Glu Ala Leu Tyr Leu Val Cys Gly Glu Arg Gly Phe Phe Tyr Thr Pro Lys

矢印：B鎖30位のスレオニンを除去し，29位リジンにミリスチン酸を付加している

## インスリンデグルデク (Insulin degludec)　製品名：トレシーバ®

MW 6103.97

**標的分子**
インスリン受容体

◆**適応**
インスリン治療が適応となる糖尿病

◆**薬剤の種類**
インスリン製剤（持効型）

◆**特徴**
本剤はインスリンB鎖のアミノ酸にHexadecandioyl基を付加した構造で，皮下注射後にマルチヘキサマーを形成して，吸収が遅延，安定化する．従来の持効型製剤と比較してさらに持続時間が長く，安定した効果が得られるとされる．

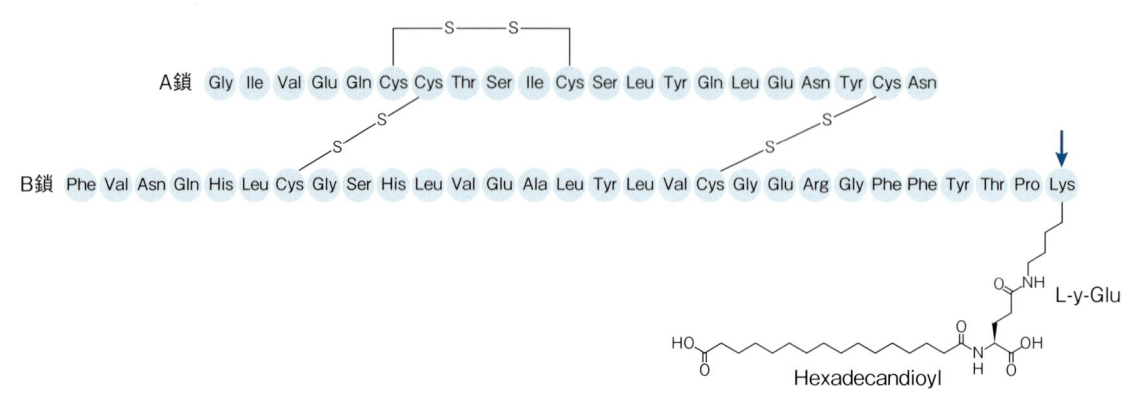

A鎖　Gly Ile Val Glu Gln Cys Cys Thr Ser Ile Cys Ser Leu Tyr Gln Leu Glu Asn Tyr Cys Asn

B鎖　Phe Val Asn Gln His Leu Cys Gly Ser His Leu Val Glu Ala Leu Tyr Leu Val Cys Gly Glu Arg Gly Phe Phe Tyr Thr Pro Lys

L-γ-Glu

Hexadecandioyl

矢印：B鎖30位のスレオニンを除去し，29位リジンにHexadecandioyl基を付加している

# 糖尿病神経障害治療薬

（佐々木秀行，島田　健）

## 糖尿病神経障害治療薬の種類と特徴

糖尿病神経障害の中核をなす糖尿病多発神経障害（DPN）は慢性高血糖による代謝異常（ポリオール代謝亢進や糖化反応など）と細小血管症による虚血により惹起され，両下肢の痛み，しびれ，感覚鈍麻などの感覚障害と自律神経障害を呈する．

神経障害治療薬にはDPNの成因の1つと考えられているポリオール代謝亢進を抑制するアルドース還元酵素阻害薬（ARI），進行期DPNにみられる神経障害性疼痛に対症療法として使用する疼痛治療薬がある．ここでは前者から**エパルレスタット**（Epalrestat：製品名キネダック®），後者から新しい疼痛治療薬として**プレガバリン**（Pregabalin：製品名リリカ®）と**デュロキセチン**（Duloxetine：製品名サインバルタ®）をとりあげる．

## 各薬剤の主な作用機序と治験の情報

ARIのエパルレスタットはアルドース還元酵素を特異的に阻害し，高血糖によるポリオール代謝亢進に続発する種々の代謝異常を抑制することにより，DPNの治療および予防効果を発揮する．臨床試験では，自覚症状，振動覚異常，心拍変動異常の改善効果が報告されている．軽症のDPNを有する糖尿病患者を対象とした3年間の多施設比較試験において，正中神経の伝導速度の遅延およびF波最小潜時の延長を抑制することから，神経障害進展防止効果が確認された[1]．また，その効果は血糖コントロール良好群で顕著であることが報告されている．したがってDPNを予防するには早

期からエパルレスタット投与を開始するとともに，血糖コントロールを良好に維持することが重要である．新たなARIであるAS-3201が第Ⅲ相臨床試験中である．

プレガバリンはγ-アミノ酪酸（GABA）の誘導体の1つであり，痛覚を伝える一次求心線維と二次求心線維のシナプス部分に作用する．プレガバリンは脊髄後角で興奮した一次求心線維シナプスの電位依存性$Ca^{2+}$チャネルの$α_2δ$サブユニットに結合し，$Ca^{2+}$のシナプス末端への流入を低下させ，シナプス間隙へのグルタミン酸などの興奮性神経伝達物質の放出を減少させることにより，疼痛を抑制する．DPNに伴う疼痛において，国内外の臨床試験で速やかな鎮痛効果がみられ，長期に投与しても効果の持続が認められている[2]．主な副作用として浮動性めまいや傾眠があり，低用量からの開始が勧められる．また腎機能低下患者には投与量を減量する必要がある．

デュロキセチンはセロトニン（5-HT）・ノルアドレナリン（NA）再取り込み阻害薬（SNRI）であり，下行性痛覚抑制系の働きを増強する．脊髄後角で下行性痛覚抑制系のニューロンはNAと5-HTを介して，痛覚ニューロンの興奮性を抑制しているが，デュロキセチンは神経終末にある5-HT, NAそれぞれのトランスポーターに結合し，5-HT, NAの再取り込みを阻害し，シナプス間隙における両者の濃度を上昇させ，痛覚抑制効果を発揮する．臨床試験においても有痛性糖尿病神経障害に対する速やかかつ長期の鎮痛効果が示されている[3]．主な副作用は傾眠と悪心であり，低用量から開始する．新たな慢性疼痛治療薬としてDS-5565が第Ⅱ相臨床試験中である．

<文献>
1) Hotta, N. et al.：Diabetes Care, 29：1538-1544, 2006
2) Satoh, J. et al.：Diabet. Med., 28：109-116, 2011
3) Yasuda, H. et al.：J. Diabetes Invest., 2：132-139, 2011

## エパルレスタット（Epalrestat）　製品名：キネダック®

MW 319.40

**標的分子**
アルドース還元酵素
（p.220 参照）

◆ **適応**
糖尿病性末梢神経障害に伴う自覚症状（しびれ感，疼痛），振動覚異常，心拍変動異常の改善（糖化ヘモグロビンが高値を示す場合）
（2013年3月時点）

◆ **薬剤の種類**
アルドース還元酵素阻害薬

◆ **特徴**
国内唯一のアルドース還元酵素阻害薬．神経障害進展防止効果がある．

## デュロキセチン（Duloxetine）　製品名：サインバルタ®

MW 333.88

**標的分子**
セロトニン・ノルアドレナリントランスポーター

◆ **適応**
①うつ病・うつ状態，②糖尿病性神経障害に伴う疼痛（添付文書より）
（2013年3月時点）

◆ **薬剤の種類**
セロトニン・ノルアドレナリン再取り込み阻害薬

◆ **特徴**
痛みの抑制系に作用し鎮痛作用を発揮．国内外のガイドラインで糖尿病神経障害に伴う疼痛の第一選択薬として推奨．

## プレガバリン (Pregabalin)　製品名：リリカ®

MW 159.23

**標的分子**
電位依存性Ca²⁺チャネル

◆ **適応**
神経障害性疼痛，線維筋痛症に伴う疼痛

◆ **薬剤の種類**
Ca²⁺チャネル$\alpha_2\delta$リガンド

◆ **特徴**
神経伝達物質の放出を抑制し鎮痛作用を発揮．国内外のガイドラインで神経障害性疼痛の第一選択薬として推奨．

# 糖尿病腎症治療薬

(北田宗弘，古家大祐)

## 特徴と主な作用機序

### 1) アンジオテンシン変換酵素阻害薬 (ACEI) とアンジオテンシンⅡ受容体拮抗薬 (ARB)

糖尿病腎症に対して，多くのレニン-アンジオテンシン (RA) 系抑制薬の有効性を検証する大規模なランダム化比較試験が行われた結果，ACEI・ARBともに，正常から早期腎症の発症，早期腎症から顕性腎症への進行，また顕性腎症における腎機能低下を有意に抑制することが示されている[1)~12)]．糖尿病では，腎糸球体輸入細動脈の拡張と輸出細動脈の収縮が生じており，その結果，糸球体高血圧が惹起され，腎症の病態形成に寄与していると考えられている．輸出細動脈の収縮は，主にアンジオテンシンⅡの作用と関連しているため，RA系抑制薬は，アンジオテンシンⅡの作用の減弱を介して輸出細動脈の拡張作用を発揮し，糸球体高血圧を是正し，腎保護作用を発揮する．そのほか，基礎実験においては，RA系抑制薬の抗酸化作用・抗線維化作用なども示されている．ACEIは，アンジオテンシンⅠをⅡへ変換する酵素であるACE活性を阻害する作用を有し，ARBは，アンジオテンシンⅡ受容体1・2型のサブタイプのうち，1型受容体 (AT1) に対する拮抗作用を有する．ARBは，AT1受容体のリガンドポケットに結合することで薬理作用を発揮する．

### 2) バルドキソロンメチル

バルドキソロンメチル (Bardoxolone methyl) は，多様な抗酸化および解毒因子の産生を調節している転写因子Nrf2 (NF-E2 related factor 2) を活性化し，腎症でみられる酸化ストレス・炎症を抑制して，腎保護作用を発揮する[13)]．非刺激下の通常状態では，Nrf2はKeap1 (Kelch-like ECH-associated protein 1) と結合して核内へ移行しない．バルドキソロンメチルは，Keap1のシステイン残基に作用することにより，Nrf2とKeap1の結合を解離させ，その結果，Nrf2は活性化して核内移行が促進される．核内へ移行したNrf2は，細胞保護的遺伝子のプロモーター領域にあるAREs (antioxidant responsive elements：抗酸化剤応答配列) に結合し，それらの遺伝子群の転写活性を上げて発現を増加させる．

## 代表的薬剤と治験の情報

### 1) ACEI・ARB

数多いACEI・ARBのうち，現在のところ，わが国では，ACEIである**イミダプリル塩酸塩** (Imidapril hydrochloride) が1型糖尿病による糖尿病腎症に，また，ARBである**ロサルタンカリウム** (Losartan potassium) が2型糖尿病に合併する高血圧およびタンパク尿を伴う糖尿病腎症に保険適応を有している．

### 2) バルドキソロンメチル

バルドキソロンメチルの臨床試験 (第Ⅱ相試験) の結果が，以下のように報告された[13)]．2型糖尿病でかつ慢性腎臓病 (eGFRが20~45 mL/分/1.73 m²で定義) の成人患者227名に対し，標準的な治療 (98%がRAA系抑制薬を服用) に加えて，プラセボ，バルドキ

ソロンメチル（25, 75, 150 mg/日のいずれか）を投与し，eGFRの変化を24〜52週後に比較した．バルドキソロンメチル群は，プラセボ群と比較して24週の時点でのeGFRの平均値が有意に改善した．この改善は52週の時点まで持続していたことから，バルドキソロンメチルは腎症の治療に有望であると考えられる．しかし，問題点として，腎機能がCr値をもとにしたeGFRのみで評価されていること，アルブミン尿あるいは，タンパク尿に対する減少効果が不明なこと，さらに長期的な腎保護作用が持続するかどうか，また副作用として，筋痙攣がみられたことなどがあげられよう．

なお，欧米・カナダ・オーストラリア・中米において，2型糖尿病を合併する慢性腎臓病患者を対象にバルドキソロンメチルの第Ⅲ相プラセボ対照比較試験（BEACON試験）が行われていたが，実薬群で重篤な有害事象および死亡例が多く出ていることから，2012年10月BEACON試験の中止が決定された．これに伴い，わが国で実施中の2型糖尿病を合併する慢性腎臓病患者を対象にした，バルドキソロンメチルの前期第Ⅱ相臨床試験も中断された．

＜文献＞
1) Ruggenenti, P. et al.：N. Engl. J. Med., 351：1941-1951, 2004
2) Uzu, T. et al.：Diabetes Care, 30：1581-1583, 2007
3) Makino, H. et al.：Diabetes Care, 30：1577-1578, 2007
4) Parving, H. H. et al.：N. Engl. J. Med., 345：870-878, 2001
5) Lewis, E. J. et al.：N. Engl. J. Med., 329：1456-1462, 1993
6) Lewis, E. J. et al.：N. Engl. J. Med., 345：851-860, 2001
7) Brenner, B. M. et al.：N. Engl. J. Med., 345：861-869, 2001
8) Haller, H. et al.：N. Engl. J. Med., 364：907-917, 2011
9) Chaturredi, N.：Lancet, 349：1787-1792, 1997
10) Katayama, S. et al.：Diabetes Res. Clin. Pract., 55：113-121, 2002
11) Viberti, G. & Wheeldon, N. M.：Circulation, 106：672-678, 2002
12) Barnett, A. H. et al.：N. Engl. J. Med., 351：1952-1961, 2004
13) Pergola, P. E. et al.：N. Engl. J. Med., 365：327-336, 2011

## イミダプリル塩酸塩（Imidapril hydrochloride）　製品名：タナトリル®

MW 405.44488

**標的分子**
アンジオテンシン変換酵素

◆ 適応
1型糖尿病による腎症，高血圧症

◆ 薬剤の種類
アンジオテンシン変換酵素（ACE）阻害薬

◆ 特徴
ACE阻害活性を有するイミダプリラートのエチルエステル体で，経口投与後にイミダプリラートとなり作用を発現するプロドラッグである．

## ロサルタンカリウム（Losartan potassium）　製品名：ニューロタン®

MW 461.00

**標的分子**
アンジオテンシンⅡ受容体1型

◆ 適応
高血圧およびタンパク尿を有する2型糖尿病による腎症，高血圧症

◆ 薬剤の種類
アンジオテンシンⅡ受容体1型拮抗薬

◆ 特徴
アンジオテンシンⅡ受容体のうちAT1受容体と選択的に結合し，アンジオテンシンⅡの生理作用を阻害する．また，本薬の主代謝物のカルボン酸体も本薬と同様の作用を示す．

# バルドキソロンメチル（Bardoxolone methyl）

MW 505.6881

**標的分子**
Keap1-Nrf2

◆ **適応**
糖尿病腎症：現在のところ臨床上用いられない（治験中止）（2013年3月時点）

◆ **薬剤の種類**
経口糖尿病腎症治療薬

◆ **特徴**
Keap1のシステイン残基に作用し，Keap1とNrf2の解離によりNrf2の核内移行と転写の標的遺伝子の転写活性を促進する．

# 抗肥満症薬①

（宮崎　滋）

## ◆ 特徴と主な作用機序

抗肥満症薬とは，単に体重を減らす薬物ではなく，体脂肪を減らすことによって肥満に起因する健康障害（合併症）を改善・予防する薬物である．やせ薬として使用すべきではないことを銘記すべきである．

抗肥満症薬は次の3つに分類される．

**1）中枢性食欲抑制薬**

中枢神経系に作用し食欲を抑制することにより摂食量を減少させる．

**2）消化吸収阻害薬**

消化管で栄養素，特に脂質の消化・吸収を阻害することにより摂取エネルギー量を減少させる．

**3）熱産生促進薬**

熱産生量を増やし，エネルギー消費を高める．

## ◆ 代表的薬剤

日本では現在中枢性食欲抑制薬の**マジンドール**（Mazindol：製品名サノレックス®）が市販されている．欧米では中枢性食欲抑制薬であるフェンテルミン（Phentermine）と，リパーゼ阻害作用をもつ消化吸収阻害薬である**オルリスタット**（Orlistat）が発売されている．

マジンドールは神経ニューロンの前シナプスでのカテコールアミン再取り込みを阻害することによって食欲を抑制する．体重減少については，日本で行われた多施設二重盲検試験によると14週間の服用で平均4.5 kgの減少が認められた[1]．服用により血糖，血中脂質，肝機能の改善が認められている．副作用は口渇感（25.3％），便秘（21.8％），胃部不快感（12.0％），睡眠障害（8.8％）などである．欧州では依存性があるため市販されていない．日本でも保険診療上①BMI 35以上，②処方期間は3カ月まで，③長期処方ができない．などの制約がある．

欧米では抗肥満症薬として初期に開発されたアンフェタミンは，嗜癖性が強いため使用が禁止され，その類似構造をもつフェンフルラミン，フェンテルミンが用いられているが，やはり嗜癖性があるため単独での使用は困難である．マジンドールもこの系統の薬物である．フェンテルミンは日本では第3種向精神薬に指定されており，抗肥満症薬としては使用できない．

消化吸収阻害薬としては，膵リパーゼ阻害薬であるオルリスタットは世界中で広く使用されているが，日本では開発を中止したため，使用できない．副作用は脂肪便である．

表 現在開発後期の薬剤（2013年３月時点）

| | 開発コードまたは一般名 | 作用機序 |
|---|---|---|
| 日本 | ATL-962（Cetilistat） | 膵リパーゼ阻害薬 |
| | S-2367（Velneperit） | ニューロペプタイドYY5受容体拮抗薬 |
| 米国 | Contrave®（Naltrexone と Bupropion の合剤） | Naltrexone：μオピオイド受容体アゴニスト<br>Bupropion：ノルエピネフリン，ドーパミン再取り込み阻害 |
| | Qsymia®（Topiramate と Phentermine の合剤） | Topiramate：抗痙攣薬<br>Phentermine：中枢神経刺激（向精神薬） |
| | Lorqess（Lorcaserin） | 5HT2受容体アゴニスト |

## 治験の情報（表）

　最近まで中枢性食欲抑制薬である**シブトラミン**（Sibutramine：カテコールアミン，セロトニン再取り込み阻害薬）と**リモナバン**（Rimonabant：カンナビノイド1受容体拮抗薬）が欧米では市販され日本でも開発が進められていたが，シブトラミンは心血管系副作用のため，リモナバンは自殺念慮を高める副作用のため市販，開発が中止された．

　日本では，リパーゼ阻害による脂質消化・吸収阻害薬**セチリスタット**（Cetilistat）と，中枢性食欲抑制薬でニューロペプチドYY5受容体拮抗薬**ベルネペリット**（Velneperit）の開発治験が行われている．

　米国では主に中枢性食欲抑制薬の開発が行われており[2]，セロトニン受容体拮抗薬の**ロルカセリン**（Lorcaserin）は心臓障害のためいったん申請が却下されたが，再申請を経て，米国にて2012年7月に新薬承認された．単剤では副作用が生じやすいため合剤による開発治験が行われており，再審査中であった**Qsymia®**（Topiramate と Phentermine の合剤）も，2012年7月米国にて承認された．**コントレーブ**（Contrave®）は心臓病発症促進のため，追加治験が行われている．ほかにEmpatic™なども開発中である．糖尿病治療薬のGLP-1受動態作動薬のリラグルチドも体重減少作用があり，欧州では第Ⅱ相開発中である．

　抗肥満症薬についてはFDA，EMA，およびPMDAなど米欧日の審査機関が承認に慎重な態度を示しており，安全性の高い抗肥満症薬の上市が待たれる．

＜文献＞
1）熊原雄一，他：臨床評価，13：461-514, 1985
2）Powell, A. G. et al.：Clin. Pharmacol. Therap., 90：40-51, 2011

# 抗肥満症薬② − 中枢性食欲抑制薬

## 特徴と主な作用機序

食欲調節は，視床下部が中心となり，末梢臓器（消化管，肝臓，膵臓，脂肪組織，筋肉）および大脳辺縁系などの上位中枢からの情報が統合されて制御されている．視床下部を含めた中枢神経系には多数の摂食亢進系〔neuropeptide Y (NPY), agouti-related protein (AgRP), オレキシン，エンドカンナビノイド，ノルアドレナリン（α2）など〕および抑制系〔pro-opiomelanocortin (POMC), cocain- and amphetamine-regulated transcript (CART), ネスファチン1，セロトニン，ヒスタミン，ノルアドレナリン（α1，β）など〕の物質やそれらを発現するニューロンが存在し，複雑にネットワークを形成している．抗肥満症薬としては摂食亢進系を抑制するか，摂食抑制系を促進することが有効と予想され，多数の薬剤が開発されてきたが，精神神経症状などの副作用のために開発が中止されたものも多い．

## 代表的薬剤と治験の情報

### ● シブトラミン

シブトラミン（Sibutramine）は脳内の神経細胞におけるセロトニンとノルアドレナリンの取り込み阻害作用をもつ抗肥満症薬である．また，褐色脂肪組織でβ3アドレナリン受容体を介して熱産生を亢進させる作用ももっている．海外での臨床試験において，シブトラミン投与群では24週間後で69％の患者が投与開始前よりも5％以上の体重減少を認め，プラセボ群よりも3〜5 kg有意に体重が減少しており，その効果は52週間後まで持続していた．また，シブトラミン投与による体重減少に伴って中性脂肪やLDLコレステロールの低下，HDLコレステロールの増加，さらに糖尿病患者では血糖コントロールの改善を認めた[1]．しかし，不整脈や高血圧などの循環器系の副作用が多いことが明らかになり，2010年に欧米での販売が中止された．

### ● ロルカセリン

ロルカセリン（Lorcaserin）はセロトニン（5-HT）2C受容体のアゴニストであり，2012年6月27日にFDAから承認された．セロトニンは脳内に広く存在するモノアミンの1つで，橋の縫線核などの脳幹から大脳や脊髄に広く投射しており，血液凝固，血管収縮，疼痛閾値の調節，睡眠，情動・気分，嘔吐などに作用し，摂食抑制作用も有している．セロトニンニューロンはレプチンから正の制御を受けている．本剤にエネルギー消費亢進作用はみられない．類薬のデクスフェンフルラミン（Dexfenfluramine）では5-HT$_{2B}$受容体活性化を介すると考えられている肺高血圧や心臓弁膜症，および5-HT$_{2A}$受容体活性化を介すると考えられている幻覚などの副作用がみられたが，ロルカセリンは5-HT$_{2C}$に対する選択制が高いためそれらの副作用は少ないとされている．

米国で行われた平均体重約100 kg，平均BMI 36.2の肥満者（白人が約2/3，黒人が約18％）を対象にして行われた二重盲検比較試験では，56週間後の体重がプラセボ群で約2.2 kg減少したのに対して，ロルカセリンでは5.8 kgと有意に体重減少量が多かった．10％以上の体重減少者はプラセボの7.7％に対して，ロルカセリンで22.6％と有意に多かった．2年間の投与で心臓弁膜症はプラセボ群と実薬群で差はなかった．副作用としては頭痛，めまい，嘔気などがみられた[2]．ほぼ同様の結果は別グループからも報告されている．さらに，米国で行われた肥満2型糖尿病患者（白人が約55％，アフリカ系アメリカ人が約20％）を対象にした1年間の二重盲検比較試験も最近報告され，体重減少がプラセボ群で−1.5％に対して，ロルカセリン20 mgでは−5.0％と有意に体重減少量が多かった．HbA1cはプラセボ群で0.4％低下したのに対し，ロルカセリン20 mgでは1.0％と有意により低下した．

### ● リモナバン

カンナビノイド系は快楽・報酬系への作用をもつ．カンナビノイド受容体（CB1）は大麻の主成分であるΔ$^9$-tetrahydrocannabinolの受容体で，大麻使用者では多幸感や幻覚とともに，過食，特にチョコレートやビスケットなど高嗜好性食品の摂食量増加がみられる．CB1受容体は脳内（黒質，大脳皮質，海馬，小脳，淡

蒼球など）に最も多く発現しており，そのほか，消化管や脂肪細胞などの末梢組織にも発現している．CB1のアンタゴニストである**リモナバン**（Rimonabant）により特にショ糖のような「おいしい食べ物」の摂食量が減少した．CB1による摂食亢進作用のメカニズムとしては，レプチンからの抑制的制御やグレリン，コルチコトロピン放出ホルモン，オレキシンなどとの相互作用が報告されている．

　リモナバンを肥満者に1年間投与したRIO-LIPIDやRIO-Europe研究では，プラセボに比べてリモナバン投与群で有意に体重，腹囲，中性脂肪，高感度CRP，メタボリックシンドローム該当者の割合，ブドウ糖負荷時の血糖曲線下面積およびインスリン曲線下面積の減少，また，HDLコレステロール，血中アディポネクチン濃度の増加を認めた[3]．しかし，リモナバン高用量内服群では上記の効果は強いものの，プラセボ群に比べて，治療中断，うつ，自殺企図，不安感，嘔気の頻度が高いことが判明し，いったん上市されていたヨーロッパ諸国でも2008年より販売は中止され，日本などで行われていた治験もすべて中止された．

● **コントレイブ**

　**コントレイブ**（Contrave®）はナルトレキソン（Naltrexone）とブプロピオン（Bupropion）の合剤であるが，まだFDAからは承認されていない．ナルトレキソンはオピオイドの拮抗剤で，oxymorphineやnaloxoneの合成類縁物質である．ブプロピオンはドーパミン再取り込み阻害作用を有する抗うつ薬である．視床下部のPOMCニューロンはα-MSH（melanocyte stimulating hormone）とβエンドルフィンを放出し，前者が摂食抑制に作用するが，後者は自己抑制的なフィードバックとして摂食抑制作用を不活化する．ブプロピオンはPOMCニューロンを活性化し，ナルトレキソンはその時同時に起こる自己抑制的なフィードバックをブロックすることで摂食抑制作用を増強する．また基礎的検討では中脳のドーパミン領域への相乗作用や大脳辺縁系の報酬系にも作用して摂食抑制作用を増強することが示唆されている．嘔気，頭痛，便秘，めまい，口内乾燥などが副作用として報告されている．米国で行われた平均体重約100 kg，平均BMI 36.2の肥満者（白人が約75％，黒人が約20％）を対象にして行われた二重盲検比較試験では，56週間後の体重減少がプラセボ群で-1.9％に対して，コントレイブ16 mgでは-6.5％，同32 mgでは-8.0％と有意に体重減少量が多かった．10％以上の体重減少者はプラセボの11％に対して，コントレイブ16 mgで30％，同32 mgで34％と有意に多かった[4]．

● **Qsymia®**

　**Qsymia®** はトピラマート（Topiramate）とフェンテルミン（Phentermine）の合剤で，2012年7月にFDAにより承認された．トピラマートは抗てんかん剤として1990年代から使用開始され，メタ解析では5.3 kgの体重減少をきたすと報告されているが，単剤では用量依存的にうつなどの精神神経症状の副作用がみられ，抗肥満薬としての使用は難しかった．フェンテルミン15～37.5 mg/日は中枢でのノルエピネフリン放出促進作用があり，米国では1959年より短期間の抗肥満薬として使用されてきたが，1年以上のプラセボ対照試験は存在しなかった．この用量ではセロトニン作用はなく，わずかなドーパミン放出作用がみられる．

　**Qsymia®** は平均体重約103 kg，平均BMI 36台の肥満者（白人が約85％）を対象にして行われた米国での二重盲検比較試験において，56週間後の体重がプラセボ群で約1.4％減少したのに対して，低用量群では8.1％，高用量群では10.2％と有意に体重減少量が多かった．10％以上の体重減少者はプラセボの7％に対して，低用量群では37％，高用量群では48％と有意に多かった．口内乾燥，感覚異常，不眠，めまいなどが副作用としてみられたが重大なものはなかった．これをさらに1年間延長した報告では，2年後でも体重減少はプラセボ群の-1.8％に対して，低用量群では-9.3％，高用量群では-10.5％と有意に体重減少量が多かった[5]．

<文献>

1) McMahon, F. G. et al.：Arch. Intern. Med., 160：2185-2191, 2000
2) Smith, S. R. et al.：N. Engl. J. Med., 363：245-256, 2010
3) Van Gaal, L. F. et al.：Lancet, 365：1389-1397, 2005
4) Greenway, F. L. et al.：Lancet, 376：595-605, 2010
5) Garvey, W. T. et al.：Am. J. Clin. Nutr., 95：297-308, 2012

（上野浩晶，中里雅光）

## コントレイブ（Contrave）

ブプロピオン：MW 239.74
ナルトレキソン：MW 377.86

**標的分子**
ブプロピオン：POMCニューロン
ナルトレキソン：オピオイド受容体
（p.186参照）

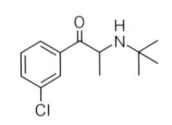

ブプロピオン
ナルトレキソン

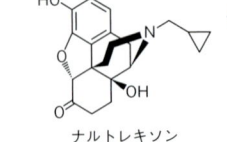

◆ **適応**
米国で承認申請中．ブプロピオンは日本では第Ⅲ相治験中，ナルトレキソンは日本では未承認．コントレイブとしても日本では未承認（2013年3月時点）

◆ **薬剤の種類**
抗肥満症薬

◆ **特徴**
合剤である．

（上野浩晶，中里雅光）

## シブトラミン（Sibutramine）

MW 279.85

**標的分子**
セロトニン，ノルアドレナリン
（p.187参照）

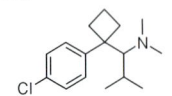

◆ **適応**
欧米では2010年に販売中止．日本では2009年に申請取り下げ

◆ **薬剤の種類**
抗肥満症薬

◆ **特徴**
不整脈や高血圧など循環器系の副作用が多い．

（上野浩晶，中里雅光）

## ベルネペリット（Velneperit）

MW 407.5

**標的分子**
ニューロペプチドYY5受容体
（p.172参照）

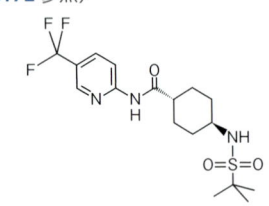

◆ **適応**
抗肥満症薬として開発中（第Ⅱ相）（開発コード：S-2367）
（2013年3月時点）

◆ **薬剤の種類**
抗肥満症薬，中枢性食欲抑制薬

◆ **特徴**
食欲伝達分子であるNPYのエネルギー摂取・消費なバランスを正常状態に近づけ体重を減少させる．

（宮崎　滋）

## マジンドール（Mazindol）　製品名：サノレックス®

MW 284.74

**標的分子**
前神経シナプスにおけるカテコールアミンの再取り込み阻害
（p.187参照）

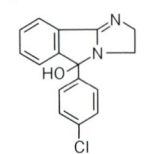

◆ **適応**
あらかじめ適用した食事療法および運動療法の効果が不十分な高度肥満症（肥満度が＋70％以上またはBMIが35以上）における食事療法および運動療法の補助

◆ **薬剤の種類**
抗肥満症薬，中枢性食欲抑制薬

◆ **特徴**
体重減少作用はあるが，依存性のため長期処方ができない．

（宮崎　滋）

## リモナバン (Rimonabant)

MW 463.79

**標的分子**
カンナビノイド受容体
(p.192参照)

◆ 適応
欧州では2008年に販売中止．日本でも未承認（2013年3月時点）

◆ 薬剤の種類
抗肥満症薬

◆ 特徴
うつや自殺企図などの副作用のため販売が中止されている．

（上野浩晶，中里雅光）

## ロルカセリン (Lorcaserin)　製品名：Belviq® （米国）

MW 232.15

**標的分子**
セロトニン2C受容体
(p.188参照)

◆ 適応
BMI 30以上，または1つ以上肥満関連疾患を合併するBMI 27以上の成人患者の体重管理を目的とした食事療法と運動療法に対する補助療法．米国で2012年6月に承認された

◆ 薬剤の種類
抗肥満症薬

◆ 特徴
セロトニン受容体を標的とする類薬よりも2Cに対する選択性が高い．

（上野浩晶，中里雅光）

## Qsymia®

・トピラマート：MW 339.36
・フェンテルミン：MW 149.23

**標的分子**
・トピラマート：電位依存性ナトリウムチャネル，電位依存性L型カルシウムチャネル，グルタミン酸受容体など
・フェンテルミン：ノルエピネフリン
(p.187参照)

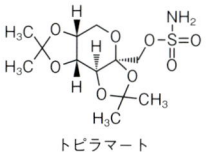

トピラマート　　フェンテルミン

◆ 適応症
BMI 30以上，または1つ以上肥満関連疾患を合併するBMI 27以上の成人患者の体重管理を目的とした食事療法と運動療法に対する補助療法．米国で2012年6月に承認された．米国で2012年7月に承認．トピラマートは日本では抗てんかん薬として承認（商品名トピナ），フェンテルミンは日本では未承認．Qsymia®としても日本では未承認（2013年3月時点）

◆ 薬剤の種類
抗肥満症薬

◆ 特徴
合剤である．

（上野浩晶，中里雅光）

第2部　抗肥満症薬② ― 中枢性食欲抑制薬

## 抗肥満症薬③ − リパーゼ阻害薬

（上野浩晶，中里雅光）

### 特徴と主な作用機序

日本においても食事内容の欧米化により，摂取エネルギーに占める脂質の割合が増加している．平成22年度の国民健康栄養調査によると，脂肪エネルギー比率が30％を超える者は男性の20.7％，女性の28.5％に達している．リパーゼ阻害薬はリパーゼの活性を阻害することにより，摂取した食事中に含まれる脂質の消化管からの吸収を30％前後抑制することで，エネルギー摂取量を減らして体重減少をきたす．

### 代表的薬剤と治験の情報

**オルリスタット**（Orlistat）は1997年より欧米などで認可され，米国を含む一部の国では低用量（60 mg×3回/日）製剤は処方箋なしでも購入可能となっている．二重盲検比較試験のメタ解析では，オルリスタットはプラセボに比べて半年後で−2.6 kg，1年後で−2.9 kg体重をより減少させた．境界型糖尿病を21％含む肥満者（平均BMI 37.3）にオルリスタット120 mg×3回/日，またはプラセボを投与して4年間追跡した試験では，糖尿病への移行がプラセボでは9.0％に対して，オルリスタットでは6.2％と有意に少なかった．また，体重は1年後にオルリスタットで−10.6 kgに対してプラセボでは−6.2 kg（$P<0.001$），4年後にオルリスタットで−5.8 kgに対してプラセボでは−3.0 kg（$P<0.001$）とオルリスタットで有意に低下していた[1]．本剤の副作用として多くみられるのは，油性下痢，油・脂肪便，排便回数増加，油性便による下着の汚染，便失禁である．これらは投与継続により消退していくことが多いとされている．また，重篤な肝障害が少数ではあるが報告されており，2010年より肝障害に対する注意喚起が添付文書に追加された．日本では2005年に開発が中止されたままであるが，低用量製剤の開発・販売権を2009年に獲得した企業は存在する．

**セチリスタット**（Cetilistat）もリパーゼ阻害薬であり，健常人を対象にした第Ⅰ相試験では，用量依存的に便中脂肪排泄量を増加させた．平均BMI 34～35の肥満2型糖尿病患者を対象にした第Ⅱ相試験において，セチリスタット80 mgおよび120 mg×3回/日を12週間使用すると，オルリスタット120 mg×3回/日と同等にプラセボよりもさらに約1 kgの体重減少を認めた．HbA1cはプラセボよりもさらに0.15％有意に低下していた．セチリスタットはオルリスタットよりも脂肪便や下痢などの消化管の副作用が有意に少なく，脱落者も有意に少なかった[2]．日本では2013年3月現在，承認申請中である．

<文献>
1) Torgerson, J. S. et al.：Diabetes Care, 27：155-161, 2004
2) Kopelman, P. et al.：Obesity (Silver Spring), 18：108-115, 2010

---

## オルリスタット（Orlistat）　製品名：Xenical®, Alli®（欧米）

MW 495.74

**標的分子**
リパーゼ

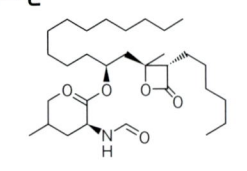

◆**適応**
欧米では1997年以降に販売中．日本では未承認（2013年3月時点）

◆**薬剤の種類**
抗肥満症薬

◆**特徴**
下痢などの消化器系の副作用が多い．

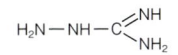

## セチリスタット (Cetilistat)

MW 401.58

**標的分子**
リパーゼ

◆**適応**
国内では承認申請中（2013年3月時点）

◆**薬剤の種類**
抗肥満症薬

◆**特徴**
同じ作用機序のオルリスタットよりも消化器系副作用が少ない．

# その他の治療薬

## アミノグアニジン (Aminoguanidine)（未承認）

MW 74.09

**標的分子**
3-デオキシグルコソン
（p.224参照）

◆**適応**
糖尿病合併症の治療薬であるが，本邦未承認である
（2013年3月時点）

◆**薬剤の種類**
最終糖化産物（AGE：advanced glycation endproduct）生成阻害薬

◆**特徴**
糖化反応前期段階のアマドリ化合物や後期段階生成物である3-デオキシグルコソンに結合し，以降の糖化反応の進行を阻止する．糖尿病合併症の進展にかかわるとされるAGEとそれを介する架橋形成を阻害することにより，腎症や網膜症の進展を抑制する．海外では，1型糖尿病患者を対象とした臨床試験（ACTION I trial）で腎症，網膜症の進行抑制が示されたが，2型糖尿病患者を対象とした試験（ACTION II）は作用効果不明瞭との勧告により中止となった．わが国でも実用化には至っていない．

（高原充佳，金藤秀明）

## カナキヌマブ (Canakinumab)

MW 148000
**標的分子**
IL-1β
(p.66参照)

抗体医薬

◆**構造**
448個のアミノ酸残基からなる重鎖（$C_{2196}H_{3387}N_{587}O_{669}S_{16}$；分子量49227.96）2分子および214個のアミノ酸残基からなる軽鎖（$C_{1030}H_{1596}N_{274}O_{336}S_5$；分子量23353.65）2分子で構成される糖タンパク質

◆**適応**
生後直後や幼児期から発熱や関節痛など全身性に慢性的な炎症が生じる希少難病であるクリオピリン関連周期性症候群の治療薬（2011年9月承認）．2型糖尿病，若年性関節リウマチ，痛風関節炎の治療薬として開発が進められている（2013年3月時点）

◆**薬剤の種類**
ヒトIL-1β（Interleukin-1β）に対する遺伝子組換えヒトIgG1モノクローナル抗体

◆**特徴**
IL-1β過剰による慢性炎症や組織障害を抑制する．

（笹岡利安）

## ジアゾキシド (Diazoxide)　製品名：ジアゾキシド®

MW 230.67
**標的分子**
$K_{ATP}$チャネル
(p.46参照)

◆**適応**
高インスリン血性低血糖症．日本小児内分泌学会の診断と治療ガイドラインなどを参考に，高インスリン血性低血糖症と確定診断が行われた場合にのみ投与すること．重症低血糖によって引き起こされる中枢神経症状に対する有効性は認められていない（2013年3月時点）

◆**薬剤の種類**
高インスリン血性低血糖症治療薬（経口薬）

◆**特徴**
膵β細胞のATP感受性$K^+$チャネル（$K_{ATP}$チャネル）を活性化することにより過度のインスリン分泌を抑制する．本邦では2008年に製造承認を取得したが，米国ではすでに1970年代から認可されている薬剤である．長期投与が可能であること，経口投与が可能であることなど利点が多く，高インスリン血性低血糖症の第一選択薬に位置づけられる（ただし，低血糖症に対する緊急治療は，グルコース静脈注射やグルカゴン注射となる）．

（高原充佳，金藤秀明）

## メカセルミン (Mecasermin)　製品名：ソマゾン®

MW 7648.74

**標的分子**
ソマトメジンC（IGF-1）として作用する

```
        1                    S                  10                            S
       Gly-Pro-Glu-Thr-Leu-Cys-Gly-Ala-Glu-Leu-Val-Asp-Ala-Leu-Gln-Phe-Val-Cys-
              20                              30
       Gly-Asp-Arg-Gly-Phe-Tyr-Phe-Asn-Lys-Pro-Thr-Gly-Tyr-Gly-Ser-Ser-Ser-Arg-
              40                 S              50         S
       Arg-Ala-Pro-Gln-Thr-Gly-Ile-Val-Asp-Glu-Cys-Cys-Phe-Arg-Ser-Cys-Asp-Leu-
                                            S
              60                              70
       Arg-Arg-Leu-Glu-Met-Tyr-Cys-Ala-Pro-Leu-Lys-Pro-Ala-Lys-Ser-Ala
              S
```

### ◆適応
①インスリン受容体異常症A型，インスリン受容体異常症B型，脂肪萎縮性糖尿病，妖精症，ラブソン・メンデンホール症候群における高血糖，高インスリン血症，黒色表皮腫，多毛の改善
②成長ホルモン抵抗性の成長ホルモン単独欠損症 Type 1A，ラロン型小人症における成長障害の改善
（2013年3月時点）

### ◆薬剤の種類
ヒト　ソマトメジンC製剤（皮下注射薬）

### ◆特徴
血漿タンパク質結合率が血中ソマトメジンC濃度に依存して変化するため，投与量，投与回数の適宜増減を行う．また低血糖を起こすことがあるので，患者および家族に注意喚起をし，低血糖に対する対処法を指導することが重要である．

（髙原充佳，金藤秀明）

# ● GK activator

（中村昭伸，寺内康夫）

## ◆ 特徴と主な作用機序

グルコキナーゼは解糖系の最初のステップであるグルコースのグルコース6-リン酸への変換を触媒する酵素であり，全身のグルコース恒常性を保つうえで重要な役割を果たしている．グルコキナーゼは膵β細胞においてグルコース濃度に応じてインスリン分泌量を制御するというグルコースセンサーの役割を果たしている一方，肝ではグルコキナーゼの反応が律速となり，グリコーゲン合成や解糖が調節されている．食事摂取後の血糖上昇によりグルコキナーゼ活性が上昇し，膵β細胞からインスリン分泌が増加すると同時に，肝でグルコースの取り込みとグリコーゲン合成の増加が起こり，これらの協調作用により血糖値を低下させる．それゆえ，グルコキナーゼが糖代謝に及ぼす影響を鑑みた場合，グルコキナーゼを活性化させることが糖尿病に対する新たな治療戦略として考えられ，グルコキナーゼのアロステリック部位に結合してそれを活性化する化合物としてグルコキナーゼ活性化薬（GK activator）が開発された[1]．GK activatorは膵β細胞でのインスリン分泌能増強作用と肝での糖利用亢進作用という二面性を有する新しいタイプの糖尿病治療薬として期待されている．さらに膵β細胞増殖作用も有することが明らかになり，2型糖尿病治療薬における膵β細胞増殖薬として位置付けられることが期待される[2,3]．

## 代表的薬剤と治験の情報

ヒトを対象とした前臨床試験情報として、**ピラグリアチン**（Piragliatin：RO-4389620）と**MK-0941**が論文化されている．ピラグリアチンに関しては2型糖尿病患者を対象としたmechanistic studyが2010年に報告された[4]．対象は平均HbA1cが6.1％の糖尿病治療薬を使用していない2型糖尿病患者15名で，プラセボ，ピラグリアチン25 mg，ピラグリアチン100 mgの3群における単回投与の無作為化二重盲検プラセボ対照交差試験である．結果としてピラグリアチンは空腹時，グルコース負荷後ともに濃度依存性に血糖降下作用を有することが明らかとなった．その機序としては，空腹時では膵β細胞でのインスリン分泌増強により，内因性糖産生の減少と全身での糖利用の上昇が起こることで血糖値を低下させると考えられ，一方グルコース負荷後では膵β細胞でのインスリン分泌のタイミングをより早期にして，負荷後高血糖の山をなくすことで血糖値を低下させると考えられた．MK-0941に関しては，インスリングラルギンを使用中で血糖コントロールが不良である2型糖尿病患者587名の対象をプラセボ，MK-0941 10 mg，20 mg，30 mg，40 mgの5群に割り付けし，1日3回食前に内服を行い有効性，安全性を検証した無作為化二重盲検プラセボ対照比較試験が2011年に報告された[5]．投与開始14週の時点では，HbA1c，食後2時間血糖はプラセボに比しすべての用量で有意な低下を認め，空腹時血糖は差がなかった．しかし投与開始30週まででこの血糖降下作用は消失してしまい，長期投与による有効性は認められなかった．

<文献>

1) Grimsby, J. et al.：Science, 301：370-373, 2003
2) Nakamura, A. et al.：Endocrinology, 150：1147-1154, 2009
3) Nakamura, A. et al.：Diabetologia, 55：1745-1754, 2012
4) Bonadonna, R. C. et al.：J. Clin. Endocrinol. Metab., 95：5028-5036, 2010
5) Meininger, G. E. et al.：Diabetes Care, 34：2560-2566, 2011

## ピラグリアチン（Piragliatin） 別名：RO-4389620

MW 421.9

**標的分子**
グルコキナーゼ
（p.44 参照）

◆ 適応
2型糖尿病（未承認：臨床試験第Ⅱ相）（2013年3月時点）

◆ 薬剤の種類
経口血糖降下薬

◆ 特徴
膵β細胞でのインスリン分泌能増強作用と肝での糖利用亢進作用という二面性を有する．

## MK-0941

MW 460

**標的分子**
グルコキナーゼ
（p.44 参照）

◆ 適応
2型糖尿病（未承認：臨床試験第Ⅱ相）（2013年3月時点）

◆ 薬剤の種類
経口血糖降下薬

## DAPD

（青山倫久，脇　裕典，山内敏正）

### 特徴と主な作用機序

2型糖尿病では，グルコース依存的なインスリン分泌促進作用やグルカゴン分泌抑制作用を有するGLP-1（glucagon-like peptide-1）の減少がしばしば認められ，膵でのインスリン分泌低下とグルカゴン濃度上昇による肝でのグルコース過剰産生が特徴的である．

DAPD（dual-acting peptide for diabetes）は，GLP-1とグルカゴンとの間の高い相同性（～50％）を利用して作製された，GLP-1/グルカゴンのhybrid peptideであり（表），GLP-1受容体アゴニスト作用とグルカゴン受容体アンタゴニスト作用をあわせもつ[1]～[3]．

作用時間延長のためにPEG化したDAPD（PEG-DAPD：DAPDのC末端のシステインをPEGで修飾することで，作用時間を延長させ，消化管副作用を認めなくなったもの）は，マウスにおいて糖負荷試験でのインスリン分泌増加と血糖低下（GLP-1受容体アゴニスト作用），グルカゴン負荷試験での血糖減少（グルカゴン受容体アンタゴニスト作用）を示し，db/dbマウスにおいて抗糖尿病作用を示す．さらに，GLP-1やGLP-1受容体アゴニストで認められる胃腸運動の抑制を認めないことから，PEG-DAPDが長時間作用型かつ消化管副作用のない2型糖尿病治療の新規dual-acting peptideとして開発される可能性が考えられている[1][3]．

＜文献＞

1) Tahrani, A. A. et al. : Lancet, 378 : 182-197, 2011
2) Pan, C. Q. et al. : J. Biol. Chem., 281 : 12506-12515, 2006
3) Claus, T. H. et al. : J. Endocrinol., 192 : 371-380, 2007

### 表　DAPDのアミノ酸配列

| グルカゴン | H | S | Q | G | T | F | T | S | D | Y | S | K | Y | L | D | S | R | R | A | Q | D | F | V | Q | W | L | M | N | T |   |
|---|---|---|---|---|---|---|---|---|---|---|---|---|---|---|---|---|---|---|---|---|---|---|---|---|---|---|---|---|---|---|
| GLP-1 | H | A | E | G | T | F | T | S | D | V | S | S | Y | L | E | G | Q | A | A | K | E | F | I | A | W | L | V | K | G | R |
| DAPD | H | S | Q | G | T | F | T | S | D | Y | **A** | **R** | Y | L | D | **A** | R | R | A | R | **E** | F | I | **K** | W | L | V | **R** | G | R | C |

影付き文字：グルカゴンと比べてGLP-1に特異的なアミノ酸
太字：変異アミノ酸
文献2をもとに作成

# GPR40アゴニスト

(冨田 努，藤倉純二，中尾一和，細田公則)

## 特徴と主な作用機序

脂肪酸は膵β細胞においてグルコース負荷後のインスリン分泌調節できわめて重要であることが知られていたが[1]，その分子機構は不明な点が多かった．近年，オーファン受容体として知られていたGタンパク質共役型受容体40（GPR40, FFAR1）のリガンドが中鎖・長鎖脂肪酸であると報告され，GPR40の膵β細胞における高発現およびインスリン分泌調節への関与の可能性が示されたことから，脂肪酸によるインスリン分泌調節における新規の鍵分子として注目されている．

GPR40はロドプシンファミリーに属するGq共役型受容体で，2003年に複数の研究室にて遊離脂肪酸による活性化が示され[2)3)]，特に中鎖・長鎖遊離脂肪酸（炭素数8以上）をリガンドとする可能性が報告された．GPR40はマウス・ラットにて膵β細胞でのほぼ特異的な高発現と，インスリン分泌への関与が報告されてきた[2)4)]．さらに最近，マウスにてGPR40の腸管内分泌細胞での発現とインクレチン分泌への関与の可能性が示されている[5]．

GPR40の活性化による膵β細胞からのインスリン分泌促進作用は，他のGタンパク質共役型受容体（例：GLP-1受容体）と同様にグルコース応答性であり，GPR40は低血糖リスクが少ない糖尿病治療における分子標的として期待されている[6]．また，GPR40アゴニストの一般的な特徴として，経口投与が可能である点があげられる．

ヒトにおいても，膵β細胞での高発現とインスリン分泌への関与が報告されており[7]，GPR40アゴニストは経口可能なインスリン分泌促進剤の候補として注目されている．最近，2型糖尿病患者でGPR40アゴニストの経口投与による抗糖尿病作用が国内外で報告されており[8)9)]，一部の薬剤は第Ⅲ相試験中である．

## 代表的薬剤と治験の情報

現在使用されている薬剤はないが，治験，研究段階の薬剤候補に**TAK-875**（武田薬品工業：第Ⅲ相臨床試験），**JTT-851**（日本たばこ産業：第Ⅱ相臨床試験），**LY2881835**（イーライリリー：第Ⅰ相臨床試験）などがある．

### <文献>

1) Stein, D. T. et al.：J. Clin. Invest., 100：398-403, 1997
2) Itoh, Y. et al.：Nature, 422：173-176, 2003
3) Briscoe, C. P. et al.：J. Biol. Chem., 278：11303-11311, 2003
4) Nagasumi, K. et al.：Diabetes, 58：1067-1076, 2009
5) Edfalk, S. et al.：Diabetes, 57：2280-2287, 2008
6) Ahrén, B.：Nature Rev. Drug Discov., 8：369-385, 2009
7) Tomita, T. et al.：Diabetologia, 49：962-968, 2006
8) Burant, C. E. et al.：Lancet, 379：1403-1411, 2012
9) Kaku, K. et al.：Diabetes Care, 36：245-250, 2013

## TAK-875

MW 533.63（0.5水和物）

**標的分子**
GPR40（FFAR1）
（p.60参照）

◆**適応**
[未承認] 2型糖尿病（第Ⅲ相臨床試験）（2013年3月時点）

◆**薬剤の種類**
経口血糖降下薬

◆**特徴**
SU剤に代表される経口血糖降下薬に比べて低血糖のリスクが少ないと予想されている．

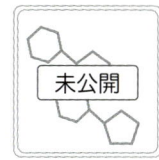

## JTT-851

MW 未公開
**標的分子**
GPR40
（FFAR1）
（p.60 参照）

未公開

◆ 適応
[未承認] 2型糖尿病（第Ⅱ相臨床試験）（2013年3月時点）
◆ 薬剤の種類
経口血糖降下薬
◆ 特徴
SU剤に代表される経口血糖降下薬に比べて低血糖のリスクが少ないと予想されている．

## LY288183

MW 未公開
**標的分子**
GPR40
（FFAR1）
（p.60 参照）

未公開

◆ 適応
[未承認] 2型糖尿病（第Ⅰ相臨床試験）（2013年3月時点）
◆ 薬剤の種類
経口血糖降下薬
◆ 特徴
SU剤に代表される経口血糖降下薬に比べて低血糖のリスクが少ないと予想されている．

# ●GPR119アゴニスト

（冨田　努，小鳥真司，藤倉純二，中尾一和，細田公則）

## 特徴と主な作用機序

　Gタンパク質共役型受容体119（GPR119，GPCR2）は，ロドプシンファミリーに属するGs共役型受容体で，2002年にオーファン受容体として同定された[1]．GPR119のリガンドについては現在まで結論が出ていない．当初，GRP119の内因性リガンドはリン脂質のリゾホスファチジルコリンと報告されたが[2]，その後，エンドカンナビノイドのオレオイルエタノールアミドがより高いリガンド活性を有すると報告され[3]．オレオイルエタノールアミドはラットにて外因性投与での摂食抑制作用が知られていたことから，その臨床的意義が注目されてきた．最近，N–オレオイルドパミン[4]，5–ヒドロキシエイコサペンタエン酸[5] などがGPR119のリガンドとして報告されたが，その合成や分解経路の詳細はわかっておらず，代謝調節に関する意義も不明である．

　GPR119は，マウス・ラットで膵島での高発現およびインスリン分泌調節への関与が報告されてきた[6,7]．その後，GPR119はマウス・ラットで腸管内分泌細胞での高発現およびGLP-1などの腸管ホルモン分泌への関与が報告され[8]，GPR119アゴニストは，膵β細胞にてGPR119を活性化するのみならず，腸管内分泌細胞でのGLP-1などの分泌増強にて間接的にもインスリン分泌を促進する可能性が示されている．これらのインスリン分泌促進は，Gタンパク質共役型受容体（例：GLP-1受容体）を介すると考えられており，グルコース応答性であることから，GPR119アゴニストは低血糖リスクが少ない糖尿病治療薬として期待されている[9]．また，一部のGPR119アゴニストで前臨床試験にて摂食抑制および体重減少作用が報告され[3]，抗肥満作用をも有する可能性が指摘されている．さらに，GPR119アゴニストの一般的な特徴として，経口投与が可能である点があげられる．ヒトにおいても膵島お

よび消化管での高発現と，少なくとも膵島機能への関与が報告されており[10]，GPR119アゴニストは経口可能な抗糖尿病剤の候補として注目されている．

## 代表的薬剤と治験の情報

現在使用されている薬剤はない．GPR119アゴニストは，治験段階にあったGSK-1292263，APD-597にて反復投与時の薬効減弱が報告されたが，依然として複数の企業により開発が続けられている．治験，研究段階の薬剤候補に**MBX-2982**（Metabolex社），**PSN-821**（アステラス製薬），**GSK-1292263**（グラクソ・スミスクライン：第Ⅱ相臨床試験），**APD-597**（Arena Pharmaceuticals社），**ZYG-19**（Zydus Cadila社：第Ⅰ相臨床試験），RP9056，ARRY-981（前臨床試験）などがある．

### <文献>

1) Takeda, S. et al. : FEBBS Lett., 520 : 97-101, 2002
2) Soga, T. et al. : Biochem. Biophys. Res. Commun., 326 : 774-751, 2005
3) Overton, H. A. et al. : Cell Metabolism, 3 : 167-175, 2006
4) Chu, Z. L. et al. : Mol. Endocrinol., 24 : 161-170, 2010
5) Kogure, R. et al. : Biochem. Biophys. Res. Commun., 416 : 58-63, 2011
6) Sakamoto, Y. et al. : Biochem. Biophys. Res. Commun., 351 : 474-480, 2006
7) Chu, Z. L. et al. : Endocrinology, 148 : 2601-2609, 2007
8) Chu, Z. L. et al. : Endocrinology, 149 : 2038-2047, 2008
9) Yoshida, S. : Folia Pharmacol. Jpn., 1136 : 259-264, 2010
10) Odori, S. et al. : Metabolism, 62 : 70-79, 2013

## MBX-2982 (SAR-260093)

MW 448.54

**標的分子**
GPR119
(p.214 参照)

◆ **適応**
[未承認] 2型糖尿病（第Ⅱ相臨床試験）（2013年3月時点）

◆ **薬剤の種類**
経口血糖降下薬

◆ **特徴**
SU剤に代表される経口血糖降下薬に比べて低血糖のリスクが少ないと予想されている．

## PSN-821 (Prosidion)

MW 241.16（0.5水和物）

**標的分子**
GPR119
(p.214 参照)

◆ **適応**
[未承認] 2型糖尿病，肥満（第Ⅱ相臨床試験）（2013年3月時点）

◆ **薬剤の種類**
経口血糖降下薬

◆ **特徴**
SU剤に代表される経口血糖降下薬に比べて低血糖のリスクが少ないと予想されている．前臨床試験（動物モデル）にて体重減少作用が報告されている．

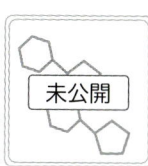

## GSK-1292263

MW 456.56
**標的分子**
GPR119
(p.214参照)

◆ 適応
[未承認] 2型糖尿病（第Ⅱ相臨床試験）（2013年3月時点）

◆ 薬剤の種類
経口血糖降下薬

◆ 特徴
SU剤に代表される経口血糖降下薬に比べて低血糖のリスクが少ないと予想されている．第Ⅱ相臨床試験にて，反復投与時での薬効減弱が報告された．

## APD-597 (JNJ-38431055)

MW 未公開
**標的分子**
GPR119
(p.214参照)

◆ 適応
[未承認] 2型糖尿病（第Ⅰ相臨床試験）（2013年3月時点）

◆ 薬剤の種類
経口血糖降下薬

◆ 特徴
SU剤に代表される経口血糖降下薬に比べて低血糖のリスクが少ないと予想されている．第Ⅰ相臨床試験にて，反復投与時での薬効減弱が報告された．

## ZYG-19

MW 未公開
**標的分子**
GPR119
(p.214参照)

◆ 適応
[未承認] 2型糖尿病（第Ⅰ相臨床試験）（2013年3月時点）

◆ 薬剤の種類
経口血糖降下薬

◆ 特徴
SU剤に代表される経口血糖降下薬に比べて低血糖のリスクが少ないと予想されている．

# ● GPR120アゴニスト

(原 貴史)

## 特徴と主な作用機序

GPR120は，長鎖脂肪酸を内因性リガンドとする，7回膜貫通型のGタンパク質共役型受容体である．腸管，脂肪組織，マクロファージ，肺などに発現し，さまざまな生理学的機能に関する報告がある[1]．腸管では，腸管内分泌細胞に発現し，食事由来の脂肪酸により活性化され，インスリン分泌促進作用を有するグルカゴン様ペプチド-1（GLP-1）や，胆嚢収縮や膵液分泌作用をもつコレシストキニン（CCK）の分泌調節に関する機能，脂肪組織では，分化，成熟過程への関与とグルコースの取り込みに関する機能がそれぞれ知られている[2)3)]．またマクロファージでは，リガンドとなる長鎖脂肪酸の刺激により抗炎症作用が示されることが報告されている[3)]．

GPR120遺伝子ノックアウト（GPR120 KO）マウ

A) Grifolic acid

B) 4-{4-[2-(Phenyl-2-pyridinylamino)ethoxy]phenyl}butyric acid

C) 3-(4-((4-Fluoro-4'-methyl-[1,1'-biphenyl]-2-yl)methoxy)phenyl)propanoic acid

スを用いた実験において[4]，野生型（WT）マウスではGPR120の刺激により全身性に抗炎症作用，インスリン感受性の亢進がみられ，一方GPR120 KOマウスではこれらの作用は確認できない．また，高脂肪食負荷ではWTマウスに比べGPR120 KOマウスにおいて，体重が有意に増加し，脂肪肥大と脂肪肝を伴う肥満，糖代謝異常などが惹起される．さらに非血縁フランス人の高度肥満者の解析から[4]，GPR120に2つの非同義突然変異であるp.R270Hとp.R67Cが見出され，肥満者と非肥満者でこれらの変異と肥満との関係を比較したところ，肥満者群でp.R270Hの頻度が有意に高く，肥満と強い相関があることが明らかとなっている．実際に培養細胞レベルでp.R270Hの変異を導入した受容体の機能を評価したところ，リガンド刺激による細胞内カルシウム応答は野生型と比べ有意に低下していた．またヒト腸管細胞株NIH-H716によるGLP-1分泌能の評価においても，変異受容体ではリガンド刺激によるGLP-1分泌が有意に低いことが示されている．さらにp.R270H変異はヘテロでもシグナルを抑制することが示されており，p.R270H変異はGPR120の受容体機能に影響を及ぼす重要な遺伝子変異である．以上より，GPR120は生体内の脂肪酸センサーとして機能し，インスリン感受性や脂肪分化の調節などエネルギーバランスの維持，さらに慢性的な炎症に起因するインスリン抵抗性に対する保護的な作用から，糖尿病や肥満に対する有用なターゲットであると考えられている．

## 代表的化合物の概説と開発状況

上述のように，GPR120は肥満，糖尿病，さらに免疫応答の調節など病態メカニズムとの密接な関連が明らかとなりつつあり，有用な創薬標的である．しかしながら，GPR120を標的とした医薬品はこれまでに報告されていない．文献的には内因性の脂肪酸リガンドとともに，天然物や合成化合物が特異的なリガンドとして報告されており，今後，創薬に向けた精力的な研究が展開されることが期待される．

### <化合物リスト>

内因性脂肪酸リガンドとして，パルミチン酸（Palmitic acid, C16），オレイン酸（Oleic acid, C18:1），リノレン酸（Linolenic acid, C18:3），DHA（C22:6）などが知られている．これまでに報告された主要な化合物のうち，内因性リガンド以外の化合物を以下に紹介する．

● **Grifolic acid**（図A）

*Albatrellus ovinus* 子実体由来の化合物群から見出されたGPR120の部分アゴニスト．GPR120強制発現細胞株における活性評価のみならず，GPR120を内因性に発現する腸管内分泌細胞株に対しても活性を有することが確認されている．

● **4-{4-[2-(Phenyl-2-pyridinylamino)ethoxy]phenyl}butyric acid**（図B）

PPARγアゴニストの基本構造をもとにリガンド候補群を合成し，スクリーニングにより同定された特異的なアゴニスト．内因性の脂肪酸リガンドよりも，高い活性を有することが報告されている．また，マウスへの経腸投与により血中GLP-1濃度の上昇が確認されている．

● **3-(4-((4-Fluoro-4'-methyl-[1,1'-biphenyl]-2-yl)methoxy)phenyl) propanoic acid**（図C）

GPR120と同様に，脂肪酸受容体ファミリーに属する中長鎖脂肪酸受容体FFA1（GPR40アゴニスト参照）とリガンド候補化合物群との構造活性相関などの知見をもとに同定された，GPR120選択的な化合物．nMオーダーの高い活性を示す[5]．

<文献>
1) Hara, T. et al.: J. Pharm. Sci., 100: 3594-3601, 2011
2) Hirasawa, A. et al.: Nat. Med., 11: 90-94, 2005
3) Oh, D. Y. et al.: Cell, 142: 687-698, 2010
4) Ichimura, A. et al.: Nature, 483: 350-354, 2012
5) Shimpukade, B. et al.: J. Med. Chem., 55: 4511-4515, 2012

# PPARα/γデュアルアゴニスト

（青山倫久，脇　裕典，山内敏正）

## 特徴と主な作用機序

PPAR（peroxisome proliferator activated receptor）はα，δ，γの3つのサブタイプからなる核内受容体スーパーファミリーに属する転写因子で，各々がRXR（retinoid X receptor）とヘテロダイマーを形成し，栄養素の代謝や炎症などにかかわる遺伝子の転写を制御する．PPARγアゴニスト〔例：ピオグリタゾン（Pioglitazone）〕はインスリン感受性を改善し，2型糖尿病の確立した治療薬である．一方，PPARαアゴニスト（フィブラート製剤）は，高トリグリセリド血症・低HDL血症の脂質代謝異常の治療薬として用いられる[1]．PPARα/γデュアルアゴニスト（glitazars）は，糖と脂質に対する複合効果を得るために開発された[1]．最も開発の進んでいたテサグリタザル（Tesaglitazar）とムラグリタザル（Muraglitazar）は，2006年5月に各々，心不全の増加，糸球体濾過率の低下の有害事象のために開発が中止された[2]．新しいPPARα/γデュアルアゴニストである**アレグリタザル**（Aleglitazar）は，より副作用の懸念の少ないプロフィールをもっている．

## 代表的薬剤と治験の情報

2型糖尿病患者へのアレグリタザル（20～900μg, 1日1回，6週間）の投与は，用量依存的に空腹時・食後血糖，インスリン抵抗性，脂質パラメーターを改善させた（第Ⅰ相試験）[3]．2型糖尿病患者をアレグリタザル（50～600μg），プラセボ，ピオグリタゾン45mgに無作為に振り分け16週間治療を行った第Ⅱ相試験（SYNCHRONY）では，アレグリタザルは用量依存的にHbA1cを低下させた（50μgで-0.36％から600μgで-1.35％）．浮腫や体重増加といった副作用も用量依存的に増加したが，アレグリタザル300μg以下ではこれらの副作用はピオグリタゾンより軽度であった[4]．現在，2型糖尿病の急性冠症候群患者に対してアレグリタザルが心血管疾患発症・死亡の二次予防効果に関する第Ⅲ相試験（ALECARDIO）が行われている[1,5]．

<文献>
1) Tahrani, A. A. et al.: Lancet, 378: 182-197, 2011
2) Conlon, D.: Br. J. Diabetes Vasc. Dis., 6: 135-137, 2006
3) Sanwald-Ducray, P. et al.: Clin. Pharmacol. Ther., 88: 197-203, 2010
4) Henry, R. R. et al.: Lancet, 374: 126-135, 2009
5) Jones, D.: Nat. Rev. Drug Discov., 9: 668-669, 2010

## アレグリタザル（Aleglitazar）

MW 437.51

**標的分子**
PPARα/γ
（p.150, 80 参照）

◆ **適応**
未承認（第Ⅲ相試験：2013年3月時点）

◆ **薬剤の種類**
血糖降下薬，脂質異常症治療薬

◆ **特徴**
本文参照

# ● PPARδアゴニスト

（青山倫久，脇　裕典，山内敏正）

## ◆ 特徴と主な作用機序

　PPAR（peroxisome proliferator activated receptor）は核内受容体スーパーファミリーに属する転写因子であり，α，δ，γの3つのサブタイプが同定されている．PPARα，PPARγが主に肝臓，脂肪組織に発現を認める一方でPPARδが普遍的な発現パターンを呈することや，当初PPARδの合成リガンドが存在しなかったことから，その生理的役割は長らく不明であった[1]．近年，組織特異的PPARδ強制発現マウスやPPARδ欠損マウスを用いた遺伝学的研究やPPARδ選択的リガンドの開発により，PPARδの脂肪組織や骨格筋における脂肪酸異化や熱産生といった脂肪燃焼の役割が明らかとなり，肥満，糖尿病，脂質異常症の治療につながることが期待されている[1]〜[5]．

## ◆ 代表的薬剤と治験の情報

　グラクソ・スミソクライン社により開発されたPPARδ選択的アゴニストである**GW501516**は，当初ABCA1（ATP-binding cassette A1）の発現を増加させ，HDLコレステロールを増加させる薬剤として報告された[6]．GW501516を肥満アカゲザルに投与すると，用量依存的にHDLコレステロールが上昇し，small dense LDLコレステロール，空腹時中性脂肪，空腹時インスリンの低下を認めた[6]．

　HDLコレステロールの低い患者（＜1.16 mmol/L）を対象としたGW501516の有効性に関する第Ⅱ相試験の結果が公表されており，GW501516（2.5, 5.0, 10.0 mg）の12週間投与において，HDLコレステロールを16.9％（10 mg），apoA-Ⅰを6.6％上昇させ，LDLコレステロールを7.3％，中性脂肪を16.9％，apoBを14.9％，遊離脂肪酸を19.4％低下させたと報告されている[7]．

＜文献＞

1) Evans, R. M. et al.：Nat. Med., 10：355-361, 2004
2) Wang, Y. X. et al.：Cell, 113：159-170, 2003
3) Luquet, S. et al.：FASEB J., 17：2299-2301, 2003
4) Tanaka, T. et al.：Proc. Natl. Acad. Sci. USA, 100：15924-15929, 2003
5) Wang, Y. X. et al.：PLoS Biol., 2：e294, 2004
6) Oliver, W. R. Jr et al.：Proc. Natl. Acad. Sci. USA, 98：5306-5311, 2001
7) Olson, E. J. et al.：Arterioscler. Thromb. Vasc. Biol., 32：2289-2294, 2012

# GW501516

MW 439.471

**標的分子**
PPARδ
(p.152参照)

◆ 適応
未承認（第Ⅱ相試験：2013年3月時点）

◆ 薬剤の種類
脂質異常症治療薬

◆ 特徴
本文参照

## ● 11β-HSD1阻害薬

（益崎裕章）

### ◆ 特徴と主な作用機序

グルココルチコイド作用の過剰が肥満症やインスリン抵抗性の病態に関与することが知られている．副腎腺腫に起因するグルココルチコイド産生過剰の病態，クッシング症候群の患者にグルココルチコイド受容体（GR）拮抗剤を投与すると一連の代謝異常が改善する[1]．血中コルチゾール濃度は主に視床下部－下垂体－副腎軸によって制御されるが，これとは独立して個々の細胞におけるコルチゾール作用強度は細胞内グルココルチコイド活性化酵素，11β-HSD1（11β-hydroxysteroid dehydrogenase type 1）と不活性化酵素，11β-HSD2の活性バランスによって精妙にコントロールされている（intracrine control）．大部分の細胞で11β-HSD1と11β-HSD2が共存するが，11β-HSD1は特に肝臓や脂肪組織，中枢神経系，骨格筋に高発現し，11β-HSD2は水・電解質代謝に関与する腎尿細管上皮，大腸，汗腺，胎盤に高発現する．11β-HSD1，11β-HSD2はグルココルチコイド受容体の前の関所（pre-receptor gateway）として機能し，細胞の機能や役割に応じてグルココルチコイドの作用強度を微調整する．

11β-HSD1酵素活性は特に肥満の脂肪組織で上昇し，脂肪細胞局所におけるグルココルチコイド作用過剰がアディポカイン分泌調節異常をはじめ種々の脂肪組織機能異常を惹起する．脂肪細胞の11β-HSD1発現はPPARγアゴニストによって強力に抑制され，過栄養やストレスといった生活習慣病リスクが2大誘導因子となる．グルココルチコイド過剰が糖脂質代謝に及ぼす影響には大きな個体差が観察され，11β-HSD1はこのようなグルココルチコイド作用の多様性にかかわる肥満感受性因子の1つと考えられる[2]．

脂肪組織で11β-HSD1を過剰発現するトランスジェニックマウスは高脂肪食下，内臓脂肪組織の蓄積が促進され，インスリン抵抗性，高血圧，脂質代謝異常，脂肪肝を伴う[3]．一方，11β-HSD1全身性ノックアウトマウスはストレスや脂肪食に対する肝糖新生酵素（PEPCKやG6Pase）の誘導を免れ，糖尿病を発症しない．さらに脂肪組織特異的11β-HSD2トランスジェニックマウス（擬似的脂肪組織特異的11β-HSD1ノックアウトマウス）でも高脂肪食による糖脂質代謝異常が完全に阻止できる．以上の知見を踏まえ，特に脂肪組織における11β-HSD1の阻害効果に優れたリード化合物を用いた臨床治験が米国・欧州を中心に進められている．

### ◆ 代表的薬剤と治験の情報

11β-HSD1酵素阻害活性をもつ低分子化合物はハイスループットスクリーニング（HTS）で比較的，容易に選別されることからこれまでに多くの候補化合物が報告されている[4)5)]．候補化合物の一例を下記に示した[6]．望ましい11β-HSD1阻害薬として，脂肪組織への安定した移行性，酵素活性阻害効果が一定の水準

を超えていることが重要であるが，一方で，普遍的に存在している細胞内グルココルチコイド活性化のシステムをランダムに強力に抑えすぎる結果，思わぬ副作用が発現する危険性に十分に留意しなければならない．11β-HSD1は肝臓や視床下部，血管構成細胞，炎症細胞などにも広範に発現しており，これら非脂肪組織における11β-HSD1阻害効果の是非は慎重に検討されるべき課題である．また，11β-HSD2酵素活性に干渉しない化合物であることはもとより，性ホルモンなど，他のステロイドホルモンにおいてもpre-receptor mechanismとして酸化還元酵素群の調節系が存在することから，合成された11β-HSD1阻害薬の特異性が高く，性ホルモンなどの類縁システムの信号伝達を阻害しないことも必須の条件となる．海外における11β-HSD1阻害薬の臨床試験では特に脂肪組織における11β-HSD1の阻害効果に優れたリード化合物を用いた試験において糖尿病改善効果における優れたPOC (proof of concept) が得られており，新規創薬が期待されている．

### <文献>

1) Chu, J. W. et al. : J. Clin. Endocrinol. Metab., 86 : 3568-3573, 2001
2) Tomlinson, J. W. & Stewart, P. M. : Nat. Clin. Pract. Endocrinol. Metab., 1 : 92-99, 2005
3) Masuzaki, H. et al. : Science, 294 : 2166-2170, 2001
4) Morton, N. M. & Seckl, J. R. : Front. Horm. Res., 36 : 146-164, 2008
5) Grundy, S. M. : Nat. Rev. Drug Discov., 5 : 295-309, 2006
6) Wu, S. C. et al. : Bioorg Med. chem. Lett., 21 : 6693-6698, 2011
7) Hermanowski-Vosatka, A. et al. : J. Exp. Med., 202 : 517-527, 2005
8) Sandeep, T. C. et al. : Proc. Natl. Acad. Sci. USA, 101 : 6734-6739, 2004

## 11β-HSD1 阻害活性化合物の例

MW 不明

**標的分子**
**11β-HSD1**
（p.98 参照）

[化合物 2a の構造式]

11β-HSD1 IC$_{50}$ (nM):
ヒト=5 nM
マウス=5 nM
サル=1 nM

HTSによって選抜された11β-HSD1阻害薬候補化合物の一例［略号2a］．フェニル環をピラミジンに接合したイソキノリン骨格をもち，IC$_{50}$値の飛躍的改善が認められている（左図下）[6]．

◆適応
2型糖尿病（付加価値として心血管イベントの抑制効果が期待されている）（未承認：2013年3月時点）

◆薬剤の種類
11β-HSD1酵素阻害活性をもつ低分子化合物はハイスループットスクリーニング（HTS）で比較的，容易に選別されることからこれまでに多くの候補化合物が報告されており，構造も多岐にわたる．

◆特徴
肥満2型糖尿病患者において，特に脂肪組織における11β-HSD1を阻害することにより，インスリン抵抗性，高血糖，脂質異常症，高血圧症などが改善する．
非脂肪組織における11β-HSD1阻害効果の臨床的評価は慎重に検討されるべき課題であるが，11β-HSD1阻害による血管機能障害，動脈硬化症，認知症などの改善効果も示唆されており[7,8]，従来にはなかった全く新しい作用機構によるユニークな糖尿病治療薬としての創薬が期待されている．

# グルカゴン受容体アンタゴニスト

（河盛 段）

## 特徴と作用機序

　糖尿病ではインスリン分泌の異常のみならずグルカゴン分泌にも異常が認められるが[1]、特に摂食後分泌抑制の欠如による過剰グルカゴンが食後高血糖に寄与していることが認められている[2]。それゆえ、この過剰なグルカゴンの作用を抑制することは、食後高血糖の抑制をはじめとして糖尿病改善につながる可能性がある。

　グルカゴンは主に肝臓において糖放出やグリコーゲン分解の促進と糖取り込みの抑制を行うことにより血糖上昇作用を呈するが、これは細胞表面のグルカゴン受容体に結合することにより、Gタンパク質、cAMP増加などを介してなされる。したがって、このグルカゴン受容体を阻害すれば強力なグルカゴンの血糖上昇作用を抑制することができると考えられる。事実、アンチセンスオリゴを用いた肝臓におけるグルカゴン受容体発現抑制は肥満モデルマウスにおいて耐糖能の改善を呈し、グルカゴン受容体欠損マウス[3]は致死的な低血糖を生じないばかりか耐糖能の改善に加え、肥満やβ細胞破壊によるインスリン欠乏性糖尿病にも抵抗性を示す。一方でこれら動物モデルでは、顕著なα細胞の増加や血中グルカゴン濃度の大幅な上昇、膵臓サイズの増大なども認められている[3]。また、グルカゴン受容体欠損マウス肝臓における遺伝子発現検討では、糖新生系酵素に加え、アミノ酸代謝や脂質合成および酸化関連酵素にも変化が認められ、グルカゴン作用を遮断するということは単純に血糖値が低下するのみではなく、さまざまなエネルギー代謝にも影響を及ぼすことも念頭に置かねばならない。

## 代表的薬剤と治験の情報

　現在開発されているグルカゴン受容体アンタゴニストは、治験段階では実際に受容体の阻害によるグルカゴン作用の抑制効果を認め、2型糖尿病患者に対して治療効果が認められているが、軽度transaminase値の増加を認めるほか、理論的には低血糖とグルカゴン分泌増加の可能性がある。

　**MK-0893**（メルク）は12週間の2型糖尿病患者に対する第Ⅱ相治験で用量依存性に空腹時血糖値の32～63 mg/dLの低下やHbA1cの0.6～1.5％の低下をもたらし、その効果はメトホルミン2,000 mg（-0.8％）以上となっている。これら治療の効果が認められた一方、主な副作用としては体重増加、LDLコレステロールやtransaminase値の上昇などが認められている[4]。

　**LY-2409021**（イーライリリー）は28日間の2型糖尿病患者に対する第Ⅰ相治験において、空腹時血糖値の25～40 mg/dLの低下や約1％のHbA1c低下効果（プラセボでは0.49％低下）を呈している[5]。一方で空腹時血漿グルカゴン値は最大で4.2倍まで増加し、GLP-1値も最大で1.6倍まで増加したが、投与終了後は前値まで低下した。低血糖は軽度であり、transaminase値の上昇も可逆性であった。

　このようにグルカゴン受容体アンタゴニストは、インスリンとは独立した新たな糖尿病治療戦略として魅力的であるといえよう。しかし、グルカゴンの生理学的重要性を考慮すると、特に長期における薬剤の安全性の確立が必須といえる。今後の開発進展に期待したい。

<文献>
1) Unger, R. H. & Orci, L. : Lancet, 1 : 14-18, 1975
2) Shah, P. et al. : J. Clin. Endocrinol. Metab., 85 : 4053-4059, 2000
3) Gelling, R. W. et al. : Proc. Natl. Acad. Sci. USA, 100 : 1438-1443, 2003
4) Engel, S. S. et al. : Diabetes, 60 : A85, 2011
5) Kelly, R. P. et al. : Diabetes, 60 : A84, 2011

## MK-0893

MW 588

**標的分子**
グルカゴン受容体
(p.144 参照)

◆ 適応
2013年3月時点で未承認（第Ⅱ相治験），2型糖尿病への適応が想定される

◆ 薬剤の種類
経口血糖降下薬

◆ 特徴
グルカゴン受容体阻害により，主に肝糖放出および産生を抑制し，インスリンと独立して血糖降下作用を示すと考えられる．

## LY-2409021

MW 未公表

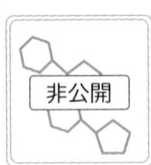

**標的分子**
グルカゴン受容体
(p.144 参照)

非公開

◆ 適応
2013年3月時点で未承認（第Ⅰ相治験），2型糖尿病への適応が想定される

◆ 薬剤の種類
経口血糖降下薬

◆ 特徴
グルカゴン受容体阻害により，主に肝糖放出および産生を抑制し，インスリンと独立して血糖降下作用を示すと考えられる．

# ● β3アドレナリン受容体アゴニスト

〔浅原（佐藤）哲子，小川佳宏〕

## ▎特徴と主な作用機序

アドレナリン受容体にはα受容体とβ受容体があり，交感神経終末より分泌されるノルアドレナリンおよびアドレナリンによって活性化される．α受容体の活性化は脂肪分解を抑制し，β受容体は脂肪分解を促進する働きをもっている．さらにβ受容体にはβ1，β2，β3の3種のサブタイプが存在している．特にβ3アドレナリン受容体（β3-AR）は，そのアゴニストを実験動物に投与すると，脂肪分解を促進し，体重減少を引き起こすことから，脂肪分解の主要な受容体と考えられている．

β3-ARの存在は，1984年に選択的に褐色脂肪組織（brown adipose tissue：BAT）での熱産生を活性化し，白色脂肪組織（white adipose tissue：WAT）での脂肪分解を促進するが，心拍数増加などのβ1アゴニスト作用と気管支平滑筋弛緩などのβ2アゴニスト作用が少ない薬剤（BRL 26830A，BRL 35135）の発見によって確認された[1]．また，1989年にヒトβ3-ARがクローニングされ，7回膜貫通型のGタンパク質共役型受容体であることが明らかになった[2]．

ヒトではβ3-ARはBAT，WATを始め，胆嚢，小腸，胃，前立腺や心房で発現している[3]．

BATはミトコンドリア内膜に脱共役タンパク質-1（uncoupling protein-1：UCP-1）を特異的に発現している．β3-AR刺激は細胞内cAMP濃度の上昇を介

し，cAMP依存性プロテインキナーゼを活性化する．この活性化により，BATにおいてはUCP-1の発現が上昇し，FFAをエネルギー源として熱産生が促進される[4]．BATにおける熱産生は，重要臓器を寒冷曝露から守るとともに，過剰な摂取エネルギーを消費するという抗肥満作用の役割をもつ．また，WATにおいては，β3-AR刺激によりホルモン感受性リパーゼが活性化され，中性脂肪が遊離脂肪酸とグリセロールに分解される．

上記の理由から，β3-ARアゴニストは脂肪分解と熱産生を促進し，エネルギー消費を上昇させる抗肥満薬として期待された．

## 代表的薬剤と治験の情報

開発されていたヒトβ3-AR特異的アゴニストの中で代表的な化合物を表に示す[5]．現在のところ，抗肥満薬としてのβ3-ARアゴニストの開発はすべて中断している（2013年3月時点）．一方，β3-ARアゴニストは過活動膀胱治療薬（ミラベグロン：Mirabegron）として承認されている．

抗肥満薬としての開発が中断された理由としては，心拍数の増加や振戦などの副作用のほかに，ヒトには期待された効果が得られなかったことがあげられる．その大きな理由は，β3-ARの発現組織とβ3-ARの種

### 表　代表的なβ3-ARアゴニスト化合物

| 化合物（会社名） | 構造式 | 分子量 | $EC_{50}$ (nM)* | 開発状況 |
|---|---|---|---|---|
| CL-316243<br>（Wyeth Ayerst社） | | 465.8 | $\beta_1 > 10,000$<br>$\beta_2 > 10,000$<br>$\beta_3 = 18$ | 第Ⅱ相<br>中断 |
| L-770644<br>（メルク） | | 591.7 | $\beta_1 = 1,900$<br>$\beta_2 = 1,800$<br>$\beta_3 = 13$ | 前臨床<br>中断 |
| L-757793<br>（メルク） | | 539.7 | $\beta_1 = 7,300$<br>$\beta_2 > 10,000$<br>$\beta_3 = 6.3$ | 前臨床<br>中断 |
| AJ-9677<br>（大日本製薬：当時） | | 402.9 | $\beta_1 = 6.4$<br>$\beta_2 = 13$<br>$\beta_3 = 0.062$ | 第Ⅱ相<br>中断 |
| CP-331684<br>（ファイザー） | | 331.4 | $\beta_1 = 18,000$<br>$\beta_2 > 10,000$<br>$\beta_3 = 400$ | 前臨床<br>中断 |
| LY-377604<br>（イーライリリー） | | 524.6 | $\beta_1$ antagonist $= 4$ nM<br>$\beta_2$ antagonist $= 4$ nM<br>$\beta_3 = 4.0$ | 第Ⅱ相<br>中断 |

*：細胞内cAMP産生による評価（文献5をもとに作成）

差にある．ヒトではBATの絶対量が少なく，WATでのβ3-ARの発現量も低いため，げっ歯類と同様のβ3-ARアゴニストの効果が得られるかどうかという疑問が残されている．

2009年，$^{18}$F-FDG PET/CTを用いたヒト成人でのBATの定量と肥満との有意な関連が報告された[6]．また，β3-ARアゴニスト投与によりWATや骨格筋でのBAT様細胞の発現やUCP-1の発現が促進され[4][7]，さらに全身のUCP-2やBATや骨格筋でのUCP-3の活性化も報告されていることから，研究，開発のさらなる進展が望まれる．

＜文献＞
1) Arch, J. R. et al.：Nature, 309：163-165, 1984
2) Emorine, L. J. et al.：Science, 245：1118-1121, 1989
3) Strosberg, A. D.：Annu. Rev. Pharmacol. Toxicol., 37：421-450, 1997
4) 加藤 浩：内分泌・糖尿病・代謝内科，31：594-598, 2010
5) Weyer, C. et al.：Drug Develop. Res., 51：80-93, 2000
6) van Marken Lichtenbelt, W. D. et al.：N. Engl. J. Med., 360：1500-1508, 2009
7) Nagase, I. et al.：J. Clin. Invest., 97：2898-2904, 1996

# インスリン作用促進薬（インスリン類似薬）

（折目和基，寺内康夫）

## 特徴と主な作用機序

2型糖尿病患者では，各臓器においてインスリンシグナルが障害されていることが高血糖やその他の代謝異常を引き起こしている一因になっていると考えられている．インスリンのシグナルを細胞内に伝える際にはインスリン受容体が重要な役割を果たしており，このインスリン受容体の活性化薬として現在までにdemethylasterriquinone（**L-783,281**），**D-410639**，**TLK16998**などが報告されている．

L-783,281はアフリカ熱帯雨林のカビ（*Pseudomassaria* sp.）から抽出された非ペプチド代謝産物であり[1]，インスリンとインスリン受容体αサブユニットの結合に影響を与えずに，インスリン受容体βサブユニットのチロシンキナーゼを活性化させ，その下流のインスリンシグナルカスケードを増強させる[1][2]（図1，図2 A, B）．L-783,281は経口的に投与可能であり，肥満2型糖尿病モデルマウスであるdb/dbマウス

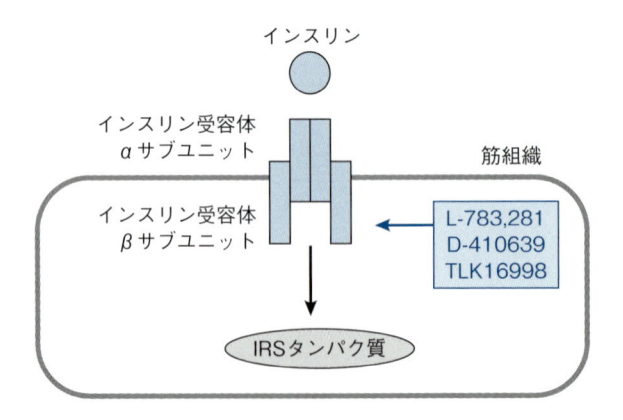

**図1 インスリン作用促進薬（インスリン類似薬）**
インスリンはインスリン受容体αサブユニットに結合することで，インスリン受容体を活性化し，細胞内にさまざまなシグナルを伝達する．L-783,281，D-410639，TLK16998はインスリン受容体βサブユニットに作用することで，インスリン受容体を活性化し，インスリンと同様にインスリンシグナルを細胞内に伝達する（インスリン模倣作用）

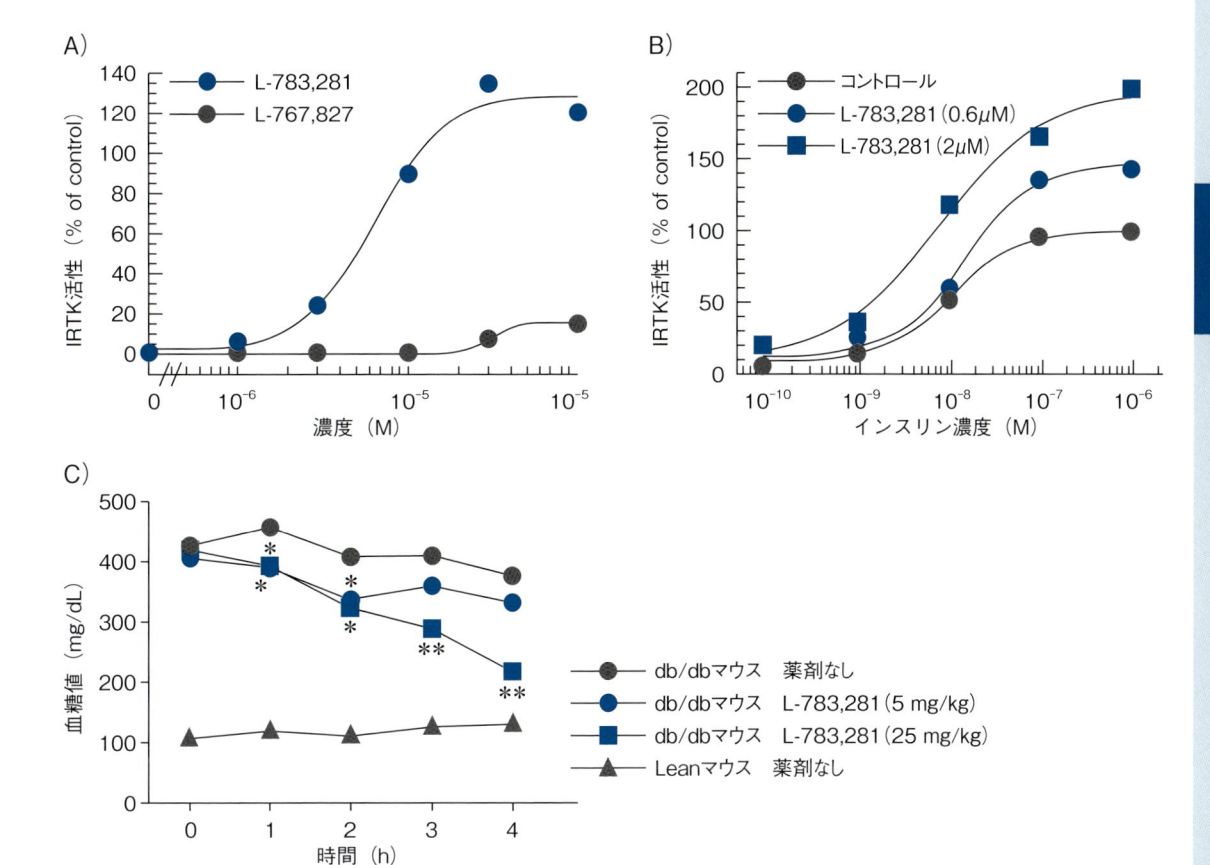

**図2 L-783,281の特徴的な薬理作用**

A) インスリン受容体を発現させたCHO細胞において，インスリン作用促進薬であるL-783,281は濃度依存的にインスリン受容体のチロシンキナーゼ（IRTK）を活性化させたが，構造の類似するL-767,827には同様の作用は認められなかった
B) インスリン受容体を発現させたCHO細胞において，インスリン刺激下においてもL-783,281はインスリン受容体のチロシンキナーゼを活性化させた
C) 肥満2型糖尿病モデルマウスであるdb/dbマウスにL-783,281を経口投与した際に血糖の低下を認めた
文献1をもとに作成

に経口投与した際に血糖の低下を認めた[1]（図2C）．しかし，この薬剤はフリーラジカル産生を引き起こす可能性がありヒトへの投与には不向きであった．このため，細胞毒性を軽減させた薬剤としてD-410639が開発されている．

TLK16998もL-783,281と同様に非ペプチド代謝産物であり[3]，インスリンとインスリン受容体αサブユニットの結合に影響を与えずに，インスリン受容体βサブユニットのチロシンキナーゼを活性化させる[4)5)]．この薬剤は前述のL-783,281，D-410639と異なりTLK16998単体ではインスリン受容体活性化作用を発揮せず，インスリン受容体αサブユニットにインスリンが結合した時にのみ，インスリン受容体βサブユニットのチロシンキナーゼを活性化させ，インスリン作用を増強させる．また，L-783,281とTLK16998の両薬剤を用いた検討によると[5)]，TLK16998単体ではインスリン非存在下ではインスリン受容体のリン酸化を促さなかったが，インスリンミメティクス（インスリン模倣薬）であるL-783,281とともに投与することでTLK16998の効果が発揮され，この両薬剤がインスリン受容体の活性化に対して相乗的に作用することが示されており，併用して用いることでより強力にインスリン模倣作用を発揮するとされている．

## 代表的薬剤と治験の情報

### ● D-410639
現段階では研究用試薬として用いられ，治験は行われていない．

### ● L-783,281
細胞毒性があるため，臨床応用はなされていない．

### ● TLK16998
現段階では研究用試薬として用いられ，治験は行われていない．

<文献>
1) Zhang, B. et al.：Science, 284：974-977, 1999
2) Westerlund, J. et al.：Diabetes, 51 Suppl 1：S50-S52, 2002
3) Tahrani, A. A. et al.：Lancet, 378：182-197, 2011
4) Manchem, V. P. et al.：Diabetes, 50：824-830, 2001
5) Li, M. et al.：Diabetes, 50：2323-2328, 2001

---

# D-410639

MW 472.1

**標的分子**
インスリン受容体βサブユニット

◆ **適応**
未承認（2013年3月時点）

◆ **薬剤の種類**
血糖降下薬

◆ **特徴**
インスリン受容体βサブユニット作動薬（insulin receptor agonist）

---

# L-783,281

MW 506.6

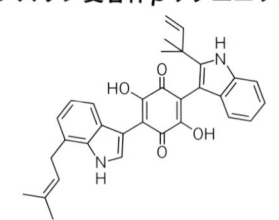

**標的分子**
インスリン受容体βサブユニット

◆ **適応**
未承認（2013年3月時点）

◆ **薬剤の種類**
血糖降下薬

◆ **特徴**
インスリン受容体βサブユニット作動薬（insulin receptor agonist）

# TLK16998

MW 1241.2

**標的分子**
インスリン受容体βサブユニット

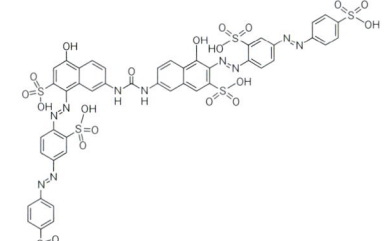

◆ 適応
未承認（2013年3月時点）

◆ 薬剤の種類
血糖降下薬

◆ 特徴
インスリン受容体βサブユニット感受性改善薬（insulin receptor sensitizer）

# ● MTP阻害薬

（太田嗣人）

## ● 特徴と主な作用機序

MTP（microsomal triglyceride transfer protein）は，肝細胞と小腸上皮細胞のミクロソーム分画に存在し，トリグリセリド（TG）やコレステロールエステルを転送するタンパク質として同定された．肝および小腸で合成されたアポBタンパク質にTGを主要な脂質として付加させることにより，VLDLやカイロミクロン粒子が形成されるが，MTPはこのassemblyに不可欠である．著しい低コレステロール血症と低TG血症をきたす無βリポタンパク質血症の原因がMTPの遺伝的欠損であることが1992年に明らかにされた[1]．それ以来，MTP阻害薬は小腸での脂質吸収抑制，肝細胞でのVLDL分泌抑制が期待されるため，新しいクラスの脂質異常症治療薬として，現在，いくつかの薬剤が開発，治験段階にある．

## ● 代表的薬剤と治験の情報

1998年，初期のMTP阻害薬としてBMS-201038はLDL受容体を欠損するWHHLウサギの血清脂質を低下させ，動脈硬化を抑制することが示され注目された[2]．ヒト治験においても顕著な血中TG，TCの低下は確認されたが，VLDLやカイロミクロンとして分泌されなかったTGが肝臓や小腸に蓄積し肝障害（脂肪肝）や慢性的な下痢などの消化器症状が副作用として高率に認められ中止となった．一方，LDL受容体遺伝子変異による家族性高コレステロール血症（FH）のホモ接合体は，血清総コレステロール値が500 mg/dLを超え著明高値となり，スタチンの有効性は乏しく，治療にはLDLアフェレーシスが必要となる．FH（ホモ接合体）患者において，BMS-201038の高容量投与により血中LDL-Cは50.9%，血中アポB濃度は55.6%と顕著に低下することが報告された[3]．脂肪肝と肝機能異常が10〜40%と高頻度にみられるという副作用や，長期安全性の課題は残るものの，MTP阻害薬はFH（ホモ接合体）の治療薬となる可能性がある．最近では，FH（ホモ接合体）患者を対象とした第Ⅲ相試験で，ロミタピド（Lomitapide）は26週間の投与によりLDL-Cを50%低下させることが報告された[4]．

肝臓でのMTP阻害が脂肪肝・肝機能異常を生じるため，現在，小腸選択的MTP阻害薬の開発，治験が進められている．**JTT-130**（JT）や**SLx-4090**（Surface Logix）などは，小腸でのみ働くMTP阻害薬として開発中であり，第一世代の非選択的MTP阻害薬と比較して，脂質低下作用はやや劣るものの，脂肪肝による肝障害は少ないようである[5][6]．また，2型糖尿病患者は非糖尿病患者に比し，小腸におけるMTPの遺伝子発現が増加しているという報告もあり，特に，糖尿病患者に合併する脂質異常症の新たな治療薬として小腸選

択的MTP阻害薬の有効性が期待される．

<文献>
1) Wetterau, J. R. et al.：Science, 258：999-1001, 1992
2) Wetterau, J. R. et al.：Science, 282：751-754, 1998
3) Cuchel, M. et al.：N. Engl. J. Med., 356：148-156, 2007
4) Cuchel, M. et al.：Lancet, 381：40-46, 2013
5) Mera, Y. et al.：J. Pharmacol. Exp. Ther., 336：321-327, 2011
6) Kim, E. et al.：J. Pharmacol. Exp. Ther., 337：775-785, 2011

## JTT-130

MW 非公開

**標的分子**
MTP
（**p.212**参照）

◆適応
脂質異常症（高TG血症，高コレステロール血症）．Phase Ⅱ（2013年3月時点）

◆薬剤の種類
経口薬

◆特徴
小腸選択的MTP阻害薬であり，肝障害は少ない．

## SLx-4090

MW 非公開

**標的分子**
MTP
（**p.212**参照）

◆適応
脂質異常症（高TG血症，高コレステロール血症）．Phase Ⅱaの治験終了（2013年3月時点）

◆薬剤の種類
経口薬

◆特徴
小腸選択的MTP阻害薬であり，肝障害は少ない．

# ACAT阻害薬

（大城太一，野牛宏晃，大須賀淳一，石橋　俊）

## 特徴と主な作用機序

ACAT阻害薬は，小腸からのコレステロール吸収，肝臓でのリポタンパク質の分泌および動脈硬化病巣でのマクロファージの泡沫化を抑制することが期待され，開発されている阻害薬である．本阻害薬は，血中コレステロールの低下，動脈硬化病巣の予防および治療が期待できる．しかし，いまだに臨床で用いられている阻害薬はない．

ACATには，ACAT1とACAT2の2種類のアイソザイムが存在し，生体内での局在や機能が異なる[1]．ACAT1はマクロファージなどのさまざまな組織や細胞に発現しているのに対して，ACAT2は小腸と肝臓にのみ特異的に発現している．また，それぞれのアイソザイムを欠損させたマウスの研究を合わせると，ACAT阻害薬の開発にはアイソザイムに対する阻害の選択性が重要である．しかし，アイソザイムに対する阻害の選択性を明確に調べられている阻害薬は，まだ少ないのが現状である（2013年3月時点）．

## 代表的薬剤と治験の情報

ACAT阻害薬の開発初期（1980～1990年代）は，アミド系，ウレア系およびイミダゾール系などの合成剤を中心に開発が進められてきたが，副腎毒性や下痢などの副作用の問題などで開発が中止されたのである．

開発中期（2000年代）には，**アバシミブ**（Avasimibe：開発中止）[2]や**パクチミブ**（Pactimibe：開発中止）[3]の臨床試験が進められ，重篤な副作用は報告されていないが，IVUS（intravascular ultrasound：血管内超音波検査）による大動脈肥厚を評価した結果，プラセボ群と差がなく，むしろ進展したという報告もあった．その原因の1つとして，動脈硬化病巣のマクロファージに対する遊離コレステロールの毒性が示唆されている[4]．

最近は，ACATアイソザイムを選択的に阻害する薬剤の開発が進められている（2013年3月時点）．開発中止となったアバシミブやパクチミブはACAT1とACAT2の両方を阻害するのに対して，**K-604**はACAT1を選択的に阻害し（約200倍），血中コレステロールに影響を与えることなく，動脈硬化病巣のマクロファージ泡沫化に直接作用するのである[5]．現在，米国において臨床試験（第Ⅱ相）が進められている（2013年3月時点：臨床試験の結果については，まだ報告されていない）．それに対して，**ピリピロペンA**（Pyripyropene A：前臨床）はACAT2を選択的に阻害し（1,000倍以上），毒性を示すことなく，動物レベルで小腸と肝臓のACAT2を阻害し，血中コレステロールの低下，動脈硬化の進展を抑制するのである[6]．現在，報告されているACAT阻害剤の中で，唯一のACAT2選択的阻害剤であり，誘導体を含め，臨床開発に向けた準備が進められている（2013年3月時点）．

### <文献>

1) Rudel, L. L. et al. : Curr. Opin. Lipidol., 12 : 121-127, 2001
2) Tardif, J. C. et al. : Circulation, 110 : 3372-3377, 2004
3) Nissen, S. E. et al. : N. Engl. J. Med., 354 : 1253-1263, 2006
4) Fazio, S. & Linton, M. : N. Engl. J. Med., 354 : 1307-1309, 2006
5) Terasaka, N. et al. : Atherosclerosis, 190 : 239-247, 2007
6) Ohshiro, T. et al. : Arterioscler. Thromb. Vasc. Biol., 31 : 1108-1115, 2011

## アバシミブ (Avasimibe)

MW 501.72

**標的分子**
ACAT1 と ACAT2
（非選択的 ACAT 阻害）
(p.211 参照)

◆ 適応
脂質異常症（高脂血症，高コレステロール血症）および動脈硬化症

◆ 薬剤の種類
経口コレステロール低下薬および動脈硬化予防治療薬

◆ 特徴
ACAT1 と ACAT2 の両方を阻害する．第Ⅲ相まで開発されたが，IVUS による大動脈肥厚の評価結果，プラセボ群と差がなく，ヒトでの効果がないことから開発は中止された（2013年3月時点）．

## パクチミブ (Pactimibe)

MW 416.60

**標的分子**
ACAT1 と ACAT2
（非選択的 ACAT 阻害）
(p.211 参照)

◆ 適応
脂質異常症（高脂血症，高コレステロール血症）および動脈硬化症

◆ 薬剤の種類
経口コレステロール低下薬および動脈硬化予防治療薬

◆ 特徴
ACAT1 と ACAT2 の両方を阻害する．第Ⅱ/Ⅲ相まで開発されたが，IVUS による大動脈肥厚の評価結果，プラセボ群に比べ，肥厚が大きくなり，動脈硬化の進展が示唆されたため，開発が中止された（2013年3月時点）．

## ピリピロペンA (Pyripyropene A)

MW 583.63

**標的分子**
ACAT2 アイソザイム選択的阻害
(p.211 参照)

◆ 適応
脂質異常症（高脂血症，高コレステロール血症）および動脈硬化症

◆ 薬剤の種類
経口コレステロール低下薬および動脈硬化予防治療薬

◆ 特徴
これまで報告されている阻害剤の中で，唯一 ACAT2 を選択的に阻害する（1,000倍以上）．動物レベルでの有用性も証明され，現在，誘導体を含め，開発が進められている（2013年3月時点）．

## K-604

MW 502.72

**標的分子**
ACAT1 アイソザイム選択的阻害
(p.211 参照)

◆ **適応**
動脈硬化症

◆ **薬剤の種類**
経口動脈硬化治療薬

◆ **特徴**
ACAT1 を選択的に阻害する（約200倍）．現在，米国において臨床試験（第Ⅱ相）が進められている（2013年3月時点）．

# CETP 阻害薬

（山下静也）

## 特徴と主な作用機序

高比重リポタンパク質（HDL）中のコレステロールエステル（CE）は血漿コレステロールエステル転送タンパク質（CETP）によって，超低比重リポタンパク質（VLDL），中間比重リポタンパク質（IDL），LDL などのアポタンパク質 B 含有リポタンパク質へ転送され，CE を受け取った IDL，LDL が肝臓の LDL 受容体を介して取り込まれ，胆汁酸へと代謝・処理される．また，SR-BI を介した HDL の CE の肝臓への選択的取り込みもある（図1）．

CETP 欠損症が集積する秋田県大曲地域の疫学調査から，CETP 欠損による高 HDL 血症は長寿症候群ではなく，冠動脈疾患のリスクになることが明らかになっているため，CETP が atherogenic か antiatherogenic かはリポタンパク質代謝の状況によって異なり，ヒトで SR-BI が十分に機能していない条件下で，コレステロール負荷をしない生理的な条件下では，CETP はむしろ antiatherogenic に働く可能性があるとわれわれは考えている．これに対し，HDL-C を増加させ，LDL-C を減少させ，究極的には心血管イベント発症を抑制することをめざして，CETP 阻害薬が海外を中心に開発中であるが，大規模試験の前に CETP 阻害薬による HDL，LDL の機能やコレステロール逆転送系の活性の評価が重要であろう．

## 代表的薬剤と治験の情報

過去または現在開発中で治験がされている薬剤として，**トルセトラピブ**（Torcetrapib, Pfizer 社：開発中止），**ダルセトラピブ**（Dalcetrapib, 日本たばこ産業/Roche 社：開発中止），**アナセトラピブ**（Anacetrapib, Merck 社），**エバセトラピブ**（Evacetrapib, Eli-Lilly 社），その他があるが，いずれも未承認である．

## 治療薬・阻害剤リスト

● **トルセトラピブ（開発中止）**

CETP 阻害薬により HDL-C は著しく増加し，CETP 阻害効果が強ければ一般的に LDL-C は減少する．これまで，最も開発が進み，大規模臨床試験が行われた CETP 阻害薬（トルセトラピブ）に関しては，アトルバスタチン単独，アトルバスタチン＋CETP 阻害薬（トルセトラピブ）の2群比較で大規模試験（ILLUMINATE）において，アトルバスタチン群に比し，アトルバスタチン＋CETP 阻害薬群では総死亡が増加し，2年目の途中で試験中止となった（図2）[1]．死因の増加は突然死も含めた冠動脈疾患，感染症の増加などであり，脳出血は増加しておらず，トルセトラピブによる4 mmHg 程度の血圧の上昇だけで短期間での死亡率の上昇は説明困難である．さらに，冠動脈の血管内超音波検査（IVUS）を用いてプラーク容積を比較した Illustrate 試験[2] や，頸動脈の内膜中膜複合体を評価

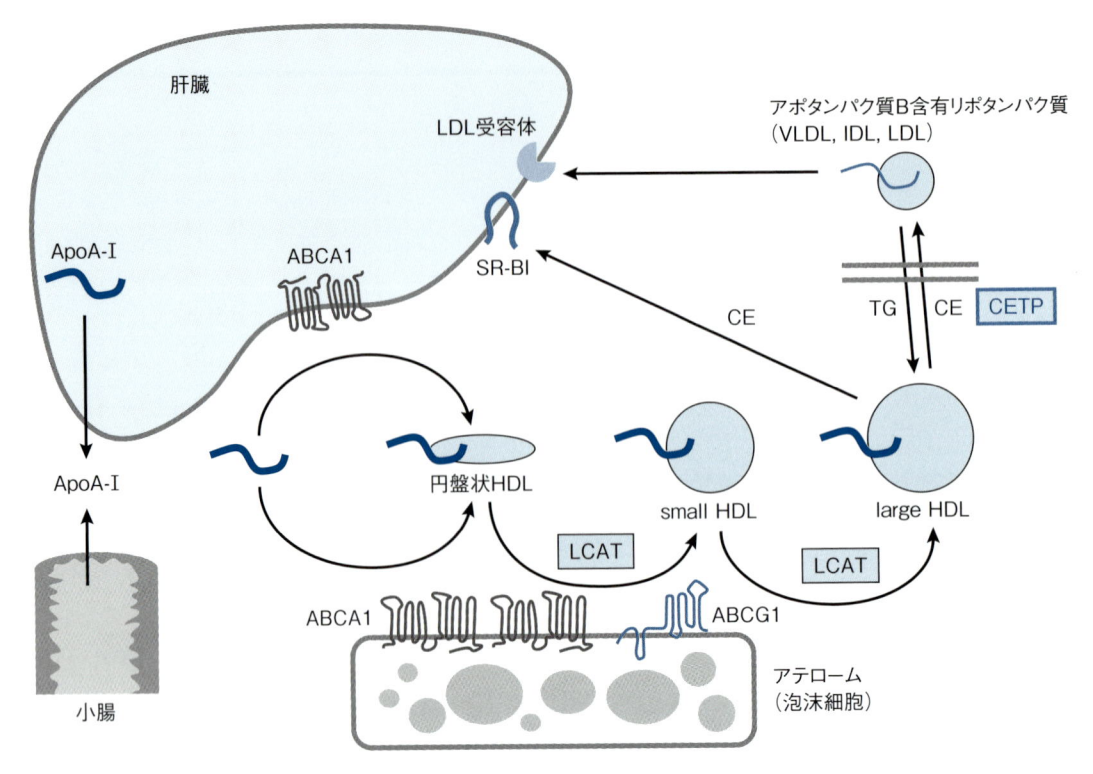

**図1 コレステロール逆転送系におけるCETPの阻害薬の作用点**

したRADIANCE 1[3]試験およびRADIANCE 2[4]試験でもCETP阻害薬のアトルバスタチンとの併用は，アトルバスタチン単独に比べてHDL-Cは約60％増加し，LDL-Cは約20％減少させたにもかかわらず，冠動脈プラーク容積や頸動脈内膜中膜複合体（IMT）は改善しなかった．この結果がCETP阻害という薬剤のクラスエフェクトなのか，off-target効果，すなわち薬物自体の毒性かは不明である．

トルセトラピブはアルドステロンの上昇により，血圧を上昇させるという薬剤特異的な副作用がある．トルセトラピブを用いた試験の失敗は血圧上昇が原因であったかのように報告されているが，HDL-Cの著しい上昇，LDL-Cの低下から推定されるリスクの低下がこの程度の血圧の上昇だけで帳消しどころか，むしろ逆転するというのは疫学的に考えにくいと思われ，CETPを阻害するという方法論的な問題が背景にあることが推定される．

● **ダルセトラピブ（開発中止）**

日本たばこ産業が開発し，Roche社に導出したCETP阻害薬JTT-705（ダルセトラピブ）の第I相，および第II相の成績では，ダルセトラピブは血圧には影響せず，900 mg/日，4週間の投与で，HDL-Cを34％増加させ，LDL-Cは7％減少させた．プラバスタチン40 mg/日との併用時には，ダルセトラピブ900 mg/日の投与はCETP活性を30％減少させ，HDL-Cを28％増加させ，LDL-Cは5％減少させた．

ダルセトラピブを用いた臨床第III相試験であるdal-OUTCOMES試験は，急性冠症候群（ACS）の既往を有する45歳以上の症状が安定している冠動脈疾患患者15,872人を対象とし，心血管イベントと死亡を評価項目として試験が行われた．しかし，臨床的有効性が確認できないという理由で，外部のデータ安全性評価委員会から中止勧告が出された．詳細な試験結果の報告はいまだなされていないが，これに伴い，Roche社は同試験と同試験を含む臨床試験プログラムdal-HEARTの中止を決定した．同プログラムの中にはすでに発表済みの臨床第II相試験（dal-VESSEL, dal-PLAQUE）のほか，進行中のdal-ACUTE, dal-OUTCOMES2, dal-PLAQUE2の6つの試験が含まれる．

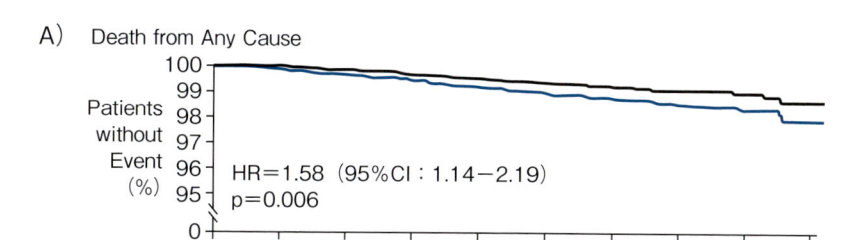

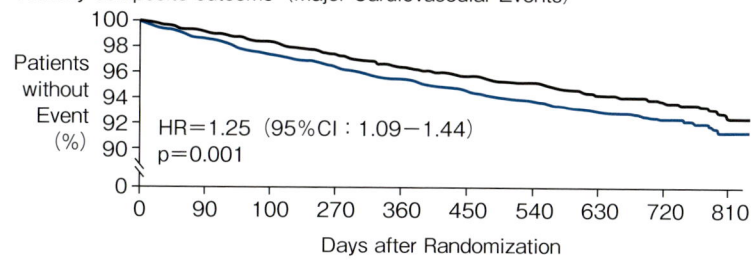

**図2　CETP阻害薬トルセトラピブを用いたILLUMINATE試験の結果**
文献1をもとに作成

● **アナセトラピブ**

　Merck社のCETP阻害薬であるアナセトラピブは開発を継続しており，安全性と脂質に及ぼす有効性を検討したDEFINE試験[5]の結果，アナセトラピブではトルセトラピブで認められたアルドステロンや血圧の上昇という副作用は認められなかった．現在，冠動脈イベントの抑制の有無を検討するREVEAL試験が進行中である．

● **エバセトラピブ**

　イーライリリーはCETP阻害薬エバセトラピブの開発を継続している．米国および欧州で第III相試験が進行中，日本では第III相試験が進行中である．

　これまでに中止となったトルセトラピブもダルセトラピブも血圧上昇やLDL-C低下の点では若干異なっているが，いずれのCETP阻害薬でも本来の開発の目的であったHDL-Cの上昇という目的は達成されており，それにもかかわらず効果が証明されていないという点は，CETP阻害という手法自体の問題である可能性も高く，CETP阻害によるHDL機能に及ぼす効果やコレステロール逆転送系の活性の評価が今後重要であろう．

&lt;文献&gt;

1) Barter, P. J. et al.：N. Engl. J. Med., 357：2109-2122, 2007
2) Nissen, S. E. et al.：N. Engl. J. Med., 356：1304-1316, 2007
3) Kastelein, J. J. et al.：N. Engl. J. Med., 356：1620-1630, 2007
4) Bots, M. L. et al.：Lancet, 370：153-160, 2007
5) Cannon, C. P. et al.：N. Engl. J. Med., 363：2406-2415, 2010

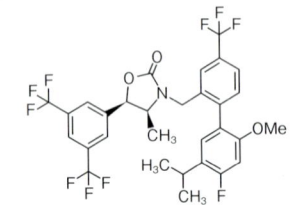

## アナセトラピブ (Anacetrapib)

MW 637.51

**標的分子**
CETP
(p.236 参照)

◆ 適応
未承認

◆ 薬剤の種類
脂質異常症治療薬

◆ 開発会社 (欧米/日本)：Merck/MSD
最高ステージ：米国：第Ⅲ相 (REVEAL)
欧州：第Ⅲ相 (REVEAL)
日本：第Ⅲ相
(2013年3月時点)

## エバセトラピブ (Evacetrapib)

MW 638.65

**標的分子**
CETP
(p.236 参照)

◆ 適応
未承認

◆ 薬剤の種類
脂質異常症治療薬

◆ 開発会社 (欧米/日本)：Eli Lilly/イーライリリー
最高ステージ：米国：第Ⅲ相
欧州：第Ⅲ相
日本：第Ⅲ相
(2013年3月時点)

## ダルセトラピブ (Dalcetrapib) 別名：JTT-705

MW 389.59

**標的分子**
CETP
(p.236 参照)

◆ 適応
開発中止

◆ 薬剤の種類
脂質異常症治療薬

◆ 開発会社 (欧米/日本)：Roche/日本たばこ産業
最高ステージ：米国：第Ⅲ相 (Dal-OUTCOMES) 中止 (2012年5月開発中止)
欧州：第Ⅲ相 (Dal-OUTCOMES) 中止 (2012年5月開発中止)
日本：2012年5月開発中止

## トルセトラピブ (Torcetrapib)

MW 600.47

**標的分子**
CETP
（p.236 参照）

◆ **適応**
開発中止

◆ **薬剤の種類**
脂質異常症治療薬

◆ **開発会社（欧米／日本）**：Pfizer／ファイザー
最高ステージ：米国：第Ⅲ相（ILLUMINATE）中止（2006年開発中止）
欧州：第Ⅲ相（ILLUMINATE）中止（2006年開発中止）
日本：第Ⅱ相中止（2006年開発中止）

# DGAT-1 阻害薬

（石川　耕，横手幸太郎）

## 特徴と主な作用機序

Acyl-CoA：diacylglycerol acyltransferase 1（DGAT-1）は脂肪組織，小腸上皮，肝臓に多く存在し，ジアシルグリセリドからトリグリセリドへの反応を触媒する酵素である．DGAT-1 阻害薬は DGAT-1 による反応を阻害することでトリグリセリド生成を減少させる薬剤である．

DGAT-1 欠損マウスでは約50％の脂肪組織減少，脂肪細胞の小型化，高脂肪食による体重増加作用の減弱，インスリン感受性の増加，糖代謝の改善，エネルギー消費の増加を認めた．組織中のトリグリセリド含有量は約半分に減少したが，ジアシルグリセロール，脂肪酸アシルCoAの増加は認めず，血清中のトリグリセロールと消化管からの脂肪吸収は変化しなかった[1)2)]．骨格筋細胞や脂肪細胞ではホスファチジールイノシトール3キナーゼ（PI3K）やプロテインキナーゼB（PKB），プロテインキナーゼCλ（PKCλ）の活性が上昇しグルコーストランスポーター4（GLUT4）のトランスロケーションを促した[3)]．ヘテロ接合体のマウスにおける表現型はホモ接合体と野生型の中間であった[4)]．酵素活性の部分的な低下により中間の表現型がみられたことから，創薬ターゲットとして有望と考えられた．

マウスにおけるDGAT-1欠損状態と同様の効果を期待して，臨床においては肥満や糖尿病などに対してDGAT-1阻害薬の開発が続いている．これまでの動物実験ではDGAT-1阻害薬により，トリグリセリド代謝や糖代謝が改善したことなどが報告されている[5)]．

## 代表的薬剤と治験の情報

薬剤については治験中であり，現在のところ国内外において臨床使用されている薬剤はない．**LCQ908**については第Ⅲ相治験中であり，特に米国ではⅠ型高リポタンパク質血症（家族性カイロミクロン血症症候群）における高トリグリセリド血症を適応として2011年にオーファンドラッグに指定された．糖尿病治療薬として，DS-7250が日本で，第Ⅱ相試験中である．ほかに AZT7687，JTT-553，BAY74-4113，PF-04620110などの候補物質が開発されたが，予想した効果が得られなかったなどの理由で，いずれも治験段階で開発中止となっている．

### <文献>

1) Smith, S. J. et al.：Nat. Genet., 25：87-90, 2000
2) Chen, H. C. et al.：J. Clin. Invest., 109：1049-1055, 2002
3) Chen, H. C. et al.：Diabetes, 53：1445-1451, 2004
4) Chen, H. C. et al.：Arterioscler, Thromb, Vasc, Biol., 25：482-486, 2005
5) Mougenot, P. et al.：Bioorg. Med. Chem. Lett., 22：2497-2502, 2012

## LCQ908

MW 未公開

**標的分子**
DGAT-1
(p.213 参照)

未公開

◆適応
2型糖尿病（第Ⅱ相），高リポタンパク質血症（第Ⅲ相）
（2013年3月時点）

◆薬剤の種類
経口血糖降下薬

# ●スクアレン合成酵素阻害薬

（河村治清，横手幸太郎）

## ◆特徴と主な作用機序

　スクアレン合成酵素は，スタチンの標的であるHMG-CoA還元酵素と同じく，コレステロール合成経路の1段階を担う酵素であり，ファルネシルピロリン酸2分子を前駆体としてプレスクアレンピロリン酸を経由し，スクアレンに変換する．スクアレン合成酵素阻害薬は，この酵素を阻害することにより，細胞内のコレステロール含量を減らし，LDL受容体の発現を増加させ，血液からのコレステロールの取り込みを図るものである．

　HMG-CoA還元酵素阻害薬はコレステロール生合成経路の上流に作用するため，コレステロールの生合成のみならず，ドリコール，ユビキノンあるいはイソプレニル化タンパク質など生体内必須成分であるイソプレノイドの生成も阻害する．このイソプレノイドの合成阻害作用は，HMG-CoA還元酵素阻害薬の多面的作用をもたらすとともに，横紋筋融解などの副作用にも関与しているものと考えられている．

　これに対し，スクアレン合成酵素はコレステロールと非ステロールの生成を区別する生合成経路の分岐点より下流に位置するため，その阻害薬は各種イソプレノイドの生成を抑制することなく，より選択的にコレステロールの生合成を阻害することができると考えられる（図）．このため，より副作用の少ない高LDLコレステロール血症治療薬として期待されるものである[1]．

## ◆代表的薬剤と治験の情報

　1993年に微生物の産物であるザラゴジン酸Aがスクアレン合成酵素阻害薬として報告されて以来，新規機序の高LDLコレステロール血症治療薬として研究が進められてきた．しかし，ほとんどのスクアレン合成酵素阻害薬は肝障害により第Ⅰ相/第Ⅱ相臨床試験以上に進むことができなかった．

　**ラパキスタット酢酸塩**（TAK-475：武田薬品工業）のみが，欧米で第Ⅱ相/第Ⅲ相臨床試験，日本で第Ⅱ相臨床試験まで実施された．TAK-475の高用量投与群では，LDLコレステロールは23％の低下を認めた．しかし，ALTの上昇頻度が高く，その発現率は現在使用されているどのスタチンを最高量で投与した場合よりも高率であり，重篤例も報告された[2]．さらに，筋関連の副作用の発現を減弱することもできなかった．このため，従来薬に比較して有用性，安全性において優位性が認められないとして，2008年3月開発中止となった．現在，この種の薬剤で，臨床試験が行われているものはなく，開発は大きく遅れている．

<文献>
1) Elsayed, R. K. & Evans, J. D. : Expert Opin. Emerg. Drugs, 13 : 309-322, 2008
2) Stein, E. A. et al. : Circulation, 123 : 1974-1985, 2011

```
アセチル CoA
   ↓
HMG-CoA
スタチン ⊣ ↓  HMG-CoA 還元酵素
メバロン酸
   ↓
ファルネシルピロリン酸 ---合成阻害→ 副作用（横紋筋融解など）
スクアレン合成酵素阻害剤 ⊣ ↓ スクアレン合成酵素
スクアレン
   ↓
コレステロール
```

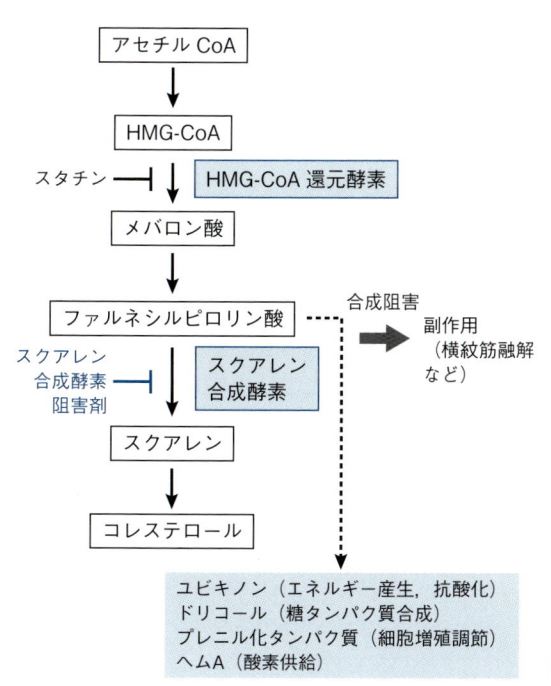

ユビキノン（エネルギー産生，抗酸化）
ドリコール（糖タンパク質合成）
プレニル化タンパク質（細胞増殖調節）
ヘムA（酸素供給）

**図　コレステロール生合成経路**

## ラパキスタット酢酸塩（Lapaquistat acetate）　別名：TAK-475

MW 645.14

**標的分子**
スクアレン合成酵素
（p.158 参照）

◆ **適応**
開発中止（2013年3月時点）

◆ **薬剤の種類**
脂質降下薬

◆ **特徴**
副作用の少ないLDLコレステロール治療薬として期待された．

## 生物学的製剤・ワクチン

(能宗伸輔，池上博司)

### 特徴と主な作用機序

生物学的製剤・ワクチンを用いた1型糖尿病に対する免疫療法は，マウスやラットなどの実験動物の結果に基づき開発と臨床試験が行われており，主なものとして1) モノクローナル抗体を用いた免疫抑制療法（抗CD3抗体，抗CD20抗体），2) 炎症性サイトカイン作用阻害療法（IL-1受容体アンタゴニスト），3) CTLA4-免疫グロブリン融合タンパク質療法（CTLA4-Ig），4) ワクチン療法（GAD65-Alum）などがあげられる．各製剤の特徴と主な作用機序を以下に示す．

#### 1) モノクローナル抗体を用いた免疫抑制療法

1型糖尿病の発症過程では，T細胞を中心とした免疫細胞が膵ランゲルハンス島に浸潤しβ細胞を破壊する．抗CD3抗体療法では，そのT細胞の細胞表面マーカーであるCD3を標的とし，T細胞の活性化と増殖を抑制することによってβ細胞破壊を阻害することが目的である．開発当初抗CD3抗体のFc部分がT細胞のFc受容体と結合することによってサイトカインが放出され感冒様症状が出現する副作用が認められたが，Fc受容体非結合性ヒト化抗CD3抗体〔**テプリツマブ**（Teplizumab），**オテリキシツマブ**（Otelixizumab）〕が開発され副作用が軽減した．また，膵島炎によるβ細胞破壊の過程には，T細胞のみならずB細胞も重要な役割を果たすことが知られており，B細胞の細胞表面マーカーであるCD20に対する抗体〔リツキシマブ（Rituximab）〕を未発症の1型糖尿病モデルマウス（NODマウス）に投与してB細胞の活性化を阻害すると糖尿病の自然発症が抑制され，同様に発症直後の投与においても1型糖尿病が寛解することが報告されている[1]．

#### 2) 炎症性サイトカイン作用阻害療法

IL-1は，膵β細胞におけるJNK MAPKシグナルやNF-κBシグナルを介してアポトーシスを誘導するのみならず，Th1サイトカインとして膵島に対する自己免疫性ヘルパーT細胞を賦活化する働きがある．IL-1受容体に対するアンタゴニスト〔**アナキンラ**（Anakinra）〕の投与により，膵β細胞のアポトーシスを抑制するとともに自己免疫反応の活性化を阻害することにより膵β細胞の保護作用が期待され，さらに肥満患者においては脂肪細胞における炎症性サイトカインの作用を阻害することによりインスリン抵抗性の改善に寄与する可能性が考えられている．

#### 3) CTLA4-免疫グロブリン融合タンパク質療法

CTLA4は活性化T細胞上に発現し，抗原提示細胞上のリガンド（CD80/CD86）と結合することによって，免疫反応の抑制的副シグナルを伝達し免疫反応を制御する機能を有する．対して，T細胞を活性化させる副刺激分子であるCD28は，同様にCD80/CD86をリガンドとして結合するが，CTLA4はCD28に比しリガンド結合能が高いため，CD28の結合を競合的に阻害してT細胞の活性を抑制する．CTLA4-免疫グロブリン融合タンパク質〔CTLA4-Ig，**アバタセプト**（Abatacept）〕は，CTLA4の細胞外領域とIgG抗体のFc部分の融合タンパク質であり，抗原提示細胞上のリガンドと結合し免疫反応の賦活化を担う副シグナルを抑制する．

#### 4) ワクチン療法

GADは1型糖尿病における重要な膵島関連自己抗原の1つであり，1型糖尿病モデルマウスであるNODマウスにおいて発症前に投与すると免疫寛容が誘導され糖尿病発症を抑制することが報告されている．この結果を受けて，6〜45歳の1型糖尿病発症後100日以内の患者112人を対象として水酸化アルミニウム配合の組換えヒトGAD（**GAD-Alum**，Diamyd®）の皮下注射を行う臨床試験が行われたが，1年間のインスリン分泌能の低下を阻止することはできなかった[2]．

<文献>
1) Noorchashm, H. et al.：Diabetes, 46：941-946, 1997
2) Wherrett, D. K. et al.：Lancet, 378：319-327, 2011
3) Orban, T. et al.：Lancet, 378：412-419, 2011

4) Sherry, N. et al.：Lancet, 378：487-497, 2011
5) Pescovitz, M. D. et al.：N. Engl. J. Med., 361：2143-2152, 2009

## アナキンラ（Anakinra）　製品名：Kineret®

MW 509.562

**標的分子**
IL-1受容体
（p.66参照）

◆ **適応**
国外臨床試験中（2013年3月時点）

◆ **薬剤の種類**
IL-1受容体拮抗薬

◆ **特徴**
インスリン抵抗性に寄与する炎症性サイトカイン抑制や$\beta$細胞のアポトーシス抑制を介して2型糖尿病の血糖管理および$\beta$細胞機能の改善の報告もなされている．第Ⅲ相臨床試験では，一次エンドポイントでは有意差が得られなかったが，層別解析ではBMI高値群で有効である可能性が示されており，2型糖尿病での有効性との関連が期待される．

## アバタセプト（Abatacept）　製品名：Orencia®

MW 92 kDa

**標的分子**
**CD80/CD86**
（p.74参照）

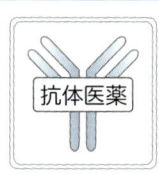

抗体医薬

◆ **適応**
関節リウマチ，国外臨床試験終了（1型糖尿病）（2013年3月時点）

◆ **薬剤の種類**
CTLA4細胞外領域-IgG1Fc領域融合タンパク質

◆ **特徴**
1型糖尿病発症早期の患者に，2年間で27回静脈投与する検討においてはインスリン分泌能の低下が遅延する結果が得られている[3]．

## オテリキシツマブ（Otelixizumab）

MW 145.1 kDa

**標的分子**
**CD3**
（p.68参照）

抗体医薬

◆ **適応**
国外臨床試験中（2013年3月時点）

◆ **薬剤の種類**
IgG2型Fc受容体非結合性ヒト型モノクローナル抗体

◆ **特徴**
新規発症1型糖尿病患者に対する9日間の短期投与による第Ⅲ相試験では，12カ月間のインスリン分泌能はプラセボと差を認めず，現在は投与量決定試験が行われている．

## テプリツマブ (Teplizumab)

MW 145.8 kDa
**標的分子**
CD3
(p.68参照)

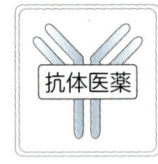

抗体医薬

◆ **適応**
国外臨床試験中（2013年3月時点）

◆ **薬剤の種類**
IgG2型Fc受容体非結合性ヒト型モノクローナル抗体

◆ **特徴**
新規発症1型糖尿病患者に対する短期投与（6日あるいは14日間）による第Ⅲ相臨床試験については，一次エンドポイントには到達しなかったが，インスリン分泌能の低下が2年にわたり抑制されるという結果が得られておりフォローアップスタディの結果が待たれている[4]．

## リツキシマブ (Rituximab)　製品名：Rituxan®

MW 143.9 kDa
**標的分子**
CD20
(p.70参照)

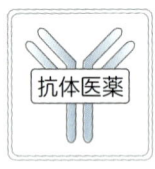

抗体医薬

◆ **適応**
CD20陽性のB細胞性非ホジキンリンパ腫，国外臨床試験終了（1型糖尿病）（2013年3月時点）

◆ **薬剤の種類**
IgG2型ヒト型モノクローナル抗体

◆ **特徴**
新規発症1型糖尿病に対し22日間で4回投与した第Ⅱ相臨床試験では，12カ月間インスリン分泌能の低下が抑制された[5]．

## GAD-Alum　製品名：Diamyd®

MW 65 kDa
**標的分子**
GAD
(p.72参照)

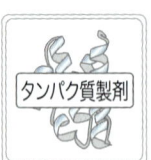

タンパク質製剤

◆ **適応**
国外臨床試験終了（2013年3月時点）

◆ **薬剤の種類**
グルタミン酸脱炭酸酵素（GAD）65kDaアイソフォームの水酸化アルミニウム配合薬

◆ **特徴**
発症早期の1型糖尿病に対する臨床試験では，インスリン分泌能の保持には寄与しないことが報告された[2]．

## PKCβ阻害薬

(北田宗弘, 古家大祐)

### 特徴と主な作用機序

プロテインキナーゼC (PKC) は, 10種類以上のアイソフォームが存在するセリン/スレオニンキナーゼである. ジアシルグリセロール (DAG) はPKC活性化のセカンドメッセンジャーの1つであるが, 通常, ホスホリパーゼCあるいは, ホスホリパーゼDが膜分画リン脂質を分解することにより生成される. 一方, 高血糖状態では, 細胞内に過剰に流入したグルコースから de novo のDAG合成が亢進し, 過剰に産生されたDAGは, PKCのDAG調節領域に結合しPKCを活性化する. PKCアイソフォームの中で特にPKCβの活性化が糖尿病血管合併症の発症・進展に密にかかわっていることは, 経口投与可能なPKCβ阻害薬〔**ルボキシスタウリンメシレート** (Ruboxistaurin mesylate: RBX)〕を用いた実験により明らかにされてきた[1]. その作用機序は, キナーゼ領域のATP結合部位に対する競合阻害によりβ活性を選択的に抑制することによると考えられ, β1およびβ2活性を選択的に阻害するが ($IC_{50}$ 約5 nM), 他のPKCアイソフォーム, cAMPキナーゼなどのセリン・スレオニンキナーゼ, チロシンキナーゼに対する抑制効果はきわめて弱い (表)[2].

### 代表的薬剤と治験の情報

PKCβ阻害薬として, ルボキシスタウリンメシレート (RBX) が主に使用される. Tuttleらは, RBXの投与がヒト糖尿病腎症に対して有効である可能性を報告した[3]. 適切な血糖管理に加えすでにレニン-アンジオテンシン系阻害薬にて治療を受けている尿アルブミン/クレアチニン比が200～2,000 mg/g Crの2型糖尿病患者を対象として, 1年間RBX (32 mg/日) とプラセボを投与して腎機能と尿アルブミン排泄量を評価した. その結果, 観察開始時と比較して, プラセボ群におけるアルブミン排泄量の変化は-9%と有意な

**表** ルボキシスタウリンメシレートのPKCアイソフォーム, 各種キナーゼ阻害活性 ($IC_{50}$)

| PKC isoform (nM) | | Other kinase (nM) | |
|---|---|---|---|
| α | 360 | cAMP kinase | >$10^5$ |
| β1 | 4.7 | $Ca^{2+}$-Calm kinase | 8,000 |
| β2 | 5.9 | Casein kinase | >$10^5$ |
| γ | 300 | src Tyr kinase | >$10^5$ |
| δ | 250 | | |
| ε | 600 | | |
| ζ | >$10^5$ | | |
| η | 52 | | |

差ではなかったが, RBX投与群では-24%と有意に減少していた. さらに, 推算糸球体濾過値もプラセボ群では-4.8 mL/分/年と有意に低下したが, RBX群では-2.5 mL/分/年と有意な低下ではなかったことが示されている. プラセボ群とRBXとの間に差は認められていないとの問題はあるが, これまでの糖尿病モデルの腎症に対するPKCβ阻害薬の有用性が初めてヒト腎症にて明らかにされた成果が得られており, 今後の展開に期待できる.

一方で, 網膜症に対するRBXの効果を検証した3つの研究 (PKC-DRS, DRS2, DEMS) に参加した症例の腎機能 (eGFR) と腎イベント (クレアチニン倍化・CKD stage4-5への進行・死亡) に対するサブ解析では, 33～39カ月の観察期間におけるRBX (32 mg/日) の腎機能低下抑制効果は明らかではなかったと報告されている[4]. 今後, 早期腎症を含めたさらなる臨床データの蓄積が必要であろう.

<文献>

1) Geraldes, P. & King, G. L.: Circ. Res., 106: 1319-1331, 2010
2) Ishii, H. et al.: Science, 272: 728-731, 1996
3) Tuttle, K. R. et al.: Diabetes Care, 28: 2686-2690, 2005
4) Tuttle, K. R. et al.: Clin. J. Am. Soc. Nephrol., 2: 631-636, 2007

## ルボキシスタウリンメシレート （Ruboxistaurin mesylate：RBX）

MW 468.55

**標的分子**
PKCβ
（p.222 参照）

◆**適応**
現在のところ臨床上は用いられない（2013年3月時点）

◆**薬剤の種類**
経口糖尿病血管合併症治療薬

◆**特徴**
PKCβ1, β2特異的阻害薬.
作用機序：キナーゼ領域のATP結合部位に対する競合阻害

# ドーパミンD2受容体作動薬

（高橋　裕）

## 特徴と主な作用機序

プロラクチン（PRL）分泌制御において，視床下部の弓状核に細胞体をもち正中隆起に軸索を投射している隆起下垂体ドーパミン性ニューロン（tuberoindibular dopaminergic neuron）からのドーパミンが内因性の抑制因子として重要な役割を果たしている．ドーパミン受容体にはD1〜5のサブタイプがあるが，D2受容体は線条体，側坐核，嗅結節などとともに下垂体前葉細胞，特にPRL分泌細胞に強く発現しており，PRL分泌制御にかかわっている[1]．D2受容体はGタンパク質共役型受容体でGiと共役して細胞内のcAMPを減少させる[2]．下垂体腫瘍の中で最も多いPRL産生腫瘍（プロラクチノーマ）にもD2受容体が発現しており，D2ドーパミン受容体作動薬によって，PRL分泌抑制，腫瘍縮小，時には消失させることができるため治療の第一選択になっている[3]．

## 治療薬リストと代表的薬剤

D2ドーパミン受容体作動薬として，麦角アルカロイドに含まれる**ブロモクリプチン**（Bromocriptine），ペルゴリド（Pergolide），**カベルゴリン**（Cabergoline）と非麦角アルカロイドであるキナゴリド（Quinagolide）が一般に用いられる．以前はブロモクリプチンが主に使用されていたが，半減期が長く（43時間），臨床効果が高い点，1週間に1〜2回の投与でよいことと嘔気嘔吐，起立性低血圧などの副作用が少ないことから，最近はカベルゴリンが頻用されている．

＜文献＞
1) Beaulieu, J. M. & Gainetdinov, R. R.：Pharmacol. Rev., 63：182-217, 2011
2) Gillam, M. P. et al.：Endocr. Rev., 27：485-534, 2006
3) Colao, A. & Savastano, S.：Nat. Rev. Endocrinol., 7：267-278, 2011
4) Valassi, E. et al.：J. Clin. Endocrinol. Metab., 95：1025-1033, 2010

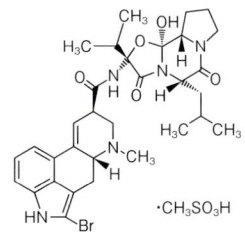

## カベルゴリン（Cabergoline）　製品名：カバサール®

MW 451.6

**標的分子**
ドーパミンD2受容体
（p.190参照）

◆**適応**
乳汁漏出症，高プロラクチン血性排卵障害，高プロラクチン血性下垂体腺腫（外科的処置を必要としない場合に限る）

◆**薬剤の種類**
経口薬

◆**特徴**
プロラクチノーマの標準療法は薬物治療になっているため，カベルゴリンが第一選択で用いられることが多い．
先端巨大症においても20～30％の症例でIGF-Iの正常化が認められるが本邦では保険適応になっていない．
カベルゴリンは高PRL血症による不妊治療目的で使用されることも多い．
投与中に妊娠が確認された場合はただちに投与を中止することが望ましいが，やむをえず投与する場合には，治療上の有益性が危険性を上回ると判断される場合にのみ投与する．
下垂体腺腫のある患者では投与中止により妊娠中に腫大が起こることがあるので，症状（頭痛，視野狭窄など）に十分注意する．
妊娠中の投与に関する安全性は十分確立していないが数百例のデータでは胎児に対する明らかな有害事象は報告されていない．
最近，カベルゴリンを含む麦角アルカロイドによる5HT2B受容体を介した線維芽細胞増殖促進作用による心臓弁膜症の増加が報告されている．
一般にプロラクチノーマへの投与量では臨床的問題は生じにくいが，高用量，長期使用においては心エコーによるフォローと必要最小用量の使用が推奨されている[4]．

## ブロモクリプチン（Bromocriptine）　製品名：パーロデル®

MW 750.7

**標的分子**
ドーパミンD2受容体
（p.190参照）

◆**適応**
先端巨大症，下垂体性巨人症，乳汁漏出症，産褥性乳汁分泌抑制，高プロラクチン血性排卵障害，高プロラクチン血性下垂体腺腫（外科的処置を必要としない場合に限る）

◆**薬剤の種類**
経口薬

◆**特徴**
先端巨大症治療のガイドラインでは，妊娠中にはより安全性が確立しているブロモクリプチンが推奨されている．

## ● その他の薬剤

(笹岡利安)

### アロキサン (Alloxan)

MW 142.07

**標的**
膵β細胞

◆ **適応**
実験 1 型糖尿病動物の作製．アロキサンは GLUT2 により膵β細胞に選択的に蓄積され，酸化還元反応により産生した活性酸素種が膵β細胞を破壊する

◆ **薬剤の種類**
実験 1 型糖尿病動物の作製薬

◆ **特徴**
ヒト 1 型糖尿病に類似した実験糖尿病動物の作製が可能となる．

### ストレプトゾトシン (Streptozotocin)

MW 265.22

**標的**
膵β細胞

◆ **適応**
実験糖尿病動物の作製．膵β細胞に対して酸化ストレスなどにより毒性を発揮し破壊する．また，抗腫瘍効果を有し，膵内分泌腫瘍の治療薬としても使用される

◆ **薬剤の種類**
実験糖尿病動物の作製薬，膵内分泌腫瘍治療薬

◆ **特徴**
投与期間や投与量の調節により，膵β細胞の傷害の程度を調節でき，1 型糖尿病や 2 型糖尿病の両モデルを作製することができる．

### ワートマニン (Wortmannin)

MW 428.43

**標的分子**
PI3-キナーゼ

◆ **適応**
phosphatidylinositol 3 (PI3)-キナーゼの阻害．研究で PI3-キナーゼの阻害効果を検討する目的で使用する．脂肪組織では，脂肪細胞の分化を抑制し脂肪蓄積を阻害する

◆ **薬剤の種類**
PI3-キナーゼ阻害薬

◆ **特徴**
上流のインスリンシグナルに影響を与えない PI3-キナーゼの阻害薬であり，LY294002 より特異性は低いが強力である．動物では抗腫瘍効果を有する．

# 索引 index

太字→その項目について詳しく解説
されているページを示します

## 数字

| | |
|---|---|
| Ⅰa型糖原病 | 139, 141 |
| Ⅰb型糖原病 | 141 |
| 3-(4-((4-Fluoro-4'-methyl-[1,1'-biphenyl]-2-yl)methoxy)phenyl) propanoic acid | 306 |
| 3-mercapto picolinic acid | 136 |
| 4-{4-[2-(Phenyl-2-pyridinylamino) ethoxy]phenyl}butyric acid | 306 |
| 5-HT | 188 |
| 5-HT2c | 167 |
| 5-HT2c受容体 | **188** |
| 6α-ECDCA | 161 |
| 11β-HSD | 98 |
| 11β-HSD1 | 76, **98** |
| 11β-HSD1阻害薬 | 309 |
| 11β-HSD2 | 98 |

## 欧文

### A

| | |
|---|---|
| α-GI | 259 |
| α-GI薬 | 23, 242, 259 |
| α-MSH | 164, **178** |
| α-グルコシダーゼ | 196, **208** |
| α-グルコシダーゼ阻害薬 | 23, 242, 259 |
| Abatacept | **329** |
| Acarbose | 23, **260** |
| ACAT | 197, **211** |
| ACAT阻害薬 | 319 |
| ACEI | 288 |
| Acetohexamide | **247** |
| ACSL1 | 108 |
| Adipex-P Oral® | 187 |
| AdipoR1 | 84 |
| AGE | 216, **224**, 226, 297 |
| agouti | 170 |
| AgRP | 164, **170** |
| AICAR | 119 |
| Akt | 34, 115, 121 |
| Albiglutide | **257** |
| Aleglitazar | **308** |
| Alli® | **296** |
| Allopurinol | 231, **281** |
| Alloxan | **334** |
| Alogliptin | **253** |
| Aminoguanidine | **297** |
| AMPK (AMP-activated protein kinase) | 35, 82, 84, 86, 115, **118**, 121, 131, 157 |
| AMPキナーゼ活性化薬 | 261 |
| amylin | 58 |
| Anacetrapib | 237, **324** |
| Anagliptin | **252** |
| Anakinra | 67, **329** |
| AOPP | 226 |
| ap2 | 80 |
| APD-597 | **305** |
| aPKC | 115 |
| ApoC-Ⅲ | 151 |
| AR | 220 |
| ARB | 288 |
| AREs | 288 |
| ARI | 286 |
| Arx | 40 |
| AS160 | 35, 117, 121 |
| AS-3201 | 287 |
| ASP1941 | **267** |
| ATGL | 77, 104, **112** |
| Atorvastatin | **269** |
| ATP感受性K$^+$チャネル | **46** |
| Avandia® | **265** |
| Avasimibe | **320** |

### B

| | |
|---|---|
| β3-AR | 77, **100**, 312 |
| β3アドレナリン受容体 | **100** |
| B7 | 74 |
| B48 | 212, 213 |
| B100 | 212 |
| Bardoxolone methyl | 26, **290** |
| BAY-3401 | 142 |
| BECAIT | 272 |
| Belviq® | **295** |
| Benzbromarone | 230, **279** |
| Bezafibrate | **274** |
| BG薬 | 242 |
| BIP試験 | 272 |
| BMS-201038 | 317 |
| Bromocriptine | 191, **333** |
| Bucolome | **279** |
| Buformin | 22 |
| Buformin hydrochloride | **262** |
| Bupropion | 186, 293 |

### C

| | |
|---|---|
| C75 | 148 |
| Cabergoline | **333** |
| CaMKK | 118 |
| cAMP-GEF | 52 |
| Canagliflozin | 229, **266** |
| Canakinumab | 67, **298** |
| CAPS | 67 |
| Carbutamide | 246 |
| CART | 164, **182** |
| CB1 | 182, 292 |
| CB1受容体 | 168, 192 |
| CBS | 118 |
| CCK | 167, 189, **206** |
| CCL2 | **102** |
| CCR2 | 102 |
| CCR4 | 102 |
| CD3 | **68**, 328 |
| CD20 | **70**, 328 |
| CD26 | **202** |
| CD28 | 74 |
| CD36 | 76, 80, **108** |
| CD152 | 74 |
| CD247 | 68 |
| Cerulenin | 148 |
| Cetilistat | **297** |
| CETP | **236**, 276 |

| | |
|---|---|
| CETP 阻害薬 | 321 |
| CGI-58 | 112 |
| Chlorpropamide | **248** |
| cholecystokinin | 206 |
| Cholestyramine | **275** |
| ChREBP | 148 |
| Clinofibrate | **273** |
| Clofibrate | **273** |
| coated vesicle | 154 |
| Colestimide | **275** |
| Contrave | **294** |
| CP-91149 | 142 |
| CREB | 43, 140 |
| CRH | 165, 182, 184 |
| CS-917 | 138 |
| CTLA-4 | **74** |
| CTLA4-Ig | 328 |
| CTLA4-免疫グロブリン融合タンパク質療法 | 328 |
| cyclic AMP | 142 |

## D

| | |
|---|---|
| D2 受容体 | 168 |
| D-410639 | **316** |
| DAG | 222, 331 |
| Dalcetrapib | 237, **324** |
| Dapagliflozin | 229, **267** |
| DAPD | 301 |
| de novo lipogenesis | 131, 148 |
| Dexfenfluramine | 292 |
| DGAT | 131, 148, 197, **213** |
| DGAT-1 阻害薬 | 325 |
| DHA | 234 |
| Diamyd® | 73, **330** |
| Diazoxide | **298** |
| DIDMOAD syndorom | 62 |
| DPN | 286 |
| DPP | 261 |
| DPP-4 | 65, 195, **202**, 256 |
| DPP-4 阻害薬 | 23, 242, 251 |
| DS-5565 | 287 |
| DSP-1747 | 160 |
| Duloxetine | **287** |

## E

| | |
|---|---|
| EGFR | 43 |

| | |
|---|---|
| ELOVL6 | 148 |
| Empagliflozin | **266** |
| Empatic™ | 291 |
| EPA | 234 |
| Epac2 | 42, **52** |
| Epac2A | 29, 246 |
| Epalrestat | **287** |
| EPC | 216 |
| ER ストレス | 218 |
| esRAGE | 226 |
| Evacetrapib | 237, **324** |
| Exenatide | **257** |
| Exenatide LAR | **257** |
| Exendin | 205 |
| Ezetimibe | 210, **277** |

## F

| | |
|---|---|
| F2,6-BP | 138 |
| FASN | 131, **148** |
| FATP-1 | 80, **108** |
| FBPase | 130, **138** |
| Febuxostat | 231, **281** |
| Fenofibrate | **273**, 278 |
| Fen-Phen 療法 | 187 |
| Fenretinide | 90 |
| FFAR1 | 302 |
| FGF15 | 160 |
| FIELD 試験 | 272 |
| Fluvastatin | **271** |
| Forxiga® | **267** |
| FoxO1 | 35, 141 |
| FXR | 133, **160** |

## G

| | |
|---|---|
| G6P | 140 |
| G6Pase | 33, 96, 130, 137, 138, **140** |
| G6PT | 140 |
| GABA | 72, 166, 170, 190 |
| GAD | 72 |
| GAD65 | **72** |
| GAD65-Alum | 328 |
| GAD67 | 72 |
| GAD-Alum | 73, **330** |
| GIP | 29, 194, **200**, 251 |
| GK | 44 |
| GK activator | 299 |

| | |
|---|---|
| GK アクチベーター | 42 |
| Glibenclamide | **248** |
| Gliclazide | **247** |
| Glimepiride | **248** |
| GLP-1 | 29, 42, 167, 194, **198**, 234, 251, 301 |
| GLP-1 受容体 | 42, **64** |
| GLP-1 受容体作動薬 | 23, 242, 256 |
| GLP-2 | 198 |
| GLUT | 27 |
| GLUT1 | 114 |
| Glut2 | 41 |
| GLUT4 | 35, 114, **120** |
| Glyclopyramide | **247** |
| glyoxalase | 225 |
| GP（glycogen phosphorylase） | **142** |
| GPCR | 60 |
| GPCR2 | 303 |
| GPR40 | 31, 42, **60**, 302 |
| GPR40 アゴニスト | 243, 302 |
| GPR119 | 195, **214**, 303 |
| GPR119 アゴニスト | 303 |
| GPR120 | **234** |
| Grb2 | 33 |
| Grb10 | 37 |
| Grifolic acid | 306 |
| GSK-1292263 | **305** |
| GSK3 | 35 |
| GW501516 | 52, **309** |

## H

| | |
|---|---|
| HbA1c | 224 |
| HB-EGF | 41 |
| hedonic 調節 | 164 |
| Hers 病 | 143 |
| HIF-1α | 78 |
| HMG-CoA 還元酵素 | 132, **156**, 158 |
| HMG-CoA 還元酵素阻害薬 | 268 |
| HNF4α | 141 |
| homeostatic 調節 | 164 |
| HSL | 77, 100, **104**, 112 |

## I

| | |
|---|---|
| IAPP | 41, **58** |
| Idol | 155 |
| Igf | 54 |

| | | |
|---|---|---|
| IGF-1 …… 35 | Lapaquistat acetate …… **327** | miRNA …… 216 |
| IL-1 …… 66 | LCQ908 …… **326** | Mitiglinide …… **250** |
| IL-1R …… 66 | LDL受容体 …… 132, **154**, 268 | MK-0893 …… **312** |
| IL-1Ra …… 66 | LDL受容体遺伝子異常症 …… 154 | MK-0941 …… **300** |
| IL-1受容体 …… **66** | Lesinurad …… 231 | MK-3102 …… **253** |
| IL-1受容体アンタゴニスト …… 328 | Linagliptin …… **255** | MODY …… 44 |
| IL-6 …… 78, **96** | lipotoxicity …… 149 | MODY4 …… 55 |
| ILLUMINATE …… 321 | Liraglutide …… **258** | MT-Ⅱ …… 178, 181 |
| Illustrate 試験 …… 321 | Lixisenatide …… **258** | mTOR …… 34 |
| Imidapril hydrochloride …… **289** | LKB1 …… 115, 118 | MTP …… 197, **212** |
| Insig …… 157 | Lomitapide …… 212, 317 | MTP阻害薬 …… 317 |
| Insulin aspart …… **283** | Lorcaserin …… 189, **295** | Multicenter Metformin Study …… 261 |
| Insulin degludec …… **286** | Losartan …… 231, 278 | Muraglitazar …… 307 |
| Insulin detemir …… **285** | Losartan potassium …… **289** | |
| Insulin glargine …… **285** | low grade inflammation …… 218 | **N** |
| Insulin glulisine …… **284** | LPL …… 77, **110**, 232 | n-3脂肪酸 …… 234 |
| Insulin lispro …… **284** | LPS …… 82 | Naltrexone …… 293 |
| INT-747 …… 160, 161 | Luseogliflozin …… **266** | Nateglinide …… 23, **250** |
| intracrine control …… 309 | LY-2409021 …… **312** | nCEH …… 104 |
| Ipragliflozin …… **267** | LY288183 …… **303** | Nesfatin …… 165, 184 |
| IRE1 …… 62 | | Nesfatin-1 …… **184** |
| IRS …… 32 | **M** | NeuroD …… 40, 56 |
| IRS-1 …… 32, 54, 90, 121 | MabThera® …… 70 | Neurogenin3 …… 54 |
| IRS-1/2 …… 115 | MafA …… 41, **56** | Ngn3 …… 40 |
| IRS-2 …… 32, 43, 54 | Maillard 反応 …… 224 | Niemann-Pick病 …… 210 |
| ITAM …… 68 | MAT …… 186 | Nkx2.2 …… 40 |
| | Mazindol …… 187, **294** | Nkx6.1 …… 40 |
| **J** | MB06322 …… 138 | NOD (non-obese diabetes) マウス …… 69, 70 |
| JAK-STAT …… 86 | MBX-2982 …… **304** | |
| JNJ-38431055 …… **305** | MC3R …… 178 | NPC1L1 …… 197, **210**, 276 |
| JNK1 …… 37 | MC4R …… 164, 170, 178, **180** | NPY …… 164, 170, **172** |
| JTT-130 …… **318** | MCH …… 165, **174** | NRF-1 …… 124 |
| JTT-705 …… **324** | MCP-1 …… 78, **102** | NRF-2 …… 124 |
| JTT-851 …… **303** | MDMA …… 182 | Nrf2 …… 288 |
| | Mecasermin …… **299** | NRFs …… 116, **124** |
| **K** | MEF2A …… 126 | NUCB2 …… 184 |
| K-604 …… **321** | MEGA Study …… 270 | |
| $K_{ATP}$ チャネル …… 27, 41, **46**, 48, 246, 249 | Melanotan-Ⅱ …… 178, 181 | **O** |
| $K_{ATP}$ チャネル依存性経路 …… 30 | Meridia® …… 187 | OAT …… 230 |
| $K_{ATP}$ チャネル非依存性経路 …… 30 | Metformin …… 22 | OATトランスポーター …… 230 |
| Keap1 …… 288 | Metformin hydrochloride …… **263** | Olanzapine …… 189 |
| Kineret® …… **329** | MGAT …… 213 | Omarigliptin …… **253** |
| Kir6.2 …… 28, 41, 46, 48, 246 | MGL …… 112 | Orencia® …… **329** |
| | microinflammation …… 218 | Orlistat …… 232, **296** |
| **L** | Miglitol …… **261** | Otelixizumab …… 69, **329** |
| L-783,281 …… **316** | Mirabegron …… 313 | oxyntomodulin …… 205 |

## P

| | |
|---|---|
| p.R67C | 235 |
| p.R270H | 235 |
| p85 | 33 |
| p110 | 33 |
| Pactimibe | 211, **320** |
| PAI-1 | 78, **92** |
| Pax4 | 40 |
| Pax6 | 40 |
| PC1 | 179 |
| PCSK9 | 155 |
| Pdx1 | 40, **54**, 56 |
| PEP | 136 |
| PEPCK | 32, 90, 96, 130, **136**, 138 |
| PEPCK-C | 136 |
| PEPCK-M | 136 |
| Pergolide | 332 |
| PERK | 62 |
| PFK1 | 138 |
| PFK2 | 138 |
| PGC-1α | 84, 116, **122**, 140 |
| Phenformin | 22, **262** |
| Phentermine | 187, **293** |
| PHHI | 45, 47, 49 |
| phlorhizin | 228 |
| PI3K | 32, 33, 86, 115, 121 |
| PI3Kシグナル | 141 |
| Pioglitazone | 23, **265**, 307 |
| Piragliatin | **300** |
| Pitavastatin | **270** |
| PKA | 42, 144 |
| PKC | 216, **222** |
| PKCβ阻害薬 | 331 |
| PKCθ | 37 |
| Platensimycin | 148 |
| POMC | 164, 178 |
| PPAR | 150 |
| PPARα | 84, 132, **150**, 272 |
| PPARαアゴニスト | 307 |
| PPARα/γデュアルアゴニスト | 307 |
| PPARγ | 77, **80**, 122, 263, 272 |
| PPARγC1A | **122** |
| PPARγアゴニスト | 307 |
| PPARδ | 132, **152**, 272 |
| PPARδアゴニスト | 152, 308 |
| PPRE | 80, 150 |
| Prader-Willi症候群 | 189 |
| Pravastatin | **270** |
| Pregabalin | **288** |
| PROactive試験 | 264 |
| Probenecid | 231, **279** |
| Probucol | 238, **277** |
| Propagermanium | 102 |
| Prosidion | **304** |
| PSN-821 | **304** |
| PTEN | 37 |
| Ptf1a | 40 |
| PTP1B | 36 |
| Pyripyropene A | **320** |
| PYY | 196, **204** |

## Q

| | |
|---|---|
| Qsymia® | 187, **295** |
| Quinagolide | 332 |

## R

| | |
|---|---|
| RA系 | 288 |
| RADIANCE 1試験 | 326 |
| RAGE | 216, 225, **226** |
| Rap1 | 52 |
| Rasburicase | **282** |
| RBP4 | **90** |
| RBX | **332** |
| R-CHOP療法 | 70 |
| RCT | 236 |
| RDEA3170 | 231 |
| Reductil® | 187 |
| Repaglinide | **251** |
| Resveratrol | 127 |
| Rilonacept | 67 |
| Rimonabant | 193, **295** |
| RIO-Europe | 293 |
| RIO-LIPID | 293 |
| Rituxan® | **330** |
| Rituximab | 70, **330** |
| RNA編集 | 188 |
| RO-4389620 | **300** |
| ROS | 218 |
| Rosiglitazone | 90, **265** |
| Rosuvastatin | **271** |
| Ruboxistaurin mesylate | **332** |
| RXR | 80, 150, 160 |

## S

| | |
|---|---|
| S-3483 | 140 |
| Sanorex® | 187 |
| SAR-260093 | **304** |
| Saxagliptin | **253** |
| SCAP | 146 |
| SCD1 | 77, **106**, 148 |
| SENDCAP | 272 |
| SGLT | 196, 228 |
| SGLT1 | 228 |
| SGLT2 | **228** |
| SGLT2阻害薬 | 24, 242, 265 |
| SH2タンパク質 | 33 |
| SHIP | 37 |
| SHP | 160 |
| Sibutramine | 187, **294** |
| Simvastatin | **269** |
| Sir2 | 127 |
| Sirt1 | **127** |
| SIRT1活性化薬 | 244 |
| Sitagliptin | **254** |
| SLC5A2 | 229 |
| SLx-4090 | **318** |
| SNAP-25 | 29, 50 |
| SNAREタンパク質 | 42 |
| SNAREタンパク質複合体 | **50** |
| SNARK | 115 |
| SOCS-1 | 37 |
| SOCS-3 | 37 |
| SOCS3 | 82, 87, 96 |
| SOD | 218 |
| SPS | 72 |
| sRAGE | 226 |
| SREBP | 131, **146**, 154, 157 |
| SREBP-1a | 146 |
| SREBP-1c | 131, 146 |
| SREBP-2 | 132, 146, 268 |
| SRT1720 | 129 |
| SSRI | 167, 188 |
| STAT3 | 96, 167 |
| STOP-NIDDM Trial | 260 |
| Streptozotocin | **334** |
| SUR | 28, 46 |
| SUR1 | 41, **48**, 246, 249 |
| SU薬 | 22, 28, 42, 49, 52, 241, 246 |
| syntaxin-1 | 29 |

| | | |
|---|---|---|
| syntaxin–1A ···················· 50 | VMH ·································· 166 | アロキサン ························· **334** |
| SYR–472 ···························· **255** | Voglibose ···················· 23, **260** | アログリプチン ··················· **253** |
| | | アロプリノール ····· 134, 162, 231, **281** |
| **T** | **W** | アンジオテンシンⅡ受容体拮抗薬 |
| | | ····································· **288** |
| TAK–1 ······························· 118 | Wellbutrin® ······················· 186 | アンジオテンシン変換酵素 ······· 216 |
| TAK–475 ····················· 159, **327** | WFS1 ································· 62 | アンジオテンシン変換酵素阻害薬 |
| TAK–875 ·························· **302** | Wolfram症候群 ······················ 62 | ·······························227, **288** |
| TBC1D1 ······················· 117, 121 | Wortmannin ······················ **334** | アンフェタミン ···················· 182 |
| TBC1D4 ······················· 117, 121 | | イプラグリフロジン ··············· **267** |
| TCR ··································· 68 | **X** | イミダプリル塩酸塩 ··············· **289** |
| TEI–K03134 ························ 102 | | イラリス® ··························· 67 |
| Tenegliptin ························ **254** | XBP–1 ································ 38 | 陰イオン交換樹脂 ·················· 274 |
| Teplizumab ··················· 69, **330** | Xenical® ··························· **296** | インクレチン ······ 23, 42, 194, 251, 256 |
| Tesaglitazar ······················· 307 | XO ································· 280 | インクレチン効果 ··················· 64 |
| Tesofensine ························ 187 | | インクレチンの膵外作用 ·········· 196 |
| TIRドメイン ························ 66 | **Z** | インクレチン療法 ··················· 65 |
| TLK16998 ·························· **317** | | インスリンアスパルト ············ **283** |
| TMG ································ 228 | ZYG–19 ···························· **305** | インスリングラルギン ············ **285** |
| TNF–α ·························· 78, **94** | | インスリングルリジン ············ **284** |
| Tofogliflozin ················· 229, **266** | | インスリン作用促進薬 ············· 314 |
| Tolbutamide ···················22, **249** | **和 文** | インスリン製剤 ········· 22, 242, 282 |
| Topiramate ···················· 187, 293 | | インスリン抵抗性 ·················· 115 |
| Toracetrapib ······················ 237 | **あ 行** | インスリン抵抗性改善薬 ········· 242 |
| Torcetrapib ······················· **325** | | インスリンデグルデク ······· 242, **286** |
| TRB3 ································ 37 | アカルボース ·················· 23, **260** | インスリンデテミル ··············· **285** |
| Trelagliptin ······················· **255** | アクトス® ························· **265** | インスリン分泌促進薬 ············· 241 |
| TRH ··························· 165, 182 | アセトヘキサミド ·················· **247** | インスリンリスプロ ··············· **284** |
| triggering pathway ··············· 246 | アディポサイトカイン ·············· 76 | インターロイキン ··················· 66 |
| Troglitazone ···················23, **264** | アディポネクチン ·········· 78, 80, **84** | インターロイキン–1受容体 ········ **66** |
| TZD薬 ······························ 242 | アトルバスタチン ·················· **269** | 液性因子による増幅経路 ············ 29 |
| t管 ·································· 115 | アナキンラ ····················· 67, **329** | エキセナチド ···················65, **257** |
| | アナグリプチン ···················· **252** | エキセナチドLAR ·················· **257** |
| **U** | アナセトラピブ ················ 237, **324** | エキセンディン ···················· 205 |
| | アバシミブ ························· **320** | エクア® ····························· **255** |
| UCP1 ······························· 100 | アバタセプト ······················· **329** | エゼチミブ ··············· 97, 210, **277** |
| UKPDS ····························· 261 | アピドラ注® ······················· **284** | エドモントンプロトコール ········· 58 |
| URAT1 ······················ **230**, 272, 278 | アベマイド® ······················· **248** | エパセトラピブ ················ 237, **324** |
| | アポリポタンパク質B48 ·········· 212 | エパルレスタット ·················· **287** |
| **V** | アマリール® ······················· **248** | エピゲノム調節 ···················· 218 |
| | アミノグアニジン ·················· **297** | 炎症性サイトカイン作用阻害療法 |
| VAMP ······························· 50 | アミリン ························ **58**, 88 | ····································· 328 |
| VAMP–2 ··························29, 50 | アミロイド沈着 ······················ 58 | エンパグリフロジン ··············· **266** |
| VDCC ···························27, 46 | アラントイン ········ 134, 162, 230, 281 | オイグルコン® ···················· **248** |
| Velneperit ························· **294** | アルドース還元酵素 ··········· 216, 220 | オキシトシン ·················165, 184 |
| VICTORY研究 ····················· 260 | アルドース還元酵素阻害薬 ······· 286 | オキシントモジュリン ············ **205** |
| Vildagliptin ······················· **255** | アルビグルチド ···················· **257** | |
| VLDL ··························110, 132 | アレグリタザル ···················· **308** | |
| VMAT ······························ 186 | | |

| | | |
|---|---|---|
| オテリキシツマブ ……… 69, **329** | グルカゴン | 細胞傷害性Tリンパ球抗原4 ……… 74 |
| オマリグリプチン ……………… 253 | ……… 29, 136, 138, 140, 142, 144, 301 | ザイロリック® ………………… 281 |
| オランザピン ……………… 168, 189 | グルカゴン受容体 ………… 130, **144** | サインバルタ® ………………… 287 |
| オルリスタット …………… 232, **296** | グルカゴン受容体アンタゴニスト | サキサグリプチン ……………… 253 |
| オレキシン ………………… 165, 176 | ………………………………… 311 | サクサグリプチン ………………… 65 |
| | グルコース6-リン酸 …………… 140 | 酢酸ラパキスタット …………… 159 |
| **か 行** | グルコース感受ニューロン …… 167 | サノレックス® ………………… 294 |
| 外因性経路 ……………………… 156 | グルコース受容ニューロン …… 167 | 酸化ストレス ………… 77, 218, 221 |
| 家族性高HDL血症 ……………… 236 | グルコースセンサー ……………… 44 | ジアゾキシド …………………… 298 |
| カタプレキシー ………………… 176 | グルコーストランスポーター … 114 | ジアゾキシド® ………………… 298 |
| カタラーゼ ………………………… 80 | グルコース尿細管再吸収極量 … 228 | 色素細胞刺激ホルモン ………… 178 |
| 活性酸素産生 …………………… 162 | グルコキナーゼ … **27**, **41**, **44**, 140, 299 | 持効型溶解インスリン ………… 282 |
| 活性酸素種 ……………………… 218 | グルコキナーゼ活性化薬 ……… 299 | 視床下部 ………………………… 164 |
| カナキヌマブ ……………… 67, **298** | グルココルチコイド ……… 98, 309 | シタグリプチン …………… 65, **254** |
| カナグリフロジン …… 229, 243, **266** | グルコバイ® …………………… 260 | 室傍核 …………………………… 165 |
| カバサール® …………………… 333 | グルタミン酸脱炭酸酵素65 …… 72 | シトステロール血症 …………… 276 |
| カベルゴリン …………………… 333 | グルファスト® ………………… 250 | シブトラミン ……… 167, **187**, 294 |
| カルニチンパルミトイル転移酵素 | グルベス ………………………… 250 | ジベトス® ……………………… 262 |
| ………………………………… 132 | クレスチミド …………………… 197 | 脂肪酸 $\beta$ 酸化経路 ……………… 132 |
| カンナビノイド …………… 168, 192 | クレストール® …………… 271, **271** | 脂肪酸合成経路 ………………… 131 |
| カンナビノイド受容体 | グレリン ………… 164, 170, 196, **207** | 脂肪酸合成酵素 ………………… 148 |
| ………………… 168, 182, **192**, 292 | クロザピン ……………………… 168 | 脂肪組織トリグリセリドリパーゼ |
| キサンチンオキシダーゼ | クロフィブラート ……………… 273 | ………………………………… 112 |
| ………………………… 134, **162**, 280 | クロルプロパミド ……………… 248 | 脂肪毒性 …………………… 146, 149 |
| キサンチン尿症タイプI ……… 162 | 血管内皮前駆細胞 ……………… 216 | 脂肪毒性効果 …………………… 60 |
| キナゴリド ……………………… 332 | ケトン体 ………………………… 132 | ジメリン® ……………………… 247 |
| キネダック® …………………… 287 | 抗CD3抗体 …………………… 328 | 惹起経路 ………………… 27, 28, 195 |
| キネレット® ……………………… 67 | 抗CD20抗体 ………………… 328 | ジャヌビア® …………………… 254 |
| 弓状核 …………………………… 165 | 高LDL血症 …………………… 157 | シュアポスト® ………………… 251 |
| 筋収縮 …………………………… 114 | 高LDLコレステロール血症 … 274 | 腫瘍崩壊症候群 ………………… 281 |
| クエストラン™ ………………… 275 | 高尿酸血症 ………………… 162, 280 | 消化吸収阻害薬 ………………… 290 |
| クッシング症候群 ……………… 309 | 抗肥満症薬 ………………… 290, 292 | 小胞体ストレス ………………… 77 |
| グラクティブ® ………………… 254 | コカイン ………………………… 182 | 小胞の開口放出 ………………… 50 |
| グリオキサラーゼ ……………… 225 | 孤束核 …………………………… 167 | 腎症 ……………………………… 216 |
| グリクラジド ………………… 49, 247 | コルチゾール ……………………… 98 | 腎性低尿酸血症 …………… 230, 278 |
| グリクロピラミド ……………… 247 | コルチゾン ………………………… 98 | シンバスタチン ………………… 269 |
| グリコーゲン …………………… 142 | コレシストキニン ……………… 234 | シンレスタール® ……………… 277 |
| グリコーゲン分解 ………… 130, 142 | コレスチミド …………………… 275 | 膵 $\beta$ 細胞 ………………………… 40 |
| グリコーゲンホスホリラーゼ … 130 | コレスチラミン ………………… 275 | 膵 $\beta$ 細胞の代償性過形成 ……… 44 |
| グリコラン® …………………… 263 | コレステロール ………………… 132 | 膵 $\beta$ 細胞容積維持機構 ………… 42 |
| グリニド薬 …………… 42, 241, 249 | コレステロール逆転送系 … 236, 321 | 膵外作用 ………………………… 198 |
| クリノフィブラート …………… 273 | コレバイン™ …………………… 275 | 膵島 ……………………………… 40 |
| グリベンクラミド ……… 49, 52, **248** | コントレイブ …………………… 294 | 膵島移植法 ……………………… 58 |
| グリミクロン® ………………… 247 | | スイニー® ……………………… 252 |
| グリミクロンHA® …………… 247 | **さ 行** | スクアレン合成酵素 … 132, 157, **158** |
| グリメピリド …………………… 248 | サイトカイン ……………………… 66 | スクアレン合成酵素阻害薬 … 158, 326 |

| | | |
|---|---|---|
| スターシス® …… 250 | 長寿症候群 …… 236 | ナルトレキソン …… 293 |
| スタチン … 132, 147, 155, 156, 158, 268 | 超速効型インスリン …… 282 | ニューロタン® …… 289 |
| ステアロイルCoA不飽和化酵素-1 …… 106 | 痛風関節炎 …… 163 | 尿酸 …… 134, 163, 230 |
| | デアメリンS® …… 247 | 尿酸塩沈着症 …… 162 |
| スティッフパーソン症候群 …… 72 | 低酸素性ストレス …… 77 | 尿酸生成抑制薬 …… 280 |
| ステロール調節配列結合タンパク質 …… 146 | 低尿酸血症 …… 231, 278 | 尿酸排泄促進薬 …… 278 |
| | 低比重リポタンパク質受容体 …… 154 | 尿酸分解促進薬 …… 281 |
| ストレプトゾシン …… 334 | デクスフェンフルラミン …… 167, 292 | ネシーナ® …… 253 |
| スルホニル尿素受容体サブユニット1 …… 48 | テサグリタザル …… 307 | ネスファチン …… 165, 184 |
| | テソフェンシン …… 186, 187 | ネスファチン-1 …… 184 |
| スルホニル尿素薬 …… 22, 28, 42, 49, 52, 241, 246 | テネリア® …… 254 | 熱産生促進薬 …… 290 |
| | テネリグリプチン …… 254 | 脳幹 …… 167 |
| 生物学的製剤 …… 328 | テプリツマブ …… 69, 330 | ノボラピッド注® …… 283 |
| セイブル® …… 261 | デュロキセチン …… 287 | ノルエピネフリン …… 167, 172 |
| ゼチーア® …… 277 | 糖化ストレス …… 216 | |
| セチリスタット …… 297 | 糖原病Ⅵ型 …… 143 | **は行** |
| セルレニン …… 148 | 糖新生 …… 130 | パーロデル® …… 333 |
| セロトニン …… 167, 188 | 糖新生系酵素 …… 136, 140 | バイエッタ® …… 257 |
| セロトニン2c受容体 …… 188 | 糖尿病細小血管症 …… 216 | パクチミブ …… 211, 320 |
| セロトニン受容体 …… 167 | 糖尿病神経障害 …… 286 | バソプレッシン …… 184 |
| 選択的セロトニン再取り込み阻害薬 …… 167, 188 | 糖尿病腎症 …… 288 | パラミヂン® …… 279 |
| | 糖尿病多発神経障害 …… 286 | バルドキソロンメチル …… 290 |
| 増幅経路 …… 27, 29, 195 | ドーパミン …… 190 | ハロペリドール …… 168 |
| 速効型インスリン分泌促進薬 …… 23 | ドーパミン2型（D2）受容体 …… 168 | ピオグリタゾン …… 23, 265, 307 |
| ソマゾン® …… 299 | ドーパミンD2受容体 …… 190 | ビグアナイド …… 130 |
| ソマトメジンC …… 299 | ドーパミンニューロン …… 168, 182, 190 | ビグアナイド薬 …… 22, 261 |
| | トピラマート …… 187, 293 | ビクトーザ® …… 258 |
| **た行** | トフォグリフロジン …… 229, 266 | ピタバスタチン …… 270 |
| 代謝による増幅経路 …… 29 | トライコア® …… 273 | ビデュリオン® …… 257 |
| ダオニール® …… 248 | トラゼンタ® …… 255 | ビノグラック® …… 273 |
| 脱分極 …… 29 | トランスサイレチン …… 90 | 被覆小胞 …… 154 |
| タナトリル® …… 289 | トランスロケーション …… 120 | ヒューマログ注® …… 284 |
| ダパグリフロジン …… 229, 243, 267 | トリアシルグリセリドリパーゼ …… 232 | ピラグリアチン …… 300 |
| ダルセトラピブ …… 237, 324 | トルセトラピブ …… 237, 325 | ピリピロペンA …… 320 |
| 単球走化性因子-1 …… 102 | トルブタミド …… 22, 52, 249 | ビルダグリプチン …… 65, 255 |
| 胆汁酸 …… 133, 160, 274 | トレシーバ® …… 286 | ファイティック® …… 250 |
| 胆汁酸受容体 …… 160 | トレラグリプチン …… 255 | フィブラート系薬剤 …… 132, 150 |
| 胆汁酸代謝 …… 160 | トログリタゾン …… 23, 264 | フェノフィブラート …… 273, 278 |
| チアゾリジンジオン誘導体 …… 23 | | フェブキソスタット …… 134, 162, 231, 281 |
| チアゾリジン誘導体 …… 80, 119, 263 | **な行** | |
| 中鎖アシルCoAデヒドロゲナーゼ …… 132 | 内因性カンナビノイド …… 168 | フェブリク® …… 281 |
| | 内因性経路 …… 156 | フェンテルミン …… 293 |
| 中枢性食欲抑制薬 …… 290, 292 | ナテグリニド …… 23, 250 | フェンフルラミン …… 167 |
| 中性脂肪合成経路 …… 131 | ナトリウム・グルコース共輸送体2 …… 228 | フェンホルミン …… 22, 262 |
| 中性脂肪蓄積心筋血管症 …… 112 | | フェンレチニド …… 90 |
| 腸肝循環 …… 133 | ナルコレプシー …… 176 | 腹内側核 …… 166 |

索引 341

ブコローム ･･････････････････････････ **279**
ブプロピオン ･･････････････････ 186, **293**
ブホルミン ･････････････････････････ 22
ブホルミン塩酸塩 ･･････････････････ **262**
プライミング ･･････････････････････ 50
プラテンシマイシン ･･････････････ 148
プラバスタチン ･･････････････････ **270**
プリン体 ･･･････････････････････ 230
プリン代謝 ･････････････････････ 134
プリン代謝経路 ･･････････････････ 162
フルクトース 2,6-ビスリン酸 ･･････ 138
フルバスタチン ･･････････････････ **271**
プレガバリン ･･･････････････････ **288**
プロテインキナーゼC ･･･････ 216, **222**
プロブコール ･･････････････ 238, **277**
プロベネシド ･･････････････ 231, **279**
ブロモクリプチン ･･････････ 191, **333**
フロリジン ･････････････････････ 228
ベイスン® ･････････････････････ **260**
ヘキストラスチノン® ･･･････････ **249**
ヘキソキナーゼ ･･････････････････ 140
ヘキソキナーゼⅣ ･････････････････ 44
ヘキソサミン経路 ･･･････････････ 216
ベザトールSR® ･････････････････ **274**
ベザフィブラート ･･･････････････ **274**
ベザリップ® ･･･････････････････ **274**
ベネシッド® ･･･････････････････ **279**
ヘパリン ･･･････････････････････ 227
ペプチドYY ･････････････････････ 204
ペリリピン ･･････････････････ 104, 112
ペルオキシソーム増殖因子活性化受容
体α ･･････････････････････････ **150**
ペルオキシソーム増殖因子活性化受容
体δ ･･････････････････････････ **152**
ペルゴリド ･････････････････････ 332
ベルネペリット ･････････････････ **294**
ベンズアミド構造 ･･･････････････ 246
ベンズブロマロン ･････････ 230, **279**
報酬系 ･･････････････････････ 168, 193
ボグリボース ･･･････････････ 23, **260**
ポリオール経路 ･････････････ 216, 220
ホルモン感受性リパーゼ ･････ 100, **104**

## ま 行

マイクロRNA ･････････････････ 216
マジンドール ･･････････ 167, 187, **294**
マリファナ ･･････････････････････ 192
慢性合併症 ･･････････････････････ 216
満腹中枢 ･･･････････････････････ 166
ミグリトール ･･････････････････ **261**
ミチグリニド ･･････････････････ **250**
ミラベグロン ･･････････････････ 313
無βリポタンパク質血症 ･･････････ 317
ムラグリタザル ･･････････････････ 307
迷走神経 ･･･････････････････････ 189
メカセルミン ･･････････････････ **299**
メタボリックシンドローム ････ 76, 231
メトグルコ® ･･･････････････････ **263**
メトホルミン
　　　　　 22, 119, 130, 141, 157, 261
メトホルミン塩酸塩 ･･･････････ **263**
メバロチン® ･･････････････････ **270**
メバロン酸経路 ･･･････････････ 156
メラニン凝集ホルモン ･･････････ **174**
メラノコルチン ･････････････････ 178
メラノコルチン4型受容体 ･･････ **180**
メラノコルチン系 ･･･････････････ 180
免疫抑制療法 ･･･････････････････ 328
網膜症 ･･･････････････････････ 216
モノアミントランスポーター ････ 186
モノグリセリドリパーゼ ･･･････ 112

## や 行

有機陰イオントランスポーター ･･･ 230
ユリノーム® ･････････････････ 230, **279**

## ら 行

ラスブリカーゼ ･･････････････ 134, **282**
ラスリテック® ･･････････････････ **282**
ラパキスタット酢酸塩 ･･･････････ **327**
ランタス注® ･･･････････････････ **285**
リキシセナチド ･･････････････････ **258**
リスベラトロール ･･･････････････ 127
リツキシマブ ･････････････････ 70, **330**
リナグリプチン ･･･････････････ 65, **255**
リパーゼ ･･････････････････････ 232
リバロ® ･･････････････････････ **270**
リピディル® ･･･････････････････ **273**
リピトール® ･･･････････････････ **269**
リポクリン ･････････････････････ **273**
リポジェニック酵素 ･･････････････ 148
リポジェネシス ･････････････････ 146
リポタンパク質リパーゼ
　　　　　　　 110, 132, 132, 151
リポバス® ･････････････････････ **269**
リモナバン ･･･････ 168, 182, 193, **295**
リラグルチド ･･････････････ 65, **258**
リリカ® ･･･････････････････････ **288**
リロナセプト ･･････････････････ 67
ルセオグリフロジン ･･･････････ **266**
ルボキシスタウリンメシレート ･･ **332**
レジスチン ･････････････････････ 82
レチノイド ･････････････････････ 90
レチノール結合タンパク質4 ･･････ 90
レニン-アンジオテンシン系
　　　　　　　　　　　 216, 288
レパグリニド ･･････････････････ **251**
レプチン ･･････････ 78, **86**, 164, 170, 180
レプチン抵抗性 ･････････････････ 167
レベミル注® ･････････････････ **285**
ローコール® ･･････････････････ **271**
ロサルタン ･････････････････ 231, 278
ロサルタンカリウム ･･･････････ **289**
ロシグリタゾン ･･･････････････ 90, 265
ロスバスタチン ････････････････ **271**
ロバスタチン ･･････････････････ 269
ロミタピド ･･････････････････ 212, 317
ロルカセリン ･･････････ 167, 189, **295**

## わ 行

ワートマニン ･･････････････････ **334**
ワクチン ･･･････････････････････ 328
ワクチン療法 ･･････････････････ 328

## 監修者プロフィール

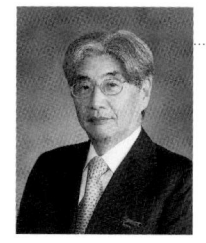

### 春日 雅人（かすが まさと）

1973年東京大学医学部医学科卒業．東大病院内科研修医を経て1975年東京大学医学部第三内科入局．1979年から3年間米国留学（NIHならびにジョスリン糖尿病センター）．東大第三内科助手，講師を経て1990年より神戸大学医学部第二内科教授．2008年より国立国際医療センター研究所長．2012年より国立国際医療研究センター総長．恩師小坂樹徳先生の「これからは受容体の時代だ」の助言により，インスリン受容体の研究に着手．以後，糖尿病を中心とした内科臨床を行うとともに，インスリンの作用機序ならびに糖尿病の成因についての研究を行う．特に分子生物学的手法を用いた細胞ならびに個体レベルでのインスリンシグナルの解析ならびに2型糖尿病の遺伝素因の解明に従事．

## 編者プロフィール

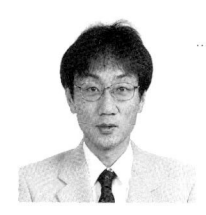

### 綿田 裕孝（わただ ひろたか）

1990年大阪大学医学部卒業．第一内科および，関連病院での臨床研修，日本学術振興会特別研究員（DC2）を経て，1997年大阪大学大学院医学研究科卒業．1997〜2000年，カリフォルニア大学サンフランシスコ校博士研究員．2001年より順天堂大学大学院代謝内分泌内科学講師，その後，助教授，准教授を経て，2010年より現所属教授．研究テーマは，膵$\beta$細胞発生分化にかかわる転写因子の機能解析，膵$\beta$細胞容積調節機構の解明，糖尿病による動脈硬化症のメカニズムの解明など．

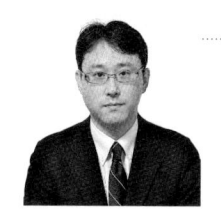

### 松本 道宏（まつもと みちひろ）

1993年神戸大学医学部卒業．神戸大学第二内科入局．2001年神戸大学大学院医学系研究科博士課程修了．2003〜2007年Columbia大学医学部Diabetes & Endocrinology Research Centerに留学．2007年神戸大学糖尿病代謝内科研究員．2008年国立国際医療センター研究所臨床薬理研究部，部長．2010年より国立国際医療研究センター研究所糖尿病研究センター分子代謝制御研究部，部長．専門は糖尿病・内分泌・代謝学．糖尿病の病態の解明と創薬標的の同定をめざして研究を行っている．

---

# 糖尿病の分子標的と治療薬 事典
## 糖尿病・代謝疾患治療薬のターゲット分子と作用機序，薬効のすべて

| | | |
|---|---|---|
| 2013年 6月 1日 第1刷発行 | 監 修 | 春日雅人 |
| | 編 集 | 綿田裕孝，松本道宏 |
| | 発行人 | 一戸裕子 |
| | 発行所 | 株式会社 羊 土 社 |
| | | 〒101-0052 |
| | | 東京都千代田区神田小川町2-5-1 |
| | | TEL　03（5282）1211 |
| | | FAX　03（5282）1212 |
| | | E-mail　eigyo@yodosha.co.jp |
| © YODOSHA CO., LTD. 2013 | | URL　http://www.yodosha.co.jp/ |
| Printed in Japan | 装 幀 | 竹田壮一朗 |
| ISBN978-4-7581-2042-5 | 印刷所 | 広研印刷株式会社 |

本書に掲載する著作物の複製権，上映権，譲渡権，公衆送信権（送信可能化権を含む）は（株）羊土社が保有します．
本書を無断で複製する行為（コピー，スキャン，デジタルデータ化など）は，著作権法上での限られた例外（「私的使用のための複製」など）を除き禁じられています．研究活動，診療を含み業務上使用する目的で上記の行為を行うことは大学，病院，企業などにおける内部的な利用であっても，私的使用には該当せず，違法です．また私的使用のためであっても，代行業者等の第三者に依頼して上記の行為を行うことは違法となります．

JCOPY ＜（社）出版者著作権管理機構 委託出版物＞
本書の無断複写は著作権法上での例外を除き禁じられています．複写される場合は，そのつど事前に，（社）出版者著作権管理機構（TEL 03-3513-6969, FAX 03-3513-6979, e-mail：info@jcopy.or.jp）の許諾を得てください．

## 羊土社 おすすめ書籍

### 糖尿病学 イラストレイテッド
発症機序・病態と治療薬の作用機序

春日雅人／編

増加の一途をたどり社会問題ともなっている糖尿病の理解に欠かせない基本を徹底解説．糖尿病とその合併症の発症機序から病態・薬の作用機序まで，最新知識を交えて網羅．一冊で糖尿病が丸ごとわかります．

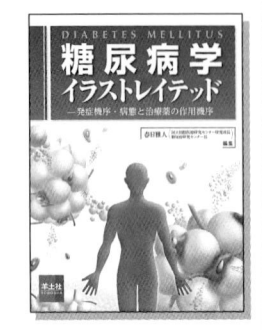

■ 定価(本体6,400円+税)
■ B5変型判　■ 309頁　■ ISBN978-4-7581-2031-9

### 改訂版 糖尿病治療薬ハンドブック

河盛隆造, 綿田裕孝／監
日吉　徹／編

薬の使い分けや血糖コントロールなど，糖尿病薬の処方で「悩む」ポイントをわかりやすく解説した好評書が改訂！インクレチン関連の解説や症例ごとの薬の選び方など新情報を大幅に追加．実臨床で役立つコツが満載！

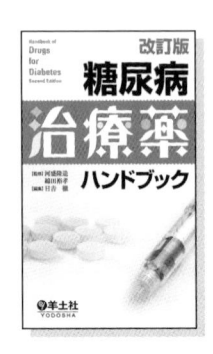

■ 定価(本体4,400円+税)
■ B6変型判　■ 367頁　■ ISBN978-4-7581-1718-0

### 薬物トランスポーター活用ライブラリー
機能・輸送基質から創薬・臨床応用まで

乾　賢一／編

創薬・がん研究の分野で重要なトランスポーターを網羅！それぞれのトランスポーターごとに機能や薬理作用に関わる特性を収録し，辞書形式で活用できます．また，臨床研究における最新知見も解説．

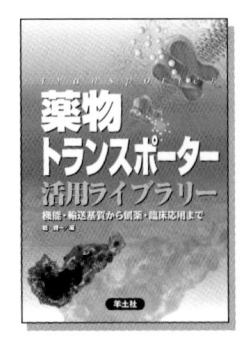

■ 定価(本体7,000円+税)
■ B5判　■ 247頁　■ ISBN978-4-7581-2009-8

### イラストで徹底理解する シグナル伝達キーワード事典

山本　雅, 仙波憲太郎, 山梨裕司／編

第1部ではシグナル伝達の主要な経路31を，第2部では重要な因子115を網羅！豊富なイラストで各因子の詳細機能から疾患・生命現象とのかかわりまでネットワークの全体像が一望できる決定版の一冊です．

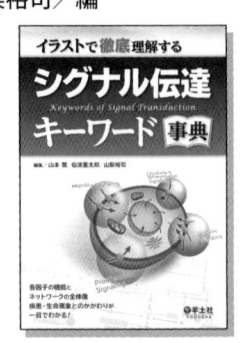

■ 定価(本体6,600円+税)
■ B5判　■ 351頁　■ ISBN978-4-7581-2033-3

---

発行　羊土社 YODOSHA
〒101-0052　東京都千代田区神田小川町2-5-1　TEL 03(5282)1211　FAX 03(5282)1212
E-mail : eigyo@yodosha.co.jp
URL : http://www.yodosha.co.jp/

ご注文は最寄りの書店，または小社営業部まで